生物样本库质量体系文件范例

主　编　陈曲波

副主编　卢欣沂　彭桉平　吴炜霖

编　者（以姓氏笔画为序）

王楚杨　卢欣沂　孙　静　吴炜霖

陈曲波　彭桉平　曾　璇　蔡　莉

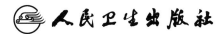
人民卫生出版社

图书在版编目（CIP）数据

生物样本库质量体系文件范例／陈曲波主编.—北京：人民卫生出版社,2019

ISBN 978-7-117-29222-1

Ⅰ.①生… Ⅱ.①陈… Ⅲ.①生物材料-库(生物)-质量管理体系-文件-范文 Ⅳ.①R318.08

中国版本图书馆 CIP 数据核字（2019）第 252400 号

人卫智网	www.ipmph.com	医学教育、学术、考试、健康,购书智慧智能综合服务平台
人卫官网	www.pmph.com	人卫官方资讯发布平台

生物样本库质量体系文件范例

主　　编：陈曲波
出版发行：人民卫生出版社 （中继线 010-59780011）
地　　址：北京市朝阳区潘家园南里 19 号
邮　　编：100021
E - mail：pmph @ pmph.com
购书热线：010-59787592 010-59787584 010-65264830
印　　刷：北京汇林印务有限公司
经　　销：新华书店
开　　本：787×1092 1/16 印张：40 插页：2
字　　数：973 千字
版　　次：2019 年 12 月第 1 版 2022 年 11 月第 1 版第 2 次印刷
标准书号：ISBN 978-7-117-29222-1
定　　价：98.00 元
打击盗版举报电话：010-59787491 E - mail：WQ @ pmph.com
质量问题联系电话：010-59787234 E - mail：zhiliang @ pmph.com

主 编 简 介

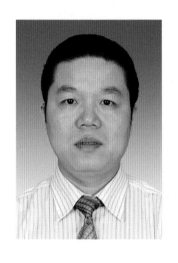

  陈曲波,教授,主任技师。广州中医药大学第二附属医院（广东省中医院、广东省中医药科学院、中国中医科学院广东分院、广州中医药大学第二临床医学院）生物资源中心主任,兼任中国合格评定国家认可委员会（CNAS）医学实验室认可主任评审员,全国生物样本标准化技术委员会（SAC/TC559）委员,中国医药生物技术协会组织生物样本库分会（BBCMBA）中医药学组执行组长,广东省健康管理学会检验医学专业委员会主任委员,广东省泌尿生殖协会检验医学分会名誉主任委员,广东省中医药学会中西医交融专业委员会副主任委员,广东省健康管理学会风湿免疫学与康复专业委员会副主任委员,广东省肝脏病学会检验诊断专业委员会副主任委员,广东省健康管理学会分子诊断及蛋白质组学专业委员会副主任委员等职。

  2012 年意大利米兰大学医学院 IRCCS 免疫研究所高级访问学者。获广东省科技进步二等奖 1 项,主编《临床免疫检验标准化操作程序》等专著 2 部,副主编《中国生物样本库：理论与实践》等专著 4 部,以第一作者或通讯作者发表论文 60 余篇。

  研究方向:自身免疫性疾病实验室诊断及其发病机制、精准医学与生物样本库标准化建设研究。

序 一

　　生物资源对生命科学的研发及应用至关重要,生物样本库是构建和管理用于临床研究所需的生物资源,也是探索疾病发生、发展、转归、诊断和治疗,以及药物研发、健康预防等研究与转化应用的重要基础。以标准化的方式进行样本采集、处理、运输、存贮及检索与查询,是正确使用和共享生物样本资源的根本保证。建立一个保存和提供生物资源的标准化质量管理体系,对加强生物样本库保藏能力建设,提升生物资源保藏质量具有重要意义。全面、有效的质量管理活动是每一个生物样本库保障样本质量、提高服务水平、赢得各方信任以及保证可持续发展的基础。

　　生物样本库建设的第一要素是质量,保证质量的关键是样本采集、处理、运输、存贮等保藏活动的标准化、规范化。为促进我国高质量、标准化生物样本库建设与应用进程,全国生物样本标准化技术委员会(SAC/TC559)、中国医药生物技术协会组织生物样本库分会(BBCMBA)等机构,在制定行业规范/指南、开展教育培训、组织学术交流、编制国家标准等许多方面做了很多工作。中国医药生物技术协会组织生物样本库分会主任委员郜恒骏教授和全国样本库同行们十年如一日,不畏艰难、勇于开拓、呕心沥血、默默奉献,为我国生物样本库标准化、规范化发展作出了卓越贡献,中国合格评定国家认可委员会(China National Accreditation Service for Confoemity Assessment,CNAS)很荣幸也参与了其中一些工作。2018年,对我国乃至全世界生物样本库都是具有里程碑意义的一年。在我国样本库建设10周年之际,ISO20387《生物技术-生物样本保藏-生物样本库通用要求》国际标准由国际标准化组织(ISO)颁布实施,生物样本库评价制度也被国际实验室认可合作组织(ILAC)确立为一项新认可制度,标志着全球生物样本库标准化建设、质量管理和认可活动进入到一个权威、规范的新阶段。

　　为推动我国生物样本库标准化建设和评价体系建立,本人于2016年8月在国际认可领域开展了生物样本库认可和标准化的国际调查活动。调查结果显示,当前,生物样本库认可对于大多数国家是一项新事物,但多数国家认可机构认同这是一项认可活动,且支持采用ISO/TC276正在起草中的ISO20387国际标准。这个结果佐证了我们的思路是正确的,同时也引发了国际认可界对生物样本库认可制度的思考与讨论。中国合格评定国家认可委员会(CNAS)在参与国际标准制定、提出国际认可制度讨论的同时,开始了我国生物样本库认可体系的建设。2019年5月,CNAS在全球率先完成依据ISO20387国际标准对中国科学院动物研究所北京干细胞库的认可现场评审试点工作,确保了我国在国际生物样本库认可活动的领跑地位。

广东省中医院生物资源中心，自 2013 年成立以来，凭借紧迫的忧患意识和对提高质量的追求，将 ISO15189、ISBERE 和 OECD 等相关标准融会贯通，结合其生物样本库实际情况，于 2015 年 6 月编制完成第 1 版《广东省中医院生物资源中心质量管理体系文件》。自 2017 年起，与全国生物样本标准化技术委员会（SAC/TC559）、中国合格评定国家认可委员会一起，积极跟踪 ISO20387 国际标准制定工作，并在该标准发布后及时组织其科室人员参照 ISO20387 同步修订完成广东省中医院生物资源中心质量管理体系文件，在生物样本库的质量管理和对接国际标准方面走在全国同行前列。

本书主编陈曲波教授是全国生物样本标准化技术委员会委员，中国合格评定国家认可委员会实验室认可主任评审员，是我国生物样本库岗前培训资深教员和生物样本库标准化建设专家，真抓实干，一步一个脚印地带领广东省中医院生物资源中心进行标准化质量管理体系的建设，因此，在生物样本库行业质量管理体系建设方面有着丰富的实践经验。他通过对 5 年多来生物样本库质量管理工作总结，组织编写出这本对接 ISO20387 国际标准的《生物样本库质量体系文件范例》，具有较高的参考意义，可供我国医学、动物、植物和微生物样本库建立质量管理体系借鉴。但应注意，在质量管理中并不存在标准模板，因每一个管理者、样本库都有其自身的特色和不同之处，淮南为橘，淮北为枳的典故还需大家谨记。

我们相信，也期待着该专著的出版，有助于我国生物样本库质量管理水平的提高，有助于生物样本库工作人员素质的提高，最终有助于我国生物样本库行业的发展。

翟培军
中国合格评定国家认可委员会
2019 年 6 月于北京

序 二

当今个性化精准医学及全民健康是生物医药产业与生命科学研究的主旋律:即通过组学新一代测序、生物芯片等高通量研究,形成分子医学大数据;结合临床数据、生物信息学挖掘分析分子诊断标记物与药物靶点;再经过大样本验证、快速转化形成产品,即从"样品"到"产品";最终实现预测预防、个性化健康管理,早筛早诊与个性化精准医疗。巧妇难为无米之炊,我们突然发现成败关键就是:生物样本库(Biobank),生物样本既是基础临床研究的关键源头,又是进行大样本验证、快速实现转化的核心环节,现已列为国家战略资源、涉及国家安全的重大基础工程。

然而,2007 年我们分析了全国 2 000 项组学、生物芯片研究用的生物样本,质量堪忧,可谓遗憾声一片。2008 年对 69 家医院生物样本库现状调研发现,这不是一个研究生、专家、科室问题,是整个医院生物样本体系缺乏标准等重要环节的问题,这严重降低了我国生命科学研究质量,阻碍了生物医药发展历程。我们的研究目的出了重大"思想"或"理念"上的问题,我们必须迅速回归到"以患者与健康为中心"的基础、临床与转化研究上来。

总是有一批能及时发现问题、正视问题,乐于奉献、甘为人梯去挑战问题的专家同道们包括本书主编陈曲波教授等,放弃安稳和收入高的岗位,毅然决定投身于这项开创性、充满"酸苦辣",并被称为"铺路石""奉献"的艰辛、艰巨、艰难的事业。感谢过去十多年一路上相伴、不离不弃、非常可爱的 200 多位中国生物样本库主任与 3 000 多位中国生物样本库人,我们开创了中国生物样本库重大基础工程的标准化;牵头创办了国家层面的中国医药生物技术协会组织生物样本库分会(BBCMBA)与全国生物样本标准化技术委员会(SAC/TC559),堪称里程碑;牵头制定并发布生物样本行业标准、质控体系,跟踪并编译最新国际ISBER 最佳实践中文版,编制与发布国标体系与国家标准 GB/T37864;积极参与国际生物样本库与生物资源标准 ISO20387 的制定;牵头推进国家 CNAS 生物样本认可准则的出台,也是该领域的里程碑;上述工作均走在国际前列。此外,许多创新性工作如生物样本学与学组学科建设,《中国生物样本库:理论与实践》等大型专著出版,中国整合生物样本学大会(HIB)与中国生物样本库院长高峰论坛,中国生物样本库年鉴、联盟、研究中心,大量国际合作与成功申办并主办国际 ISBER 生物样本库年会,也均走到国际前列。十年磨一剑,剑指我国生物样本标准化即质量!

尤为重要的是,最新公布的《中华人民共和国人类遗传资源管理条例》自 2019 年 7 月 1 日起施行。从此,中国生物样本库建设迈进"行政许可下、被认可的国家标准化生物样本库(National Standardized Biobank with Administrative Approval and Accreditation,NSBAAA)"的崭新时代。

目前各大医院、大学等生物样本库建设单位正在纷纷按照国家标准及国际标准建设高质量生物样本库，并积极申请通过国家科技部人类遗传资源行政许可与国家 CNAS 的生物样本库认可，迫切需要正确理解 GB/T37864 国家标准与 ISO20387 国际标准，在较短时间内编写出合格的质量管理体系文件。正值此时，陈曲波教授团队编写出了《生物样本库质量体系文件范例》，切实解决了当务之急。相信本书一定会成为中国生物样本库人案边不可多得的参考工具书。本人先睹为快，受益匪浅，特此作序，推荐给全国同道们，可在建立高质量生物样本库时借鉴，也希望该书在实践中不断完善与丰富。

标准是一个企业、一个行业、乃至一个国家的话语权，质量是一个企业、一个行业、产业的生命线。生物样本国家系列标准与认可准则的发布及质量控制体系的应用，必将助力中国生物样本库健康迈进标准与认可的崭新时代。《生物样本库质量体系文件范例》的出版，对我国生物样本库人更是如虎添翼，进一步加速标准与认可的进程，无疑将为我国生命科学基础临床与转化、研究及全面健康事业做出重要的贡献。

郜恒骏

全生物样本标准化技术委员会主任委员

中国医药生物技术协会组织生物样本库分会主任委员

生物芯片上海国家工程研究中心主任

2019 年 11 月于上海

前　言

随着 21 世纪生命科学研究,尤其是生物技术、分子遗传学的飞速发展,人们越来越认识到遗传资源所蕴含的巨大价值,许多国家纷纷投入人力、物力、财力来强化并推进遗传资源的保护与开发研究。为满足研究和开发需求,对多细胞有机体(如人、动物、真菌和植物)及微生物等样本进行保藏工作的生物样本资源库(又称生物银行)也应运而生。与欧美等发达国家相比,我国生物样本资源库建设较晚,但中国样本资源量大,资源种类多样,生物样本资源库建设正以每年 20%~30% 的速度快速增长。在可预见的未来里,生物样本资源库的前景仍不可估量。

一直以来,生物样本库建设缺乏统一的国际标准,如何才是高质量、标准化的生物样本库始终难以达成共识,其学科建设和服务能力也一直举步维艰,生物样本库行业迫切需要理念、政策、管理、机制、标准层面等改变。2018 年 8 月,ISO20387《生物技术-生物样本保藏-生物样本库通用要求》国际标准发布,为生物样本库标准化建设和质量管理提供了一个指路明灯。2019 年 5 月,中国合格评定国家认可中心(CNAS)启动的生物样本库试点认可活动,则为我国生物样本库向客户/用户证明其质量和能力提供了有效途径。越来越多的生物样本库已经把加强质量管理和获取 CNAS 生物样本库认可作为管理目标,以适应生物样本库发展的新形势、新变化和新要求。

2013 年 7 月开始建设的广州中医药大学第二附属医院生物资源中心,作为我国中医系统第一个医院院级层面上建立的医学生物样本库,充分利用经历过 ISO17025 和 ISO15189 认可的多年的实验室建设经验,在成立伊始就将 ISO15189、ISBER 最佳实践、中国医药生物技术协会组织生物样本库质量达标等生物样本库建设相关标准融会贯通,结合我院生物样本保藏工作实际情况,于 2015 年 6 月编制完成第 1 版《广东省中医院生物资源中心质量管理体系文件》。作为全国生物样本标准化技术委员会(SAC/TC559)委员单位,我中心积极参与 TC559 中国生物样本库标准化建设。2016 年作为主要参与者,积极参与 CNAS 课题《生物样本库认可适宜性研究》,2017 年起全程参与全国生物样本标准化技术委员会关于 ISO/TC276/WG2《生物技术-生物样本保藏-生物样本库通用要求》草案翻译和提出修改意见工作,积极跟踪 ISO20387 标准,发布后积极投入生物样本库国家标准的编译工作,并及时组织我中心人员参照 ISO20387 同步修订成第 2 版《广东省中医院生物资源中心质量管理体系文件》,成为国际生物样本库标准的实践者和生物样本库国家标准的制定参与者。

当前,许多生物样本库正在计划或筹备生物样本库认可,为帮助相关单位能够在较短的时间内正确理解 ISO20387 标准各要素,并编写出质量管理体系文件,对我国生物样本库认可工作略尽绵薄之力，我们编写出这本《生物样本库质量体系文件范例》。本书系统地介绍了我中心参照 ISO20387，并结合我院实际情况编制的质量手册、程序文件、作业指导书、质量技术记录表格等。但请注意，这些文件主要体现我中心依据 ISO20387 生物样本库国际标准而制定的指导质量管理运行活动的具体做法，绝非生物样本库认可文件，更不能作为生物样本库申请认可的标准化模板。本书适合各种生物样本资源库（如医学、动物、植物和微生物等样本库）、转化医学实验室和正在筹备或计划筹备生物样本库认可的临床样本库编写质量体系文件时参考和借鉴，也可作为生物样本库岗前培训和质量达标检查培训教材，还可作为 ISO20387 生物样本库认可内审员和评审员培训的辅助教材。

在本书付梓之际，感谢全体编写人员的辛勤劳动和倾情奉献！感谢广州中医药大学基础医学院生物技术专业的庄佩玲和谢银燕，她们参与了大量的校稿工作。由于对 ISO20387 标准的理解不一定到位，本书肯定会存在不足或错误之处，许多地方也值得深入讨论和交流，诚恳希望各位专家、读者批评指正并提出宝贵的意见和建议，以便再版时修改完善。

陈曲波

2019 年 6 月

目　录

第一篇　质量手册范例

第二篇　程序文件范例

第三篇　作业指导书范例

第一篇　质量手册范例

科室简介

广东省中医院(广州中医药大学第二附属医院,广州中医药大学第二临床医学院,广东省中医药科学院,中国中医科学院广东分院)始建于1933年,是我国近代史上最早的中医医院之一,被誉为"南粤杏林第一家"。目前,医院已发展成为大型现代化、综合性中医医院。现有床位3 000多张,超过12亿元的现代化医疗设备,近6 000名员工。2014年全年门诊量751万,年门诊量连续19年位居全国同行前列。在香港艾力彼医院管理中心发布的"2013中国中医医院·竞争力100强"榜单中,我院名列榜单首位,成为全国年服务患者人数最多、规模最大、实力最强的中医医院之一。广东省中医院是国家中医药管理局中医药转化医学中心、国家中医药管理局治未病中心、国家中医药管理局临床评价中心。目前广东省中医药科学院、中国中医科学院广东分院也落户我院。

2013年6月,广东省中医院提出建设医院层面"高质量、标准化的中医药特色生物资源样本库"的战略部署,将中医药特色生物资源中心建设定位在脚踏实地为"中医药国际化"研究提供基石。2013年7月,广东省中医院生物资源中心正式挂牌成立。

2015年3月,在中国医药生物技术协会组织生物样本库分会的支持下,由广东省中医院、中国中医科学院西苑医院、上海中医药大学附属曙光医院、天津中医药大学第一附属医院、河南中医药大学第一附属医院、浙江省中医院、辽宁中医药大学附属医院、香港浸会大学中医药学院、安徽中医药大学第一附属医院9个单位共同发起,首届成员多达70人的"中国医药生物技术协会组织生物样本库分会中医药学组"在广州成立。广东省中医院(生物资源中心)为组长单位,组员单位来自全国27家中医院校,参与人员多为院长或科研处长、基地办主任和检验、病理科主任。首届组员单位有(按拼音顺序):安徽中医药大学第一附属医院、北京中医药大学东方医院、北京中医药大学东直门医院、长春中医药大学附属医院、成都中医药大学附属医院、佛山市中医院、广州市中医院、广东省中医院、广州中医药大学第一附属医院、河南中医药大学第一附属医院、黑龙江中医药大学附属第一医院、湖北省中医院、湖南中医药大学第一附属医院、江苏省中医院、辽宁中医药大学附属医院、山东中医药大学附属医院、上海市中医老年医学研究所、上海中医药大学附属龙华医院、上海中医药大学附属上海市中西医结合医院、上海中医药大学附属曙光医院、天津中医药大学第一附属医院、新疆维吾尔自治区中医医院、香港浸会大学中医药学院、浙江省中医院、浙江中医药大学医学技术学院、中国中医科学院广安门医院、中国中医科学院西苑医院。2015年10月全国生物样本标准化技术委员会(SAC/TC559)在上海成立,我院生物资源中心主任是57名全国委员之一。

  我院生物资源中心是全国中医药系统内率先建立的院级生物样本资源信息库。中心质量方针是:中医特色、标准规范、共建共享、注重产出。坚持入库样本须是病(西医)症(中医)结合样本,并有中医药技术手段干预及定期随访记录。实验室分区符合国际标准,一期建设实验室面积约500平方米(含大学城生物资源中心和大院应急实验室)。生物资源中心目前拥有专职人员8名,其中2位博士,4位硕士,2位本科,均已取得生物样本库岗前培训合格证书和ISO15189内审员培训合格证书。中心采用美国RURO公司LIMIFINITY信息管理系统,且与医院HIS/LIS系统实现完全对接,为申请ISO20387国际标准认可奠定坚实基础。

  2015年1月起广东省中医院颁布实施《广东省中医院生物资源中心样本库建设管理办法》。该管理办法是中心坚持建设中医药特色生物资源样本库的行动指南,内容包括总则、准入原则,准入程序、准出程序、数据反馈、共建共享等章节。中心工作人员将ISO20387/ISO15189/ISBER等相关标准融会贯通,结合实际情况撰写了包括《质量手册》《程序文件》《作业指导书-样本采集分册、样本处理分册、信息管理分册、仪器操作分册、质量控制分册》和相关记录表格四个层级的标准化质量管理体系文件。生物资源中心目前采集存储的样本类型主要包括全血、血清、血浆、PBMC、RNA、血凝块、尿液、尿沉渣、肝穿刺、肾穿刺、前列腺穿刺、肿瘤组织等。中心工作人员在实际工作中依据质量手册作为行为准则开展各项工作,并使其持续改进、不断完善。2018年3月生物资源中心获中国医药生物技术协会生物样本库分会(BBCMBA)颁发的行业贡献奖、优秀组织奖和优秀导师奖等荣誉。

  科室地址:广州市番禺区小谷围街广东省中医院大学城医院科研楼一楼

  邮政编码:510006   传真:020-39318171

  服务电话:020-39318171

  技术咨询:020-39318171

  支持文件

1. BRC-QM-001-01《广东省中医院生物资源中心简介》

2. BRC-QM-001-02《中国医药生物技术协会组织生物样本库分会中医药学组成立简介》

医院授权说明

为确保生物资源中心质量工作和技术工作有效运行,特授权如下:

1. 医院党政领导按规定定期对生物资源中心主任进行聘任、任期考核及任免。生物资源中心主任全面负责中心的日常管理和业务工作。

2. 生物资源中心主任有权对本实验室的资产进行配置和使用,有权对本实验室人员进行调配。

3. 医院应配给生物资源中心工作所需的相关资源,使生物资源中心公正、准确地履行职责,不受任何来自行政、财务及其他方面不正当压力的影响。

4. 现授权×××主任全权负责生物资源中心的日常管理和业务工作。具体授权时间和内容详见医院聘任及院科签署的《生物资源中心目标责任书》等公文。

授权人签字:

授权人职务(法定代表人):广东省中医院院长

签 字 日 期:　　　年　　月　　日

授 权 书

　　为确保生物资源中心质量工作和技术工作按照中心融合参照 ISO20387/ISO15189/ISBER 等相关标准建立的质量体系有效运行和持续改进,特任命×××为质量负责人,任命×××为技术负责人。

　　其他相关责任人如下:

行政秘书	×××	信息管理员	×××
科教秘书	×××	设备管理员	×××
样本采集组长	×××	耗材管理员	×××
样本运输组长	×××	试剂管理员	×××
样本处理组长	×××(大院) ×××(大学城)	安全管理员	×××(大院) ×××(大学城)
样本出库员	×××(大院) ×××(大学城)	质量监督员	×××(大院) ×××(大学城)
样本科学组长	×××	咨询服务组长	×××
出入库一审	×××	出入库二审	×××
出入库三审	×××	文档管理员	×××(大学城) ×××(大院)
样本质控组长	×××	确认/验证员	×××、×××

　　授权人签字:

　　授权人职务:广东省中医院生物资源中心主任

　　签字日期:　　　　年　　月　　日

颁 布 令

　　本《质量手册》依据 ISO20387/ISO15189/ISBER 等相关标准编制而成,它阐述了广东省中医院生物资源中心的质量方针和质量目标,并对各项质量和技术活动的工作程序、操作方法、各种记录以及该手册的使用和管理作了具体描述和规定,是本中心各项质量和技术活动所依据的准则。中心全体人员必须严格遵守并认真执行。

　　本《质量手册》第 B/0 版已经中心主任审定,现予批准,并自批准之日起生效。

　　　　　　批准人签名:

　　　　　　批准人职务:广东省中医院生物资源中心主任

　　　　　　批 准 日 期:　　　年　　月　　日

序号	文件名称	页数	原内容	现内容	更改原因/ 更改申请人	批准人/ 批准日期
1						
2						
3						
4						
5						
6						
7						
8						
9						
10						
11						
12						
13						
14						
15						

编制本手册时引用了下列文件。注明日期的引用文件,只采用所引用的版本;没有注明日期的引用文件,采用最新版本(包括任何修订)。

2.1　CNAS-CL02　医学实验室质量和能力认可准则(ISO 15189:2012,IDT)。

2.2　ISBER　国际生物和环境样本库协会。生物样本库最佳实践2018,第4版。

2.3　ISO 20387:2018　Biotechnology-Biobanking-General requirements for biobanking.

3.1 生物样本

　　从人体、动物、植物、微生物或非动/植物类的多细胞生物(如棕色海藻和真菌)等生物个体获得或衍生的任意物质。

3.2 相关数据

　　生物样本的附属信息,包括但不限于研究数据、表型数据、临床数据、流行病学数据和生物样本处理过程得到的数据等。

3.3 生命周期

　　生物样本和相关数据从收集、获得或接收,到分发、弃用或销毁的连续不间断的过程。

3.4 生物样本保藏

　　生物样本获得和储存过程,包括以下部分或全部活动,即生物样本及相关数据和信息的收集、制备、保存、测试、分析和分发。

3.5 生物样本库

　　又称生物银行,是开展生物样本保藏的合法实体或其部分。

3.6 生物安全

　　用于防止病原体和毒素意外暴露及意外泄露发生的原则、技术和规程。

3.7 生物安保

　　生物样本库保存、运输和/或提供的病原、基因修饰有机体、产生毒素的全部或部分有机体及这类毒素,应有机构和个人的保护措施和流程,防止其被丢失、偷盗、误用、转移和有意(无意)的泄露。

3.8 监管链

　　过程的每一步对生物样本及相关数据的责任或控制。

3.9 管理

　　管理层制定运行政策和管理措施,并就科学、行政、技术、财务等问题提出建议(决定)。

3.10 评估和审核

　　对生物样本库的流程、记录、人员职能、设备、设施和/或供应商进行文件审核,评估其是否遵守已制定的SOP或政府、地区的法律和法规。

3.11 管理评审

　　由管理层就质量方针和目标,对质量体系的现状和适应性进行正式评价。

3.12 质量方针

　　由生物样本库管理层正式发布的关于质量方面的宗旨和方向。

3.13 质量手册

　　阐明一个组织的质量方针并描述其质量体系的文件。

3.14 质量管理

确定质量方针、目标和职责,并在质量体系中通过诸如质量策划、质量控制、质量保证和质量改进等方式,使其实施全部管理职能的所有活动。

3.15 质量计划

针对特定的产品、项目或合同,规定专门的质量措施、资源和活动顺序的文件。

3.16 质量控制

采用特定测试方式来监控和验证质量保证或质量管理体系所要求的是否正确,这些要求包括样本的采集、处理、保存、贮存、样本质量和测试精度以及样本的测试方式,还包括但不局限于:评估检测效率、实验和对照、设备和操作流程准确性和可靠性,另外还有对耗材、试剂、仪器和设备的监控。

3.17 质量评估

为了提供足够的信任表明实体能够满足质量要求,而在质量体系中实施并根据需要进行证实的全部有计划和有系统的活动。

3.18 合格

满足要求。

3.19 纠正措施

为防止已出现的不合格、缺陷或其他不希望的情况再次发生,消除其原因所采取的措施。

3.20 预防措施

为防止潜在的不合格、缺陷或其他不希望的情况发生,消除其原因所采取的措施。

3.21 用户/客户

使用者、调查人员及其他接收或使用生物样本库服务的人。

3.22 提供者/寄存者

向生物样本库提供生物样本和/或相关数据的人或机构。

3.23 供体

生物样本保藏中收集的生物样本和/或相关数据来源的有机体,如人类、动物、植物等。

3.24 伪名化

对个人数据进行处理的一种方法,使这些数据在不使用额外信息的情况下无法识别特定主体。

3.25 销毁

消除生物样本和/或删除相关数据,使其无法复原的过程。

3.26 弃用

移除生物样本和/或相关数据的行为,通常是为了将之废弃、销毁或退回给提供者/供体。

3.27 分发

向接收者或用户提供经选择的生物样本和/或相关数据的过程。

3.28 处理

在生命周期的所有阶段对生物样本和相关数据执行的全部活动。

3.29 制备

在生物样本收集之后,为使其适用于未来生命周期的使用、储存或分发而在实验室中进行的活动。

3.30 冰晶核

指样本在冷冻过程中最初形成的冰晶,也称为"晶种"。这是在控制样本冷冻速率时需要考虑的重要因素。

3.31 玻璃化

指不定型物质在快速降温过程中出现液态和玻璃态两种不同物质状态的一种动态现象。物质处于这两种不同状态时其物理性质也不同。

3.32 玻璃化温度(Tg)

指液态物质转变为玻璃化状态的一个特定的温度。在此温度点,物质的黏稠度大大增加,以至于看起来像是处于固体状态。由于极高的黏稠度,使物质分子活动性大大降低而出现分子重组,同时也显著减缓了物质原来因各种反应而变性的速度。

3.33 干冰

固态的 CO_2,其固化温度是-78.5℃。

3.34 冷链

对温度进行恒定控制的供应链。

3.35 液氮

用来冷冻和存储样本的冷冻剂。氮的沸点是-196℃。存储在气相液氮中的样本温度保持在-190℃或更高。

3.36 保存

防止或延缓生物样本生物或物质特性退化的行为。

3.37 储存

将生物样本保持在特定条件下以备将来使用。

3.38 稳定性

生物样本的一种性质,能在特定的时间和储存条件下将其内在性质维持在指定范围内。

3.39 计量溯源性

通过一条具有规定不确定度的不间断的比较链,使测量结果能够与参考标准联系起来的特性。

3.40 知情同意书

指有判断能力的个人在获得并了解相关信息之后,在没有受到任何利诱或恐吓等不当行为影响的前提下,自愿同意参加某个研究而作的决定。

4.1.1　生物资源中心应建立能指导中心员工进行各种类型生物样本的保藏过程技术活动的程序文件(管理要素所需程序文件相关内容见第八章质量管理要求)。

　　程序文件是质量手册的支持性文件,是质量手册的延伸和注解,也是下一层次体系文件(SOP)的提纲和引子。程序文件的内容一般应包括:目的、适用范围、职责、工作程序、支持性文件、质量和技术记录。本中心的技术性程序文件主要涉及:样本采集、样本运输、样本接收、样本处理、样本标识、样本储存、样本质控、样本清理销毁、样本包装、样本分发、样本生物安全、样本生物安保、风险评估等过程。

4.1.2　生物资源中心在出入库审查时,应顶层设计并指导科研团队,尽可能全面地收集/采集和获得:各种类型的生物样本、每一类型样本的总量和生物样本临床信息注释等相关数据,以确保它们能满足后续重复性研究。

4.1.3　生物资源中心应在组织内的相关职能和层级上建立明确和可行的质量目标,包括满足用户需求和要求的目标。质量目标应可测量并与质量方针一致。

4.1.4　与生物样本保藏活动有关的过程和程序都应该形成标准化作业指导书(SOP)和程序文件,并应用样本库工作人员通常理解的语言书写,且可以在适当的地点获取。

4.1.5　文件内容应按照质量管理体系文件的控制要求,生成有相关程序的信息,如文件层级、文件编号、文件页码、文件版本号、文件生效日期等管理信息。

4.1.6　生物样本库在操作和使用人类样本及其资源数据时,会对人类尊严、人权和基本自由造成潜在的伦理风险。为规范伦理和法规基本操作,必须建立遵守区域、国家和国际的伦理规范的样本库伦理准则和相应的伦理操作规范。法律和伦理基本要求包括:伦理、知情同意、机构遵守道德、科学和相关法律的承诺。

4.1.7　生物资源中心应对参与生物样本保藏过程的所有人员的岗位进行描述,包括职责、权限和任务。

4.1.8　在生物样本全部分发、处理或销毁后,生物资源中心应规定对这些生物样本相关的成文信息和数据的保留时限。

广东省中医院生物资源中心隶属于广东省中医院,是在医院党政领导下和医院科学委员会、伦理委员会指导下开展业务工作的独立科室。

生物资源中心管理层承诺:始终坚持公正性的原则;不受任何干扰,公平公正地审核各团队入库申请,公平公正地对待各团队送来样本,按照各项技术标准,秉公作出正确的处理和保存;科室管理和技术人员将把公正服务作为行为准则,保持业务工作的独立性,不受来自政治、行政、商务、财务等方面的干扰和影响;避免卷入任何可能降低在能力、公正性、判断力或运作诚实性等方面可信度的活动。

生物资源中心将严格按照《公正性保证程序》,定期评估并识别科室运行过程中可能影响公正性的风险因素,一旦识别出存在风险,将会及时采取积极措施,确保风险消除或最小化。

上述声明生物资源中心全体人员必须严格执行,并请主管部门和生物资源中心服务对象给予监督。

声明人签名:
声明人职务:广东省中医院生物资源中心主任
声明日期:　　　年　　月　　日

保密性声明

　　生物资源中心工作人员应严格遵守道德,科学和相关法律、伦理、知情同意等要求,保护样本提供者/供体、接收者和用户的隐私信息和权利(尤其在数据储存和传输时);生物资源中心仅根据相关协议和授权来发布生物样本及相关数据(如合同协议、具有法律约束力的文件、伦理批件);当生物资源中心需要根据法律要求公开隐私信息时,会告知提供者/供体需要提供的信息,除非法律禁止。

　　生物资源中心全体工作人员应作出具有法律效力的承诺,对其日常活动中所获得或产生的保密信息承担管理责任。还应监督并采取措施(如签订承诺书)确保所有能访问生物样本库机密数据的人员(如进修生、实习生)都应保密。

广东省中医院生物资源中心工作人员
保密性承诺签署书

　　本人已知悉《保密性声明》和《隐私和数据保密程序》相关内容,在此签名并郑重承诺:在今后实际工作中,将严格执行声明和程序,请主管部门和生物资源中心所有服务对象给予监督。

签署人及签署日期:

姓名	职称/职务	签署日期	姓名	职称/职务	签署日期

　　生物安全是指用于防止病原体和毒素的意外暴露及意外泄漏发生的原则、技术和规程。生物安保是指生物样本库保存、运输和/或提供的病原、基因修饰有机体、产生毒素的全部或部分有机体及这类毒素,应有机构和个人的保护措施和流程,防止其丢失、偷盗、误用、转移和有意/无意泄露。

　　样本库生物安全和生物安保是生物资源中心安全管理体系是重要组成部分,完善的安全管理体系对样本库的样本、人员、设施设备、环境、操作规程和应急措施等都应该有明确的要求,这是样本库正常运行的最基本保证。

　　样本库必须建立危险源辨识、危险品管理、危险废弃物处理措施和水电气事故应急预案。

　　生物资源中心主任是样本库安全和安保管理责任第一人。

　　支持性文件
1. BRC-PF-027《安全管理控制程序》
2. BRC-PF-028《生物安全管理程序》
3. BRC-PF-034《应对风险和机遇的措施程序》
4. BRC-PF-035《突发情况应急处理程序》

　　生物资源中心应建立风险评估机制,定期就所有可能对样本库的样本、生产、工作人员、环境等造成损失、损伤或破坏的情况及事物按照评估机制进行风险辨识并进行风险评估。然后建立有效的预防措施,消除风险或将其最小化。

　　生物资源中心应采用不同的方法进行风险评估,并依据风险评估的结果,及时进行风险控制的策划和风险控制的实施。

支持性文件
1. BRC-PF-034《应对风险和机遇的措施程序》
2. BRC-PF-035《突发情况应急处理程序》

　　生物资源中心应建立相关管理制度和程序化文件,明确规定样本共享、数据共享、利益共享的流程和方法,申请使用有限样本和数据的优先条件和申请使用稀缺资源的评估机制。

　　样本研究成果的"利益"共享,对于确保资源供应方得到公平和公正的对待非常重要。样本库利益共享的方式很多,这些方式包括:技术共享、人群研究成果共享和将样本安全备份存储于有实践经验的样本库。

支持性文件
BRC-PF-023《样本及其数据出库管理程序》

5.1　总则

合理的组织机构,完善的管理体系,充足的人力资源是质量保证的基础。明确相应人员的职责、权利和相互关系,健全生物资源中心的组织与管理,确保生物资源中心开展的活动科学、公正、准确、有序、高效和具有特色,并有能力对自己的活动行为负责。

5.1.1　法律地位

广东省中医院生物资源中心隶属于广东省中医院,是法人实体广东省中医院里独立的二级科室。生物资源中心主任由医院党委任命。生物资源中心主任与医院主管院长签订目标责任书并全面负责中心的管理和业务工作,广东省中医院承担生物资源中心相关法律责任,生物资源中心承担应有责任。

5.1.2　服务范围及要求

生物资源中心全体工作人员在大院生物资源中心、大学城生物资源中心、石井生物资源中心等专用场所,免费面向全院各科室和团队用户,当其入库申请经过生物资源中心三级形式审查、中心主任全面审查、科研处处长审核、样本库科学管理委员会和/或主管副院长审批同意后,主动为这些用户采集的符合科学和相关法律、伦理及知情同意等要求的病症结合生物样本提供收集、运输、处理、储存及应用等标准化工作。本中心收集和存储的主要样本类型有全血、血清、血浆、外周血单个核细胞、组织(癌组织、癌旁组织、正常组织)、肝脏/肾脏穿刺组织、脱氧核糖核酸(DNA)、核糖核酸(RNA)、粪便、尿液、脑脊液、痰液等,并提供相应的样本科学咨询服务,最大限度满足全院各团队的需求。

生物资源中心应按照《生物样本库质量和能力通用要求》等国家标准制定并实施标准化质量管理体系。确保上述活动及其活动范围符合:认可准则要求、生物样本库相关协议要求、具有法律约束力的文件要求、中国合格评定国家认可委员会和国家人类遗传资源办公室等组织的要求。

生物资源中心承诺:仅对本中心设施中/专用场地中的上述规定范围内的活动能符合相关准则要求。对外部提供的生物样本库活动(如分中心样本库)无法承诺符合相关要求。

5.2　组织结构

生物资源中心在广东省中医院党政联席行政管理层的领导下,主要负责经过生物样本库科学管理委员会和/或主管副院长审核批准的团队各种类型生物样本收集、运输、储存及应用等工作。生物资源中心同时接受医院办公室、科研处、人事处、财务处、设备处等职能部门的支持性工作和管理。此外还接受中国医药生物技术协会生物样本库分会、全国生物样本标准化技术委员会、中国合格评定国家认可委员会和国家人类遗传资源办公室等部门的技术指导和管理。生物资源中心内外部组织机构、隶属关系及与其他相关机构的关系,见图5-2-1生物资源中心内部/外部组织架构图。

生物资源中心主任是对中心负有全面责任的最高管理者,是生物资源中心第一责任人。

5.3　生物资源中心管理层

管理层一般由中心主任、技术负责人、质量负责人、科秘书共同组成。

生物资源中心管理层主要职能有:

a) 对质量管理体系的变化进行监测和控制;

b) 针对质量管理体系的有关性能指标以及任何改进需求,与包括员工在内的利益相关方进行沟通;

c) 向生物样本库员工传达并使其理解满足来自接收方/用户要求以及其他适用性要求(包括本准则中描述的要求)的重要性。

5.4　生物资源中心管理和技术人员职责

5.4.1　生物资源中心主任职责

5.4.1.1　行政管理

a) 按照医院规定,与医院主管院长签订任期责任目标,结合生物资源中心特点制订中心年度工作计划,并组织实施和定期检查、总结,提供年度总结报告,向医院党政联席会议汇报审核;

b) 定期组织召开生物资源中心科务会议,研究布置本周中心各项工作;

c) 监督生物资源中心关键岗位责任落实及国家、医院等有关法规、各项规章制度的贯彻执行情况,组织研讨并贯彻如何提高服务质量,减少差错、杜绝事故;

d) 对生物资源中心工作中遇到的问题,及时汇报科研处或主管院长,并按上级意见及时执行解决;

e) 负责生物资源中心范围内各技术岗位的考核工作;

f) 生物资源中心主任外出时指定科秘书代理其职责。

5.4.1.2　业务管理

a) 顶层设计制定和批准质量方针、质量目标,确保中心员工公正性、保密性、法律法规执行承诺;对人力、资金、设施、场地等资源进行整体的部署和管理;审核批准生物资源中心质量手册、程序文件以及各分册作业指导书;考核并授权生物资源中心质量负责人、技术负责人;

b) 配置满足样本库活动服务要求的各类型专业的设备、设施、人员,确保满足国际/国家相关标准要求;

c) 统筹协调、指导监督生物资源中心范围内的管理工作;完善生物资源中心的质量管理和持续改进规章制度和机制;督促进行实验室样本质控的定期执行,倡导积极开展室间质评工作;

d) 负责监督样本收集/处理的及时性和规范性,监督持续完善作业指导书及其执行情况;

　　e)定期组织抽查生物资源中心各关键仪器的维护校准计划及执行情况和试剂出入库的管理工作;

　　f)完善和发展样本库学科建设,注重与各团队沟通技术咨询,促进标准化样本使用,尽快将样本变成产品。

5.4.1.3　人员和培训管理

　　a)统筹规划生物资源中心范围内的人才培养,着力建设合理的人才梯队,创造良好的人才成长环境;

　　b)统筹协调生物资源中心范围内各级技师的进修和晋升工作;督促中心各层次、不同岗位人员继续教育的落实;

　　c)统筹协调生物资源中心临床教学的各项工作和中心导师组下各研究生的培养工作;

　　d)统筹协调生物资源中心范围内的实习人员、院外进修人员的学习工作。

5.4.1.4　科研管理

　　a)负责生物资源中心的各种级别课题申请时的选题论证、创新设计等指导性工作,并定期监督落实;

　　b)确保中心范围内的各项科研工作正常开展,督促并指导制订切实可行的科研规划和实施方案,重点突出学科主攻方向的学术发展,并定期对科研工作进展进行分析总结;

　　c)积极带头撰写课题标书、专著和相关行业团体标准。

5.4.2　中心技术负责人职责

　　技术负责人应由对生物资源中心所涉及专业领域内基本知识、基本技能、学术研究等方面有较好掌握的人员担任。其主要职能是对生物资源中心的运作和发展进行技术规划和指导。技术负责人履行如下职责:

　　a)负责对新申请入库团队的样本类型及样本收集/处理关键节点的评估与审核;

　　b)确保生物资源中心所有从事技术工作的人员在正式上岗前均接受过专业教育和培训,具有相应的技术资格和从事相应专业工作的实践经验,获得相关技术工作授权;

　　c)负责定期收集、及时处理生物资源中心服务对象反馈的信息,促进中心的技术和管理日趋完善;

　　d)负责样本的质量保证,负责样本库实验室采用各种方法学的确认与验证;

　　e)识别与质量管理体系或生物样本保藏程序的偏离,评估偏离的影响,并制定不符合工作的纠正措施;

　　f)负责服务协议技术性评审,确保样本库各种技术与时俱进;

　　g)技术负责人外出时由质量负责人代理其职责。

5.4.3　中心质量负责人职责

质量负责人的主要职能是日常管理和监督生物资源中心整个质量管理体系的有效运行。质量负责人由熟悉生物样本库国际/国家标准、熟练掌握本生物资源中心质量体系的专业技术人员担任，要求本科以上学历、中级以上职称，专业理论较扎实，工作经验较丰富。质量负责人由中心最高管理者任命并授权，直接对生物资源中心主任负责，其工作不受生物资源中心内、外其他机构和个人的干扰，其主要职责：

a) 负责组织质量手册、程序文件的编制、修改，审核质量手册和程序文件；确保维持质量体系有效运行；

b) 负责组织普通监督员进行质量监督管理工作；

c) 负责组织完成质量体系内部审核，策划和协助生物资源中心主任完成管理评审，向生物资源中心管理层报告质量管理体系运行状况和改进需求；

d) 负责不符合工作、纠正及预防措施的验证管理工作；

e) 负责服务协议管理要素的评审等管理工作；

f) 质量负责人外出时由技术负责人代理其职责。

5.4.4　科秘书

在做好专业工作基础上，协助中心主任完成生物资源中心行政、科研、教学等内务管理等工作。负责中心教学和继续教育等工作，负责中心各层次人员业务学习并记录；综合国内外样本库现状，提出中心科研规划，并负责监督申请。负责撰写中心年度工作总结。

a) 带头执行医院及科室的各项规章制度，督促中心各级人员认真执行各项规章制度和作业指导书；

b) 负责中心的节假日值班、每月考勤、当月奖金发放以及科内外一般事务的联系和处理，负责科务会的记录；

c) 负责全科的安全管理，督促安全管理员经常检查安全措施，发现问题及时解决，严防差错事故；

d) 负责提供专业人员的分工、岗位轮换、执行临时派遣任务的名单，报主任批准后执行；

e) 协助中心主任制订中心工作计划，对生物资源中心机构设置、人力、资金、设施、场地等资源的利用提出建设性意见，撰写科室年度工作总结；

f) 深入各科研团队，征询对样本库服务质量的意见和建议，督促各专岗位作出改进措施，满足临床需求；

g) 科秘书外出时由质量负责人代理其职责。

5.4.5　主要兼职岗位职责

生物资源中心设立质量监督员、内部审核员、耗材/试剂管理员、文档管理员、安全/安保管理员等相关兼职管理岗位，分别负责管理相应的工作。

5.4.5.1　质量监督员

负责每个月对中心质量体系运行情况进行回顾性监督，包括技术和管理两个方面的监督工作。其工作不受管理层和科秘书的干扰。监督员应由本科以上学历或主管技师以上职称和有3年以上工作实际经验的专业技术人员担任。其主要职责为：

a）监督中心所有工作是否按质量手册、程序文件以及作业指导书的规定进行，样本出入库是否按管理制度进行操作；监控内务管理是否符合5S（即整理、整顿、清洁、清扫、素养）标准，安全管理是否符合规定；

b）监督服务对象对中心工作的投诉、意见或建议是否得到相应处理，处理后服务对象是否满意，如不满意，有无具体改进措施；

c）监督是否对新职工进行培训，有无按培训计划执行和管理；人员业务培训是否按要求进行；临床教学和继续教育是否按计划执行和管理；

d）监督是否按计划进行仪器的维护与校准，是否有未授权人员操作主要仪器，仪器的维修和使用有无记录，仪器是否有正确标识；

e）监督环境设备条件有无记录；

f）监督是否有试剂的请购和验收记录，试剂、质控失控是否按规定处理；查看质控规则设定是否合理；

g）监督样本采集、核收、处理、存储是否按要求进行。

5.4.5.2　内部审核员（内审员）

内审员应参加过各种类型的内审员培训或者质量体系相关知识培训并考试合格，取得内审员资格或科室授权，有能力从事和主持内部审核工作的人员。

内审组长一般由获得内审员外部培训合格证书的质量负责人兼任。

内审员职责：

a）遵守有关的审核要求，交流并阐明审核要求；

b）定期参加质量体系内部审核工作，报告所观察到的情况；

c）审核中如发现有不符合质量手册或程序文件规定的项目时，应开具不符合项；

d）报告审核结果，跟踪验证审核后提出的纠正措施和预防措施的有效性；

e）在质量体系运行过程中执行上下沟通桥梁任务，对质量体系的保持和改进起参谋作用。

5.4.5.3　耗材/试剂管理员

a）低耗品包括试剂和耗材等，低耗品实行OA系统请购和库存集中管理；

b）每月上旬和中旬收集当月的低耗品采购计划，经中心主任审批后将当月低耗品计划OA发给设备处采购员，紧急情况下应在OA申请同时，由中心主任电话与设备科请示；

c）负责低耗品的统计工作及核对、领取、保存以及签写领购单；

d)负责对已请领低耗品的保管和发放工作。

5.4.5.4 文档管理员

a)负责中心所有受控文件(含各种记录)的发放、收回及保管;

b)负责中心的图书杂志、标准文件、专著等内部资料的出入登记、归档保存;

c)负责外单位前来中心参观、学习人员的审核与登记。

5.4.5.5 信息管理员

a)负责向网络信息系统公司提出要求,确保中心样本临床信息字段的设计最佳化,定期备份样本库相关信息资料;

b)负责中心网络信息系统、计算机的安全管理、维护和保养等;

c)负责中心网络系统紧急预案的制定和更新,需要启动应急预案时负责第一时间报请中心主任,在主任统筹下负责信息系统应急预案的实施;

d)负责与医院信息处、网络信息系统公司的联系与协调。

5.4.5.6 设备管理员

a)负责中心所有仪器设备档案的建立与管理;

b)负责中心所有仪器设备的校准计划的建立与实施,并记录;

c)每月 5 日前负责中心所有仪器设备使用维护记录的归档;

d)负责检查中心所有仪器设备状态的标识是否正确。

5.4.5.7 安全/安保管理员

a)负责中心样本安全和生物安全管理及处理,每天至少 2 次(上下午各一次)巡查各种监控系统记录;

b)负责每天下班前对中心水、电、门、窗、防火/防盗设备等进行检查,发现问题及时处理;

c)负责检查易燃、易爆、危险品,确保在规定位置安全存放。需要时,对相关员工进行培训。

5.4.6 其他管理岗位职责:生物资源中心还有其他相关管理岗位,职责权限比较简单。主要有样本采集组长(主要负责样本采集和收集相关事宜管理)、样本运输组长(主要负责样本运输过程相关事宜管理)、样本质控组长(主要负责样本入库前、入库中抽样质控工作的管理)、样本出库人员(主要负责经审核同意使用库存样本的团队所需样本的出库工作和记录归档)、样本科学组长(主要负责为样本源团队入库申请有关样本科学问题把关和指导)、样本咨询组长(主要负责为用户提供有关样本库工作培训和疑问解答)、出入库形式审查一(主要负责团队申请入库所需材料提交完整情况和符合要求情况审查)、出入库形式审查二(主要负责团队申请入库材料客观性、真实性审核)、出入库形式审查三(主要负责团队申请入库材料的科学性、可行性审核)、方法确认和验证员(负责生物样本库所有关键活动的确认和/或验证工作,且将相关活动形成记录并归档保存)等等。

5.5　生物资源中心各岗位人员在履行其工作职责、行使其职权时必须坚持公正性:

　　a)不受来自内部、外部不正当的商业、财务和其他方面的压力和影响;

　　b)不接受没有经过申请审批同意的团队样本的处理与存储;

　　c)严格按照"广东省中医院生物资源中心建设管理办法"进行样本的出入库工作;

　　d)不参与任何有损判断独立性和服务诚信度的活动。

5.6　内/外部沟通

　　生物资源中心应确保在生物资源中心内部和外部建立适宜的沟通程序,并就质量管理体系的有效性进行及时有效沟通。

　　a)建立有效沟通的责任者是生物资源中心管理层;

　　b)沟通的内容应该是涉及到质量管理体系的工作,应针对体系的有效性进行;

　　c)沟通程序的建立应全面,包括沟通的方式、时机、内容、部门等,符合本科室及医院的具体情况,是多层面、多渠道的,包括临床团队、设备、信息、后勤班组等与质量体系相关的各个相关方,而不只是生物资源中心内部;

　　d)沟通方式可以是多种多样的,如科室会议、质量例会、工作简报、微信会议、布告栏、内部刊物、互联网、OA行政网、谈话、与临床团队或支持部门的沟通会议等;

　　e)沟通过程和采用的沟通方式是否适当,主要看是否能发现和解决相关问题,确保质量管理体系的有效性。

5.7　总则

　　生物资源中心内部组织架构由中心管理层和各室组组成。生物资源中心外部组织架构由上级监管机构和本院支持部门组成。中心上级监管机构主要来自三个机构:行政管理部门、科学委员会、伦理委员会。生物资源中心作为样本库执行机构,其行政和业务工作的开展应满足上述三个机构的管理要求。生物资源中心组织架构图,见图5-2-1生物资源中心内部/外部组织架构图。

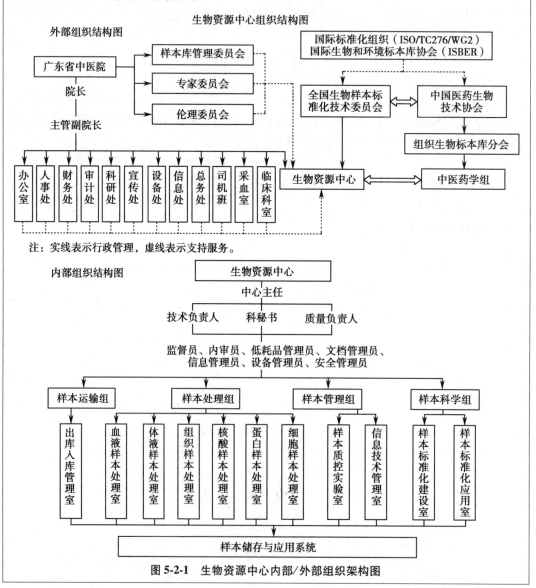

图5-2-1　生物资源中心内部/外部组织架构图

5.7.1　行政管理部门

广东省中医院生物资源中心隶属于广东省中医院,其业务主要受科研主管院长及科研处管理。

科研处负责统筹生物资源中心以下工作:

a)拟定生物资源中心建设的年度计划、目标与预算;

b)与设备处、审计处等科室一起,组织协调生物资源中心的建设,通过一系列程序和过程来界定和控制生物样本保藏活动中的经济责任。如设备、试剂及耗材等采购主要通过科室申请、专业调查、三家比对结果、专家无记名投票论证、公开招标、多方验收等系列措施;设备、试剂及耗材的使用通过科室申领、自动化库存管理系统登记、双人审核签收、使用登记等系列措施处理和界定经济责任;

c)监督生物资源中心的运行;

d)确保生物资源中心的运营服从国家和当地政府的相关法律法规。

e)科研主管院长对中心业务工作有最终审核批准权,对人事安排需向院党政联席会议报批备案。

5.7.2　科学委员会

生物资源中心科学委员会是生物样本库专职学术管理机构,应包括临床医学、基础医学、信息学、生物统计学等领域的专家。科学委员会的主要职能是:

a)对入库管理每一个项目进行审核,作出学术评估;

b)对样本库的重大学术研究问题提供咨询和把关;

c)对样本采集执行情况和过程进行合理性审查;

d)评价实验数据的有效性和安全性;

e)必要时向课题管理者提供关于继续试验、修改方案或中止试验的建议;

f)对平台运行服务及共享成果进行评议;

g)定期召开工作检查总结会,检查各成员单位工作完成情况;

h)定期听取平台运行汇报、经费使用情况和工作计划。

5.7.3　伦理委员会

伦理委员会是为保护样本捐赠者的权益和安全,并在科学性前提下对人类样本研究项目进行伦理审查的样本库管理机构。伦理委员会进行伦理审查的基本依据有:《纽伦堡法典》《赫尔辛基宣言》、国际医学科学组织委员会(CIOMS)与WHO的《涉及人的生物医学研究的国际伦理准则》以及中国的《涉及人的生物医学伦理审查办法(试行)》《药物临床试验质量管理规范》等。另外,各种法规和行业规范也是伦理审查依据基础。

5.7.3.1　伦理委员会组成

a)伦理委员会应从生物医学领域和管理学、法学、社会学等领域的专家中推举产生,

人数不得少于5人,其中至少有1名医学专业委员,至少有1名非医学专业委员;

b)伦理委员会一般设主任委员1名,副主任委员1名,委员若干名,秘书1名。主任委员与副主任委员应由业内有较大影响者担任;

c)伦理委员会副主任委员在主任委员缺席时,可代替主任委员行使职权;

d)伦理委员会委员可以是兼职的;委员以独立身份参加,不代表任何组织和机构;

e)伦理委员会委员任期3年,可以连任;为了不断吸收新的观点和方法,换届的新委员应有一定比例,原则上不低于20%。

5.7.3.2　伦理委员会职责

a)所有涉及人类生物样本的相关科学研究和研究开发活动,应接受伦理委员会的审查和指导;

b)伦理委员会主要承担伦理审查任务,对本组织或所属机构涉及人类生物样本相关活动进行伦理审查和监督,包括初始审查、跟踪审查和复审等;也可根据社会需求,受理委托审查,组织开展相关伦理培训;

c)伦理委员会应促进生物伦理方面的讨论和教育,提高公众认识,鼓励公众参与;

d)对风险较大或者比较特殊的涉及人遗传资源研究的伦理审查项目,伦理委员会可以根据需要申请上级伦理专家委员会协助提供咨询意见;

e)伦理委员会的监督管理。伦理委员会组织机构应根据相关法律、法规、政策和指南,负责伦理委员会的组建与换届;有机制保证伦理委员会审查独立于研究者、资助者,并且不受任何其他方面的影响;有机制保证伦理委员会工作的透明性;

f)保障样本捐赠者的合法权益;

g)保障生物样本合理使用,保障样本使用者即研究人员合理规范采集和使用生物样本,减少风险。

6.1　生物样本库应配备管理和从事生物样本保藏活动所需的人员、设施、设备、系统及支持服务。

6.1.1　生物资源中心应配备管理和从事生物样本保藏活动所需的人员、设施、设备、系统及支持服务。

广东省中医院生物资源中心目前有专职人员8名,管理人员(含兼职)5名。三处专用场地:大院生物资源中心、大学城生物资源中心、石井生物资源中心,基础设施完善。目前使用的是美国RURO公司的生物样本库信息管理系统Limfinity。人事处、设备处、信息处、工程部等医院相关科室能持续稳定地给予生物资源中心生物样本保藏活动所需的所有支持性服务。

6.1.2　生物资源中心应做好顶层设计战略规划,确保有持续资金支持其各项活动。战略规划应定期更新。

广东省中医院生物资源中心建设分Ⅰ期、Ⅱ期和Ⅲ期建设阶段。Ⅰ期是样本库建设初期试运行阶段,主要解决样本库运行机制问题,如明确建设方向和特色、规划不同时期场地、设施设备、组织架构与职能、样本来源、样本收集种类、存储量与资金投入情况、伦理和知情同意书规范化、样本库规范化管理程序等。Ⅱ期建设是标准化建设阶段,主要解决生物样本库质量和能力标准化问题。建设并运行ISO20387标准化质量管理体系,通过内部审核、管理评审、日常质量监督等工作,定期更新流程规划和信息规划,持续改进样本保藏工作。申请并通过ISO20387中国合格评定国家认可委员会认可,总结经验并与国内样本库同行不忘初心,砥砺前行。Ⅲ期建设实现可持续发展阶段。高质量、标准化生物资源中心的建设、持续运行、应用及成果转化,甚至销毁等环节都需要足够的资金支持。生物资源中心各项活动资金来源主要有:政府拨款、课题经费和医院支持。除此之外,中心将通过广泛参与研究项目的申请,提供有偿的技术/顾问服务、数据分析服务、样本存储服务、样本衍生物制备服务等工作,建立和完善一套良好的自身造血机制,将生物资源中心打造成为具有强劲生命力的、可持续长久健康发展的重大科技创新基础平台。

6.2　总则

生物资源中心管理层应针对涉及人员资源的要求,制订合适的组织规划、人员培训和能力评估程序,明确生物资源中心所有人员的任职资质和岗位责任;确保所有参与生物样本保藏活动的人员能公平公正行事并遵循保密规定;技术负责人通过人员专业培训开发和审核评估,确保具有足够的、经过充分培训的、有经验、有资质的工作人员满足生物资源中心工作需要,并能履行质量管理体系相关职责,达到高效率的人员管理和高质量的样本库服务;生物资源中心应对生物样本保藏活动和/或其他有偿的技术活动的生物安全级别和风险进行界定和评估,并建立和实施相关程序,确保完成对相关人员培训以维护员工的健康和安全。

6.2.1　生物资源中心人员资质要求

生物资源中心应该细化每个岗位,并对每个岗位及各级人员资质要求文件化,该资质要求包括但不限于:医学或生物信息学教育背景、样本库岗前知识培训经历、生物样本保藏过程相关的工作经历、样本保藏工作岗位所需的技能证明等。与生物资源中心岗位工作性质相适应的必备能力是:医学或生物信息学专业毕业证书、生物样本库岗前培训合格证、PCR技术培训合格证。样本库应制定程序,规定进行样本处理和信息管理,以及为样本库服务对象提供咨询服务和政策解读的人员,应具备适当的理论知识和实践背景,并应有相关工作经验,同时须确保这些人员定期参加专业发展和/或生物样本库全国年会及其他学术交流活动,以适应学科发展对个人能力提出的新要求。当国家、区域、地方法规和专业指南有要求时,还应该符合这些要求。

6.2.2　生物资源中心员工岗位描述要求

样本库应对所有人员所在岗位进行描述,包括该人员所在岗位的职责、权限(如仪器使用与管理、样本出入库、样本信息系统操作等)和任务(如应在岗位上履行什么任务,完成什么目标等)。除了普通操作岗位,样本库管理层还应建立有关制度,对使用信息管理系统、接触样本源资料(包括临床资料和非临床如社会情况等资料)、访问或更改样本信息、纠正单据(主要指与财务有关的票据)、修改计算机程序等人员的权限作出详细规定,并告知相关人员。

样本库管理层还应对从事特定工作的人员进行授权,确保这些需要特定知识、专门技能、相当经验、具备资格等要求才能完成任务的岗位(如分子扩增仪、流式细胞仪、高内涵细胞成像仪等关键仪器操作人员、咨询服务小组成员等),由已经取得上级主管部门签发的上岗证书或样本库负责人授权的人员从事。

6.2.3　新员工入岗前介绍

新职工在上岗前必须接受相应的培训,样本库管理层应安排人员向新员工介绍组织及其将要工作的部门或区域的任务、职权、义务、责任以及可能遇到的生物安全风险、员工设施、涉及员工健康的风险以及职业卫生保健服务等,同时也要介绍各种样本库安全要求如火灾、各种应急事件及其应对要求等,也要对他们明确聘用的条件和期限以及医德医风、单位各项规章制度、单位的文化理念等岗前培训等。

6.2.4　人员培训

生物资源中心应建立人员培训管理程序,为所有员工提供培训及专业继续教育机会。培训可遵循 PDCA 循环管理程序,即:P(Plan)——计划;D(Design)——设计(原为 Do,执行);C(Check)——检查;A(Action)——处理。应定期更新培训内容。培训应有文件记录。

培训的内容包括但不限于以下内容:

a)质量管理体系,包括认可准则要求、质量管理体系、表格记录的培训等;

b)所分派的工作过程和程序,如单位的各项规章制度、医风医德或职业道德、本岗位的职责、样本库的专业领域包括样本处理、样本出入库、信息管理、环境监控、仪器操作与维护、室内质控、室间质评、性能验证等;

c)专用的样本库信息系统,应培训合格后再对信息系统的操作授权,培训内容应根据授权人员的权限进行,包括信息系统各级别权限的操作等;

d)健康与安全,包括人员健康、消防安全、样本库安全、生物安全、生物安保、职业病防治等培训内容,并培训员工防止或控制不良事件的影响;

e)伦理,包括各项国家、地区的法律法规,生物样本伦理要求等;

f)样本源信息的保密,包括哪些信息可以公开,如何公开,哪些信息不可以公开、不可以查询,以及样本源信息利用的程序和要求等。

对在培人员应始终进行监督指导,并定期评估培训效果。当培训效果不理想时,应进行再培训。

6.2.5　能力评估

生物资源中心应根据 ISO20387 国际标准,制定相关政策和程序,规定每个样本库人员在上岗前必须接受相应的培训,并对其执行指定工作的能力包括管理或技术工作的能力进行评估。如未能通过能力评估,或该岗位对能力有新的要求,或员工在服务用户过程中出现严重不良事件时,应对其再次培训并重新评估。应定期进行再评估,必要时,应进行再培训。评估的方式可采用以下全部或任意方法组合,在与日常工作环境相同的条件下,对样本库员工的能力进行评估:

a)直接观察常规工作过程和程序,包括样本的接收和判断、样本的处理和保存、样本的出入库和信息管理等,同时,还应包括所有适用的安全操作;

b)直接观察设备维护和功能检查,包括基本维护、校准、普通故障处理、试剂耗材的装载等;

广东省中医院生物资源中心
质量手册

第六章　资源要求
第二节　人员

文件编号:BRC-QM-016
页码:第3页,共3页
版本:B/0
生效日期:2018-06-01

c)环境监控的记录、报告和失控处理过程;

d)核查工作记录;

e)评估解决问题的技能;

f)适用时,还应评估咨询服务的能力。

对于专业判断能力的评估,可专门设计与之目的相适应的评估方法,如样本信息的符合性、咨询服务有效性等。

员工能力评估宜对各个岗位、各个级别员工分别进行评估,如主任对技术主管、质量负责人、各室长等岗位进行评估,质量负责人对质量监督员进行评估,各室长对本室内人员进行评估等。

6.2.6　员工表现的评估

生物资源中心应指定人员,依据样本库和个体需求,定期对所有员工的表现进行评估,以保持和改进对样本库服务对象的服务质量,激励富有成效的工作关系。员工表现的评估内容可以为医风医德、组织纪律、执行布置任务情况、工作态度及责任心、对待服务对象的态度等。

6.2.7　继续教育和专业发展

生物资源中心应对从事管理和技术工作的人员提供有计划的继续教育,应制定操作性强并能满足不同层次工作人员需求的继续教育培训方案,这些计划能因人制宜,对不同岗位、不同级别的人员均有不同的专业知识要求和培训方案。员工应参加继续教育和常规专业发展或其他的专业相关活动,及时关注专业发展状况,更新自己的专业知识。样本库管理层应定期评估继续教育计划的有效性和执行情况。

6.2.8　人员记录

样本库管理层应保持全体工作人员档案,作为其相关教育和专业资质、培训、经历和能力评估的证据。

应确保这些档案方便授权人员获取和查阅。这些记录不要求存放在实验室,也可保存在其他特定地点,但在需要时可以获取。

6.2.9　支持性文件

BRC-PF-011《人力资源管理程序》

6.3　总则

　　样本库设施场地和环境条件是样本库必需的资源配置,是样本库开展各项工作的基本条件。生物资源中心首先应确定、控制和维持符合生物样本保藏活动所需的基础设施/专用场地和环境的要求,建立相关程序确保生物样本及相关数据满足预期要求和生物安全、生物安保的要求。对开展不相容活动的相邻区域进行有效间隔;当环境影响生物样本及相关数据的质量和/或人员健康和安全时,应对环境条件进行测量、监控和记录。

6.3.1　生物资源中心场地

6.3.1.1　生物资源中心主任根据样本库工作的需要,向医院申请足够的场地,方便工作顺利开展,确保生物样本保藏工作能合理分区,满足生物安全、生物安保和人员健康及安全要求。同时还应考虑预留可持续发展实验室场地和库容量扩展以储存增加的、分装的和/或处理的生物样本。

6.3.1.2　生物资源中心的设计要适合所从事的工作。这些设计包括但不局限于能源、采光、通风、供水、分区、废弃物处置等。生物资源中心应制定相应程序,用于检查其环境对样品处理、设备运行有无不利影响。

6.3.1.3　生物资源中心应有相应的存放各种类型样品、设备、试剂、各种文件、手册、样本库用品、记录等的空间和条件。

6.3.1.4　生物资源中心应控制交叉区域,有预防措施避免员工受职业性伤害,并保护员工和来访者免于受到某些危险的伤害。生物资源中心还应配置合理的清洁区如办公室、学习室、会议室、休息室和储物柜等。

6.3.2　生物资源中心安全与安保

6.3.2.1　应对开展不相容活动的相邻区域进行有效间隔,防止交叉污染,各隔离区域须加以明确标识。

6.3.2.2　生物资源中心应当设置门禁系统。严格控制外来人员进入或使用会影响样本质量的区域。采取适当的措施保护样品及资源安全,防止无关人员接触。特别注意对高风险样品或物品的安全保护措施。

6.3.2.3　危险物品的存放及处理应当注意安全,并遵守相关法规,并对相关人员进行培训。

6.3.2.4　生物资源中心的各个通道应通畅无阻,还应安装监控设备,满足生物资源中心生物安保要求。

6.3.2.5　对于生物资源中心的废弃物进行分类管理,尤其是医疗废物的处理要规范,符合国家和地方法规,对相关人员进行定期培训,垃圾处理记录要完善。

6.3.2.6　生物资源中心应有消防安全/生物安全/生物安保应急预案,用于预防自然或人为因素的灾害,如停电、极端天气情况、地震和蓄意破坏等。指定专人应对各种风险情况,并定期进行培训、演练和记录。

6.3.3　生物资源中心设施

6.3.3.1　生物资源中心的基础设施及环境应适合生物样本保藏，且不宜对预期要求产生负面影响。应关注或评估微生物污染、交叉污染、灰尘、电磁干扰、辐射、湿度、电力供应、温度和声音及振动水平等对生物样本保藏的影响，适当的时候应当对这些因素进行监控和记录。

6.3.3.2　生物资源中心室内温度和湿度必须受控以保证样本的质量，液氮区域应监控氧气浓度以确保进入的人员安全，所有监控结果应当可以实时查看并设置报警，确保在温度、湿度、浓度超出预警范围时可以第一时间通知到工作人员并及时得到处理。当样本库空调不能满足环境要求时，应根据具体的环境情况使用除湿器和/或电热加温器等，以确保样本的质量。

6.3.3.3　生物资源中心的所有设施都要安排专门人员定期进行检查，以验证其有效性。当出现影响或有可能影响样本质量的变化时，要停止使用并及时进行维护和更换。样本库员工在工作中也要密切注意有可能影响样本质量的设施改变，及时向维护人员反映并作出处理。

6.3.3.4　生物资源中心应采用5S内务管理标准，将物品进行归类、编号，列出物品清单、规定物品存放的地方，并摆放整齐，一目了然。工作人员应遵守物品放置规定并养成良好的使用物品的习惯。

6.3.4　支持性文件

　　BRC-PF-005《设施和环境条件管理程序》

　　BRC-PF-027《安全管理控制程序》

　　BRC-PF-028《生物安全管理程序》

　　BRC-PF-035《突发情况应急处理程序》

6.4　总则

生物资源中心应确定外部供应中关键的过程、产品和服务的要求,将这些要求形成文件,告知外部供应方并保留上述沟通信息。制定必要的程序和采取相关措施,确保影响生物样本保藏活动的外部提供的过程、产品和服务符合生物样本库的需求,不符合需求时应及时与外部供应方沟通并记录。

6.4.1　在本节中,产品是指生物样本保藏中使用的除生物样本外的物品,如外部提供的测量标准和设备、辅助设备、标准物质和生物资源中心试剂耗材等;服务主要指外部提供的校准服务、抽样服务、检测服务、设施和设备维护服务、能力验证服务以及评审和审核服务等。

6.4.2　生物资源中心建立、成文和实施程序,用于管理和控制外部提供的过程、产品和服务,包括:

a)确定、审查和批准生物资源中心对外部提供的过程、产品和服务的要求;

b)确定评价、选择、表现监控和重新评价外部供应商的标准;

c)根据评价、监控和重新评价结果采取措施;

d)确定哪些外部提供的过程或部分过程应告知提供者/接收者/用户。

e)制定选择和使用外部提供的过程、产品和服务的标准化程序;

f)制定程序定期对外部提供的过程、产品和服务是否具备满足生物样本库需求的能力,进行评价、选择、表现监控和再次评价,保留这些活动及评估过程中必要措施的成文信息。

6.4.3　生物资源中心应与外部供应方沟通以明确要求:

a)将对外部提供的过程、产品和服务要求形成文件,告知供应方。不符合需求时及时与外部供应方沟通,并保留相关沟通记录;

b)供应方能力的要求,包括人员所具备的的资质。

6.4.4　生物资源中心应建立利用外部提供的保存、储存和/或鉴定活动的验收准则,并保留这些活动相关的成文信息:

a)根据供应方提供的条款,对全部过程和/或部分相关的过程进行验证;

b)查验外部供应方针对该过程定期实施的内部审核和风险评估管理;

6.4.5　生物资源中心应确保外部提供的过程、产品和服务不会对生物资源中心持续保存和供应经鉴定的生物样本及相关数据的能力产生负面影响。生物资源中心应确定和评估外部提供的过程、产品和服务相关的风险。必要时,应采取措施避免对生物样本的保存和鉴定的符合性产生负面影响。

6.4.6　生物资源中心试剂和耗材管理

6.4.6.1　试剂包括分离和提取生物样本用的试剂,参考物质、校准物和质控物,自配试剂等;耗材主要指识别码/条码、冻存管、冻存盒、吸头、离心管等。

6.4.6.2　生物资源中心应建立、成文并实施程序用于试剂和耗材的接收、储存、验收和库存管理。

　　a)试剂耗材验收:中心对试剂和耗材的验收要求应包括但不限于:核对发票单位、货物名称与送货单上的名称是否一致;核对送货单上的批号、有效期、数量、规格是否符合;审核供应商的运输条件是否符合要求;审核价格是否与过去一致等。验收后需样本库双人现场共同签字确认。如不符合要求,应拒收。当生物资源中心不是接收单位时,应核实接收地点如供应商的冰箱或试剂库是否具备充分的储存和处理能力,以保证购买的物品不会损坏或变质。样本库接收到的试剂和耗材,应立即按制造商的说明和环境要求储存。当确需改变储存环境时,需提供验证材料。生物资源中心应保留试剂耗材验收记录(记录要求见6.4.6.3);

　　b)试剂耗材的库存管理:生物资源中心应建立试剂和耗材的库存控制系统。库存控制系统应能将未经检查的和已检查合格的试剂区分开,也能将不合格的试剂和耗材与合格的分开,能够监控和警示有效期,防止使用过期试剂和耗材;

　　c)试剂耗材不良事件报告:由试剂或耗材直接引起的生物资源中心不良事件和事故,应按要求进行调查并向供应方/制造商和相应的监管部门报告。

6.4.6.3　生物资源中心试剂耗材的记录要求

　　应保存影响样本质量的每一试剂和耗材的记录,包括但不限于以下内容:

　　a)试剂或耗材的标识;

　　b)制造商名称、批号或货号;

　　c)供应商或制造商的联系方式;

　　d)接收日期、失效期、使用日期、停用日期(适用时);

　　e)接收时的状态(例如:合格或损坏);

　　f)制造商说明书;

　　g)试剂或耗材初始准用记录;

　　h)证实试剂或耗材持续可使用的性能记录。

6.4.7　生物资源中心自配试剂管理

6.4.7.1　生物资源中心根据实际工作的需要,可能会有少量的自配试剂。当使用配制试剂或自制试剂时,记录除参照上述a~h内容外,还应在盛装的容器上注明包括试剂名称、浓度、储存要求、配制日期、有效期和配制人等。试剂的配制方法应在作业指导书中说明。

6.4.7.2　对于分装的质控品,应有记录、储存要求、配制人等信息,同时应对存放时间内的稳定性进行验证。

6.4.8　支持性文件

　　LAB1-PF-012《外部服务和供应管理程序》

6.5 总则

生物资源中心的设备是开展各项生物样本保藏工作的前提,生物资源中心应配备和控制访问生物样本保藏所需的所有设备,同时建立、成文和实施程序,用于控制所有设备的操作、安全处置、运输、储存、计划性维护和校准等。

6.5.1 设备定义

样本库设备主要是指生物样本保藏活动中使用的所有仪器的硬件和软件。

6.5.2 设备配置

生物资源中心应申请配置开展生物样本保藏活动(如样品采集、样品准备、样品处理、样本储存等)所需的所有设备。设备配置应与生物资源中心所提供的服务相适应。在选择设备时,要考虑能源消耗和将来的处置(如环境保护)。应监控设备的性能和使用年限,设备性能达不到要求时,则应立即更换新设备。如有,非永久控制的设备(如租用、借用的设备)也应符合样本库质量管理控制要求。

6.5.3 设备性能验证

6.5.3.1 设备在安装后和使用前应验证其能达到必要的性能(如准确度、精密度、灵敏度、分析干扰等),并符合相关要求。应确保关键设备能达到所要求的准确度,并应符合样本处理或测试方法相关规范。

6.5.3.2 应定期评价仪器设备性能,以保证和维持其正常功能状态。关键设备应由有资质的工程师定期进行维护保养、校准和验证,保证设备及分析系统处于正常的功能状态,并出具校准报告。

6.5.3.3 当设备脱离样本库的直接控制时(如外借等),应保证在其返回样本库使用之前验证其性能,且性能应该符合要求。

6.5.4 设备使用和操作

6.5.4.1 生物资源中心应有所有相关设备的使用和操作指南/程序。该程序内容一般包括目的、仪器设备及型号、原理、应用范围、仪器环境要求、操作步骤、校准、维护保养等。程序至少应遵循制造商的建议,包括由设备制造商提供的相关手册和使用指南,并要便于获取。

6.5.4.2 生物资源中心应控制访问生物样本保藏所需的所有设备。使用设备的人员应首先经过相关的培训,培训合格后,由管理层授权的人员才可以操作设备。

6.5.4.3 关键设备及其软件应采取防护措施,防止被改动并产生无效结果。

6.5.5 设备管理

6.5.5.1 生物资源中心应使用基于风险管理的方法,根据其对生物样本及相关数据的质量可能产生的直接或间接影响,对所有设备进行分类,确保能明确识别关键设备。本中心仪器设备分为三大类:A类(对生物样本质量有直接影响的关键设备)、B类(对生物样本质量有间接影响的设备)、C类(生物样本科研技术平台相关设备)。

6.5.5.2　生物资源中心应对设备进行标识,标识一般分为唯一性标识和状态标识。每件设备均应有唯一性标识或其他识别方式。只要可行,样本库控制的需校准或验证的设备,要贴状态标识以标明仪器设备已经过校准或验证的状态,性能正常,并标明有效期或再次校准/验证的日期。

6.5.5.3　生物资源中心应建立和维持一份所有设备的清单,包括每台设备的编目、性能、维护、验证及确认(如适用)的相关信息。

6.5.5.4　当设备出现下列情况,应立即停止使用:

　　a)过载或处置不当;

　　b)设备产生潜在受损的过程输出/结果;

　　c)显示有缺陷或超出指定范围。

　　对这些设备应清晰标识以表明该设备已停用,并及时予以隔离以防误用。直至修复且经过校准或测试后表明能正常工作,方可使用。

6.5.5.5　生物资源中心应根据不符合输出要求,采用适当的方法检查设备及其SOP的缺陷或偏离。

6.5.5.6　在设备投入使用后,仪器维护/维修或报废时,生物资源中心应采取适当措施对设备去污染。同时提供适宜的维修空间和个人防护设备。

6.5.6　设备记录

　　生物资源中心应保存所有关键设备的记录信息,至少包括:设备及软件标识;制造商名称、型号、系列号或其他唯一标识;供应方联系人姓名和电话;到货日期和投入使用日期;当前位置(适用时);制造商的操作指南或其存放位置说明;校准、调试结果、报告和证书;已执行及计划进行的维护;下次校准日期;设备的任何损坏、故障、改装或修理。

　　这些记录应形成档案,保证在设备使用期内或法律法规要求的时间内可供查阅。

6.5.7　设备校准和计量学溯源

6.5.7.1　生物资源中心应定期对影响样本质量的仪器进行校准,校准工作应满足下列要求:

　　a)与制造商或相关方一起制订校准程序,应至少遵循制造商的使用说明,以及符合相关的卫生行业标准或者相关国家标准。内容应包括定期验证设备准确度,各主要系统(如加样系统、温控系统等)的功能,校准修正因子的正确更新,安全防护以防止因调整和篡改而影响样本质量,同时还应验证校准后的仪器状态等;

　　b)校准通常由具有资质、经授权的工程师与样本库技术人员共同完成,最终经样本库管理层确认;

　　c)记录校准状态和下次校准日期;

　　d)记录校准标准的计量学溯源性和设备的可溯源性校准。

6.5.7.2　当计量学溯源不可能或无关时,应用其他方式提供结果的可信度,包括但不限于以下方法:

　　a)对检测系统定期进行校准;

　　b)使用相应的参考物质(有资格的供应方提供的有证标准物质),并附有材料特性的详细说明;

　　c)使用明确建立、规定、确定了特性的并由各方协商一致的协议标准或方法。

6.5.8　支持性文件

　　BRC-PF-007《仪器设备管理程序》

　　BRC-PF-008《仪器设备检定校准程序》

　　BRC-PF-012《外部服务和供应管理程序》

7.1　生物资源中心应明确生物样本及相关数据在生物样本库生命周期内所经历的阶段,并对适当过程进行确定和验证。工作流程应详细描述生命周期所有阶段相关过程(如采集、登记、获取、标识、保存、长期储存、质控、运输和弃用)的具体程序,每个程序的关键操作都应明确并形成文件。

7.1.1　本节中生命周期,是生物样本保藏的生命周期,主要指生物样本和相关数据从收集、获得或接收,到分发、弃用或销毁的连续不间断的过程。

7.1.2　生物资源中心所有程序和过程应持续更新并确保员工随时可用。

7.1.3　所有生物样本生命周期内的关键阶段的日期都应按照标准格式记录。如生命周期关键阶段的时间(如,制备开始时间或持续时间、冷冻时间)应按照标准格式记录。生物资源中心的日期和时间的记录格式是:日期表示为 YYYY-MM-DD(如 2018-04-25),时间可表示为 hh:mm:ss(如 04:26:55)。

7.2　总则

生物资源中心采集的生物样本主要包括组织样本、血液样本、尿液样本、粪便样本和其他体液样本。样本采集方式随着样本类型、使用方式和处理方式的不同而不同。应根据不同的样本类型和使用目的,建立、成文并实施相应的标准操作程序,同时全面、系统地收集样本的相关资料和数据。

7.2.1　成文信息要求

7.2.1.1　对于生物资源中心负责采集的样本(如组织样本等),应明确记录的生物样本相关信息有:采集日期、采集时间、采集场所(如采集点地理坐标、环境数据、宿主/来源描述等)、采集程序(如样本采集持续时间、处理方式等)及其他任何与实现目标有关的信息(如分类学信息,癌组织、癌旁组织、健康组织)。

7.2.1.2　对于生物资源中心只是收集,而不负责采集的样本(如血液、尿液、粪便等),应将采集过程所需或建议采集的信息告知采集者,并保留相关的成文信息,如制定生物样本采集手册等。一般采集信息应包括的内容有:知情同意书;捐赠者的基本信息及对于研究项目有必要的信息,如性别、年龄、身份证号码、疾病状况(正常、患病)、居住地、医疗史、家族病史等;采集地点的信息;采集样本的信息;样本的鉴定和诊断信息;样本的采集方法、使用容器及其编号;样本采集的各个步骤的时间、人员以及采样过程中不符合操作规范的部分等。

7.2.2　获得前信息

对于生物资源中心不负责采集的样本,应尽可能记录和/或保留接收前生物样本经历阶段的相关信息(如采集方法,包括取样方法、原始容器类型、添加剂/稳定剂等;样本采集持续时间;处理方式;提供者姓名、地址、邮编;知情同意信息、授权、许可;既往数据、来源等等)。这些阶段可能对生物样本的属性产生影响,记录/保留相关信息可用于评估生物样本与预期要求的适合度。如有,任何没有按照标准操作规程的操作信息也应该记录下来。

7.2.3　采集过程

7.2.3.1　应根据生物样本预期用途、成熟技术或相关标准等,由生物样本库和用户(或接收方)共同确定采集程序。

　　a)常规血液样本的采集:样本库须对常规血液采样时间、采样量、采样容器等进行文件化程序;

　　b)组织样本的采集:样本库须对组织样本采样时间、样本要求、采集部位及采集量、采样器材与环境、收集切片及配对的血液等规程进行文件化描述;

　　c)尿液样本的采集:样本库需对尿液样本采样量、样本容器、注意事项等进行文件化规定;

　　d)粪便样本的采集:样本库需对粪便样本采样时间、采样量、样本性质、无菌取样、样本容器等进行文件化规定。

7.2.3.2　临床资料的采集　采集的生物样本是否具有重要的科学研究价值,相匹配的临床资料是十分重要的。应采集完整的临床病理和随访资料。其中,治疗过程和生存期的资料最为关键。尽量收集和储存所有与样本相关的资料,包括研究所必需的数据。

7.2.3.3　生物资源中心应依据 ISO/TS20658《医学实验室—样品采集、运送、接收和处理的要求》执行分析前工作流程。主要工作流程程包括:样本采集申请-样本申请生成-患者准备-患者采集前指导-患者识别-样本采集准备-原始样本采集和标记-样本运送前准备-样本运输过程等。

7.2.3.4　生物样本的采集应根据确定好的程序由合格和授权的生物资源中心员工和/或接收方/用户来执行。生物样本保藏要求也适用于需要临床评估和/或诊断的生物样本,这些样本的制备、解剖(需要时)、大体病理学评价和采集应由有资格的员工(如经过专门训练、有经验、机构认证或有资质)承担。研究需要采集生物样本和/或数据时,应确保其不会对患者的护理和诊断或供体的健康产生不利影响。

7.2.3.5　人类生物样本的采集应按照相关伦理要求执行(如伦理审批、患者/供体的知情同意或放弃同意)。

　　a)科学委员会审查:科学委员会对样本申请及研究方案进行科学审查,判定是否可以采集或调用所申请样本。如果需要修正,科学委员会应提出修正意见。研究者根据修改意见重新填写申请。委员会专家对与自身利益相关项目应采取回避机制;

　　b)伦理委员会审查:生物资源中心伦理审查工作委托广东省中医院伦理委员会承担。伦理审查主要内容有:样本的采集和项目是否符合伦理原则的要求;是否给予捐赠者或其法定代理人充分、完整且可理解的书面和口头信息;是否充分描述获得知情同意及其过程,包括确定获得同意的责任人;从丧失或者缺乏能力维护自身权益和利益的捐赠者采集样本时,是否给出特别说明并且获得其监护人或法律认可的相关人员同意;对捐赠者的资料是否采取了保密措施。

7.2.4　相关文件

　　BRC-PF-017《样本及其数据入库审批程序》

　　BRC-PF-018《样品及其数据采集管理程序》

7.3 总则

生物资源中心应建立、成文并实施生物样本及相关数据的访问、接收或获得、分发程序。确保生物样本库生物样本及相关数据的接收和分发符合准则要求。

7.3.1 访问原则

生物资源中心应制定、成文,并在相关的情况下公布生物样本及相关数据的访问原则。生物资源中心应确保其与相关利益方建立的书面要求符合这些原则。

7.3.2 接收

7.3.2.1 生物资源中心应建立、成文并实施接收或获得生物样本及相关数据的程序(如内部转移或外部运输/转移等登记程序)。

7.3.2.2 生物资源中心应明确生物样本及相关数据的接收原则,包括生物安全、生物安保和知识产权等。在获得和接收生物样本及相关数据时应根据接收原则核实其身份。

7.3.2.3 生物资源中心在接收或获得生物样本及相关数据时,无论是单个、部分还是完整的生物样本及相关数据,都应隔离保存,直至通过评估和管理使其符合相关法律、伦理、文件和质量要求后,方可最终储存。应制定标准拒收不合格样本并记录。

7.3.2.4 当生物资源中心不负责采集或取样时,除应予以文件说明外,还应从采集方获取相关成文信息,尤其是用于评估所接收或获得的生物样本属性(如传染性、放射/辐射性、生物安全信息、基因改造/嵌合体/基因修饰等)与满足预期要求所需要的信息。

7.3.2.5 当生物样本保藏活动中有细胞株和微生物等样本时,生物资源中心应依据现有相关的国际标准或指南对生物样本进行鉴定,只有确认该样本的真实身份和属性后,方可接收。

7.3.3 分发

7.3.3.1 生物资源中心分发或与用户交换库存生物样本及相关数据时,应在遵循登记原则、生物资源中心生物样本报告要求和共享协议的基础上执行。

7.3.3.2 生物资源中心在分发生物样本及相关数据前,应确保接收方/用户提交《广东省中医院生物资源中心样本出库申请表》、本批次使用样本研究的《广东省中医院科研项目伦理批件》等文件后,并与生物资源中心签署《广东省中医院生物资源中心样本使用协议书》书面承诺方可分发。对这些文件的所有更改都应记录。

7.3.3.3 生物资源中心应建立、成文并实施生物样本和/或相关数据的制备和分发程序,使其满足认可准则有关书面协议或具有法律约束力的文件的要求。

7.3.3.4 生物资源中心向接收方/用户分发生物样本和/或相关数据时,除非有正当理由拒绝(如遵守数据保护规定等),否则应同时提供生物样本和/或相关数据质量报告相关内容,报告应尽可能包括:生物样本库名称和地址;生物样本识别或特性;有关生物样本及相关数据的质量信息;识别或描述生物样本的方法;测试结果和单位;测试方法;采集/获取、制备和/或保存的方法;储存条件;报告批准人的姓名和职务等。

7.3.4　支持性文件

　　BRC-PF-020《样品及其数据接收管理程序》

　　BRC-PF-023《样本及其数据出库管理程序》

7.4　总则

生物资源中心应将生物样本在内部和外部运输时的运输方式/装运规格,运输过程中的温度,接收时的温度或温度范围,外部运输起止时间和日期等运输条件形成程序文件,严格按照程序操作,确保生物样本的完整性和质量。

7.4.1　生物资源中心应建立、成文并实施生物样本及相关数据运输和接收程序,明确规定维持生物样本完整性的运输条件。

7.4.2　生物资源中心应保留生物样本从发送点到接收点关键监管链的记录。如运输会改变生物样本的质量,就应对这些因素(如时间线/持续时间、温度、湿度和生物样本适宜的光照等)跟踪和监控以确保生物样本的完整性。监管链的记录应按不符合项输出,详细说明任何偏离指定参数的情况。

7.4.3　生物资源中心应有与生物样本相关的安全处理、与包装相关的标准操作程序。样本的包装与运输应当严格遵循国际、国内的相关规定,如国际民用航空组织(ICAO)颁布的《危险物品安全航空运输技术细则》,国际航空运输协会(IATA)颁布的《感染性物质运输指南》《危险品规则》,世界卫生组织(WHO)颁布的《实验室生物安全手册》,我国《民用航空危险品运输文件》(MH/T1019-2005)《可感染人类的高致病性病原微生物菌(毒)种或样本运输管理规范》(国家卫计委令第45号,2006)等。

7.4.3.1　包装容器:生物样本运输应遵循国家相关规定选择合适的包装。完整的包装应该包括主容器、辅助包装盒和外包装三个部分。

7.4.3.2　冷冻剂:运输需要低温保存的样本时,应使用适当的冷冻材料和/或制冷剂,冷冻剂的种类和用量需要根据运输的样本类型、运输时间、样本量、温度要求等来确定。冷冻剂可放置在主容器和辅助包装之间或辅助包装盒外包装之间。冷冻剂主要有凝胶、干冰和液氮等。运输时应该确保有足够的制冷剂,以应对可能出现的运输延时状况。

7.4.3.3　温度记录仪:应使用经过校准的温度记录仪监控样本在运输过程中的温度。

7.4.3.4　样本标签:在样本的运输过程中,应当按照有关规定在所有外包装贴上相应的标签。标签应具有耐受性,清晰,易辨识。

7.4.3.5　干冰运输包装的要求:干冰的外包装不能紧密封闭,干冰的运输容器内部必须有支撑物,当干冰消耗掉以后,仍可以把辅助包装固定在原位置上。

7.4.3.6　液氮运输包装的要求:应使用质量合格的干式液氮运输罐/箱进行液氮条件下运输样本。不能用纱布、纸张直接包裹样本,也不能使用玻璃容器和透明胶带。

7.4.4　无论生物样本在生物资源中心内或医院所在地何处,均要安排相关人员全程管理,或根据相关程序规定放置在生物资源中心或医院内的指定监管区。

7.4.5　生物资源中心运输生物样本的准备工作,应交由经过培训合格、能胜任此项工作的员工完成。

7.4.6　在生物样本运输前,应向用户提供生物样本及相关数据,双方需签署书面承诺,并就生物样本的分发和接收与有关各方共同作出满足生物样本及相关数据运输准则要求(如运输方式/装运规格;运输过程中的最低/最高温度要求;接收时的最低/最高温度要求;最长运输时间要求;湿度、光照、天气、季节等)的安排。

7.4.7　生物资源中心应建立、成文并实施传输和接收数据的程序。数据传输应确保其完整性并防止侵犯数据隐私。数据传输前,应就样本相关数据的分发和接收与有关各方共同作出满足准则要求的安排。

7.4.8　相关文件

　　BRC-PF-019《样本及其数据运输控制程序》

7.5　总则

生物资源中心应确保每一个生物样本及相关数据在生物样本库生命周期内所经历的阶段和过程均可溯源,以满足生物样本保藏活动过程中数据查询的需要。

7.5.1　生物资源中心应确保每个生物样本及相关数据从采集(如样本是中心采集)、获得或接收到分发、弃用或销毁的全过程具有可追溯性。并按下列方式来确保可追溯性:

a)生物样本应有适当的标识,以确保在生物样本库监管下的整个生命周期中均可识别其身份。当生物样本使用唯一标识符时,应特别关注标识的持久性,例如使用外加或预制的方法,包括打印标签、条形码、二维码、射频识别技术(RFID)、微电子机械系统(MEMS)。生物样本库应有成文的标识程序,并符合环境要求及相关的储存条件;

b)每个生物样本及相关数据都应关联到成文信息,该信息应包含其使用许可或限制的详细内容;

c)生物资源中心的库存或追踪系统应允许对任何处理程序关联的相关信息进行注释和查询,包括采集、包装、运输、制备、保存、储存和分发程序。生物资源中心库存信息管理系统应具备能同时满足多项样本检索条件、高级检索和样本统计查询工作。可采用扫描枪读取信息,计算机可以立即显示出与该样本对应的信息。该系统能允许对生物样本保藏程序中的任何偏离进行标记;

d)应建立和维护生物样本及相关数据之间的链接,以保证这些信息明确可追溯;

e)应可随时确定生物样本及相关数据的位置;

f)应可随时确定已分发给接收方/用户或已处置的生物样本及相关数据。

7.5.2　生物资源中心生物样本及相关数据所关联的信息应方便员工获取,从而满足中心数据查询的需要,例如收到关于分发样本的投诉或询问。

7.5.3　生物资源中心应建立、成文并实施生物样本和/或数据的弃用和转移程序,既作为计划程序,也可做生物资源中心应急预案程序。

7.5.4　支持性文件

BRC-PF-021《样本及其数据可追溯性程序》

BRC-PF-024《样本弃用销毁程序》

BRC-PF-022《样本储存管理程序》

BRC-PF-004《信息数据管理程序》

7.6 总则

生物资源中心应制定、成文本中心所有生物样本的制备方式和保存方法,确保在接收和/或获得生物样本后,能按标准化操作规程尽快进行制备和/或保存,防止及延缓生物样本生物或物理特性退化。不同类型、不同研究目的的样本制备方法和保存方法不同,中心工作人员应严格按照标准操作规程进行操作。

7.6.1 生物资源中心制备和/或保存的方法应根据成文的设备使用说明中规定的、公认/权威教科书、经同行审议过或杂志发表的文章、国际公认标准或指南、或国家、地区法规中的程序制定。如果以上程序没有,生物资源中心应制定与生物样本提供者/接收者/客户协商一致的方法。

7.6.2 应监控制备和/或保存程序中的关键活动(制备方式、保存方法等),并记录相关参数(如制备/保存时间;关键步骤的温度监控;交叉污染;灭菌;保存器皿的类型;分装数量或批次;使用的保存技术;添加剂/防腐剂等),应分别记录每一项保存步骤。

7.6.3 生物资源中心应记录所有生物样本的每个制备和/或保存步骤的相关信息,包括处理延迟信息、非标准的操作步骤等都应完整记录。其中制备/保存日期应按标准格式记录,每个相关步骤的时间应按标准格式记录。

7.6.4 支持性文件

　　BRC-PF-025《样本处理和保存程序》

7.7　总则

生物资源中心在进行生物样本储存时,应建立、成文并实施程序,确保生物样本的储存容器、储存环境、储存温度、样本标识信息等能满足准则要求,且储存活动均可追溯。定期核实所有生物样本及相关数据储存位置,并对生物样本储存的温度和外部环境进行监控。

7.7.1　生物资源中心应建立容灾计划,配置相关备选的储存容器和条件,以满足生物样本短期储存条件、长期储存条件、储存可追溯性等准则要求,避免生物样本损失。

7.7.2　生物资源中心应制定《样本储存管理程序》和《突发情况应急处理程序》等书面程序,内容且至少包含下列信息:

　　a)标识信息(至少包含生物样本唯一标识符);

　　b)储存生物样本的容器类型和环境条件;

　　c)可追溯机制;

　　d)一旦发生影响既定储存条件的紧急事件,应有维持准确储存条件/温度的短期后备计划。

7.7.3　在储存过程中执行关键处理步骤时,应测量、监控并记录相关过程参数(如储存类型、冰箱或冷藏间;储存容器类型;储存温度;储存时间;储存环境温湿度;光照情况等)。储存过程中对任何生物样本执行关键处理步骤的日期、操作时间以及接触生物样本的工作人员均应被记录。

7.7.4　生物资源中心应记录和核实所有生物样本及相关数据的储存位置,任何时候应确保每份生物样本和每次储存可被追溯。

7.7.5　储存地点和过程应被设计成能将污染风险降至最低,并能确保维持生物样本的内在完整性。

7.7.6　生物资源中心应考虑库容量扩展以储存增加的、分装的和/或处理的生物样本。

7.7.7　生物资源中心应按规定的程序计划的间隔时间核查库存清单。

7.7.8　适当时,生物资源中心应建立、成文并实施程序,使患者/供体能行使撤回生物样本及相关数据储存和使用的知情同意的权利。

7.7.9　相关文件

　　BRC-PF-022《样本储存管理程序》

　　BRC-PF-035《突发情况应急处理程序》

7.8.1　总则

7.8.1.1　生物资源中心和生物样本及相关数据的提供者、接收者或用户均应识别影响生物样本及相关数据质量的关键处理步骤。生物资源中心应据此建立、成文并实施生物样本及相关数据的质量控制(QC)程序。

7.8.1.2　除非是珍稀生物样本,或是既存(生物样本库在实施本准则前获得和接收)的生物样本及相关数据,或是实施 QC 程序后将会导致生物样本耗尽,否则生物资源中心应规定生物样本及相关数据至少所需的 QC 程序或其部分,确保为用户提供满足要求的生物样本及相关数据。

7.8.1.3　生物资源中心应根据已验证的技术来制定生物样本及相关数据的质量控制(QC)程序,以满足预期用途和目的为基本点,但要定期更新,确保尽可能满足提供者、接收者或用户需求。

7.8.2　质量控制过程

7.8.2.1　生物资源中心应建立、成文并实施程序,规定覆盖生物样本保藏全过程的质量控制(QC)活动,并包括符合既定规范的 QC 准则,以证明生物样本及相关数据能满足预期要求。

7.8.2.2　生物样本及相关数据的质量控制(QC)程序应按既定的时间间隔执行,生物资源中心应保留 QC 活动和结果的成文信息。

7.8.2.3　生物资源中心应对 QC 数据进行分析。如不能满足既定的准则,应采取措施控制无效数据报告和/或不合格生物样本及相关数据的分发。

7.8.2.4　生物资源中心应确保将识别出的问题清晰记录并传达给接收者/用户。在生物样本及相关数据分发过程中,接收者/用户自己决定是否接收已书面告知存在问题的生物样本及相关数据。

7.8.2.5　当合同或协议有明确要求时,生物资源中心应确保向接收者/用户提供 QC 结果。

7.8.2.6　生物资源中心应定期分析 QC 结果的趋势,作为持续改进过程的输入。

7.8.2.7　生物资源中心应记录与生物样本获得、运输、制备/保存、测试、储存、分发和弃用等过程相关的数据。

7.8.2.8　作为 QC 系统的一部分,生物资源中心宜有适宜的质控品(如内控品),应定期检查生物样本库选用的质控品,以评估这些生物样本的重要质量特性,包括稳定性、处理方法的性能和 QC 程序的准确度/精密度。

7.8.2.9　生物资源中心应使用能提供客观证据的方法(可获得并适当时)以证明生物样本质量(如处理或检测结果)的可比性,这些方法包括相关的外部质量评价(EQA)计划、能力验证计划,实验室间比对,或生物样本库自行建立的方法,包括使用以下物质:

a)有证参考物质,如可能,由符合 ISO17034 的生产商生产的参考物质;

b)之前检查过的样品;

c)之前与其他生物样本库分享的样品;

d)EQA 计划中常规测试的质控品。

7.8.2.10　如生物资源中心参加室间比对计划,应监控室间比对结果,当未满足预定的评价准则时,应实施并记录纠正措施。

7.8.3　数据的质量控制

7.8.3.1　生物资源中心应确定能够影响生物样本质量的关键数据,且至少对这些关键数据建立、成文并实施 QC 程序。

7.8.3.2　生物资源中心应明确 QC 实施的类型和频率。QC 应注重数据的准确性、完整性和一致性。

7.8.4　相关文件

　　BRC-PF-010《样本及其数据质量控制程序》

7.9.1　总则

生物资源中心执行生物样本生命周期中的任何关键活动时,应使用适当的方法和程序并以适当的方法告知用户。生物资源中心应首选使用以国际标准、区域或国家标准发布的方法,或由知名技术组织或由有关科技书籍或期刊中公布的方法,或设备制造商规定的方法,也可使用实验室自己开发或修改的方法。但无论使用上述哪种方法,生物资源中心均应对使用方法进行确认和/或验证。

7.9.1.1　方法确认:生物资源中心如果准备选用非标准方法、样本库自己制定的方法、超出预定范围使用的标准方法,或其他修改的标准方法进行生物样本保藏活动,应首先对选用方法进行尽可能全面的确认。

7.9.1.2　方法验证:生物资源中心如果不加任何修改地全面引用国际标准、区域或国家标准发布的方法,或由知名技术组织或由有关科技书籍或期刊中公布的方法,或设备制造商规定的方法,在引入方法前,应验证生物资源中心能够正确运用该方法,能够在生物资源中心所在地复现标准方法/厂家规定方法所声明的方法性能。

7.9.2　确认

7.9.2.1　当生物资源中心为关键活动提供/应用方法时,应确认这些方法可满足预期要求。当由生物样本库来进行确认时,生物资源中心应记录并按规定的时间保留获得的结果、确认的程序以及该方法是否满足要求的声明。

7.9.2.2　确认应尽可能广泛,并通过提供客观证据(以性能特征的形式)来确认预期用途的特定要求已得到满足。

7.9.2.3　生物资源中心可以采用以下一种或多种技术进行方法确认:使用参考标准或参考物质进行校准或评估偏倚和精密度;对影响结果的因素做系统性评审;通过改变控制参数检验方法的稳健性,如恒温箱温度、加样体积等;与其他已确认的方法进行结果比对;实验室间比对等。

7.9.2.4　当对已确认的方法进行更改时,应记录这些更改的影响。当发现影响原有的确认时,应重新进行方法确认。

7.9.3　验证

7.9.3.1　生物资源中心应对未经修改的确认方法在使用前进行验证,应保存验证记录。如果发布机构修订了方法,应在所需的程度上重新进行验证。

7.9.3.2　生物资源中心进行的验证应通过获取客观证据(以性能特征的形式)来证实该方法的设置标准已得到满足。

7.9.3.3　生物资源中心应文件化,用以验证程序和获得的结果。验证结果应由适当的授权人员审核并记录审核过程。

7.9.4　支持性文件

　　BRC-PF-009《方法确认和验证程序》

7.10　总则

生物资源中心应配备自动化样本库信息管理系统,用于生物样本及其相关数据的控制和信息管理。应建立、成文并实施样本库信息系统管理程序,确保生物样本信息和数据的完整性和安全控制,防止数据的丢失或损坏。

7.10.1　生物资源中心应和生物样本提供者共同明确与生物样本有关的必要的信息(如生物样本保藏活动的附加信息;生物样本临床注释信息等)和数据(如临床数据;流行病学数据;表型数据;组学数据;计量生物学数据等)。生物资源中心应配备计算机信息管理系统用于生物样本及其相关数据的控制和信息管理(如采集/收集、制备/保存、存储、记录、报告或检索等)。样本库信息管理系统在投入使用前应进行功能确认,包括信息管理系统中界面的适当运行(一般认为,常用的商业软件在其设计的应用范围内使用可被视为已经过充分的确认)。当更改管理系统时,包括系统软件配置或对商用现成软件的修改,在使用前应被授权、形成文件并确认。生物样本库应尽合理的努力支持信息和数据的交互性,确保样本库信息管理系统能与医院 HIS、LIS 等系统无缝链接。生物资源中心应对计算和数据转换进行适当和系统的定期核查。

7.10.2　生物资源中心应明确系统未来能承载的容量,确保其能满足进一步添加和/或处理与生物样本相关的信息和数据。

7.10.3　当信息系统用于生物样本库活动时,应有计算机系统的软件、硬件和数据库的安装、变更和使用程序。该程序应至少包括防止未经授权的访问,安全保护以防止篡改或丢失,系统失效记录和适当的紧急措施及纠正措施,保护数据的完整性、安全控制和备份系统等。

7.10.4　生物资源中心应按合同协议规定提供访问所需数据和信息的服务。

7.10.5　生物资源中心应向利益相关方提供访问可利用的生物样本目录的途径。

7.10.6　当研究目的需要时和/或符合适用要求时,或当向生物样本库以外的接收方/用户提供生物样本及相关数据时,生物资源中心应保留对生物样本相关的适当数据的访问权。

7.10.7　生物资源中心应确保员工易于获取与样本库信息管理系统有关的说明书、手册和参考资数据。

7.10.8　当样本库信息管理系统在异地或外部供应商进行管理和维护,生物资源中心应确保系统的供应商或运营商符合本文件的所有适用要求。

7.10.9　支持性文件

　　BRC-PF-004《信息数据管理程序》

7.11.1　总则

7.11.1.1　生物资源中心应建立、成文并实施程序,用于管理与生物样本库既定要求不符合(如设备或环境条件超出规定限值),和/或与接收者/用户/提供者的协议不符合(如生物样本质量不能满足双方签署的协议规定等)输出。

7.11.1.2　生物资源中心应定期采用不同方式(如收集用户的投诉、内部质量控制指标、设备校准、耗材检查、实验室间比对、员工的意见和建议、样本质量报告和证书的核查、生物资源中心管理层评审、内部审核和外部审核等)来识别和控制既定要求的不符合输出,以防止其被误用或提供。

7.11.1.3　生物资源中心应实施恰当的程序,向有关各方公开不符合输出的信息,适用时,使接收者/用户能判定不符合输出能否满足其预期目的。

7.11.1.4　生物资源中心应基于不符合输出的性质以及对满足预期要求或对应用的影响,采取适当的纠正措施。本条款同样适用于在提供生物样本及相关数据后发现的不符合输出。

7.11.1.5　生物资源中心《不符合项识别与控制程序》应明确以下内容:

　　a)不符合输出的管理责任和权限;

　　b)评估不符合输出的严重性,包括将来使用这些不符合输出将造成的影响;

　　c)决定是否接收、隔离、保留、归还、暂停供应或召回不符合输出;

　　d)下列情况时,不符合输出持续存在:①不符合输出无法补救;②补救措施不可行;③不符合输出可能影响第三方产生的结果;

　　e)不符合输出的传达和接收者/用户接受的授权。

7.11.1.6　不符合输出的处理程序应同样适用于首次采用本准则前所收集或获得的生物样本及相关数据。

7.11.2　不符合输出的控制

7.11.2.1　生物资源中心应尽可能减少不符合输出的影响,采取与不符合输出造成的风险相称的纠正措施,以防止其再次发生。补救措施应在确定的范围内实施,且该措施在不符合输出纠正后应加以控制。

7.11.2.2　生物资源中心应保留不符合输出的性质、原因和后续采取的措施,所有纠正措施的结果和有效性验证等成文信息作为证据。

7.11.2.3　生物资源中心应及时作出召回决定以限制不符合输出的使用。

7.11.3　支持性文件

　　BRC-PF-031《不符合项识别与控制程序》

7.12.1 总则

7.12.1.1 生物资源中心在分发样本时,应同时准确、清晰、明确和客观地出具样本质量报告(也称样本证书),报告应包含与接收者/用户签署的书面协议或其他具有法律约束力的文件所要求的全部信息。所有发出的报告应作为技术记录予以保存。

7.12.1.2 只要满足本文件的要求,报告可以是硬拷贝或电子数据或可访问的数据库中的电子数据方式发布。

7.12.1.3 生物资源中心应作出未经中心批准,不得复制报告的声明(全文复制除外)。

7.12.2 报告内容

7.12.2.1 除非生物资源中心有文件化的正当理由,否则每份报告应至少包括下列信息,最大限度地减少误解或误用的可能性:

　　a)标题(例如"质量报告"或"样本证书");

　　b)生物样本库的名称和地址;

　　c)标准规定的格式发布日期;

　　d)报告的唯一识别编号,且报告的每一页都应有识别编号,报告的结尾应有清晰的标识;

　　e)生物样本识别或特性;

　　f)有关生物样本及相关数据的质量信息;

　　g)识别或描述生物样本的方法;

　　h)测试结果,适用时,测量结果的单位;

　　i)测试方法;

　　j)适用时,采集/获取、制备和/或保存的方法;

　　k)储存条件;

　　l)报告批准人的姓名和职务。

7.12.2.2 生物资源中心应对报告所有信息负责,除非这些信息是由提供者/接收者/用户提供。当生物资源中心不负责样本的采集和收集时,报告应声明其内容是基于生物样本库所接收到的样本。

7.12.3 支持性文件

　　BRC-PF-023《样本及其数据出库管理程序》

　　BRC-PF-033《样本质量报告程序》

7.13.1　生物资源中心应建立、成文并实施程序,用于投诉的接收和评估投诉,并对投诉作出决定。

7.13.2　利益相关方有需求时,应可获得对投诉处理过程的说明文件。在接到投诉后,生物资源中心应确认投诉是否与其负责的生物样本保藏活动相关,如果是,则应处理。生物样本库应对投诉处理过程中的所有决定负责。

7.13.3　处理投诉的过程应至少包括以下要素和方法:

　　a)对投诉的接收、确认、调查以及决定对此采取何种处理措施的说明;

　　b)跟踪并记录投诉,包括为解决投诉所采取的措施;

　　c)确保采取适当的措施。

7.13.4　接到投诉的生物资源中心应负责收集并验证所有必要的信息,以便确认投诉是否有效。生物资源中心应告知投诉人已收到投诉。

7.13.5　只要可能,生物资源中心应向投诉方提供处理进程的报告和处理结果。

7.13.6　对每项投诉应进行公正调查。与投诉人沟通结果应由与所涉及的样本库活动问题无关的人员作出,或审查和批准。公正性调查的结果应通知相关方。

7.13.7　只要可能,生物资源中心应正式通知投诉方投诉处理完毕。

7.13.8　支持文件

　　BRC-PF-030《投诉处理控制程序》

8.1 方式

8.1.1 总则

为规范生物资源中心生物样本保藏活动,控制工作质量,增强用户和上级主管部门对生物资源中心工作质量保证的信心,规范管理、良好操作、持续改进服务过程的有效性,中心以ISO20387为基础(即标准中的方式A),建立、编制、实施和维持生物资源中心的管理体系。管理体系涉及中心的所有工作,并能对工作起到有效控制和规范的作用。

建立是指进行策划,编制(也称成文)是指文件化的过程,实施是指执行,维持是指对某种活动养成习惯并持续改进。

8.1.2 管理体系要素

生物资源中心管理体系主要由以下27个要素组成(其中通用要求2个,结构要求1个,资源要求4个,过程要求12个,管理体系要求8个):

A. 通用要求

a)公正性;

b)保密性。

B. 结构要求

C. 资源要求

a)人员;

b)设施/专用区域和环境条件;

c)外部提供的过程、产品和服务;

d)设备。

D. 过程要求

a)生物样本及其相关数据的采集;

b)生物样本及其相关数据的接收与分发;

c)生物样本及其相关数据的运输;

d)生物样本及其相关数据的可追溯性;

e)生物样本的制备和保存;

f)生物样本的储存;

g)生物样本及其相关数据的质量控制;

h)方法的确认与验证;

i)信息和数据管理;

j)不符合输出;

k)报告要求;

l)投诉。

E. 管理体系要求

a)管理体系文件(方式A);

b)管理体系文件的控制(方式A);

c)记录控制(方式A);

d)应对风险和机遇的措施(方式A);

e)改进(方式A);

f)纠正措施(方式A);

g)内部审核(方式A);

h)质量管理评审(方式A)。

8.2　总则

生物资源中心质量管理体系是以满足质量方针和质量目标要求为基准的文件化管理体系,将生物资源中心的政策、过程、计划、程序和作业指导书等形成文件,其内容至少应覆盖质量管理体系的成文信息、质量管理体系文件控制、记录控制、应对风险和机遇的措施、持续改进、不符合输出的纠正措施、内部审核、管理评审等八大部分。生物资源中心质量管理体系文件是生物资源中心全体人员行动的依据,应让执行文件者容易得到并能充分理解所有文件。

8.2.1　质量管理体系文件的建立、实施和维持

8.2.1.1　本中心质量管理体系建立依据是 ISO20387 等国际相关标准。一般情况下,质量管理体系建立过程大致分三步:质量管理体系的策划与准备;组织结构的确定和资源配置;质量管理体系文件的编制。

8.2.1.2　中心管理层应负责质量体系的组织、建立;组织相关人员编写、审核质量手册、程序文件和作业指导书等文件;组织实施并确保质量体系有效运行和持续改进。

8.2.1.3　各室组长负责领取、保管质量手册、程序文件和作业指导书,并传达这些文件至所有人员并确保每人均能理解,带领全体技术人员贯彻实施文件化的质量管理体系。

8.2.1.4　质量管理体系贯穿于本中心一切工作及与工作有关的全过程,适用于从采集样本到样本出入库及投诉处理等全部质量活动。在质量管理体系中建立质量控制程序和参加样本库之间的比对程序,对过程中各环节进行有效控制,确保样本高质量、标准化,这是中心质量管理体系中极其重要的部分。

8.2.2　生物资源中心服务范围

生物资源中心面向全院,为主动申请将病症结合的患者/健康队列生物样本及其相关数据入库,且其入库申请经过广东省中医院伦理委员会、科学委员会和/或医院党政联席会议审批同意的团队,免费提供各种样本类型(如全血、血清、血浆、外周血单个核细胞、组织、DNA、RNA、粪便、尿液、脑脊液等)的生物样本保藏服务,同时提供与生物样本保藏活动标准化相关的咨询服务。

8.2.3　质量方针和质量目标

8.2.3.1　质量方针、质量目标的制定和执行

生物资源中心管理层应建立、成文并保持符合本准则目的的方针和目标,并确保这些方针和目标能在中心内的不同层级得到理解和实行。质量方针是管理层正式发布的关于质量方面的样本库宗旨和方向,质量目标通常依据质量方针制定,生物资源中心应在组织内的相关职能和层级上建立质量目标,包括满足用户需求和要求的目标。质量目标应可测量并与质量方针一致。质量方针和目标应体现能力、公正性和一致运作。

8.2.3.2 质量方针

中医特色 标准规范 共建共享 注重产出

8.2.3.3 质量方针声明

a)科学的工作态度:以科学的态度开展病症结合的生物样本保藏工作,严格按照国际/国家标准进行生物样本保藏并如实记录样本生命周期全过程,为用户提供高质量、标准化、具有中医特色的生物样本及其相关数据;

b)公正的职业道德:本中心全体员工以"仁爱、敬业、务实、进取"为职业道德标准,在所有管理活动、质量活动和技术活动中严格遵守职业规范,履行《公正性声明》《保密性声明》,自觉维护本中心的公正地位和信誉;

c)标准化的技术操作:本中心所有员工应接受本中心安排的培训和教育,使员工能熟练掌握 ISO20387 标准全部内涵,不断优化工作流程,不断强化一致运作管理,确保员工每一步操作标准化,增强各方对生物样本保藏工作质量的信心,确保中心有能力提供符合研究和开发所需质量要求的生物样本和相关数据;

d)可持续的发展战略:生物样本库标准化建设至关重要,但共享和充分应用同样极其重要。因为生物样本库储存的不是商品而是人类样本,管理成应高度重视生物样本库的长期可持续发展工作。本中心将在提供最佳的生物样本保藏活动服务的同时,积极探索院内/行业内共建共享机制,加强生物样本库、研究者和其他相关方之间的合作与交流,全力推动本中心"生物样本"尽快转化成"产品",努力实现本中心生物样本价值最大化。

8.2.3.4 质量目标

(1)职能目标:

a)坚持公正、公平、公开审查各团队入库申请,确保≥98%的申请项目 10 个工作日内出具生物资源中心形式审查意见,为服务对象提供高效、优质的服务,追求服务对象(提供者/接收方/用户等)满意度96%以上(半年一次);

b)主动咨询、积极沟通,坚持入库样本申请须有中医特色,须有随访计划,须有病(国际标准)症(行业规范)结合的临床注释等,入库样本中医特色符合率≥80%(半年一次);

c)新进人员岗前培训率100%(半年 1 次);设备校准计划完成率95%以上;(1 年 1次);投诉处理及时率100%(半年 1 次);

d)技术性差错事故≤2 次/年,无重大差错,杜绝责任事故。

(2)层级目标:

a)样本接收:拥有项目伦理审批 100%;样本拥有知情同意书(当天≥90%;一个月≥98%);

b)样本收集/制备:外周血单个核细胞,当天制备完成率≥95%、24h 内完成率100%;其他样本当天完成 100%;

c）样本储存监控:温度失控报警 30min 内到位处理率≥98%;湿度报警 1h 内到位处理率≥95%;

d）样本质量控制:细胞/核酸入库每批次抽查≥1 例,每半年随机抽查≥3%;室间比对结果满意率≥97%(每年 1 次);

e）样本分发:样本质量报告及时率 100%(半年 1 次)。

8.2.4　文件化质量管理体系

生物资源中心质量体系实施文件化,以确保生物样本达到质量要求,并经授权人员批准,为生物资源中心的受控文件,分发到各相关岗位,确保相关人员有效使用。质量管理体系文件一般由四级文件组成,包括质量手册(一级)、程序文件(二级)、作业指导书和规章制度(三级)、表格和记录等(四级)。其结构图见图 8-2-1 质量体系文件层级图。

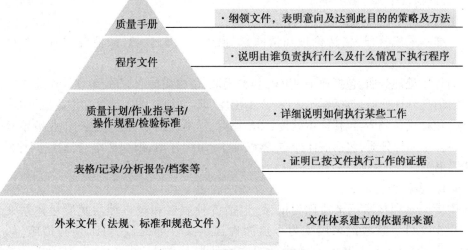

图 8-2-1　质量体系文件层级图

8.2.4.1　质量手册

质量手册是生物资源中心的纲领性文件,描述本中心的质量体系、组织机构,明确本中心的质量方针和质量目标,各种支持性程序以及在质量体系中各人员的责任和相互关系。描述开展质量活动的各个环节和方面必须满足和如何满足 ISO20387 等国际相关标准的要求,是生物资源中心各项质量工作应遵循的根本依据。

本中心质量手册的内容包括前言、规范性引用文件、术语和定义、通用要求、结构要求、资源要求、过程要求和质量管理体系要求共八章 41 节。其中:前言 4 节,规范性引用文件 1 节,术语和定义 1 节,通用要求 6 节,结构要求 2 节,资源要求 5 节,过程要求 13 节,质量管理体系要求 9 节。

8.2.4.2　程序文件

程序文件是质量手册的支持性文件,是质量手册中相关要素的展开和明细表达,具备较强的操作性,既是质量手册的延伸和注解,又是下一层次质量体系文件的提纲和引子,起承上启下的作用;同时,程序文件也是质量管理层将质量手册的全部要素展开成具体的质量活动,由技术负责人分配落实到各专业组的操作程序。

程序文件的内容包括:目的、适用范围、职责、工作程序、支持性文件、质量和技术记录。本科室的程序文件共37个。

8.2.4.3　作业指导书

作业指导书是质量体系文件第三个层次的文件,是程序文件的支持性文件和细化。作业指导书是生物资源中心技术人员从事具体工作的指导,应包含所有技术工作操作规程、关键仪器设备操作规程等。

生物资源中心的作业指导书有五个分册:

a)样本采集分册,包括伦理知情同意、血液、组织、粪便、尿液等样本采集作业指导书;

b)样本处理分册,包括血液、组织、核酸提取、蛋白质提取、石蜡包埋等作业指导书;

c)信息管理分册,包括样本入库、样本出库、库存核查、清理销毁等作业指导书;

d)仪器设备分册,包括样本处理、样本储存、样本质控等全部仪器的作业指导书;

e)样本质控分册,包括液体样本、核酸样本、组织样本、细胞样本、实验室间比对等作业指导书。

8.2.4.4　表格和记录

质量记录和技术记录通称为记录,包括各种表格和报告等均是质量体系文件的第四层次文件。这些记录用于为可追溯性提供文件和提供验证、预防措施、纠正措施的证据,是证实质量体系有效运行的原始证据及载体。属生物资源中心受控和保密的文件。

本中心的记录主要分两大类:

a)质量记录:主要是源自质量管理活动的记录;

b)技术记录:主要是源自技术管理活动的记录。

8.2.5　质量体系文件的传达与获取

a)生物资源中心质量体系文件采取唯一性标识;

b)生物资源中心质量体系文件经批准后,可由文档管理员加盖"受控"标识,或通过版本、日期等唯一性标识控制后,分发至各相关专业组室;

c)各组室员工收到受控文件后,应妥善保管,遵照执行;

d)对无效文件和已更新文件的旧版本由文档管理员按规定回收。

8.2.6　生物资源中心管理层应提供质量管理体系发展、实施并持续改进其有效性承诺的证据。

8.2.7　支持性文件

　　BRC-PF-003《文件控制程序》

　　BRC-PF-013《记录控制程序》

8.3　总则

规范生物资源中心内部制定和来自外部的文件管理,确保质量管理体系文件的有效使用,及时对质量管理体系文件进行更新,保证持续满足使用的要求,防止误用、错用作废文件和无效文件。

8.3.1　文件的定义

文件是指所有信息或指令,可以是政策声明、程序、规范、制造商说明书、校准表格、图表、教科书、张贴品、通知、备忘录、软件、图纸、计划等。这些文件可能承载在各种载体上,例如硬拷贝或数字形式。生物资源中心质量管理体系文件按照来源分为内源性文件和外源性文件两大类。内源性文件是指内部编写与制定的质量体系文件,包括质量手册、程序文件、作业指导书、各类质量记录和技术记录等。外源性文件是指与样本库工作有关的外来技术性文件(如正式出版的技术标准、规范、法规、制造商说明书等)。

8.3.2　文件控制管理程序的建立

生物资源中心应建立文件控制管理的程序,对内部文件的编写、审核、批准发布、标识、保存、修订、废止等进行详细规定,还应对构成质量管理体系文件的所有文件和信息(来自内部或外部的)进行控制,从而保证文件的正确性和有效性。

所有受控文件宜有一份副本存档。这些受控文件可以适当的形式保存,如纸张、硬盘、光盘、U盘等。文件的保存期限和方式还应遵循国家、地区和当地有关文件的规定。

8.3.3　文件控制管理的要求

8.3.3.1　质量管理体系文件编写的内容应符合管理层确定的质量方针和质量目标、国际标准和相关法规或技术规范等的要求。质量管理体系文件在向使用者发布前,须经授权人员审核和批准其充分性。

8.3.3.2　建立一个现行文件版本的有效性控制记录,包括文件的审批记录、发放记录及现行受控文件清单,以方便检索和管理。

8.3.3.3　操作现场应可获取适用文件的相关版本,必要时控制其发放。

8.3.3.4　无效或已废止的文件应立即撤离使用场所,或加以明确标识以确保不被误用。无论出于任何目的而存留的已废止文件,必须有明显标识,如红色的"作废文件"字样,但不限于该形式。

8.3.3.5　中心根据文件的内容和现时的具体情况,定期对文件进行评审、修订,并经授权人员审核和批准后,方可使用。应对文件修订和改版作出详细的规定,修订文件应提出申请并经授权人员批准。如需在文件再版之前对文件进行手写修改,则应确定修改的程序和权限,修改之处应有清晰的标注、签名并注明日期,修订的文件应尽快正式重新发布。

8.3.4　文件的识别

所有与质量管理体系有关的文件均应唯一识别,包括:标题、文件识别号、版本的日期和/或版本号、页数等,还应确保能识别文件更改和当前修订状态。

8.3.5　支持性文件

BRC-PF-003《文件控制程序》

8.4 总则

生物资源中心应建立并保持清晰记录以证明满足标准的要求。应对生物样本保藏活动所有记录的识别、储存、保护、备份、存档、检索、保留时间和弃用实施必要的控制。应遵循合同和法律规定的保存期限来保留记录。记录的调阅应符合机密的约定,记录应易于获得。

8.4.1 记录分类

生物资源中心的记录主要分两大类:

a)质量记录:主要源自质量管理活动的记录,如组织管理、文件控制、纠正措施、预防措施、内部审核、管理评审等活动中形成的记录;

b)技术记录:主要源自技术管理活动的记录,如样本接收记录等记录表格、质控记录、校准记录、人员签字记录、工作单、工作手册、核查表、与服务对象沟通记录、文件和反馈信息等。

8.4.2 建立记录管理程序

建立质量及技术记录管理程序,确保这些记录能重现质量活动原始状态。

8.4.2.1 记录管理职责:涉及中心或多个部门(如内审)质量活动的质量和技术记录由质量管理层和技术负责人负责记录;各室组(或各相关部门)负责各自质量活动的记录。所有的质量和技术记录在各自相应负责人审核后交由文档管理员管理。文档管理员对质量和技术记录进行定期收集,分类汇总编号,并在已建立的记录目录中实时填写记录目录,按序归档保存。管理层应经常进行实时记录执行情况的抽查和监督。

8.4.2.2 记录的标识:涉及中心或多个部门质量活动的记录,采用中心统一编号;在各室组(或各相关部门)进行的各自质量活动的记录,采用唯一识别码进行编码,便于识别和查取。

8.4.2.3 记录的格式:质量和技术记录的格式由管理层统一规定。每个质量活动的过程不可能完全相同,所以这些记录的方式和形式可有所不同,随着运行规范化进程,记录应趋向于可控制的电子版格式。

8.4.2.4 记录的保存:相关部门应按规定时限提交质量和技术记录,文档管理员应将质量和技术记录妥善保存,生物资源中心应提供一个专用和适宜的存放环境,以防质量和技术记录的损毁、破坏、丢失或被人盗用或未经授权访问。归档的质量和技术记录内容不允许再修改。记录的调阅应符合机密的约定,需经中心主任批准。记录应易于获得,但不得外借、转抄、复印。

8.4.3 记录的要求

质量和技术记录应及时清晰完整书写,保持原始性、真实性、可追溯性,不得誊写、杜撰和篡改;如有正当理由需修改时,应杠改,修改后原内容仍清晰可辨,还应具有修改者的标识、日期及必要的时间;质量和技术记录应确保内容齐全、清晰,编号及记录日期、签名均要完整,以便于检索者查阅和准确理解。

8.4.4　记录保存年限

生物资源中心应制定相关的政策,明确规定与质量管理体系相关的各种记录的保存时间。保存期限应遵循合同和法律规定的保存期限,根据记录的性质或每个记录的特殊情况来决定,由中心主任批准,并在《质量和技术记录归档清单》中注明。超过年限的质量和技术记录,由管理人员上报质量负责人,经中心主任批准,填写《文件销毁申请单》,销毁处理。

8.4.5　质量和技术记录的计算机信息化

生物资源中心应有规定用于控制储存在电子媒介上的记录,如设置代码及密码等对记录实行控制和保密措施。

8.4.6　支持性文件

BRC-PF-003《文件控制程序》

BRC-PF-013《记录控制程序》

8.5　总则

为持续改进生物资源中心的管理体系和工作质量,提供必要的改进机会,应主动进行风险识别和风险分析,评价应对风险和机遇的措施需求,采取必要措施,以确保管理体系正常运行,增强实现生物资源中心目的和目标的机遇,预防或减少生物样本保藏中的不良影响和潜在失败,包括生物样本库操作的中止。

质量负责人是生物资源中心应对风险和机遇措施的管理人员。各室组长负责组织进行风险识别和风险分析、拟定和实施应对风险和机遇的措施。应对风险和机遇的措施由中心主任批准后实施。

8.5.1　生物资源中心管理层应考虑与其生物样本保藏活动相关的风险和机遇,以确保质量管理体系能实现预期结果,减少生物样本保藏中的潜在不合格和其他不良影响,实现持续改进。

8.5.2　生物资源中心管理层应开发、实施和记录应对风险和机遇的措施预案,在灾难性事件中生物样本及相关数据的安保措施预案,中止相关操作时对生物样本及相关数据的处理的措施预案等。生物资源中心应规定如何在质量管理体系中整合并实施这些措施,并评估这些措施的有效性。生物资源中心还应制定应对在任何情况下倘若生物样本库关闭,如何处理后续事务的措施。

8.5.3　生物资源中心应对风险和机遇的措施应与其对生物样本保藏的潜在影响和有效性相适应。应对风险和机遇的措施的结果应提交管理评审。

8.5.4　生物资源中心应对风险的方式包括识别并规避威胁,为寻求机遇承担风险,消除风险源,改变风险的可能性和后果,分担风险,或在了解相关信息的基础上决定承担风险。生物资源中心的风险可能存在于各个方面,但主要风险是影响样本采集科学性,样本质量全面性和样本储存条件稳定性的因素,这些因素可能为高风险因素,生物资源中心应首先针对高风险因素采取措施。

8.5.5　生物资源中心的机遇可能会扩大生物样本保藏范围,赢得新接收者/用户,使用新技术和其他可能方式应对接收者/用户的需求。这些机遇中扩大生物样本保藏范围和使用新技术是广东省中医院生物资源中心高概率可利用机遇,应首先针对这些机遇采取措施。

8.5.6　支持性文件

BRC-PF-034《应对风险和机遇的措施程序》

BRC-PF-031《不符合项识别与控制程序》

BRC-PF-015《管理评审程序》

8.6　总则

生物资源中心应通过操作程序的评审、政策的使用、总体目标、审核结果、纠正措施、管理评审、风险评估、人员建议、数据分析和能力验证结果等来识别和选择改进机遇，并采取必要的措施。

8.6.1　生物资源中心应识别并选择改进机遇，并实施必要的措施。

改进的活动可包括纠正、纠正措施、持续改进、评审操作程序、实施方针、总体目标、审核结果、管理评审、利益相关方及员工建议、风险评估、数据分析和能力验证等。

生物资源中心应通过识别不合格和风险的改进措施，通过定期的统计评估进行改进和通过收集利益相关方和员工意见进行改进等三种方式实施改进管理体系的有效性，并提供完成这些活动的证据。

8.6.2　生物资源中心应向提供者/接收者/用户征求反馈，无论是正面的还是负面的。应分析和利用这些反馈，以改进质量管理体系、生物样本保藏和对提供者/接收者/用户的服务。

生物资源中心收集的反馈类型可包括提供者/接收者/用户满意度调查、与提供者/接收者/用户共同评价报告。

生物资源中心主任应与利益相关方保持良好的沟通，确保中心按提供者/接收者/用户要求给予有关技术方面的咨询和指导，并将中心生物样本保藏工作的任何延误或主要偏离告知提供者/接收者/用户。

生物资源中心质量负责人对各种反馈的收集工作负责。生物资源中心应主动收集用户的各种反馈意见和建议，如设立用户意见箱（簿），公开投诉电话号码等。中心每年开展2次顾客意见调查活动，向用户发放《用户意见调查表》，以征求和收集用户对中心工作、服务的意见。对顾客平时的口头意见，也应收集并及时作出相应处理，以不断改进完善管理体系和改善对用户的服务。

8.6.3　生物资源中心员工意见收集

生物资源中心应定期开展员工意见调查，向员工发放《员工建议表》，以征求和收集员工对中心工作、服务的意见。对员工平时的口头意见，中心也应收集并及时提供给中心主任作相应处理。

8.6.4　生物资源中心改进活动方案应关注以下事项：

a）改进活动应优先针对风险评估中得出的高风险事项；

b）如果持续改进方案识别出了持续改进机会，则不管其出现在何处，中心管理层均应着手解决；

c）关注对机遇的识别（如可持续发展政策、技术、用户等的变化）和利用；

d）中心管理层应就改进计划和相关目标的要求，与全体员工定期沟通。

8.6.5 改进活动评价方式

对改进活动效果的评价方式,宜通过工作评价(行为评价)做有效性评估,如通过检查生物安全事故率、生物安保事故率、利益相关方投诉率、用户满意度、样本不合格率、储存环境及条件监控指标、员工满意度、员工离职率、用户反馈的正面与负面情况等变化;是否存在工作流程重设计、流程改造、规范性或系统性文件的制修订等情况来评估。

8.6.6 改进活动记录要求

对改进的有关记录应予保留,包括利益相关方要求、用户通知和用户调查、员工建议表等。

8.6.7 支持性文件

BRC-PF-036《持续改进程序》

BRC-PF-034《应对风险和机遇的措施程序》

BRC-PF-030《投诉处理控制程序》

BRC-PF-031《不符合项识别与控制程序》

BRC-PF-015《管理评审程序》

8.7　总则

当出现不符合输出，或管理体系、技术操作中出现偏离程序的情况时，生物资源中心应确定不符合输出的原因，评价确保不符合输出不再发生的措施的需求，采取纠正措施并确保实施。该措施应能消除问题的根本原因并防止其再次发生。通常可从以下活动中确认中心管理体系或技术操作中存在的不符合输出问题，从而启动不符合输出控制程序：如不符合输出的控制、内部或外部审核、管理评审、利益相关方的意见建议调查、用户投诉或对中心工作人员的监督管理等。

质量负责人是纠正措施的管理人员，负责责成不符合输出产生部门负责人组织原因分析、提出拟采取的纠正措施和实施经确认的纠正措施。纠正措施由中心主任批准后实施。由部门负责人进行纠正措施结果检查，质量负责人进行纠正措施有效性结果确认。

8.7.1　当出现不符合输出时，生物资源中心应采取下列措施：

a) 采取应急措施以减轻影响，采取纠正措施（应注意：对于不符合输出，仅进行纠正，无需采取纠正措施的情况很少发生）消除导致不符合产生的根本原因；

b) 制定纠正措施程序应包括调查过程以确定问题产生的根本原因。提出的纠正措施应与问题的严重性及其带来的风险的大小相适应，能达到解决问题的目的即可，防止不必要的行动而造成资源浪费；

c) 采取纠正措施的同时，通常有机会识别并提出预防措施，只要适用，应导出预防措施；

d) 纠正措施采取后，不一定能达到预期目的，相关责任部门应监控每一纠正措施所产生的结果，以确定这些措施可以有效地解决识别出的问题；

e) 在对不符合项识别或原因调查过程中，如果怀疑原因是由于中心相关政策、程序或质量管理体系存在缺陷，则质量负责人应按内部审核条款中的规定，对可能存在缺陷的方面进行审核，按受控文件修改程序进行，执行新的程序，采取相应的措施。

8.7.2　附加审核

当不符合输出或偏离的性质比较严重，导致怀疑本中心组织是否符合自身的质量体系要求，或是否符合其政策和程序要求，甚至怀疑是否符合相关国际标准要求时，必须实施附加审核或管理评审。必要时，更新计划中确定的风险和机遇，甚至更改质量管理体系。

8.7.3　记录

应对不符合输出的调查和原因分析、纠正措施的选择和实施、纠正措施的监控的全过程，包括任何必要的更改予以记录并保留。

8.7.4　支持性文件

　　BRC-PF-032《纠正措施控制程序》

　　BRC-PF-031《不符合项识别与控制程序》

　　BRC-PF-030《投诉处理控制程序》

　　BRC-PF-015《管理评审程序》

8.8　总则

生物资源中心应在计划的周期内开展内部审核工作,及时发现存在的问题和不符合输出或偏离,制定纠正措施和/或预防措施,保证质量体系运行持续有效并符合国际标准要求,确保质量体系和中心运作的符合性和有效性,促进质量体系自我完善。内审和改进活动的结果应作为管理评审的输入内容。

8.8.1　内部审核定义

审核是指为获得审核证据并对其进行客观的评价,以确定满足审核准则的程度所进行的系统的、独立的并形成文件的过程。内部审核也称为第一方审核,用于内部目的,由组织自己或以组织的名义进行的审核,可作为组织自我合格声明的基础。内审的内容主要是对质量体系的符合性、有效性、适合性进行审核,包括确定质量体系运行情况是否符合计划的安排,质量体系文件是否得到有效的实施,质量体系是否适合于达到预定的目标。内审应包含渐进式审核体系的所有要素和重点审核与用户有关键意义的领域。

8.8.2　内部审核安排

内部审核应保证每年至少对生物样本保藏质量活动的所有工作范围审核一次。为此,需作出全年审核计划安排,并且充分考虑拟审核的过程和区域的情况以及重要性,以及以往审核的结果,规定审核的准则、范围、频次、方法。职责、策划要求和报告。内部审核结果须作为管理评审输入提交管理评审。

8.8.3　内部审核人员

内部审核由质量负责人组织实施。内审组长一般由质量负责人担任,也可委托给资深内审员。作为参加内部审核的人员应经过专门培训,具有内审员资格,并能胜任此项工作。在选择审核员和实施审核时应确保审核过程的客观性和公正性。审核员不应审核自己的工作。

8.8.4　不符合输出的控制

当内部审核结果显示对中心管理体系有效运行或对生物样本保藏活动满足预期要求产生怀疑时,要立即按本手册8.7的规定启动不符合输出控制程序。纠正措施的实施情况及有效性应予跟踪审核确认并作出记录。如果调查显示正在提供的生物样本及相关数据存在不符合输出,中心应及时作出暂停供应或召回不符合输出决定,并按本手册8.6改进的要求书面通知可能受影响的用户。

8.8.5　内部审核记录

每次审核均应制定出审核计划和检查表,作好审核记录,写出不合格工作报告和内部审核报告。所有的内部审核记录和不合格工作控制记录都应及时归档保存。

所有的记录都应按《记录控制程序》进行控制。

8.8.6　支持性文件

　　BRC-PF-006《合同协议评审程序》

　　BRC-PF-014《内部审核程序》

　　BRC-PF-031《不符合项识别与控制程序》

　　BRC-PF-032《纠正措施控制程序》

　　BRC-PF-034《应对风险和机遇的措施程序》

8.9 总则

生物资源中心最高管理层应按计划的时间间隔定期对质量管理体系和生物样本保藏活动全过程进行评审,以确保其持续适宜性、充分性和有效性,并对体系作出必要的更改或改进。管理评审通常每12个月一次,由中心主任或其授权人主持进行。中心应建立并执行质量管理评审程序,内容包括评审内容、评审人员、评审形式、评审计划、评审报告、纠正措施、应对风险和机遇的措施、评审记录等。

8.9.1 质量管理评审定义

评审是指为确定主题事项达到规定目标的适宜性、充分性和有效性所进行的活动。质量管理评审则是指由生物资源中心最高管理层就质量方针和目标,对质量体系的运行现状和适应性进行的正式评价,是中心对质量体系最高层次的全面检查,主要对样本库的质量方针和质量目标的适宜性及实现情况、体系运作情况(结合内部审核结果)、资源配置充分性等方面进行评审。

8.9.2 质量管理评审活动

生物资源中心管理层应定期对生物资源中心质量管理体系及其全部的服务进行评审,包括样本中医特色情况、样本科学咨询、样本使用率、出入库产出效率等工作,以确保为用户提供持续适合及有效的服务,保持高质量、标准化的生物样本保藏活动,并及时进行必要的改进。一般来说,样本库的各项工作管理人员都应参加管理评审,并且就各自分管的职能活动中的重大问题提出报告和需求。管理评审的结果应形成文件,这一文件应包括中心下一阶段的目标及相应的计划和措施,以及对已出现问题或可能出现问题的环节进行改进的目标及相应的计划和措施。

8.9.3 管理评审输入应包含的信息

a)生物资源中心相关的内外部因素变化(机构、人员、资源、财务、设备以及生物样本保藏活动技术等的变化);

b)中心目标实现情况;

c)质量方针和程序与生物资源中心发展战略、任务、资源和环境的适用性,及影响公正性的风险;

d)前次管理评审改进措施实施情况的跟踪与分析;

e)近一年内部审核的结果及其后续措施;

f)中心各部门生物样本保藏活动工作对医院的贡献(在可能的范围内客观地予以监测和评价);

g)外部机构审核的结果及其后续措施,外部机构包括:如CNAS评审、上级主管部门检查等;

h)生物样本库工作量和工作类型或工作范围变化;

i)提供者/接收者/用户反馈的意见和投诉,以及调查结果和趋势分析;

j)人员培训考核的结果与分析(包括对新员工的培训要求和对现有员工的知识更新要求);

k)应对风险和机遇的措施和实施改进的有效性状况分析;

l)生物样本及相关数据的充分性;

m)质量管理要素中存在的风险识别与风险判定和生物安全规章制度的执行情况;

n)质量监控活动的报告,包括参加能力验证或实验室间比对的结果的趋势分析,内部质量控制检查的结果的趋势分析;

o)其他相关要素,如管理和监督人员的报告。

8.9.4　管理评审的输出内容

中心主任按计划组织管理评审,并至少输出以下相关评审决议和措施:

a)质量管理体系及其过程的有效性;

b)改进与满足本准则要求相关的活动;

c)提供所需的生物样本及相关数据;

d)任何变更需求。

8.9.5　管理评审的记录

对管理评审的过程、评审结果和所采取的纠正措施、应对风险和机遇的措施等,应予以记录并妥善保存,这些记录包括评审计划、评审记录、评审报告、不合格工作报告和应对风险和机遇的措施报告等。评审结果应纳入中心的计划体系,并应包括来年的目标、任务、措施和计划。

宜将管理评审的发现和评审的决定、采取的措施向中心全体人员通报。同时要求相关人员在规定时限内完成所提出的措施。

8.9.6　支持性文件

BRC-PF-014《内部审核程序》

BRC-PF-015《管理评审程序》

BRC-PF-032《纠正措施控制程序》

第九章 附录

附录一 生物资源中心程序文件一览表

文件编号	文件名称	编写者	审核者	版本	批准日期
BRC-PF-001	公正性保证程序	XXX	XXX	B/0	2018-06-01
BRC-PF-002	隐私和数据保密程序	XXX	XXX	B/0	2018-06-01
BRC-PF-003	文件控制程序	XXX	XXX	B/0	2018-06-01
BRC-PF-004	信息数据管理程序	XXX	XXX	B/0	2018-06-01
BRC-PF-005	设施和环境条件管理程序	XXX	XXX	B/0	2018-06-01
BRC-PF-006	合同协议评审程序	XXX	XXX	B/0	2018-06-01
BRC-PF-007	仪器设备管理程序	XXX	XXX	B/0	2018-06-01
BRC-PF-008	仪器设备检定校准程序	XXX	XXX	B/0	2018-06-01
BRC-PF-009	方法确认与验证程序	XXX	XXX	B/0	2018-06-01
BRC-PF-010	外部服务和供应管理程序	XXX	XXX	B/0	2018-06-01
BRC-PF-011	人力资源管理程序	XXX	XXX	B/0	2018-06-01
BRC-PF-012	样本及其数据质量控制程序	XXX	XXX	B/0	2018-06-01
BRC-PF-013	记录控制程序	XXX	XXX	B/0	2018-06-01
BRC-PF-014	内部审核程序	XXX	XXX	B/0	2018-06-01
BRC-PF-015	管理评审程序	XXX	XXX	B/0	2018-06-01
BRC-PF-016	作业指导书编审程序	XXX	XXX	B/0	2018-06-01
BRC-PF-017	样本及其数据入库审批程序	XXX	XXX	B/0	2018-06-01
BRC-PF-018	样本及其数据采集管理程序	XXX	XXX	B/0	2018-06-01
BRC-PF-019	样本及其数据运输管理程序	XXX	XXX	B/0	2018-06-01
BRC-PF-020	样本及其数据接收管理程序	XXX	XXX	B/0	2018-06-01
BRC-PF-021	样本及其数据可追溯性程序	XXX	XXX	B/0	2018-06-01
BRC-PF-022	样本储存管理程序	XXX	XXX	B/0	2018-06-01
BRC-PF-023	样本及其数据出库管理程序	XXX	XXX	B/0	2018-06-01
BRC-PF-024	样本弃用销毁程序	XXX	XXX	B/0	2018-06-01
BRC-PF-025	样本处理和保存程序	XXX	XXX	B/0	2018-06-01
BRC-PF-026	库存核查管理程序	XXX	XXX	B/0	2018-06-01

续表

文件编号	文件名称	编写者	审核者	版本	批准日期
BRC-PF-027	生物安保管理程序	XXX	XXX	B/0	2018-06-01
BRC-PF-028	生物安全管理程序	XXX	XXX	B/0	2018-06-01
BRC-PF-029	咨询服务管理程序	XXX	XXX	B/0	2018-06-01
BRC-PF-030	投诉处理控制程序	XXX	XXX	B/0	2017-06-01
BRC-PF-031	不符合项识别与控制程序	XXX	XXX	B/0	2018-06-01
BRC-PF-032	纠正措施控制程序	XXX	XXX	B/0	2018-06-01
BRC-PF-033	样本质量报告程序	XXX	XXX	B/0	2018-06-01
BRC-PF-034	应对风险和机遇的措施程序	XXX	XXX	B/0	2018-06-01
BRC-PF-035	突发情况应急处理程序	XXX	XXX	B/0	2018-06-01
BRC-PF-036	持续改进程序	XXX	XXX	B/0	2018-06-01
BRC-PF-037	内部沟通程序	XXX	XXX	B/0	2018-06-01

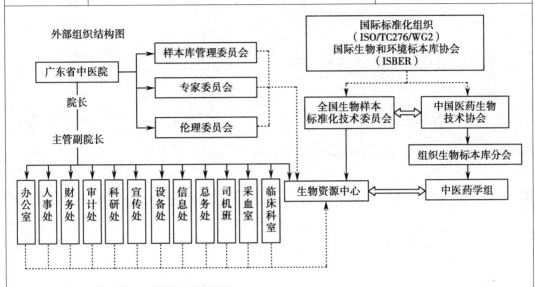

外部组织结构图

注：实线表示行政管理，虚线表示支持服务。

内部组织结构图

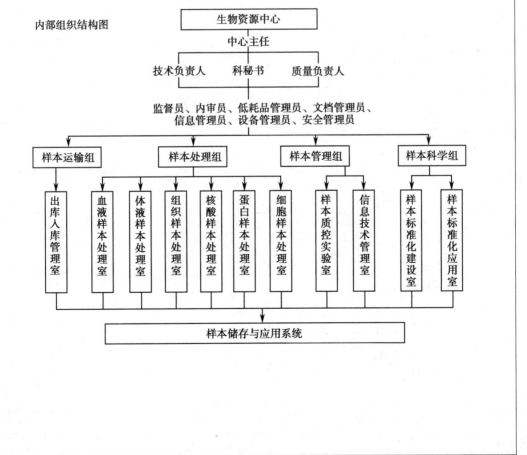

附录三　岗位质量职能分配表

序号	质量职能	院长	设备处	总务处	人事处	信息处	各样本源团队	科研处处长	中心主任	技术负责人	质量负责人	监督员	样本库技术人员
1	质量方针和目标							☆	△	△	△	◎	□
2	公正性声明							☆	△	△	△	◎	□
3	保密措施							☆	△	△	△	◎	□
4	组织结构	☆						☆	△	△	△	◎	□
5	质量体系							☆	☆	△	△	◎	□
6	文件控制								☆	△	△	◎	□
7	服务协议评审						☆	☆	☆	△	△	◎	□
8	外包服务			△		☆		☆	◎			◎	□
9	外部服务及供应品采购		☆						☆	△	△	◎	□
10	咨询服务						☆					◎	□
11	投诉的解决				☆			☆	☆	☆		◎	□
12	不符合项的识别和控制									△	☆	◎	□
13	纠正及预防措施									△	☆	◎	□
14	持续改进								☆	△	△	◎	□
15	记录控制								☆	△	△	◎	□
16	内审										☆	◎	□
17	记录/档案				☆				☆	△	△	◎	□
18	管理评审							☆	☆	☆	△	◎	□
19	人员招聘及培训	☆			△			☆	△	□	□	◎	□
20	设施和环境	☆	△	☆					△			◎	□
21	样本与数据采集						☆		☆			◎	□
22	样本运输与处理			△			□		☆	☆	△	◎	□
23	样本标识与存储								☆	☆	△	◎	□
24	样本分发与销毁								☆	☆	△	◎	□
25	计算机管理及数据控制					☆			☆	△	△	◎	□
26	样本方法学评估与验证								☆	☆	△	◎	□
27	仪器设备	☆	△	△					☆	△	△	◎	□
28	样本的质量保证						□		△	☆	△	◎	□
29	样本科研产出	◎					□	◎	☆	□	□	◎	□

注:☆表示决策职能;△表示管理职能;□表示执行职能;◎表示监督与核查职能

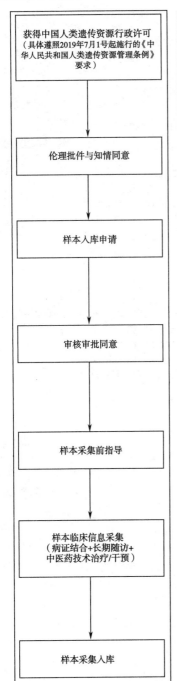

获得中国人类遗传资源行政许可
(具体遵照2019年7月1号起施行的《中华人民共和国人类遗传资源管理条例》要求)

↓

伦理批件与知情同意

↓

样本入库申请

↓

审核审批同意

↓

样本采集前指导

↓

样本临床信息采集
(病证结合+长期随访+中医药技术治疗/干预)

↓

样本采集入库

样本类型	采集注意事项	处理方法	保藏方法
血液样本	◇根据研究需要采集治疗前、治疗中及治疗后的空腹外周静脉血。 ◇采集前8~12h内应禁饮含酒精或咖啡因类饮品。 ◇采集时尽量选择与其他常规检验同时进行。 ◇分别采集抗凝血(依研究目的选择抗凝剂)和非抗凝(干燥或促凝)血液样本。 ◇肿瘤患者血液样本采集应确保放/化疗前有进行。	◇依据科研需求确定样本份数。 ◇分离提取血浆、血清、白细胞层、血凝块进行分装,每例样本不少于3份。 ◇血清/血浆:分装5管,0.3~0.5ml/管。 ◇血凝块:分装1管。 ◇EDTA抗凝:用于DNA提取、淋巴母细胞系建立和蛋白质组学研究。分装2~5管,0.3~0.5ml/管。	◇血清:室温血凝后于≤30min内进行分离、分装;2~8℃,24h内进行分离、分装。 ◇血浆:2~8℃,24h内进行分离、分装。 ◇全血/血清/血浆/血凝块于-80℃长期保存。
外周血单个核细胞样本	◇血液样本用EDTA抗凝采集。 ◇全血采集后应尽快用淋巴细胞分离液分离单个核细胞。 ◇分离后的单个核细胞应加入细胞冻存液,并利用程序降温仪或程序温盒进行梯度降温。 ◇冻存液配制为90%FBS+10%DMSO。	◇依据科研需求确定样本份数。 ◇15~25℃离心分离PBMC,洗涤。 ◇分离单个核细胞加入细胞冻存液,混匀后进行分装,每管0.4ml。	◇单个核细胞:2~8℃,24h内进行分装。 ◇分装后≤-150℃液氮中保存。
组织样本	◇样本采集严禁影响临床病理诊断,采集部位应与用于石蜡切片相一致。 ◇样本应在离体后30min内完成采集,采集时避免坏死灶及纤维化区,肿瘤细胞应>50%。 ◇样本采集时应在洁净环境中操作,保存RNA时应在无菌环境下进行;采集不同样本时应更换采集器材,防止交叉污染。 ◇采集取"正常-癌旁-癌灶"顺序。正常组织(距癌灶边缘>3cm或最远端)→癌旁组织(距癌灶边缘≤3cm)→癌组织。 ◇样本采集后置于液态氮中应使用内旋式冻存管,置于气相液氮或-80℃冰箱中可使用外旋式冻存管。 ◇每份肿瘤样本应有配对的血液样本。	◇依据科研需求确定样本份数。 ◇肿瘤、瘤旁及非癌(正常)组织各2~3份。 ◇石蜡/OCT样本1份或5张组织切片,用于形态学对照。 ◇需留取质控样本(留取份数有待科研自行拟定)。 ◇每份样本应≥0.5cm×0.5cm×0.5cm或300mg或1×10⁷细胞。 ◇石蜡样本不小于0.5cm×0.5cm×0.2cm。 ◇样本/福尔马林液比例应≥1/8。 ◇样本/RNA later保存液比例应≥1/5。	◇石蜡样本置于中性福尔马林中常温转运,尽快制成蜡块。 ◇RNA later样本常温转运(≤24h),≤-20℃保存。 ◇OCT样本≤-20℃保存。 ◇新鲜组织样本置于液氮中转运,≤-150℃液氮中保存。
尿液样本	◇采集容器应无菌、干燥、洁净,具有防漏瓶盖。 ◇进行毒理学分析时应使用高密度聚丙烯类容器。 ◇检测特殊分析物时应在分管前加入EDTA或焦亚硫酸钠等防腐剂。 ◇避免经血、白带、精液、前列腺液、粪便污染。 ◇特殊样本应避光保存。 ◇建议留取首次晨尿。 ◇尿液样本含有细胞碎片等杂质,应进行离心。 ◇尿液分离方法同血液样本。 ◇不同时段尿样研究方向:首次晨尿;白细胞、红细胞和激素浓度较高;随机尿:适合常规筛查和细胞学检查;分级尿样:适用于比较分析物浓度;定时尿样:可用于比较生物分子排泄模式。	◇依据科研需求确定样本份数。 ◇尿液样本≤100ml。 ◇尿上清分装5管,1ml/管;尿沉渣分装1管,0.2~0.5ml。 ◇尿液样本可处理为:全尿、尿上清和尿沉渣样本。	◇2~8℃,6h内进行分离、分装。 ◇分装后≤-80℃长期保存。
粪便样本	◇粪便应取新鲜标本,盛器应洁净,不得混有尿液,不可有消毒剂及污水。 ◇采集标本时应用干净的采样拭子/棉签选取含有黏液、脓血等病变成分的粪便;外观无异常的粪便须从表面、深处及粪端多处取材,其量至少为指头大小。	◇依据科研需求确定样本份数。 ◇液状粪便采集水样便或含絮状物的液状粪便约5ml;成形粪便至少取蚕豆大小粪便1块(约5g)。 ◇新鲜采集的无添加剂粪便样本应尽快送达到生物资源中心,确保2h内放入-80℃冰箱。 ◇从采集到入库超过2h,须将新鲜粪便放入有保存液的专门的粪便采集管(如OMNIgene.GUT)送样。	◇≤-80℃长期保存。
痰液样本	◇收集着自下呼吸道气管深处咳出的痰标本,采集时间一般以清晨为好,标本量应>2ml。标本应盛于清洁干燥的广口容器内,并立即盖上。 ◇收集时嘱咐患者不要将口水、鼻液等混人痰标本中以避免污染发生。 ◇痰液标本室温保存不得超过2h,4℃冰箱不得超过24h,以免细胞和细菌自溶。	◇用镊子取出痰液黏稠、密度大的部分放人已称重的EP管中,称重,合格标本的重量为0.4~0.5g。 ◇加入痰液重量四倍体积的0.1%DTT,移液器反复吹打数次,然后使用漩涡振荡器振荡10~15s。 ◇37℃水浴10min,期间可使用漩涡振荡器振荡1~5s,促进痰混匀液均匀。 ◇用300目尼龙滤网过滤痰混匀液。 ◇将滤液置离心机中,3000转/分钟、4℃离心10min;吸取2ml上清平均分装于2~5管冻存。	◇采集后4℃保存,时间≤24h内进行分装。 ◇≤-80℃长期保存。
脑脊液	◇样本采集后应转人含有EDTA和氯化钠混合液中。 ◇如果含有红细胞或颗粒物时应低温离心。 ◇采集细胞应使用专业采集方法。 ◇脑脊液细胞保存应加入保护剂(DMSO)并使用程序降温仪进行梯度降温。	◇依据科研需求确定样本份数。 ◇样本量≥3ml。 ◇分装3管,0.5~1ml/管。	◇样本置于液氮内转运。 ◇上清液-80℃长期保存。 ◇分离细胞≤-150℃长期保存。

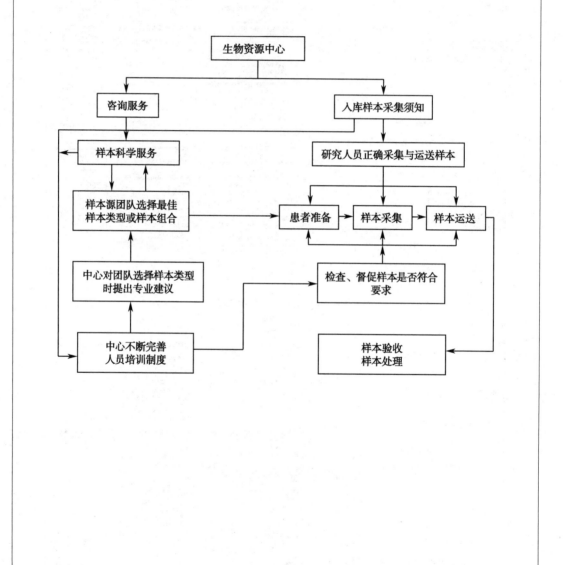

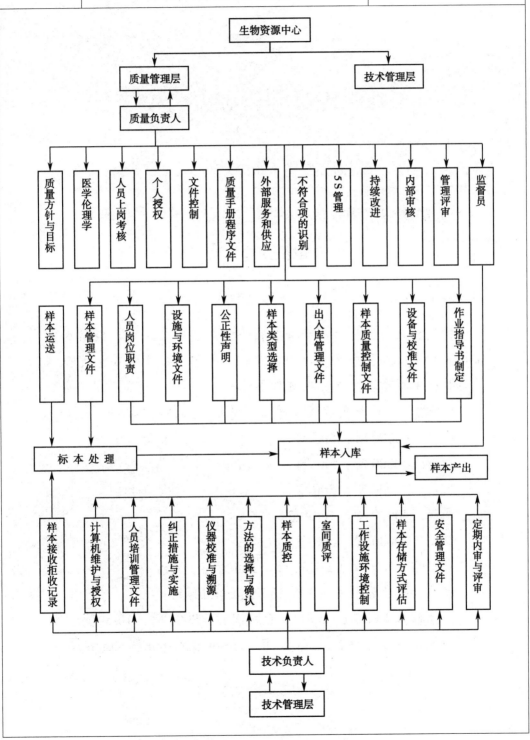

中国人类遗传资源管理办公室文件

国科遗办审字〔2019〕2083号

人类遗传资源采集、收集、买卖、出口、出境

审批决定

广东省中医院:

按照《人类遗传资源管理暂行办法》的有关规定，根据专家评审意见，经我办审核，就你单位申报的"广东省中医院院级生物样本库建库"项目批复如下:

1.同意你单位开展收集（保藏）活动。具体样本总量为:

全血: 60000管，5ml/管;

血清: 40000管，5ml/管;

血浆: 40000管，5ml/管;

尿液: 40000管，10ml/管;

粪便: 30000管，5ml/管;

分泌物（呼吸道）: 400管，1ml/管;

其他样本（鼻咽拭子）: 400管，4ml/管;

其他样本（PAXgene RNA管血液）: 8000管，10ml/管;

其他样本（组织）: 30000块，5mm长×5mm宽×5mm厚/

块；

数据信息：40000 例，2Mb/例。

2.收集（保藏）的执行期限为 2019 年 6 月至 2029 年 12 月。

请严格按照批准的内容、范围开展工作。

中国人类遗传资源管理办公室

2019 年 6 月 30 日

抄送：广东省科学技术厅。

附录八 广东省中医院生物资源中心出入库流程图

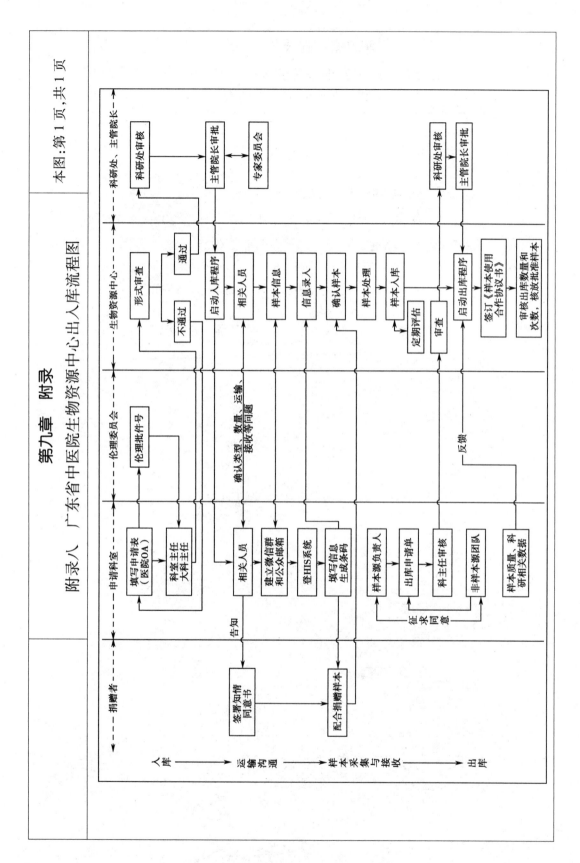

第九章　附录

附录九　广东省中医院生物资源中心工作场地平面结构图

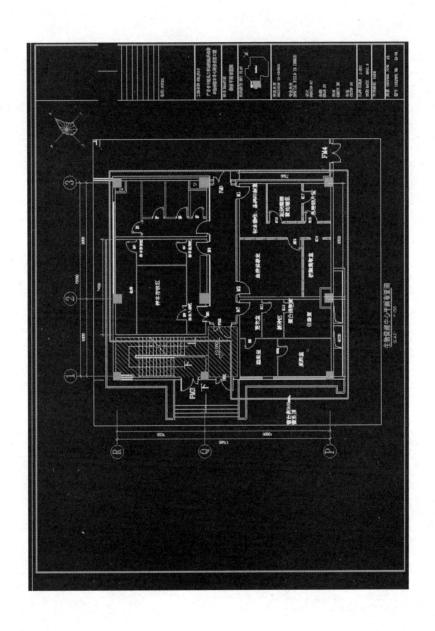

生物资源中心法律地位证明

　　广东省中医院生物资源中心隶属于广东省中医

院，广东省中医院是其法定代表单位。

　　特此证明！

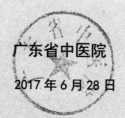

广东省中医院

2017 年 6 月 28 日

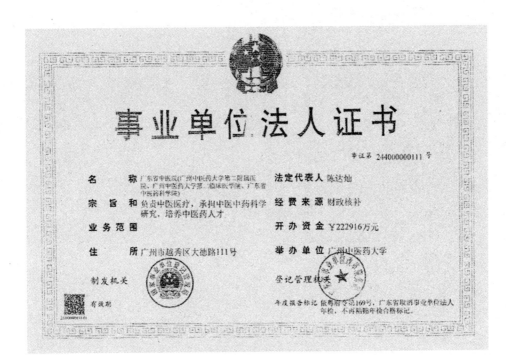

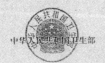

第二篇　程序文件范例

第十章　通用要求

1. 目的

    规范生物资源中心保藏活动全过程的标准、公平,确保生物资源中心各项工作的公正性。

2. 适用范围

    适用于生物资源中心所有工作人员和所有与生物资源中心相关的工作。

3. 职责

    3.1 中心主任负责保证公正性声明的建立、签署和组织实施,并对不良行为作出调查和处理。

    3.2 质量负责人负责保证公正性实施的监督。

    3.3 工作人员负责执行公正性的有关规定。

4. 程序

4.1 公正性的建立

4.1.1 由生物资源中心主任向外公布公正性声明,接收样本捐赠者、使用者和有关部门对生物资源中心活动公正性的监督。生物资源中心主任要为所有工作人员提供不受内外部不正当商业、财务或其他方面的压力和影响的环境。生物资源中心如受到这些压力而影响生物资源中心工作上的判断时,不得擅自作出决定,而应逐级向上请示。最终决策者要对其后果负责。

4.1.2 生物资源中心工作人员应树立良好的职业道德,不参与有损公正性的活动,以保证工作质量和数据结果的公正性为己任,不受任何行政和外界干预,严守保密规定,不向无关单位及个人泄露生物资源中心相关数据。确保任何团队和个人样本出入库前均需向样本库提供伦理批件和知情同意书原件或复印件。

4.1.3 外部人员申请时,应送交样本使用申请表,按照规定的流程审核并放行样本。生物资源中心工作人员不得自行接受使用样本的申请并提供样本。

4.1.4 所有记录、报告应按规定进行存档和发送。

4.2 采取措施保证公正性的执行

4.2.1 为保证数据的公正、可靠,所有生物资源中心工作人员都应具备相应的上岗资格。

4.2.2 应安排有资质的工作人员来负责样本的采集、处理、储存、运输和质量控制等。

4.2.3 要对原始采样、处理与分析记录、检验报告进行质量控制,以保证输出数据的准确与可靠。

4.3　对公正性执行的检查

　　质量负责人对公正性的实施情况进行日常工作的监督、检查,对违反公正性的行为,报生物资源中心主任并予以处理。

4.4　违反公正性行为的处理

　　若发现生物资源中心某环节出现妨碍生物资源中心公正性的活动,质量负责人应对该不良行为进行调查,形成调查结果后立即上报中心主任。生物资源中心主任根据调查结果,负责对违规人员进行相应处理。质量负责人对工作人员的不良行为及相应的处理予以记录。

1. 目的

规范保护生物资源中心各项隐私和数据信息不被泄露与侵犯,维护生物资源中心独立、诚信与公正的形象及捐赠者的合法权益。

2. 适用范围

适用于捐赠者的个人身份信息、临床治疗诊断信息和样本相关信息的保护;生物资源中心保藏活动涉及的利益相关方信息及数据保护;其他法定保密信息的保护。

3. 职责

3.1 生物资源中心主任负责隐私和数据信息保护的各项措施所需资源与责任人的落实,负责保密资料的借阅批准。

3.2 质量负责人负责各项保密措施的监督检查,向生物资源中心主任报告监督检查中发现的问题,中心主任责成质量负责人调查具体情况后,对违规人员作出处理决定。

3.3 工作人员有保护隐私和数据信息和所有权的责任。对本人从事和接触到的保密内容进行保密;制止违反保密行为,并向上级报告。

4. 程序

4.1 捐赠者个人身份信息与临床治疗诊断信息的保护

4.1.1 捐赠者的个人身份信息应去链接化,严格保管与保密,获取使用须经捐赠者同意。

4.1.2 应对捐赠者的临床治疗诊断信息进行严格的控制与保密,信息的获取应通过生物资源中心制定的申请审核程序。

4.1.3 应收集足够的信息,但不应收集非必需的信息,同时应告知捐赠者所收集信息的内容及用途。

4.2 样本相关信息的保护

4.2.1 样本相关信息是指样本在采集、处理、储存、质量控制、申请使用、运输和销毁过程中产生的所有信息,这部分信息的获取应通过生物资源中心授权访问。

4.2.2 样本相关原始数据由专人负责记录、存档、保管,未经许可,他人不得获取。不得随意放置,日常管理由产生该数据的工作人员负责,其他人员不得随意翻阅。

4.2.3 储存信息的仪器设备或计算机由专人管理,并且类似的信息管理系统应有权限使用。数据提交确认后的修改必须由产生该数据的工作人员和数据审核者共同负责,且由审核者审核通过后才能对结果进行修改。

4.3 体系文件和资料的保密

质量体系的各层文件和相应运行资料在未经中心主任同意的情况下,不得外泄。

4.4　法定保密的信息的保护

生物资源中心所有工作人员(包括进修/实习人员)必须遵守保密的相关规定。

5. 记录

BRC-PF-002-01《进修/实习人员安全告知及承诺保密协议》

进修/实习人员安全告知及承诺保密协议

BRC-PF-002-01

一、本人已知晓:

1. 进行生物样本采集、运输、处理、分装、入库、出库等日常操作,有面临潜在感染各种病原体的风险。操作时应做好个人防护,如穿工作服,戴手套、口罩和帽子等。严格按照规定将医疗废物进行医疗垃圾分级管理。

2. 操作生物样本库低温存储设备(超低温冰箱、液氮罐)及低温维持材料如干冰时,必须佩戴专用的低温操作手套,防止操作时造成冻伤。操作加注液氮时尤其需要注意穿好防护服、佩戴面罩或眼罩,防止液氮飞溅至眼睛或脸部。禁止穿短裤、裙子、拖(凉)鞋等进行液氮操作。液氮/干冰挥发后会降低空气中氧气的浓度,有导致窒息的潜在危险,操作时注意打开门窗通风。

二、本人承诺:

1. 不泄露工作中访问到的样本信息及与样本相关联的临床信息,严格遵守生物资源中心对患者/捐献者个人隐私等保密规定。

2. 进修/实习期间不使用U盘或移动硬盘等外部存储设备插入生物资源中心工作电脑做任何文字编辑工作。保证不会通过拷贝、电子邮件、社交软件或复印等各种途径/方法将实验室资料(包括电子文件和纸质文件)带出实验室。

3. 如违反上述有关要求、规定及本协议中的内容,本人自愿接受中心依据相关规定作出的处罚,并愿意承担因泄密而引发的法律连带责任。

告知人签名:　　　　　　　　　　　　　保证人签名:

日期:　　　　　　　　　　　　　　　　日期:

1. 目的

规范生物资源中心各种受控文件的编写、对内部编写的文件和外来文件进行规范的管理和控制,保证实验室现场和各部门使用现行有效的文件,防止误用失效或作废文件。

2. 适用范围

生物资源中心所有受控文件。

3. 职责

3.1　生物资源中心主任负责质量手册的编写和修改,组织相关人员编写其他体系文件,并负责审核、批准发布和作废销毁质量管理体系文件。

3.2　质量负责人负责组织人员编写和修改程序性文件和质量记录相关表格,并递交由生物资源中心主任审核批准发布。

3.3　技术负责人负责组织人员编写和修改作业指导书和技术记录相关表格,并递交由生物资源中心主任审核批准发布。

3.4　文档管理员负责相关文件的收发、归档、作废等文件管理。

4. 程序

4.1　文件的编写

4.1.1　质量手册和程序文件

生物资源中心主任组织质量手册、程序文件及其相关记录表格的编写工作。生物资源中心主任将编写的宗旨、方针以及质量目标等内容传达给相关编写人员。编写人员还须依据相关法规或技术规范的有关要求并结合生物资源中心具体情况进行各个文件的编写工作。各部分内容应当相互衔接,使质量管理体系文件成为一个完善的整体。

4.1.2　作业指导书

样本库工作人员根据质量手册和程序文件有关编写作业指导书的要求,编写作业指导书及相关记录表格,内容应符合相关法律法规或技术规范的有关要求并结合生物资源中心具体情况进行各个文件的编写。

4.2　文件的核对与审核

质量手册和程序性文件编写完成后,中心主任负责核对通用要求、组织管理和资源要求;过程要求提交给技术负责人核对,管理体系要求提交给质量负责人核对,核对后的意见返回给编写人员或被授权人员进行修改。各组长对作业指导书和相关记录表格的初稿进行核对,核对后的意见返回给编写人员或被授权人员进行修改。经核对修改后的所有体系文件均提交给中心主任审核、批准和颁布。

4.3 受控文件的排版和标识

4.3.1 页眉

页面纸张一般采用 A4 纸张。页眉内容一般为:文件标题、文件编号、文件类别、版本号、页码、生效日期等。

4.3.2 字体和段落

文件正文字体一般采用宋体,字号为五号,字间距为标准。较大条款的序号和字体采用黑体。段落首行缩进两个汉字字符,行间距为 1.25 行距。

4.3.3 文件内条款的序号

文件内条款的序号采用"1.""1.1""1.2""1.2.1"……的形式进行编号。一个条款内若干短句并列内容的序号可采用"a)""b)""c)"……的形式进行编号,短句后采用";",末短句后采用"。",序号与文字间留一定间距。

4.3.4 文件的装订和成册

文件以其文件编号为独立单元,以便于修改。放置位置要方便工作中取阅。当需要多个相关文件装订或汇集成册时,要按照文件编号顺序放置,封面要有册名,每册要有文件目录表。

4.3.5 文件的编号和版本标识

4.3.5.1 文件编号

采用"BRC—文件类别—序号"的方式编号。

第一位数:生物资源中心的英文缩写"BRC",适用于生物资源中心通用文件。

第二位数(文件类别):按英文缩写为质量手册(quality manual,QM)、程序文件(procedure file,PF)、作业指导书(standard operation procedur,SOP)、外来受控文件(external file,EF)、规章制度(regulation file,RF)。SOP 各分册采用拼音字母首位(如样本采集分册标识为 SOP-YBCJ,样本处理分册标识为 SOP-YBCL,样本质控分册标识为 SOP-YBZK,仪器操作分册标识为 SOP-YQCZ,信息管理分册标识为 SOP-XXGL)。

第三位数(文件序号):序号采用三位阿拉伯数字(如-001),根据需要也可采用四位阿拉伯数字。

4.3.5.2 文件版本的识别

内部受控文件的版本采用"A/0"表示。"A"表示第一版,"B"表示第二版,"0"表示第零次修订(未修订)。

4.3.6 表格(F 表示 form)的编排

表格(F)为相应文件的记录,并将表样放置于其正文后。其页眉和字体可以根据实际需要采取简略适用的方式。但必须包含发布部门名称、表格名称(反映记录内容)和表格编号等基本信息。为了工作方便,可适当加入其他必要信息。表格编号采用在其相应文件编号后加"F-**"。"**"表示两位阿拉伯数字。

4.3.7　档案的编排

存档文件和记录按分类编排整理,以便查阅。

4.4　文件的批准与发布

4.4.1　质量手册和程序性文件编写审核完成后,由生物资源中心主任批准、签署发布。

4.4.2　外来文件是否受控,由生物资源中心主任确认。

4.4.3　作业指导书和记录表格编写核对完成后,由中心主任审核、批准、签署发布。

4.4.4　受控文件由文档管理员加注受控标识,及时下发各相关部门,并做好分发记录。

　　注:对于向客户发放的宣传资料或手册,也是文件受控系统的一部分,同样需要有文件标识和发行日期。对这样的文件加注受控标识和进行分发登记可能不切实际,但文件上要有关于"此文件会定期评审,可能会有更改,有关最新版本的资料请向生物资源中心索取"等类似的说明。在有新版发行时,尽可能扩大宣传范围,如通过电子显示屏宣传、通过医院内部行政网向各科室发布等。

4.5　文件的修改和改版

4.5.1　文件(包括贮存在计算机中的文件)使用人员或内审员发现不符合的地方可提出对文件的修改建议,由中心主任确认是否进行修改。一般情况下,批准人应指定原编写者修改。小的修改参照《记录控制程序》。手写修改,应在适当时间内修订成正规文件,收回原文件并加盖作废标志。

4.5.2　生物资源中心质量手册和程序文件通常依据标准更新。

4.5.3　生物资源中心主任应在变更、修改的内容较多或其他原因需要改版时进行版本更换;各分册作业指导书通常在操作流程依据标准更改、试剂更换或其他原因需要改版时改版。文件改版后应及时收回原文件,加盖文件作废标志;同时发放改版后的新文件。

4.6　受控文件管理要求

4.6.1　文件的管理分受控文件管理和非受控文件管理两类。受控文件应在《受控文件一览表》里登记以便控制,适用时,应有唯一性标识和/或加盖受控章,受控标识由文档管理员负责处理。非受控文件不在《受控文件一览表》里登记,没有受控标识。

4.6.2　内部编写的受控文件一份作为副本(不限于纸质版)保存在生物资源中心档案库中,另一份为现行文本发放至相关岗位。各组内的受控文件由组长负责管理,并保证在工作现场易于取阅。外来受控文件一般保存在档案库中,由文档管理员负责管理。

4.6.3　受控文件的分发应在《文件分发管理登记表》进行登记,记录分发号,适用时加盖受控标识。

4.6.4　外来文件须由生物资源中心主任确认是否受控,受控则在《受控文件一览表》登记。

4.6.5　文档管理员应建立一个现行受控文件清单,以方便检索、管理。

4.6.6　受控文件的副本和现行文本应安全保管,保证不变质、不涂抹,不破损、不丢失。

4.6.7　受控文件未经生物资源中心主任批准不得复制、外借、外传。文件和资料的借阅由文档管理员在《文件借阅登记表》上登记,并定期归还。

4.6.8　本生物资源中心人员离职或离岗时应交回所持有的文件。

4.7　废止文件的处理和销毁

4.7.1　各组普通监督员应监督该组使用的文件是否有效,如发现存在已经作废的文件,应尽快通知文档管理员予以处理。

4.7.2　文档管理员负责收回旧版本文件或无效文件,并做好记录。

4.7.3　未被销毁的作废文件,由文档管理员标注上红色的"作废"标记,并且必须放置在非使用场所,以防止误用。

4.7.4　对需要销毁的文件,由文档管理员填写《文件销毁申请/记录表》,经生物资源中心主任审核批准后,由文档管理员组织至少两名科室人员负责销毁。

4.7.5　质量记录和技术记录的保存期见《记录控制程序》。计算机系统中文件的管理见《信息和数据管理程序》。

4.7.6　生物资源中心应保存一份标识清楚的受控作废文件。

4.8　文件的评审

应定期评审质量管理体系所有文件。质量负责人每12个月对《质量手册》《程序文件》及其所有记录与表格进行评审,各组组长每12个月对本组的作业指导书及其记录与表格进行评审。当需要修改时,按4.5执行。

5. 相关文件

　　BRC-PF-004《信息和数据管理程序》

　　BRC-PF-013《记录控制程序》

6. 记录

　　BRC-PF-003-F01《文件分发管理登记表》

　　BRC-PF-003-F02《受控文件一览表》

　　BRC-PF-003-F03《外来人员文件借阅登记表》

　　BRC-PF-003-F04《文件更改申请/颁布表》

　　BRC-PF-003-F05《归档记录控制清单》

　　BRC-PF-003-F06《文件销毁申请/记录表》

　　BRC-PF-003-F07《文件审核记录表》

广东省中医院生物资源中心
文件分发管理登记表

表格编号:BRC-PF-003-F01

文件名称	版本编号	领取部门	领取人	发放人	分发号	分发日期	旧版本回收	回收日期

广东省中医院生物资源中心
受控文件一览表

表格编号:BRC-PF-003-F02

文件名称	分发号	版本编号	生效日期
制表人		日期	
审核人		日期	

广东省中医院生物资源中心
外来人员文件借阅登记表

表格编号:BRC-PF-003-F03

借阅时间	借阅人	文件名称	借阅原因	批准人	归还日期	接收人

广东省中医院生物资源中心
文件更改申请/颁布表

表格编号:BRC-PF-003-F04

文件名称		文件编号	
申请更改理由: 　　　　申请人:　　　　　　　日期:20　年　月　日			
申请更改原内容			
申请更改现内容			
审核人意见: 　　　　签名:　　　　　　　　日期:20　年　月　日			
批准人意见: 　　　　签名　　　　　　　　日期:20　年　月　日			

广东省中医院生物资源中心
年　　月归档记录控制清单

表格编号:BRC-PF-003-F05

归档日期	文件名称或内容	移交人	接收人	备注

广东省中医院生物资源中心
文件销毁申请/记录表

表格编号:BRC-PF-003-F06

文件名称				版本编号	
回收日期		回收数量			
销毁理由: 申请人: 20 年 月 日					
审批意见: 生物资源中心主任: 20 年 月 日					
销毁数量		销毁人		销毁日期	

广东省中医院生物资源中心
文件审核记录表

表格编号:BRC-PF-003-F07

文件名称		版本编号	
审核内容: 			
审核结论: 			
审核者		日期	
负责人		日期	

103

第十一章 资源要求

1. 目的

    规范管理生物资源中心信息和数据的采集、传送、处理以及储存,确保信息管理系统的正常运行,信息和数据的完整、安全、规范、合规。

2. 适用范围

    生物资源中心活动全过程产生或接收的所有信息和数据。

3. 职责

3.1 医院信息处负责生物资源中心计算机软、硬件的配置审核、安装、维护、升级以及网络的安全。

3.2 样本库信息管理系统开发者应满足生物资源中心样本信息管理需求,负责其相关软件各项功能的开发和完善,并及时开展样本库工作人员操作系统的专业培训。

3.3 信息管理员在主任指导下,负责与医院信息处、信息系统开发者联系与沟通。负责信息系统的维护和保养及应急预案的制定和实施。

3.4 中心主任负责信息管理系统操作授权和所有用户的管理。

3.5 样本库工作人员负责信息和数据的采集、处理、记录,将计算机系统使用过程中存在的问题及时反馈给信息管理员和中心主任。

4. 程序

4.1 确保计算机系统环境要求

    计算机及其相关设备应放置在合适的场所。计算机设备应该清洁、维护好,并且所在场所的环境能够受控制,保持环境通风,保证其正常使用和工作方便。在发生漏电或火灾的情况下,应能及时切断相应电源,必要时能有灭火器方便使用。灭火设备可配备自动洒水系统、气体灭火系统、手提式二氧化碳灭火器或者卤元素试剂类型的灭火器等,但不建议使用干化学灭火器,防止引起腐蚀损害。所有的电线要被适当的定位和/或保护,以免受道路影响。计算机系统要充分地受保护,免受电源中断和电压波动的影响,必要时,可以使用 UPS 或相似的保护装置(如隔离变压器)以防止数据的丢失。这些保护装置最好可以定期检测以及适当的关闭包括关闭计算机装置,以保护计算机系统。

4.2 确保计算机系统安全要求

    为了充分保护计算机系统的安全性,生物资源中心主任授权样本库员工信息系统的权限,明确授权哪些人可以接触患者资料,哪些人可以出入库操作、查询患者信息或改变计算机程序,以防止无关的或非授权的用户对其进行更改或破坏。

4.2.1 只有被授权的员工才能对计算机系统中的相关文件进行管理和更改,部分员工只有浏览和常规使用的权限。任何人不得超越权限使用计算机和信息系统。原则上系统管理员才有改变计算机程序的权限,本科室工作人员有样本出入库、查询库存信息及患者资料的权限,非本科室人员只有浏览单个样本库存信息的权限(表11-1-1)。

表 11-1-1 广东省中医院生物资源中心样本库信息系统操作授权一览表

序号	功能	工作人员	文员	实习人员	系统管理员	样本库主任	课题组	采样组
1	帮助中心	√	√	√	√	√	√	√
2	编辑个人信息	√	√	√	√	√	√	√
3	标本分装模板管理	√	√		√	√		
4	标本接收处理	√	√	√	√			
5	标本类型管理	√			√	√		
6	标本信息管理	√			√	√		
7	查看/接收医嘱	√	√	√	√			
8	查看反馈意见及回复	√			√	√		
9	查看共享文件	√	√		√	√	√	
10	查看质量体系文件	√	√		√	√		
11	查看所有标本/样本	√			√	√		
12	查看标本样本回收站	√	√		√	√		
13	查看所有捐献者信息	√			√	√		
14	冻存/存储设备管理	√	√		√	√		
15	冻存盒类型管理	√			√	√		
16	考勤管理	√	√		√	√		
17	课题分装模板管理	√	√		√	√		
18	课题信息管理	√			√	√		
19	人员和办公管理	√			√	√		
20	容器类型管理	√			√	√		
21	上传知情同意书	√	√	√	√		√	
22	试剂耗材出入库管理	√			√	√		
23	条码搜索	√	√	√	√	√	√	√

续表

序号	功能	工作人员	文员	实习人员	系统管理员	样本库主任	课题组	采样组
24	统计未采集/已采集/已入库状态的标本数量	√	√	√	√	√		
25	统计未采集/已采集/已入库状态的样本数量及分类	√			√	√		
26	统计未下达/待接收状态的医嘱数量	√		√	√	√		
27	统计有知情同意书/无知情同意书的捐献者数量	√			√	√		
28	统计组织医嘱/非组织医嘱的数量	√	√	√	√	√		
29	统计存储设备使用情况	√			√	√		
30	统计科研产出记录	√			√	√		
31	统计诊断信息样本类型分类	√			√	√		
32	统计不合格标本	√			√	√		
33	统计月/年工作量	√			√	√		
34	团队管理	√			√	√		
35	样本入库管理	√	√	√	√	√		
36	样本出库管理	√			√	√		
37	样本信息管理	√			√	√		
38	样本类型管理	√			√	√		
39	样本质控管理	√			√	√		
40	仪器设备管理	√			√	√		
41	员工意见反馈	√			√	√		
42	诊断信息管理	√			√	√	√	

续表

序号	功能	工作人员	文员	实习人员	系统管理员	样本库主任	课题组	采样组
43	组织医嘱配置	√			√			
44	仪器设备使用记录填写	√	√	√	√			
45	查看团队标本信息						√	√
46	查看团队医嘱信息						√	√
47	打印团队标本的标签							√
48	递送团队标本的标签							√
49	接收团队医嘱							√
50	添加反馈意见	√	√	√	√	√	√	√
51	统计团队未采集/已采集的标本数量						√	√
52	统计团队未采集/已采集/已入库状态的标本数量						√	√
53	统计团队组织医嘱/非组织医嘱数量						√	√
54	查看团队标本信息						√	√
55	查看团队课题信息						√	
56	创建批量入库单				√		√	
57	捐献者信息管理	√			√	√	√	
58	科研产出记录填写						√	
59	随访信息管理	√			√	√	√	
60	统计团队未下达/待接收状态的医嘱数量						√	√
61	统计团队有知情同意书/无知情同意书的医嘱数量						√	
62	问题标本确认						√	

续表

序号	功能	工作人员	文员	实习人员	系统管理员	样本库主任	课题组	采样组
63	样本出库申请及查看	√			√	√	√	
64	医嘱信息管理				√	√		
65	用户账号管理				√	√		
66	标签打印机管理				√			
67	查看系统所有信息				√	√		
68	查看系统所有日志记录				√	√		
69	系统基本设置				√			
70	权限分配				√	√		
71	管理系统后台				√	√		
72	样品报告管理				√	√		

4.2.2 外来人员使用计算机须经生物资源中心负责人同意。

4.2.3 经授权使用的信息系统的个人用户和密码,必须自行妥善管理,防止他人盗用,必要时更改自己的密码。在不使用信息系统时,及时退出。密码需要一定的复杂性(如文字数字的组合),在不成功登录三次后,系统应能自动锁定该用户名。当工作人员离开计算机暂时不用系统时,系统应自动锁住用户的进入,只有输入正确密码后才可进入操作界面。

4.2.4 禁止在计算机上运行与医疗无关的程序,未经信息处许可禁止安装或卸载计算机软件。信息处负责网络系统的安全,负责杀毒软件的更新。禁止在医疗计算机上使用软盘、优盘等移动设备,以防止计算机病毒的传播。

4.2.5 如果计算机通过网络连接到外界系统如英特网等,那么应该有足够的网络安全措施确保患者数据的机密性,如使用"防火墙"和数据加密软件等。

4.3 数据录入

各组长应定期对录入信息系统的数据(包括手工录入的数据、医生工作站及实验室检测系统与本信息系统相互传输的数据)与原始数据进行比较审核,以保证数据传输的完整性,并检查在数据传输、存储以及处理过程中出现的错误。

4.3.1 如果同一数据存在多个备份,应定期对这些备份进行比较,以保证所使用的各备份间的一致性。

4.3.2 生物资源中心主任或被授权人员应定期对样本库录入信息的内容和格式的正确性进行审核。

4.3.3 信息系统有一套跟踪审核记录,对接触或修改过样本信息、控制文件或计算机程序的所有人员及操作进行记录。

4.4 数据储存备份

信息系统每天会定时对数据库数据进行自动备份,备份存储点在服务器电脑中(已配备双路电源),确保备份库存点与主体数据库能有效安全分隔。数据库数据的维护、存储和备份由信息系统开发商和医院信息处进行处理。

4.5 数据访问

4.5.1 生物资源中心应按合同协议规定提供访问所需数据和信息的服务。

4.5.2 生物资源中心应向用户提供访问可利用的生物样本目录的途径。

4.5.3 生物资源中心应保留对生物样本相关的适当数据的访问权。

4.6 软硬件维护

4.6.1 各组长每年对计算机软硬件进行一次核查,保证其功能正常,并负责日常保养,发现问题立即通知信息处维护人员进行处理,并记录。在每次备份或恢复数据文件后对系统进行检查,以确保没有发生意外改变。

4.6.2 当计算机软硬件需要变更时,如计算机的更换、信息系统程序的增减等,应由信息管理员对所需变更进行评估后决定是否推荐变更。当需要变更时,信息系统管理员应上报生物资源中心主任,由生物资源中心主任审核批准后,上报医院设备处或信息系统公司,由设备处或信息系统公司按要求进行变更。这些变更的申请记录应在系统停用后保存至少两年。

4.6.3 信息系统管理员在中心主任批准后(主任输入密码),方可进入系统管理模块,对系统进行增减或修改。但在系统后台应保留相关修改记录。所有信息系统使用者在系统修改之后和新系统安装之后都需得到足够的培训。

4.6.4 在系统数据文件恢复后,应该验证系统的完整性(操作系统、应用软件和数据库)。生物资源中心信息管理员对验证过程全程负责。不管数据中心是否在本地,当硬件或软件有故障时,所有为数据中心服务的设备都必须得到系统完整的验证。

4.7 计算机错误信息处理

生物资源中心信息管理员(或其委托人员)每个工作日均应监测计算机系统性能和运行环境以及出现的错误信息,以确保数据贮存容量和系统的性能能够满足正常的工作需求,可通过监测计算机贮存容量、网络系统和计算机反应时间以及系统资源利用的可接受阈值等。计算机错误信息来源于很多方式,而且通常预示着需要立即引起注意并纠正,错误信息包括系统错误、低磁盘空间警报、数据库错误、超出的环境影响限度等。当出现异常情况时,应上报信息处或信息系统开发人员等,请求支援解决,同时做好记录。

4.8　服务器备份

信息处应备有另一套服务器,每天备份所有信息系统数据,以保证当有意外的破坏事件(如火灾、水灾)、软件破坏和/或硬件破坏发生时,所有数据和服务可及时恢复,同时采取相应措施限制破坏事件发展。

4.9　贮存数据的媒介维护

当有贮存数据的媒介(如磁盘、光碟)时,应做适当的标记如"＊＊课题组数据磁盘"等,同时贮存于档案室相应专业组的档案里,需要时,加锁或加密以保护其免受破坏和未被授权而使用。

4.10　端口的监控

网络设备应该可以显示哪台设备用的是哪个特定端口,电线和端口可被监控以便在网络故障时能够快速找到仪器、端口等相关设备。

4.11　生物资源中心主任对计算机、信息系统的评估

生物资源中心主任每12个月应该对计算机、信息网络系统等进行评估,评估内容包括但不限于计算机软硬件与工作需求的符合性,信息系统操作的实用性,信息系统的功能包括常规使用、统计功能、行政管理、质控应用等功能,信息系统数据、患者信息传输的准确性以及风险评估等,必要时,需信息处、网络公司人员协助完成。当严重影响数据安全时,应及时处理乃至更换软硬件或信息系统。

5. 相关文件

BRC-PF-003《文件控制程序》

BRC-PF-035《突发情况应急处理程序》

6. 记录

BRC-PF-004-F01《计算机、信息系统年度评估表》

BRC-PF-004-F02《计算机、信息系统故障/变更记录表》

广东省中医院生物资源中心计算机、信息系统年度评估表

表格编号:BRC-PF-004-F01

评估时间段:		
评估内容	评估结果	评估结论
计算机软件是否符合要求?包括杀毒软件、防火墙等。		
计算机硬件是否符合要求,包括硬盘空间、网络流量、系统资源利用等?		
信息系统操作是否具可操作性?是否简单易行?		
信息系统功能是否符合要求?包括日常使用、行政管理、统计、质控应用等。		
数据信息传输的准确性是否符合要求,是否有效?包括仪器与 LIS 系统数据传输的准确性、LIS 与电脑数据/患者信息传输的准确性、LIS 与 HIS 数据/患者信息传输的准确性等。		
评估人		
审核人		

广东省中医院生物资源中心计算机、信息系统故障/变更记录表

表格编号:BRC-PF-004-F02

计算机故障(计算机 IP 地址):			
信息系统故障(系统名称):			
故障描述:			
	发现人:		日期:
故障原因分析:			
	责任人:		日期:
故障处理:□变更申请: 　　　　　□其他处理:			
	处理人:		日期:
验证方法及效果验证:			
	验证人:		日期:
审核/批准意见:			
	审核/批准人:		日期:

广东省中医院生物资源中心 程序文件	第二节　设施和 环境条件管理程序	文件编号:BRC-PF-005 页码:第1页,共6页 版本:B/0 生效日期:2018-06-01

1. 目的

规范管理样本库设施和环境条件,保障样本库工作的顺利开展,确保样本及相关数据和人员的安全。

2. 适用范围

生物资源中心所有基础设施和专用场所。

3. 职责

3.1　中心主任根据工作实际情况,负责组织规划样本库空间安排与设计,审核样本库设施和环境控制的条件。

3.2　各组长负责本实验室所在地的环境条件和设施安全管理,落实人员对设施和环境条件进行监管、维护和记录。

3.3　工作人员按要求对设施和环境进行监管、记录;质量监督员负责监督设施维护和环境条件控制情况。

4. 程序

4.1　样本库的空间布局

样本库主任根据各实验室工作性质,在不影响工作质量、质量控制程序、人员安全和对外服务的情况下,确定工作空间是否充分。否则,应向医院申请更多资源和空间。

4.1.1　样本库主任应按样本库有效运行的宗旨进行设计,使工作人员感到合理、舒适,同时有措施将伤害和职业性疾病的风险降到最低,并保护客户、员工和来访者免于受到某些已知危险的伤害。

4.1.2　相邻实验室之间如有不相容的业务活动,应采取有效分隔,防止交叉污染。各隔离区域须标识明确,如DNA提取室、RNA提取室、液氮区、冰箱区等。

4.1.3　在样本库的清洁区、半污染区、污染区以及医疗垃圾和生活垃圾等处贴上醒目标识。

4.1.4　实验室的能源、光照、通风、供水、废弃物处置设施以及环境条件应满足正常运转的要求。

4.1.5　实验室须严格按生物安全要求,在需要的地方配备生物安全柜和冲眼器等防护设备。

4.2　环境条件的控制

应建立实验室工作和存储等区域的目标温度范围和湿度范围,且须受控,确保样本和试剂的蒸发程度减小到最少,同时也为孵育温度、仪器的正常运行提供适当的环境,并且不会干扰电子设备性能。这要求所有季节里房间的温度和湿度应受控,实验室各通道不受到阻碍,地板、墙以及天花板应清洁并且受到很好的维护,工作台面、橱、抽屉和洗涤槽也应清洁并得到维护。

4.2.1　各组长负责落实人员对本组的设施及环境进行监控和记录,质量监督员监督执行情况。当发现失控时,应立即通知组长处理。若影响到仪器设备的正常运行,应立即停止相关操作,及时纠正处理。

4.2.2　每天均应对实验室、保存样品或试剂的冰箱均做好温度和/或湿度监测报警记录。工作人员应定期查看温湿度监控系统,按要求做好相关记录。实验室应尽可能采用智能温湿度监控系统,这样可省却人工登记。无论是手工登记还是智能化记录,如不符合样品或试剂贮存的温度要求时,实验室需立即查明原因,必要时将冰箱内物品转移到符合要求的冰箱内,并通知医院维修班进行处理,同时做好相应记录。当实验室条件不在检测要求范围时,应采取调节中央空调或利用加热器/除湿器/电风扇等相应措施进行帮助纠正。当环境条件无法纠正时,相关工作人员必须协助中心主任尽快向医院有关部门报告处理,并进行相应的记录。

4.2.3　生物资源中心主要工作场所温湿度控制范围见表11-2-1。如温度超标,可适度降低或升高空调温度设置或开启备用空调或使用其他升降温设备;如湿度偏大可开启空调抽湿功能、使用抽湿机等;如湿度偏小可开启加湿机,或在工作场地放置盛水容器,或用湿布对工作场所通道地面略加湿等。

表 11-2-1　生物资源中心主要工作场所温湿度控制范围表

主要工作场所	温度控制范围	相对湿度控制范围/%
超低温冰箱区	18~25℃	40~60
液氮库区	18~25℃	40~60
高内涵细胞成像室	18~25℃	40~60
样本处理区	18~25℃	30~80
DNA 提取室	18~25℃	30~80
RNA 提取室	18~25℃	30~80
蛋白质提取室	18~25℃	30~80

4.3 实验室用水

样本库用水一般分为超纯水、纯水、无菌蒸馏水。

4.3.1 用于样本的保存、检测、质控等相关操作,一般采用超纯水;试剂等稀释用水可以采用无菌蒸馏水;目前样本库的仪器设备多采用纯水。因为样本库的样本多为珍贵不可再生资源,因此对其处理操作及相关检测的水质要求较高,所以实验室用水的质量(性能),不管是内部制造还是商品化购买,均应定期监测水质。

4.3.1.1 对于超纯水,最少要监测电阻率和微生物培养。根据样本库的需要,纯水机的超纯水的水质检查包括但不限于:每天电导率检查、每月微生物培养和pH值检测,当需要时,可检测内毒素/致热源、硅酸盐和有机物污染等。

4.3.1.2 对于商品化无菌蒸馏水,做到每批号检测电导率、pH值和进行细菌培养。

4.3.1.3 当纯水机超纯水水质不符合要求时,应立即停止检测活动,验证检验质量,可通过核实质控、比对试验(横向比对和纵向比对)、准确度、精密度等方法进行验证。当质量符合要求时,可进行该批次的检测活动,但应尽快对纯水机进行处理,保证水质,该批次检测结果可以发放;当质量不符合要求时,应立即停止检测活动,马上对纯水机进行处理,待处理完成后,再次验证检验质量,合格后,方可进行检测活动,之前的标本应该重新检测、评估。纯水机失控后的处理详见《超纯水仪使用与维护操作规程》,并做好相应记录。

4.3.1.4 当商品化无菌蒸馏水失控时,应弃用该瓶无菌蒸馏水,重新开启一瓶使用。

4.4 工作场地应保持充足的照明,达不到要求时由中心主任报医院后勤处解决,以保证工作环境质量,对特殊实验室(DNA提取室、RNA提取室等)按其相关标准执行。

4.5 内务管理

工作区域要保持整洁。明确有用还是无用的东西,清理去除无用的东西。将有用的东西进行归类,相关区间和柜台进行标识,摆放整齐。对各实验室工作区域应进行定期消毒,并做好相应记录。

4.5.1 工作人员有责任和义务遵守制度并养成良好习惯,物品用后放置在指定的位置,特别是实验室反复使用的器具。

4.5.2 样本库应分配相应的存储空间,以保证样本、切片、组织块、设备、试剂、文件、手册、实验室用品、记录等安放整齐、归类正确。

4.6 样本库通讯与沟通

样本库内部的沟通应该与实验室的类型和范围相匹配,信息应该可以有效地传递到所有区域。

4.6.1 样本库内部沟通与外部沟通、交接班、例会等详见《内部沟通管理程序》。

4.6.2 样本处理与传递详见《样本及其数据运输控制程序》《样本处理和保存程序》。

4.7　双路电源和/或紧急电源

　　样本库所有电源应该满足实验室要求,功率应该足够大,以支持所有仪器设备运作,尤其是超低温冰箱区域应该有双路供电功能。具体供电要求由样本库提出需求、医院基建处实地评价和实施配置。紧急电源应该足以支撑超低温冰箱、空调、24h 待机仪器、网络信息系统、重要计算机等,以确保所有样本的保存、处理、检测的顺利进行。关键仪器设备需配备 UPS 电源,且定期由医院工程部检查。

4.8　记录归档

　　各室的设施及环境记录报告按《记录控制程序》要求归档保存。

5. 相关文件

　　BRC-PF-035《突发情况应急处理程序》

6. 记录

　　BRC-PF-005-F01《温湿度监控记录表》
　　BRC-PF-005-F02《实验室环境消毒记录表》

广东省中医院生物资源中心温湿度监控记录表

表格编号:BRC-PF-005-F01

位置	时间		1	2	3	4	5	6	7	8	9	10	11	12	13	14	15	16	17	18	19	20	21	22	23	24	25	26	27	28	29	30	31
	上午	温度																																
		湿度																																
	下午	温度																																
		湿度																																
	上午	温度																																
		湿度																																
	下午	温度																																
		湿度																																
	上午	温度																																
		湿度																																
	下午	温度																																
		湿度																																
	上午	温度																																
		湿度																																
	下午	温度																																
		湿度																																
签名	上午																																	
	下午																																	

注:该记录执行时间为上午8:00—9:00和下午16:30—17:30,查看温湿度监控系统,正常打"√",异常打"×",并填写 BRC-PF-027-F05《监控设备报警及处理记录表》。

广东省中医院生物资源中心实验室环境消毒记录表

表格编号:BRC-PF-005-F02

日期	地点	消毒方法	消毒时间	记录者

1. 目的

建立文件化程序规范生物资源中心所有服务过程中的协议文件,确保满足服务客户要求及其评审过程标准化,明确样本库具备满足客户要求的能力和资源,保证服务的顺利完成。

2. 范围

适用于样本库为客户提供服务时所有形式的合同协议的评审。

3. 职责

生物资源中心主任组织合同协议评审,负责合同协议的签署及协议的修改,并负责将修改后的协议内容或出现的协议偏离通知样本库服务对象,做好与样本库服务对象的沟通、协调。

4. 定义和术语

合同协议是指以书面或口头的形式规定有关各方之间权利和义务的协议。对本样本库而言,可以是双方签署的检测委托书、合同书、检测工作计划方案和书面、电话或口头形式达成的有文字记录的检测要求,如样本申请入库、样本使用申请等,其内容和格式都应该是以协议形式出现。

5. 程序

5.1　协议草案形成

5.1.1　样本库与样本库服务对象通过各种方式讨论达成一致内容的协议草案。

5.1.2　样本库与其他样本库通过各种方式讨论达成一致内容的委托协议草案。

5.1.3　样本库在制定协议书范本前,应先落实以下方面的问题:

　　a)样本库落实各项目在技术能力、时间、空间上的合理性和可行性;

　　b)落实样本收送人员和出入库的时间安排;

　　c)与样本库服务对象签订协议时,如与协议要素没有出入,由样本库予以确认;如与协议要素所规定的样本的状态及出入库方法有出入,或条款有增减时,则由质量负责人填写《协议评审单》,交技术负责人组织评审是否能满足样本库服务对象的要求。《协议评审单》一式两份,评审双方代表各保存一份。

5.2　协议评审和签订

5.2.1　对常规协议,样本库需在签订前,或在开始建立质量管理体系时,样本库内部而不需要外部参与,应对其现在提供的全部服务,诸如出入库流程、入库申请单和出库申请单的格式、样本采集手册、样本接收处理、样本包装运输等,就现有的人力、物力、资源、准确度、标准是否能满足要求,进行一次总的评审,确保所签订的协议合理、合法和具有可操作性,使双方的责任得到明确,审核后与样本库服务对象代表签订。并用合适的格式或条款以一定的形式发布。

5.2.2　对非常协议,诸如为满足临床需求而新开展试验项目、新药临床试验开展新科研项目、接受体检中心大型单位体检入库服务时,样本库除用常规协议的方式评审外,还要就协议的内容,评审本样本库是否具备执行能力。对于有能力执行的此类协议,由样本库主任与样本库服务对象代表签订。内容重大或涉及多个部门的非常规协议,可由医院管理部门与样本库服务对象代表签订。

5.3　协议偏离

样本库根据协议的要求进行服务,实施过程若出现偏离情况,如样本库提供服务的格式条款有所更改,应及时向样本库服务对象汇报,争取样本库服务对象的理解,对造成的影响应及时进行补救。

5.4　协议变更

对已生效协议的任何变更,样本库应对变更的内容进行重新评审。协议执行人员必须有重新评审及变更的记录,并以《协议更改通知单》的形式及时通知样本库服务对象。

6. 记录

BRC-PF-006-F01《协议评审单》
BRC-PF-006-F02《协议更改通知单》

广东省中医院生物资源中心协议评审单

表格编号:BRC-PF-006-F01

协议评审主题:
协议评审时间:
参加协议评审单位/人员:
协议评审内容记录(可附页): 　　　　　　　　　　　　　　　　　　记录人: 　　　　　　　　　　　　　　　　　　时间:
评审结果: 服务对象(盖章):　　　　　　　　　　　生物资源中心(盖章): 　　代表:　　　　　　　　　　　　　　　　代表: 　　日期:　　　　　　　　　　　　　　　　日期:

广东省中医院生物资源中心协议更改通知单

表格编号:BRC-PF-006-F02

样本库服务对象名称＿＿＿＿＿＿＿＿ 上次协议确认时间:从＿＿年＿＿月＿＿日 本次协议更改时间:＿＿年＿＿月＿＿日 更改后生效时间:＿＿年＿＿月＿＿日 协议更改原因:协议更改条款: 1. 2. 3.   服务对象(盖章):　　　　　　　　　　　生物资源中心(盖章): 　　代表:　　　　　　　　　　　　　　　　代表: 　　日期:　　　　　　　　　　　　　　　　日期:

1. 目的

规范样本库仪器设备的管理、使用和维护保养,保证仪器设备的正常安全使用,确保样本质量和试验结果准确可靠。

2. 适用范围

样本库所有仪器设备的管理、使用和维护保养。

3. 职责

3.1 中心主任负责调研、提交样本库相关仪器设备的配置需求申请给医院设备处,医院设备处报请院领导审批后负责仪器设备的采购、验收、维修、报废等管理工作。

3.2 中心主任对样本库人员使用关键仪器设备进行授权,负责审核维修申请和报废申请。

3.3 质量负责人负责仪器设备档案的建立,负责组织人员编写仪器作业指导书,负责监督检测人员对仪器的维护、保养。

3.4 仪器使用人员负责仪器设备的日常使用、质量控制和维护。

4. 程序

4.1 建立仪器档案

质量负责人负责仪器档案的建立。收集的仪器档案最少应包括(但不限于):设备标识及唯一的设备编码、仪器基本情况记录表(制造商或仪器代理商及其联系方式)、厂家三证、设备到货日期和投入运行日期、仪器安装/验收报告、设备使用部门、证实设备科研使用的设备检测/校准报告、仪器使用说明书、培训记录、维护保养记录、维修记录等。

4.2 建立仪器设备分类表

质量负责人应使用基于风险管理的方法,对所有仪器设备根据其对生物样本和关联数据的质量可能产生直接或间接的影响来进行分类,确保能够明确识别关键设备:A类:所有直接影响生物样本和关联数据质量的仪器设备,主要有深低温/超低温/低温储存容器、运输容器、离心机、信息管理系统、温湿度监控系统;B类:所有间接影响生物样本和关联数据质量的仪器设备,如生物安全柜、液体工作站等;C类:所有与生物样本科研相关的仪器设备,如高内涵细胞成像系统。详见 BRC-PF-007-F01《仪器设备一览表》。

4.3 编写仪器设备作业指导书

质量负责人负责组织编写仪器使用、校准、质量控制和保养维护的作业指导书。作业指导书的编写参见《作业指导书编审管理程序》。样本库的工作人员应该方便地得到由制造商提供的关于设备使用及维护的最新指导书。

4.4 仪器设备的安装和放置

4.4.1 仪器设备的安装与放置由样本库主任、样本库工作人员和厂家工程师共同决定。

4.4.2 对于新购进的仪器须经三方人员(经销方工程师、医院设备科工作人员及科室仪器管理人)同时在场才能开箱验机,并由工程师对仪器设备进行安装、调试,并写出书面安装、调试报告。

4.4.3 样本库应根据仪器设备相应环境要求,放置于合适的位置,以免环境因素变化对仪器设备产生影响。仪器设备的电源等条件应与制造商的要求一致,通风、照明和温度等符合制造商的要求,以保证仪器正常工作状态。仪器设备应放置在相对独立的空间,避免仪器之间相互干扰,和各种可能存在的潜在影响。

4.4.4 样本库仪器搬运应按各仪器设备说明书规定进行搬运。对精密仪器设备搬运后要进行校准或检定后方可重新投入使用。

4.5 仪器设备的使用、保养和维修

4.5.1 所有仪器设备都必须经过校准、检定或比对合格后,方可使用。

4.5.2 样本库主任对关键仪器的使用人员进行授权,并指定仪器设备责任人负责管理。

4.5.3 使用人员必须先经过培训合格,获得授权后方可上机操作。贵重精密仪器设备的年度定期维护保养和校准活动由仪器工程师执行。一般使用人员不得随意改变仪器设置或参数,必要时需对仪器设置使用权限。使用人员必须按规定程序进行操作。

4.5.4 检测人员在使用仪器的过程中必须首先检查仪器的状态和环境条件,做好质控、样本检测、日常保养,确保仪器设备处于良好的状态,并做好相应记录。仪器的校准、失控、定期维护保养以及维修等均应记录。

4.5.5 使用人员要保持仪器设备的安全工作状态,包括检查电气安全,紧急停止装置,以及由授权人员安全操作及处置化学、放射性和生物材料。在设备使用、修理或报废过程中,应进行消毒,注意减少环境污染,必要时使用防护用品。在涉及关键仪器的去污染问题时,可向仪器的工程师请教消毒的方法或由专业人员进行消毒,以确保仪器既能正常、安全地使用,又能去污染。

4.5.6　仪器设备发生故障后,应停止使用,同时这些仪器设备应予以隔离以防误用,或加以标识以清晰表明该设备已停用,由相关技术人员或供应商工程师进行维修。当需要换零配件时,上报样本库主任审核,医院设备处批准。对涉及光路、比色杯、加样针、试剂针、仪器管道等可能影响检测质量的故障维修,维修后应经校准、验证或检测表明其达到规定的可接受标准后才能重新使用,并做好记录。

4.6　标识管理

4.6.1　样本库的每件仪器设备均应有唯一性标识,并张贴在仪器设备的醒目处。标签的内容包括:仪器设备统一编号、名称、型号、负责人等。仪器设备编号采用"汉语拼音缩写—序号"进行编号,序号为两位阿拉伯数字,如"SWZY-01"表示生物资源中心第01号仪器设备。

4.6.2　样本库的重要仪器设备均应有状态标识。标示状态以标明仪器设备的校准或验证状态,性能是否处于正常,并标明有效期或再次校准/再次验证的日期。

4.6.3　需要检定的设备(如分光光度计、天平、离心机、酶标仪等),送有资质的计量所检定,并索取检定报告。温度计、加样器、移液管等可以部分送计量所检定,剩下部分进行自校。离心机必须由有资格的专业工程师进行校准。

4.6.4　对贵重精密仪器(如荧光定量PCR仪、荧光显微镜等)的校准,由质量负责人联系仪器工程师校准。在进行校正或校准前,对仪器进行全面的、系统的保养,然后使用校准物对仪器进行校准,并验证。由工程师出具仪器检修校准报告,以明确仪器运转良好。

4.6.5　仪器状态标识采用"三色标识",标识上注明仪器设备统一编号、名称、检定/校准/检查有效期、检定/校准/检查个人或单位。

4.6.6　任何人不得随意搬移或拆卸设备。在操作、运输、存放和使用设备的过程中,注意人员和设备的安全,防止污染或破坏。

4.7　仪器设备的报废

对简单仪器设备需要报废时(如打印机、冰箱等),应经医院维修组鉴定后,由样本库主任审核,上报医院设备处提出报废申请。对贵重精密仪器(如荧光显微镜等),经供应商工程师鉴定后,由样本库主任审核,上报医院设备处提出报废申请。同意后,办理相关报废手续。

5. 相关文件

BRC-PF-004《信息和数据管理程序》

BRC-PF-012《外部服务和供应管理程序》

BRC-PF-005《设施和环境条件管理程序》

BRC-PF-008《仪器设备检定校准程序》

6. 记录

　　BRC-PF-007-F01《仪器设备一览表》

　　BRC-PF-007-F02《仪器设备基本情况登记表》

　　BRC-PF-007-F03《仪器设备维修记录表》

　　BRC-PF-007-F04《仪器设备计划性维护记录表》

广东省中医院生物资源中心仪器设备一览表

表格编号:BRC-PF-007-F01

设备 分类	科室 编号	设备 名称	生产 厂家	品牌 型号	出厂 编号	启用 日期	位置	负责人	备注

广东省中医院生物资源中心
仪器设备基本情况登记表

表格编号:BRC-PF-007-F02

仪器名称		型号		仪器编号	
生产厂家		产地		出厂日期	
出厂编号		仪器来源		仪器原值	
位置		到货日期		接收状态	
厂家联系电话及联系人:					
主要性能参数及用途:					
验收日期		验收部门		验收人	
验收依据:					
验收结论:					

启用日期	使用部门	放置地点	负责人	备注

仪器调动记录

移交日期	移交部门	移交人	接收部门	接收人	仪器移交时状态

仪器报废记录

报废日期:	已使用年限:	折旧价值:	批准人:
报废原因:			

仪器附属设备及配件

名称	规格型号	单位	数量	用途

备注:

广东省中医院生物资源中心

仪器设备维修记录表

表格编号:BRC-PF-007-F03

设备名称 及编号	故障现象 描述	发现人	发现日期 及时间	故障原因及 维修过程结果	维修 (记录)人	处理日期 及时间

广东省中医院生物资源中心

年仪器设备计划性维护记录表

表格编号:BRC-PF-007-F04

序号	设备名称	科室编号	维护内容	计划日期	实施日期	维护人	负责人

1. 目的

　　规范生物资源中心仪器设备的检定/校准程序,保证仪器设备的正常使用,使得测量数据和检测结果具有良好的溯源性、准确性和可靠性。

2. 适用范围

　　生物资源中心仪器设备的检定和校准。

3. 职责

3.1　质量负责人负责计量所和/或厂家按期对仪器设备校准的预约和接待工作。

3.2　各组长和/或岗位人员负责参与并审核本组检测仪器的校准工作。

3.3　中心主任负责仪器设备检定/校准申请的审批。

3.4　医院设备科负责按样本库的申请联络法定计量检定所的来检或送检工作。

4. 程序

4.1　计量设备的检定

4.1.1　样本库设备管理人员收集需要检定的计量设备(如超低温冰箱、离心机、加样器、分析天平等),分类整理,报中心主任审批。

4.1.2　医院设备科负责联系法定计量检定所的来检或送检。

4.1.3　对小型计量设备(如温度计、加样器、移液管等),可以送医院设备科,然后再送计量所;对较大设备(如分析天平等),一般由计量所来样本库进行检定。

4.1.4　样本库可以制定程序,用计量所检定合格的计量设备(如温度计)来校准其他相应的计量设备。用来校准其他计量设备的校准设备的精确度不能低于被校准的计量设备。

4.1.5　样本库使用的计量设备应当都是经过检定合格或校准合格的计量设备。

4.2　检测仪器的校正与校准

4.2.1　在使用前必须经过校准鉴定合格。对测量有重要影响的仪器的关键量或值,应制定校准计划。在使用过程中,应对其进行期间核查或质量控制,以维持其校准状态的可信度。其他设备应在使用前和使用后定期对其性能进行适当评价。

4.2.2　对曾脱离样本库直接控制的设备和长期不用的设备在重新投入使用前应按规定程序进行校准或核查,确保其功能和校准状态符合检测要求。

4.2.3　在计量所不能用专业的检测仪器进行检定的情况下,由样本库与仪器工程师共同进行校正和校准。

4.2.4 对检测仪器,根据实际需要每12个月至少进行一次全面校正和/或校准。

4.2.5 对贵重精密仪器(如荧光定量PCR仪、荧光显微镜等),由质量负责人联系仪器工程师,在进行校正和/或校准前,对仪器进行全面、系统的保养。对光路、采样针、样品轨道、各机械运动进行检查、校正。由工程师出具仪器检修报告,以明确仪器运转良好。

4.2.6 使用校准品对检测仪器进行校准(或称为定标),应由样本库工作人员与仪器工程师共同进行。在校准后,工程师应当出具校准报告或说明,样本库工作人员在报告上签字证实参与校准。

4.3 检测仪器在进行校正和/或校准后,应当进行验证,以确保校正和/或校准的可靠性。

4.4 检定合格或校准合格的计量设备和检测仪器应当有明确的标识。

4.5 凡由外部机构(包括仪器厂家、计量机构等)进行的检定/校准,保存检定/校准报告,并登记《仪器设备检定/校准登记表》。

5. 相关文件

BRC-PF-007《仪器设备管理程序》

6. 记录

BRC-PF-008-F01《仪器设备检定/校准登记表》

广东省中医院生物资源中心
_____年度仪器设备检定/校准登记表

表格编号:BRC-PF-008-F01

设备编号	设备名称	计划检定/校准时间	执行检定/校准时间	核收人	备注

1. 目的

　　建立程序有计划地对参与样本库活动的相关人员进行培训和考核,确保其业务能力和/或技术水平能满足生物资源中心质量体系持续运行的要求。

2. 适用范围

　　与样本库质量活动有关的全体工作人员。

3. 职责

3.1　中心主任负责人员的配备和考核评估,批准《员工年度培训计划表》,安排人员的内、外部培训。

3.2　质量负责人负责《员工年度培训计划表》的编制,并组织实施。

3.3　档案管理人员负责建立和管理人员档案,并将相关员工记录及时归档。

4. 程序

4.1　样本库人员配备及资格确认

4.1.1　根据有关规定和工作需要,确定样本库的各岗位设置和任职条件。

4.1.1.1　中心主任应依据医院可持续发展的战略目标,对样本库人力资源的总量、素质和结构进行规划、系统配置,并确定实验室所有人员的资格和责任。确保在考虑数量时,能够有足够人员以满足所开展工作的需要及履行质量管理体系相关职责;在考虑岗位职责时,无论负责人、还是工作人员,都能任用最合适的人员去从事相应岗位;在制定人员的资格要求、权利、义务、任用和奖惩制度时,能因岗设人,知人善任。通过合理的优化配置和合理流动,使人力资源的使用效率最大化。

4.1.1.2　质量负责人和技术负责人应由具有中级以上专业技术职务任职资格,从事样本库工作至少3年的人员担任;样本运输组、样本采集组、样本处理组组长应具有初级及以上技术职称,医学检验专业背景,或医学相关专业背景并取得生物样本库岗前培训证书,2年相关专业工作经验;样本管理组和样本科学组组长应具有中级及以上技术职称,医学检验专业背景,或医学相关专业背景并取得生物样本库岗前培训证书,3年相关专业工作;样本库专职工作人员应具有专科及以上学历,医学相关专业背景,通过生物样本库岗前培训。

4.1.2　样本库各岗位职责见《质量手册》《组织和管理》。

4.1.3　通过查看有关证书、聘用考核、年度工作考核确认每人的任职资格。

4.1.4　根据每人的任职资格情况,确定各岗位人员,并对特定的岗位人员资格进行授权。

4.1.5　对新上岗人员根据岗位任职条件对其进行岗位资格考核、确认。

4.1.6 当岗位或岗位任职条件发生变化,应经再培训后,重新进行考核确认。

4.2 样本库人员能力评估

4.2.1 评估时间

每年对全体人员进行一次能力评估。

4.2.2 评估内容(包括但不限于以下内容)

4.2.2.1 掌握本组工作流程。

4.2.2.2 掌握本组各类文件,如SOP文件,应能正确填写各类记录。

4.2.2.3 能按照SOP文件对本组的各台仪器设备进行操作,熟悉维护保养程序。

4.2.2.4 能按岗位职责顺利完成每天的日常工作。

4.2.2.5 能在工作中贯彻质量意识,掌握科室质量体系文件运行。

4.2.2.6 掌握生物安全知识。

4.2.2.7 各组有特殊技能要求,可由组长自行增加评估内容。

4.2.3 评估程序

4.2.3.1 中心主任负责对各组员工能力进行评估,评估方式以问答式交谈、保藏活动现场考核、试卷考核等。

4.2.3.2 中心主任对质量负责人、技术负责人、组长进行评估,评估可以工作汇报形式进行;全体员工对质量负责人、技术负责人、组长进行无记名年度能力与工作业绩评估。

4.2.3.3 文档管理员将评估结果归入员工档案。

4.3 样本库人员培训

4.3.1 新员工入职培训

4.3.1.1 入岗前培训

由生物资源中心主任安排人员向新员工介绍组织及其将要工作的部门区域、岗位职责和权限,明确聘用的条件和期限以及医德医风、单位科室的规章制度和文化理念,同时对新员工进行生物安全、消防安全、应急事件管理等问题的宣教,最后通过重点讲授和阅读的方式,要求新员工了解科室整套包括质量手册、程序文件及作业指导书在内的体系文件的运行。

4.3.1.2 在岗培训

由新员工所在岗位负责人根据岗位的技能要求对新员工进行评估,根据评估结果指定专人进行培训指导,可采取日常工作的一对一指导。新员工完成信息系统和仪器设备的操作培训,获得授权批准人签字生效的《信息系统操作授权书》和《仪器设备操作授权书》后,方可进行信息系统和相关仪器设备的日常操作。

4.3.1.3 考核

中心主任可根据新员工入职培训情况进行必要的考核。文档管理员将考核结果归入员工档案。

4.3.2　人员培训

4.3.2.1　培训计划

　　a)根据各岗位任职条件的要求,中心主任拟定各层次工作人员的继续教育计划;

　　b)质量负责人负责编制《员工培训年度计划》,并提呈中心主任批准后实施;

　　c)未列入年度计划的,由质量负责人提出临时培训申请,填写《员工培训申请表》,经中心主任批准后实施。

4.3.2.2　培训方式

　　a)各对口衔接内部举办的业务学习活动;

　　b)由生物资源中心组织举办的各种专项讲座、专项培训或专业学术报告会;

　　c)安排外出专业学习、学术交流会、进修的培训。

4.3.2.3　培训内容

　　a)人员管理培训,内容包括生物安全防护、法律、法规、内务管理规定、医疗废物处理规定等;

　　b)人员专业培训,内容包括生物样本库国际标准化知识、与之工作相关的专业知识和专业技能等。

4.4　员工技术档案

4.4.1　样本库工作人员应及时填写并更新各自的《职工个人技术档案卡》。

4.4.2　档案管理人员负责个人技术档案和培训考核等记录的管理。

4.4.3　员工的培训考核记录应报样本库负责人签字审核后归档保存。

4.4.4　《职工个人技术档案卡》至少应包含以下内容的复印件,但不限于:学历证明、证书;专业技术资格证书;继续教育及成绩记录;主要专业技术业绩、成果、发表的论文、著作;重大质量事故记录;以前用人单位评语;中心主任对其能力、资格的确认记录及相关授权记录;工作人员健康状况记录(包括接触职业危害的记录和免疫接种的情况)等。

5. 记录

　　BRC-PF-011-F01《员工培训申请表》

　　BRC-PF-011-F02《员工年度培训计划表》

　　BRC-PF-011-F03《员工学习/培训记录表》

　　BRC-PF-011-F04《职工个人技术档案卡》

　　BRC-PF-011-F05《新员工入岗前培训》

　　BRC-PF-011-F06《员工年度培训考核评估记录表》

　　BRC-PF-011-F07《人员能力考核评估记录表》

　　BRC-PF-011-01《信息系统操作授权书》

BRC-PF-011-02《仪器设备操作授权书》
BRC-PF-011-03《岗位授权书》

广东省中医院生物资源中心人员培训申请表

表格编号:BRC-PF-011-F01

培训内容及目的:		
参加人员:		
培训时间:　　　　天,　　　学时	培训地点:	
培训单位:	发证单位:	
培训费用:		
考核方法:□笔试　　　□口试　　　□实际操作　　　□其他方式		
中心主任意见		
科研处意见		
主管院长意见		

广东省中医院生物资源中心人员年度培训计划表

表格编号:BRC-PF-011-F02

序号	主讲人	培训专题内容	计划培训时间	实施情况

策划人:　　　　　审核人:　　　　　批准人:　　　　　日期:

广东省中医院生物资源中心人员学习/培训记录表

表格编号:BRC-PF-011-F03

培训时间		培训老师	
培训地点		培训方式	
培训主题			
培训内容			
人员签到			
组织部门 效果评价			
对培训后 能力评价			

中心主任:　　　　　　　　　　　　　　　　　　　　　日期:

广东省中医院生物资源中心职工个人技术档案卡(一)

工号:　　　　　　　　　表格编号:BRC-PF-011-F04

第1页,共5页

姓名		性别		出生年月		照片
民族		籍贯		职务		
职称		专业		最高学历		
政治面貌		手机		最高学位		
身份证号				家庭电话		
住址/邮编						
E-mail						
社会团体/ 学术机构 任职情况						

学习经历(从初中起,包括成人教育和非学历、学位教育)		
起止时间	学校名称及专业	备注

工作经历(包括非检验专业工作经历)		
起止时间	工作单位及所在部门	职称/职务

广东省中医院生物资源中心员职工个人技术档案卡(二)

工号:　　　　　　　　　　　　表格编号:BRC-PF-011-F04

第2页,共5页

姓名		性别		最高学历		职称/职务	
培训	培训起止时间及地点		培训内容			主办单位及学分	
	注:包括参加学术会议及来本院前的培训记录						
奖惩 记录	奖惩时间		奖惩原因			奖惩部门及级别	
	注:包括获得的各种荣誉称号及来本院前的奖惩记录						
教学 记录	时间		讲授内容			参加对象及数量	
	注:包括各种学术讲座及来本院前的教学记录						

广东省中医院生物资源中心员职工个人技术档案卡(三)

工号:　　　　　　　　　　　　表格编号:BRC-PF-011-F04

第3页,共5页

姓名		性别		最高学历		职称/职务	

一、科研论文(杂志级别指 SCI 等收录期刊、权威核心期刊、科技核心期刊、统计源期刊等,除三大索引外,其他期刊论文只登第一作者。)

序号	题目、杂志名称、年、卷(期)、起止页		杂志级别		排名	

二、著作

序号	书名	出版社	出版时间	编写地位	编写页码或字数	

三、成果(成果编号含时间和排名)

序号	成果名称		鉴定水平		获奖部门、等次及编号	

四、课题

序号	课题名称		任务来源	时间	排名	

广东省中医院生物资源中心员职工个人技术档案卡(四)

工号:　　　　　　　　　　表格编号:BRC-PF-011-F04

第4页,共5页

姓名		性别		最高学历		职称/职务	

专业轮转记录			
起止时间	专业组	起止时间	专业组

专业授权记录		
授予权限	授权时间	授权人

可另附授权书

广东省中医院生物资源中心员职工个人技术档案卡(五)

工号:　　　　　　　　　　表格编号:BRC-PF-011-F04

第5页,共5页

姓名		性别		最高学历		职称/职务	

免疫时间	免疫类型	免疫时间	免疫类型

健康体检记录				
健康体检时间	色盲检查结果	ALT 结果	免疫状况	体检结论

137

广东省中医院生物资源中心新员工入岗前培训记录

表格编号:BRC-PF-011-F05

本人于_____年____月____日上午/下午接受生物资源中心主任对我入岗前职业道德、医德医风、医院文化理念、医院及科室的规章制度、生物安全、消防安全、应急事件管理、自我提升等相关内容培训和教育。通过培训和教育,本人已经知晓,并决心做到:

1. 生物资源中心是院级公共服务平台,应力保生物样本保藏工作公正、公平、合法、合规、守密,感动服务,主动服务,即日起始终坚持廉洁从业,守好底线,认真走好人生路。

2. 始终将医院文化和科室文化紧密结合起来,做一名做事有回复,肯担当,能负重,有诚信的员工。

3. 培养风险管控能力,强化安全意识,做好日常工作中生物安全、生物安保、应急管理措施,保护好自己,保护好样本及其相关信息。

4. 携手团队实现中心的质量方针、质量目标,熟悉四级体系文件,按文件要求工作,正确填写质量记录,及时保存质量记录。

5. 牢记自己的岗位职责、聘用的条件和期限,内外兼修,不断提升自己,做好短中长期人生规划,努力让自己的今天比昨天进步。

6. 遵守院规院纪,心怀团队,尊敬领导,团结同事,服从安排,不做有损于团队的事,不结党营私,不拉帮结派。违犯者将送医院人事处另外安排工作。

通过培训和教育,本人今后将铭记:

1. 站位要高。站位,体现你对未来的把握。无奋斗,不青春。工作不养闲人,团队不养懒人。入一行,先别惦记着赚钱,先学着让自己值钱。赚到知识、经历、阅历后,就能赚钱。

2. 格局要大。格局,体现你对世界的认识。格局太小,纠结的都是鸡毛蒜皮。让你悔恨提高不了自己人生高度的原因只能是:一个本该拼搏的年纪,却想的太多,做的太少。真正改变你的人,其实就是你自己,付出行动吧!

3. 心胸要广。心胸,体现你对他人的态度。严于律己,宽以待人,受点委屈是正常的。要坚持用宽容的心去对待生活;用快乐的心去改变生活;用感恩的心去感受生活!

4. 多读书,常锻炼。读书贵在精,锻炼贵在恒。多读书养胆、养心,爱运动健康、延生。健康不是一切,没有健康就没有一切! 读书,给生活添彩;锻炼,让人生精彩!

新员工(签名):　　　　　　　　　　　日期:

_____年度广东省中医院生物资源中心_____培训考核评估记录表

表格编号:BRC-PF-011-F06

次序	考核日期	考核成绩	评估结果	备注
1				
2				
3				
4				
5				
6				
…				

总评成绩				
统计人		审核人		日期	

备注:

1. 单次成绩:优秀(100分)、优良(90-99分)、良好(85-89分)、合格(70-84分)、不合格(≤69分)。

2. 总评成绩:优秀(平均100分)、优良(平均≥90分)、良好(平均≥85分)、合格(平均≥70分)、不合格(平均≤69分)。

广东省中医院生物资源中心人员能力考核评估记录表

表格编号:BRC-PF-011-F07

姓名		入科日期	
人员类别	□职工　□进修人员　□轮训人员　□研究生　□实习生　□其他_____		
考核目的			

考核内容	考核方式	考核结果	考核人	日期

科室意见:

　　　　　　　　　　　　主任:　　　　　　　　　　　日期:

信息系统操作授权书

文件编号:BRC-PF-011-01

_____经过生物资源中心的相关理论知识和实际操作培训,考核合格,具备信息系统以下操作权限,对其进行授权。

1.

2.

3.……

授权批准人:

日期:　　　年　　月　　日

仪器设备操作授权书

文件编号:BRC-PF-011-02

_____经过生物资源中心的理论知识和实际操作培训,考核合格,具备操作如下仪器设备的能力,对其进行授权。

仪器名称:_____,品牌型号:_____

仪器名称:_____,品牌型号:_____

仪器名称:_____,品牌型号:_____

授权批准人:

日期:　　　年　　月　　日

岗位授权书

文件编号:BRC-PF-011-03

_____经过生物资源中心的理论知识和实际操作培训,考核合格,……,对其进行授权。

授权批准人:

日期:　　　年　　月　　日

1. 目的

规范外部服务及供应,确保样本库选择并使用合格供应商的产品和得到及时可靠的服务保证;规范供应品的检查、接受、拒收、保存,避免因使用不合格试剂设备、过期试剂或因试剂短缺造成损失,从而保证样本库工作正常、准确运行及管理清晰。

2. 适用范围

样本库试剂、质控材料、标准品、日常用品等低耗品的采购、验收、使用管理,仪器设备的采购和验收,及其外部服务和供应的评价。

3. 职责

3.1 试剂耗材管理员负责试剂及低耗品的申请和管理。

3.2 设备管理员负责仪器设备的申请和管理。

3.3 中心主任批准试剂及低耗品申请单,负责向医院设备处提出设备的采购和维修申请。

3.4 医院设备处依据采购申请单负责外部服务的提供和供应品的统一采购。

4. 程序

4.1 外部服务和供应的要求及原则

4.1.1 外部服务和供应的供应商或机构应注册合法、证件齐全,其提供的产品应具有生产批准文号或进口注册证,样本库需保留这些复印件;外部服务如检定、校准等特殊服务应选择具有国家/国际确认的合格单位。

4.1.2 常用试剂、质控材料、标准品、日用品等低耗品的采购应满足质量体系的要求,服务最优,价格良好。对医院内部科室提供给样本库的服务和供应,也应对其服务和供应进行质量把关。

4.1.3 制定常用试剂、耗材要求一览表,详见 BRC-PF-012-F06《常用试剂/耗材要求一览表》。

4.2 外部服务与供应的采购申请

4.2.1 对常用试剂、耗材等低耗品的采购申请由试剂耗材管理员填写 OA 请购单,提交样本库主任批准,送医院设备处负责采购。

4.2.2 对设备维修、外部服务如检定、校准等特殊服务,应由质量负责人负责提出需求,汇总后报中心主任审核后向医院设备处提出申请。

4.2.3 对样本库设备的采购,由中心主任根据科室发展的需要和实际情况进行综合评价,向医院设备处提交申请报告,由设备处组织专家论证后,统一招标采购。

4.3 样本库设备和低耗品的采购

样本库所有实验室设备和低耗品的采购均由医院设备处执行。

4.4 设备和低耗品的验收

4.4.1 试剂和低耗品到货后,试剂管理员(或组内技术人员)需和样本库另一技术人员同时验收,验收包括但不限于核对发票和送货单上的批号、有效期、数量、规格、价格和厂家是否一致,验收后签字确认。在验收登记表上记录或者录入试剂库存信息系统。如不符合要求,应拒收。因没有按要求进行验收而产生的经济责任由负责验收的人员承担。

4.4.2 设备的安装验收

4.4.2.1 贵重仪器设备到货后,样本库配合医院设备处按合同进行验收,清点配件是否与合同一致。因没有按合同进行验收清点而产生的经济责任由责任部门承担。

4.4.2.2 对样本或试验结果有重要影响的复杂或高档仪器设备由供货方工程师进行安装、调试和校准。安装位置和环境要满足仪器本身的要求。安装调试验收合格后,由供货方工程师填写仪器设备安装调试报告。该报告中要有验证设备可提供的性能记录。样本库需要保存一份该报告或其副本。

4.4.2.3 在仪器设备验收时,要查看设备清单,注意收集其合格证、操作手册或说明书、软件资料、通过的认证资料等,用于建立档案;注意收集其配件,便于以后维修使用。

4.4.2.4 对试验结果有重要影响的分析仪器、设备,由供货方工程师或技术支持人员培训并考核我科相关检测人员对该设备的使用、维护保养和注意事项等,考核记录应妥善归档保存。

4.4.2.5 对简单设备(如恒温箱、打印机、电脑等)可由医院相关部门安装验收合格后,即可使用。

4.5 试剂保存和使用

4.5.1 试剂应严格按照试剂要求保存,并每月一次检查试剂的库存量及有效期,以便确定是否需要采购新的试剂。保存试剂的冰箱等库存系统环境应符合要求,空间足够,应每天监测库存系统的环境如温度、湿度等。

4.5.2 每次取用一个包装的试剂,使用者需要在《试剂库存管理系统》登记出库。试剂出入库系统操作详见《样本库信息管理系统工作人员作业指导书》。

4.5.3 因保存不当或保存环境监测不到位而影响试剂质量所产生的经济责任由责任人员承担。

4.6 外部服务和供应的评价

4.6.1 试剂耗材管理员对供应商进行评价,填写供应商评价表和合格供应商名录,由中心主任审批后分组存档以便请购试剂时查阅,各组长负责跟踪。对供应商的评价持续有效,如有变化应及时反馈给中心主任并修改合格供应商名录。

4.6.2 对供应商的评价,应从以下方面进行:供应商的三证是否齐全;产品的质量(使用情况、室内质控、室间质评等多方面考虑);送货的精准;供应商的服务、声誉、社会影响。评价等级采用"优(≥90分)""良(≥80分)""合格(≥60分)""不合格"。

4.6.3 对检定机构如计量所等外部服务的评价应包括其资质、服务范围、服务质量、服务的及时性、综合评价等要素。

4.7 样本库应通过外部服务和供应的机构合法经营、合格资质和产品服务等证明材料,结合样本库中常用试剂、耗材要求一览表以及样本库对外部服务和供应的评价结果等确保外部提供的过程、产品和服务满足样本库的要求,不会对样本库持续保存和供应生物样本及关联数据的能力产生不利的影响。必要时,样本库应对外部提供的过程、产品和服务采取一定的验证或其他活动。

4.8 当样本库决定利用外部提供的存储和/或鉴定活动时,应确保:根据提供的条款对此过程和全部相关的过程进行验证。外部供应商应针对该过程制定内部的审计,并基于风险管理的方法定期实施。保留这些活动的相关记录。

4.9 试剂低耗品管理员每月将请购试剂及消耗性材料进行统计,汇总后提交给中心主任审核并签字。

4.10 因外部服务和供应评价不到位而影响服务产品质量所产生的经济责任由中心管理层承担。

5. 自配试剂的管理

样本库根据实际工作的需要,可能会有少量的自配试剂。该试剂的配制方法应在作业指导书中说明,在盛装的容器上需要注明名称、浓度、储存要求、配制日期、有效期和配制人。

6. 报废试剂的管理

由于试剂超过有效期或其他客观原因导致试剂报废时,需在《试剂库存管理系统》中登记报损废,并交由文档管理员归档保存。

7. 记录的保存

上述涉及的所有记录均需要保存,但不限于纸张,可以是电子媒介(如试剂库存管理系统)。当未使用试剂库存管理系统时,可采用本程序的表格登记相关信息。

8. 相关文件

BRC-PF-004《信息和数据管理程序》
BRC-PF-006《合同协议评审程序》

9. 记录

BRC-PF-012-F01《低值、易耗、材料请购申请单》
BRC-PF-012-F02《试剂耗材使用登记表》
BRC-PF-012-F03《供应商评价表》
BRC-PF-012-F04《＿＿＿年度合格供应商名录》
BRC-PF-012-F05《外部服务机构评价表》
BRC-PF-012-F06《常用试剂/耗材要求一览表》

广东省中医院生物资源中心低值、易耗、材料请购计划单

表格编号:BRC-PF-012-F01

序号	名称	规格/型号	品牌/厂家	单位	数量	备注
1						
2						
科室负责人:				日期:		

广东省中医院生物资源中心试剂耗材使用登记表

表格编号:BRC-PF-012-F02

日期	名称	生产厂家	规格	数量	批号	有效期	使用人	审核人

广东省中医院生物资源中心供应商评价表

表格编号:BRC-PF-012-F03

产品名称	厂家	供应商	评价内容					总体 评价
			三证齐全	产品质量	送货及时	服务评价	社会信誉	
评价人			审核人				日期	

注:评价标准采用"优(≥90分)""良(≥80分)""合格(≥60分)""不合格"。

广东省中医院生物资源中心

＿＿＿年度合格供应商名录

表格编号:BRC-PF-012-F04

序号	供应商	供应产品	联系人	联系电话	评价等级

广东省中医院生物资源中心

外部服务机构评价表

表格编号:BRC-PF-012-F05

外部服务 机构名称	服务范围	资质认定情况	服务质量	总体评价	评价人	日期

主任:　　　　　　　　　　　　　　　　　日期:

广东省中医院生物资源中心

常用试剂/耗材要求一览表

表格编号:BRC-PF-012-F06

序号	名称	要求	已沟通并告知下列供应商相关要求
1			
2			

第十二章　过程要求

1. 目的

规范样本库主要工作流程(样本的采集、运输、处理、储存和使用的操作过程),确保样本库操作全过程所使用方法的准确性和标准化。

2. 适用范围

样本库所有样本的采集、运输、处理、储存和使用过程的操作。

3. 职责

3.1　技术负责人和各组组长共同负责样本库主要工作方法的选择。

3.2　各专业组组长负责组织本组所选方法的验证确认。

3.3　中心主任负责审核批准方法验证确认结论。

4. 程序

4.1　总则

样本库在对生物样本整个生命周期中进行关键活动时,应遵循相关要求,使用经过确认和/或验证的方法。

4.2　确认

4.2.1　当进行采集、运输、处理和储存等关键活动时,应确保这些方法已被确认,以确保达到预期目的。当由生物样本库来进行方法确认时,应记录并按照规定的时间保留获得的结果、确认的程序以及该方法是否满足预期用途的声明。

4.2.2　方法确认应尽可能广泛,并通过提供客观证据(以性能特征的形式)来确认预期用途的具体要求已得到满足。

4.2.3　当对已确认的方法进行更改时,应记录这些更改的影响,适当时应进行新的确认。

4.3　验证

4.3.1　应对未经修改的确认方法在使用前进行验证。

4.3.2　经生物样本库进行的验证应通过获取客观证据(以性能特征的形式)来确认该方法的设置标准已得到满足。

4.3.3　生物样本库应记录用以验证的程序和获得的结果。

4.3.4　性能验证时机:新程序常规应用前;任何严重影响程序分析性能的情况发生后,在程序重新启用前对受影响的性能进行验证;现有程序的任一要素(仪器、试剂、校准品等)变更,应重新进行验证。

5. 相关文件

《生物样本质量和能力认可准则(试行)》

6. 记录

BRC-PF-009-F01《方法确认记录表》

BRC-PF-009-F02《方法验证记录表》

广东省中医院生物资源中心方法确认记录表

表格编号:BRC-PF-009-F01

方法名称	
确认类型	□首次确认　　　□修改后确认　　　□其他
确认人员	
确认日期	
目的	
适用范围	
确认过程及结果	
结论	
核收意见	
核收人签名及日期	

广东省中医院生物资源中心方法验证记录表

表格编号:BRC-PF-009-F02

方法名称	
验证人员	
验证日期	
验证目的	
验证过程及结果	
结论	
核收意见	
核收人签名及日期	

1. 目的

　　规范样本库样本及其数据质量控制过程,确保样本库能为临床医学研究者提供高质量、标准化的生物样本及其相关信息。

2. 适用范围

　　生物资源中心所有样本操作活动的全过程。

3. 职责

3.1　生物资源中心主任负责样本库质量管理工作程序的制定与批准实施,确保样本库全体工作人员均已接受质量标准方面的培训,并定期给样本库工作人员提供指导,保证他们工作中遵守SOP以符合制度和监管的要求。

3.2　质量负责人定期检查样本采集、运输、接收、处理加工、储存和分发等工作过程的标准符合性,制定室内质控及室间质量评价计划。

3.3　技术负责人负责组织人员实施本中心室内质量控制及样本质量评估,按时全部参加BBCMBA组织的实验室间比对(EQA)活动。

4. 程序

4.1　总则

　　质量控制不应仅控制样本收集和存储过程,主要工作程序应包括设定室内质量控制和室间质量评价标准,定期对存储的生物样本进行抽样质量评估,判定这些生物样本是否达到了预期质量要求,对有质量问题的批量样本采取措施进行补救,并达到杜绝这类问题样本在样本库中再次出现的目的。

4.2　生物样本库的室内质量控制(internal quality control,IQC),是指由生物样本库工作人员,采用一定的方法和步骤,将生物样本从提出入库申请,到生物样本入库存储的整个收集、运输、处理等流程所涉及的各个环节均实行质量控制,并记录所涉及各个环节的相关数据。生物样本库IQC需要捐赠者、医生、护士、运输人员和样本库工作人员的共同参与。

4.2.1　样本接收前变量的控制。生物样本送达样本库进行处理之前,其中有多种因素决定样本的质量,即样本接收前变量。常见有生物变异(样本采集时捐赠者状态)、样本采集过程、样本经历的运输及简易处理等,均应受到关注与控制。

4.2.2　样本处理过程的控制。生物样本库首先应制定标准化的样本处理程序和操作规程,对样本处理所采用的方法进行有效的控制和规范的管理,这是样本处理过程质量控制的关键。

4.2.3　方法学性能验证。生物样本库应选择预期用途,使用经过确认的样本处理方法,并制定标准化操作规程来指导样本库所有作业。样本处理方法程序应首选体外诊断医疗器械使用说明中规定的、公认/权威的教科书或经同行审议过的文章或杂志发表的、国际公认标准或指南中的、或国家和地区法规中的程序。不管是选自哪一种规定的程序,样本库在实施前均需经过性能验证。样本库应将验证程序文件化,并记录验证结果。验证结果应由适当的授权人员审核并记录审核过程。

4.3　参加能力验证(PT)或实验室间质量评价(EQA)。样本库应创造条件积极参与中国医药生物技术协会组织生物样本库分会(BBCMBA)在全国范围内组织的生物样本库室间比对与第三方质控服务。通过对标准样品的检测结果与专业化实验室或样本库的检测结果进行对比,以验证生物样本库的实验检测方法、技术人员操作规程和仪器设备的精确性。通过监控比对及检测结果,实施并记录纠正措施。

4.4　积极申报通过 ISO20387 国家认可也是样本库质量控制的外部抓手。样本库应积极组织学习并实施《生物样本库质量和能力认可准则》,实现生物样本库建设管理和质量控制标准化。生物样本库质量认可工作程序:

　　a)提交申请。需填写认可申请书,提交相关文件材料;

　　b)材料审核。审核后发出受理/不受理通知;

　　c)以《生物样本库质量和能力认可准则》为标准,进行现场评审。评审专家提出不符合项及整改验证日期;

　　d)整改验证,汇总书面材料;

　　e)评定委员会评定认可,批准发证。

4.5　样本定期质量评估。生物样本质量评估,就是周期性地从样本库保存的所有样本中按照随机抽样的原则,通过抽取一定比例的样本进行质量检测来监测样本保持原有性质的质量稳定性,旨在评估库存中同类样本质量的变化情况,确定库存样本质量,发现问题及时对样本库各项流程进行优化并持续改进,最后达到有效提高样本库批内、批间入库样本质量的一致性。

4.5.1　生物样本质量评估工作原则:

　　a)执行者为样本库自身的工作人员,不涉及样本库以外的其他人员,也就是说评估工作是样本库内部为达到质量目标而进行的自我监控行为;

　　b)方法是定期(一般为 12 个月左右)随机抽样检测库存样本,保持样本原有性质的稳定性,也就是评价库存后的样本质量与入库前的样本质量一致性;

　　c)目的是监控并确定样本质量,持续改进样本库各项工作流程。

4.5.2　完整的样本质量评估体系。样本库储存的样本会与实际整体样本存在差异,如液体样本在采集后的运输处理过程的不同经历导致的可能变异,固体存储样本的采集部位与实际病理取材部位在组织器官内部的差异等,所以样本库实验室应尽量采用相同的标准,对固体样本、液体样本、细胞样本分别在生物样本入库前和库存中进行质量评估,判断入库样本质量。

4.6　数据的质量控制

4.6.1　样本库应确定影响生物样本质量的关键数据,实施质量控制程序。

4.6.2　样本库应明确质量控制实施的类型和频率,注重数据的准确性、完整性和一致性。

4.7　质量报告及质量反馈。所有与样本质量控制过程相关的数据均应做好记录并分析。如果不能满足既定的准则,样本库应确保将识别出的问题清晰地记录下来并传达给接受者/用户。最后在生物样本和关联数据分发过程中,书面告知接受者/用户生物样本及其关联数据可能存在的问题。应建立一个失误、事故或故障的报告、备案和跟踪机制,重视样本使用者的质量反馈也是有效提高生物样本质量的重要途径。

5. 支持性文件

　　BRC-SOP-YBCL-008《液体样本质量评估操作规程》

　　BRC-SOP-YBCL-009《核酸质量评估操作规程》

　　BRC-SOP-YBCL-010《组织样本质量评估操作规程》

　　BRC-SOP-YBCL-011《蛋白质质量评估操作规程》

　　BRC-SOP-YBCL-012《外周血单个核细胞质量评估操作规程》

6. 质量记录

　　BRC-PF-010-F01《样本质控结果分析记录表》

广东省中医院生物资源中心　　年第　　次样本质控结果分析记录表

表格编号:BRC-PF-010-F01

质控项目		质控方法		质控时间	
质控结果					
结果分析					
改进措施					
质控人			日期		
质量负责人			日期		
中心负责人			日期		

1. 目的

规范生物资源中心生物样本及其数据操作处理过程的作业指导书的编写内容、修改方式,以保证样本及其数据操作处理流程顺畅、规范。

2. 适用范围

样本库样本的采集、处理、储存和使用的整个过程。

3. 职责

3.1 各部门组长负责组织本组人员编写、审核与修改本组的作业指导书及其表格。

3.2 技术负责人负责中心所使用的作业指导书的检查与核对。

3.3 中心主任负责所有作业指导书的审核、批准与颁布。

3.4 各岗位技术人员严格按照本岗位作业指导书进行操作。

4. 程序

4.1 作业指导书编写原则

作业指导书应使用样本库工作人员都能理解的语言。与样本库质量密切相关的仪器设备以及所涉及的操作项目均应建立相应的作业指导书,以便相关操作人员在工作地点可以随时查阅。作业指导书中建立的预防性维护要求应遵循制造商的建议,如果制造商的操作手册或说明书便于工作人员理解,也可以直接采用。仪器操作卡作为文件控制系统的一部分,供操作人员在工作台上快速查阅,且同时备有对应的完整的仪器作业指导书供检索。

4.2 仪器操作卡视具体情况应包括以下内容(当可行时):

    a)文件控制标识;

    b)仪器简介和原理;

    c)适用范围;

    d)仪器环境要求;

    e)操作规程;

    f)维护保养;

    g)报警及处理;

    h)注意事项。

4.3 仪器设备的作业指导书视具体情况应包括以下内容(当可行时):

    a)文件控制标识;

　　b)目的;

　　c)仪器简介和原理;

　　d)适用范围;

　　e)仪器环境要求;

　　f)操作规程;

　　g)维护保养;

　　h)报警及处理;

　　i)注意事项;

　　j)记录。

4.4　样本采集的作业指导书视具体情况应包括以下内容:

　　a)目的;

　　b)适用范围;

　　c)定义和术语;

　　d)职责;

　　e)设备和器材;

　　f)操作规程;

　　g)注意事项;

　　h)记录。

4.5　样本处理的作业指导书视具体情况应包括以下内容:

　　a)目的;

　　b)适用范围;

　　c)职责;

　　d)设备和器材;

　　e)操作规程;

　　f)注意事项;

　　g)记录。

4.6　样本质控的作业指导书视具体情况应包括以下内容:

　　a)目的;

　　b)适用范围;

　　c)职责;

　　d)设备和器材;

　　e)操作规程;

　　f)注意事项;

g)记录。

4.7　信息管理的作业指导书视具体情况应包括以下内容:

　　a)目的;

　　b)适用范围;

　　c)职责;

　　d)操作规程;

　　e)记录。

4.8　电子手册形式的作业指导书的内容与形式等同于书面形式的作业指导书。

4.9　各种形式的作业指导书的编写、发放与修改均要符合《文件控制程序》的要求,落实程序文件相应的结构、资源、过程和质量管理体系要求的要素。按照文件控制程序要求定期评审作业指导内容的完整性和现行有效性。

5. 相关文件

　　BRC-PF-003《文件控制程序》

6. 记录

　　BRC-PF-016-F01《广东省中医院生物资源中心作业指导书评审记录表》

广东省中医院生物资源中心作业指导书评审记录表

表格编号:BRC-PF-016-F01

评审时间:
评审内容:
评审人员:
评审记录及结论: 记录者:　　年　月　日
评审结果审核: 审批者:　　年　月　日

1. 目的

　　贯彻执行《广东省中医院生物资源中心样本库建设管理办法（试行）》，规范样本库各团队样本及其数据申请入库流程，确保生物资源中心存储的科研用样本与医院建库宗旨高度一致。

2. 适用范围

　　适用于广东省中医院所有科研团队和临床科室等单位或个人。

3. 职责

3.1　科研团队和临床科室单位或个人在 OA 系统提出入库申请。

3.2　生物资源中心样本采集组组长、质量负责人、样本科学组组长负责形式初步审查。

3.3　生物资源中心主任负责批准形式审查。

3.4　医院科研处负责入库申请内容审核。

3.5　主管院长和科学委员会负责批准入库申请。

4. 程序

4.1　总则

　　知情同意即保证样本捐赠者了解并理解研究的目的和内容，并以自愿同意参加实验为原则。知情同意具有国际性，是对所有进行人体研究或人体取样调查的研究人员的伦理要求。各团队必须在获得知情同意书及伦理批件的前提下方可向生物资源中心提出入库申请。样本采集人员必须获得研究对象/参与者的知情同意，保护捐赠者合法权益的同时，保护收集者免于诉讼。

4.2　申请人入库申请提出。样本入库申请人在 OA 系统详细阅读并理解《广东省中医院样本库管理办法》后，在医院 OA 上填写电子版《广东省中医院生物资源中心样本采集申请表》，具体内容须以附件形式上传，包括已通过广东省中医院伦理委员会审查的伦理批件复印件。

4.3　科主任/大科主任签署申请意见。填写完整的申请表由申请人 OA 提交至团队负责人/科室主任、大科主任，同意后提交至生物资源中心进行形式审查。

4.4　申请书形式审查。生物资源中心进行三级形式审查，审查不合格者直接将修改意见反馈给申请者；三级初步形式审查通过后，中心主任进一步形式审查，审查发现不合格者，将修改意见反馈给申请者修改；各项形式审查核准通过后，提交至科研处审核。

4.5　科研处审核申请。医院科研处负责人在入库申请形式审查通过后，进行详细的内容审核,通过则提交主管院长和科学委员会审批。

4.6 主管院长和科学委员会审批申请。符合入库条件,符合医院建库宗旨,承诺无条件遵守《广东省中医院生物资源中心样本库建设管理办法(试行)》者,经主管院长和科学委员会批准入库申请后,可启动样本采集工作。

4.7 部分暂时尚不能完全符合入库条件和原则,但样本珍稀且对中医药研究有重大意义者,可向广东省中医院样本库专家委员会(以下简称专委会)提交论证申请。科研处定期组织科学委员会专家论证是否准予该类样本入库。论证结果须报请医院党政联席会议审批,审批同意者即可启动入库程序。

4.8 对所有审批不同意的申请,生物资源中心应将书面意见反馈给申请者。

5. 相关文件

《广东省中医院生物资源中心样本库建设管理办法(试行)》

6. 记录

BRC-SOP-YBCJ-001-F01《广东省中医院生物资源中心样本采集申请表》

广东省中医院生物资源中心样本采集申请表

表格编号:BRC-SOP-YBCJ-001-F01

申请日期		申请编号	
采集样本中医药研究方向			
采集申请人姓名		科室或团队	
样本源团队入库具体事项与中心对接指定人		联系电话	
指定人短号和微信号		邮箱	
是否有资助	□是　□否	何种资助	
通过伦理审查	□是　□否	伦理批件号	
研究计划(可附页填写)			
研究意义(可附页填写)			
技术路线	(必须有中医药研究内容,必须附页详细填写)		
预期研究目标(可附页填写)			
样本要求	临床诊断		
	入组标准		
	排除标准		
	拟采集样本之类型	□血清　□血浆　□全血　□DNA　□RNA □尿液　□粪便　□外周血单个核细胞 □新鲜组织　　□痰/诱导痰/肺灌洗液 □脑脊液　□蛋白　□其他_____	
	数量	每次能采集的最大样本(管数)量:	
拟随访或连续采集样本时间	自　年　月至　年　月共约　月		
团队负责人/科主任签名			
大科主任签名			
生物资源中心形式审查意见	样本采集组长意见_____;质量负责人意见_____; 样本科学组长意见_____。		
生物资源中心主任意见			
科研处审核意见			
院长/专委会审批结论			

1. 目的

规范样本库样本及其数据的采集流程,确保入库生物样本及其数据质量标准化,流程合法合规合理。

2. 适用范围

适用于样本库受理的所有类型的样本及其数据采集。

3. 职责

3.1　样本库主任负责审核并报科学委员会审批入库的样本采集申请。

3.2　技术负责人负责组织人员编写样本采集作业指导书,并定期对样本采集人员进行培训。

3.3　除病理组织样本需要临床和病理医生协助采集外,其他类型样本均应在样本库人员指导下,由相关医护人员或患者正确采集/留取样本。

3.4　样本库人员负责样本的现场前处理(需要时)和规范化运输。

4. 工作程序

4.1　总则

4.1.1　知情同意原则。知情同意具有国际性,是对所有进行人体研究或人体取样调查的研究人员的伦理要求。各团队必须在获得知情同意书及伦理批件的前提下方可向生物资源中心提出入库申请。样本采集人员必须获得研究对象/参与者的知情同意,保护捐赠者合法权益的同时,保护收集者免于诉讼。

4.1.2　不干扰诊断原则。不同类型的样本应有不同的采集方案,特定的研究应选择特定的方案。如应根据研究者采集样本的需求或研究方案,采集的组织样本可以有多个来源(例如外科手术或活检)。应确保科研用样本的采集不能干扰患者的诊断或治疗。

4.2　组织样本的采集

4.2.1　诊断后剩余的手术或活检样本可以被采集。经伦理委员会批准和患者知情同意,可以切取特定部分样本用做研究。必须进行病理诊断时,病理科医生应首先检查样本,以确定组织是否可以在不影响诊断完整性的前提下用于研究。

4.2.2　样本从外科到病理科或到样本库的运送过程中应保持样本新鲜而无需固定,将样本装在无菌的容器里并置容器于冰上(2~8℃)。过程是否需要无菌操作视具体情况而定。

4.2.3　在样本处理时,应避免不同样本相互接触,避免样本的交叉污染和二次污染,尽量做好器具的消毒工作,尽量使用一次性器具。在不同样本上的操作或者在同一个样本上不同位置的操作都应使用干净无菌的刀片和器具。

4.2.4　解剖员切除组织时应戴上无菌手套使用无菌器械。绝对不能将样本置于干毛巾或其他吸水的物质上进行切割,因为这会使样本迅速变干而可能破坏其价值。

4.2.5　组织样本一般直接放在有标签的、配有保护液的无菌容器里,并移交给样本库处理。如果组织需要立刻冻起来,在转送过程中就不必要加任何保存液,否则样本在冷冻过程中,表面可能会形成冰晶体。

4.2.6　要求速冻(快速降温以尽可能地减少因细胞内形成冰晶引起细胞结构破坏或防止分子结构不稳定的变化)的样本,在采集时可以在液氮罐或干冰中冷冻。若需保持样本的形态结构,则先在异戊烷(<-80℃)中预冷却,然后在液氮中进一步冷却。相关操作的时间、过程(例如采集、处理、保存、储存)等数据应被保存和追踪。

4.2.7　如诊断需要冷冻切片,样本库工作人员还需切取备用切片作质控。如果诊断剩余足量的组织样本,样本库工作人员应分出一部分组织做速冻,并选取代表性的部分制成蜡块,存于组织库。与每块蜡块配套的 H & E 切片可作样本质控。所有样本都要做好标记,所有相关数据都要做好记录。

4.2.8　在手术前用条码或捐赠者的 ID 对样本采集容器进行预先标记,以确保样本标识的准确性和对样本的跟踪。

4.3　血液样本的采集

4.3.1　储存全血样本时,首先要决定是采取抗凝血还是非抗凝血。当采集非抗凝血时,处理后的血块可作为 DNA 的来源进行基因分型和其他 DNA 相关研究;采集抗凝血时,可以产生压积细胞,作为 DNA 来源。

4.3.2　当涉及多个采血容器时,应根据抽血的优先级别来决定容器的使用顺序,临床试验的抽血顺序可能与研究者要求的顺序不同。确定哪种抗凝剂适合特定的后续研究也非常重要。具体参见《血液样本采集操作规程》等作业指导书。

4.3.3　如血液样本的采集地点远离研究地点,应考虑长时间的室温储存/运输对血液样本的细胞活力和功能的损伤。冷藏(2~8℃)可以延长血源性细胞产品的稳定性。

4.3.4　血液样本应在 24h 内处理和储存。

4.4　尿液样本的采集

4.4.1　尿液样本在采集后应被置于冰上或放入冰箱冷藏。采集容器要求无菌、干燥、50~3 000ml广口且配有防漏的盖子。

4.4.2　根据需测定的分析物来决定是否添加防腐剂。防腐剂的种类因测试的方法、保存的时间及样本的运输条件的不同而不同。

4.4.3　因为尿液中可能含有细胞和其他成分,尿样样本通常离心除去细胞核沉渣,然后对去细胞尿液和分离出的细胞颗粒进行分析和分装冷冻。

4.4.4　根据分析目的的不同,尿样样本有不同的采集方法。采集时应记录样本的采集方法。

a)首次晨尿:睡觉前排尿,起床后收集首次晨尿。首次晨尿的白细胞和红细胞或尿液激素浓度较高,最适合用于检测。

b)随机尿样:适合常规筛查和细胞学研究。

c)分级尿样:用于比较尿样和血液中分析物的浓度。因为首次晨尿含有晚餐带来的溶解物及代谢物,浓度偏高不利于比较。通常采用空腹的第二次晨尿。

d)定时尿样:可用于比较生物分子的排泄模式。典型的取样时间是每隔12h或24h。采集24h定时尿样时,在捐赠者排空膀胱后的24h内采集其所有尿样。

4.5　唾液样本采集

唾液样本可用于药物测试、艾滋病毒检测或激素水平的监测和提取DNA。采样装置包括脱脂棉签、聚丙烯涂层的聚乙醚签及石蜡咀嚼刺激物。如果要求捐赠者直接把唾液吐到容器里,就要求容器开口要大,便于采集样本。唾液可以等体积分装或离心,产生的上清和沉淀可以分析或单独存放。

4.6　粪便样本的采集

应统一规格的单独容器,采集后立即密封,采集至处理间隔最好少于30min,否则应冷藏、冷冻或放入保存液中,主要用于肠道菌群等研究。

4.7　样本信息采集

采集生物样本时,应明确需要采集的生物样本相关信息并做好记录。包括采集的日期、时间、地点和采集者以及其他任何与完成目标有关的信息(如患者/捐献者基本信息、临床信息等)。日期和时间的记录格式宜参照GB/T 7408-2085的规定。

5. 相关文件

BRC-SOP-YBCJ《样本采集分册作业指导书》

1. 目的

规范样本在运输过程中的衔接和质量保证问题,包括运输设备、容器、样本运输温度控制等管理和注意事项以及运输安全等方面的要求。

2. 适用范围

适用于样本库受理的所有需运输的样本。包括但不限于:医院内部采集后需要进行处理入库的样本;各分中心样本的转移入库;在仪器故障、动力故障或其他危及样本库安全的情况下样本的移入或移出;将样本委托或分包到其他科研机构等。

3. 职责

3.1 咨询小组组长负责样本运输人员的培训。

3.2 样本运输人员负责样本的安全保质运输。

4. 程序

4.1 法规要求

4.1.1 运输人员首先需要对运输的样本进行分类,对所运输的生物样本进行正确分类,应查询有关国际国内运输法规(49CFR)[国际民航运输组织(ICAO)及国际航空运输协会(IATA)]。

4.1.2 样本库内样本,如诊断样本、生物产品、遗传变异的生物和微生物或其他样本等,均应被视为有传染性的危险物品。生物样本所用的贮存媒介若是有毒、易燃液体、非易燃气体、腐蚀性物质也应被视为危险运输品。

4.1.3 员工参与运送危险物品前应接受相关培训。如果规定有更改,培训内容也要相应作出更改。

4.2 温度要求

样本在运输过程中会受到温度变化的影响。对高价值或对温度要求严格的样本,需要在运输的样本里配备一个温度记录装置,控制整个运输过程样本的温度。以下是典型的送样温度条件及维持温度的隔热(冷却)剂:

4.2.1 常温(20~30℃):使用隔热包装以防止样本受到极热或极冷的环境温度影响。

4.2.2 冷藏(2~8℃):装入冰块或凝胶袋(-15℃冷藏温度或应用相变物质用于冷冻运输)。

4.2.3 冷冻(-20℃):为冷冻设计的凝胶袋,-20℃或-20℃以下。

4.2.4 冷冻(-70℃):干冰颗粒、干冰块、干冰片。干冰冷冻剂被认作危险运输物品,应贴上危险物品标识符。

4.2.5 冷冻(≤-150℃)：干燥液氮罐运输。应用干燥液氮罐运输时，液氮完全吸附于多孔的材料中，置于绝缘的容器内，所以在该运输方式中，液氮被认为是一种无危险的物品，也无需受制于国际航运协会危险物品的管制条约。

4.2.6 对冷冻样本的运输需要准备足够的冷冻剂来保证温度并足以应对24h的运输延误。

4.3 湿度要求

对湿度敏感的样本，需在运输过程中控制湿度，把样本装在有干燥剂的密封袋中。

4.4 运输时间要求

4.4.1 广东省中医院内部运送。运输或短途分中心内部运输，应在样本采集后立即启动安全保质的运输，尽快送到就近样本库进行处理入库并将相关运输信息如实记录在《广东省中医院生物资源中心样本运送记录表》中。

4.4.2 外部运输，包括分中心样本的运输。对运输时间有要求的生物样本如新鲜的全血，应该交由信誉好的、能按时交货的快递公司来运输，并考虑样本装运的时间。至少在周三前发样，防止样本不能在预定交样日到达。运输时也应预计到达时间，避免在节假日到货。相关运输信息记录在《广东省中医院生物资源中心样本运输记录表》中。

4.5 样本数量

4.5.1 待运输的样本数量将影响包装类型和冷冻剂用量，要有足够的冷却剂来保持适当的样本运输温度。容器的大小应能够容纳样本及冷却剂。

4.5.2 涉及大量样本的运输，应分为多个小包装运输比较妥当。

4.6 包装注意事项

4.6.1 样本应置于冷冻剂的中间，而不是置于其上方或者下方。

4.6.2 当样本与冷冻剂放入箱子后，应把箱子内空余的位置用塑料泡沫等填充起来，防止在运输过程中样本移动。

4.6.3 清除或标记出先前运输时容易外部残留的标签。

4.7 运输条件

4.7.1 运输人员应选择合适的运送样本的包装。这包括审查所有的包装测试报告是否满足运输条规的要求。样本运输使用的包装需严格测试，该测试包括所有可能影响到样本完整性的参数，如温度、湿度、光敏、包装结构和密封性。

4.7.2 在某些情况下，对于极其珍贵的样本，样本库可以选择先发送一批与实际运输特点相近的样本进行测试，以了解包装的冷冻剂是否足够，也有助于监测运输潜在的问题。

4.7.3　对于需要跨区域进行的运输,发样者和收货者都应该在样本运输过程中对样本进行跟踪。发样者应提前告知收样者样本预计到达时间,确认其是否能够接收样本,是否有合适的贮存设备。运输危险物品时,发样者应提供24h紧急联系电话。发样者发货前应先发送发货清单,收样者每次收到样本都要填写收样确认单。

4.8　数据传输

随样本传输的数据应确保其完整性并防止侵犯数据隐私。数据传输前,应就数据的分发和接收与有关各方共同作出安排。

5. 相关文件

BRC-SOP-YBCJ-004-F01《样本采集与运送操作规程》

BRC-SOP-YBCL-014-F01《样本包装与运输操作规程》

6. 记录

广东省中医院生物资源中心

样本运送记录表

表格编号:BRC-SOP-YBCJ-004-F01

日期	团队/ 科室	出发 时间	运送人/ 工号	出发时 箱内温度	接收 时间	接收人/ 工号	接收时 箱内温度	运送样本 打包条码 粘贴处	核实	备注

注:专人运输,及时登记,接收人核实样本信息无误后在核实一列√,否则×,并备注原因。

广东省中医院生物资源中心
样本运输记录表

表格编号:BRC-SOP-YBCL-014-F01

样本提供方填写(请以传真或照片形式返回给接收方)			
样本运输日期		出发时间	
样本类型	□全血　□血清/血浆　□尿液　□核酸　□细胞　□组织　□其他		
样本数量	＿＿＿＿＿＿箱＿＿＿＿＿＿＿＿份		
运输方式	□常温运输　□低温运输　　□干冰运输　　□液氮运输		
出发地及发出单位		目的地及接收单位	
快递公司		样本运输单号	
样本负责人(签名)		样本发出人(签名)	
样本接收方填写(请以传真或照片形式返回给提供方)			
到达日期		接收时间	
接收人(签名)		接收样本数量	＿＿＿箱＿＿＿份

运输箱到达时内/外部情况评估:

1. 运输箱外部是否有破损?　□是　□否
　 具体描述:＿＿＿＿＿＿＿＿＿＿＿＿＿＿＿＿＿＿＿＿＿＿＿＿＿＿＿＿＿＿＿＿＿＿＿

2. 运输箱内是否仍有足量的冷冻剂?　□是　□否
　 具体描述:＿＿＿＿＿＿＿＿＿＿＿＿＿＿＿＿＿＿＿＿＿＿＿＿＿＿＿＿＿＿＿＿＿＿＿

3. 运输箱内的样本盒是否有任何破损?　□是　□否
　 具体描述:＿＿＿＿＿＿＿＿＿＿＿＿＿＿＿＿＿＿＿＿＿＿＿＿＿＿＿＿＿＿＿＿＿＿＿

4. 运输箱开箱时内部的实测温度为＿＿＿＿＿＿＿℃。

样本其他详细信息:(如空间不够,可补充附页)

1. 目的

规范样本库样本的验收、登记处理程序,及时发现样本采集、保存和运送过程中的不符合项,保证接收到的样本符合标准质量。

2. 适用范围

适用于样本库接收到的所有样本。

3. 职责

3.1 样本接收人员负责样本的接收、验收和登记。

3.2 样本处理组人员负责接收后合格样本的处理和保存。

4. 程序

4.1 样本的接收

4.1.1 样本库接收人员应明确本样本库接收样本的范围,非本样本库接收范围内的样本不予受理。

4.1.2 样本库接收人员将收集来的样本暂存低温冰箱进行隔离,快速对样本进行评估核收。

4.1.3 样本合格与否的鉴别要求:

a)唯一性标志是否正确无误;

b)样本与入库申请是否相符;

c)样本容器是否正确、有无破损;

d)检查样本状态和样本量,其中样本状态包括有无溶血,血清有无乳糜状,抗凝血中有无凝块等;

e)检查样本采集时间是否符合有关规定要求;

f)核查患者知情同意书及其相关样本数据是否符合规定。

4.1.4 符合上述要求的为合格样本,样本库接收人员核实无误后可确认接收。

4.2 不合格样本的处理

对样本信息不详,或标记错误,或使用抗凝剂和采血管不当,严重溶血或脂血,无知情同意或与临床信息不符等情况下,应视为不合格样本,对于因样本状态影响后续处理和使用的样本,应退回或备注该样本存在的问题。对不合格的样本,样本接收人员应填写《不合格样本记录表》,应立即与相关课题组负责人员或样本源人员沟通,及时补充或纠正。

4.3 核收样本的登记

对于样本库所有自己运回或通过其他途径运输到达的样本,在确认样本状态和数量无误之后,应对所接收的样本进行如实登记。收样记录应按规定期限保存。

4.4 接收样本的处理

核实登记后的样本,按照不同的样本类别分别进行处理后入库,详见相应样本的作业指导书。

5. 记录

BRC-PF-020-F01《不合格样本记录表》

BRC-PF-020-F02《样本属性评估表》

广东省中医院生物资源中心

不合格样本记录表

表格编号:BRC-PF-020-F01

编号	日期	样本 ID	科室/课题组	样本类型	不合格原因	处理方式	报告人

广东省中医院生物资源中心

样本属性评估表

表格编号:BRC-PF-020-F02

编号	日期	样本 ID	样本 类型	唯一性 标志	样本 范围	样本 状态	样本量	时间 要求	知情 同意	备注	评估人

注:"编号、日期、样本 ID、样本类型、备注、评估人"填写具体内容,"唯一性标志、样本范围、样本状态、样本量、时间要求、知情同意"打"√"或"×"表示符合或不符合接收要求,不符合者进一步填写《不合格样本记录表》。

广东省中医院生物资源中心 程序文件	第八节 样本及其 数据可追溯性程序	文件编号:BRC-PF-021 页码:第1页,共3页 版本:B/0 生效日期:2018-06-01

1. 目的

规范生物资源中心生物样本入库标识、样本及其数据的系统管理,确保样本及其数据的唯一性及可追溯性。

2. 适用范围

本生物资源中心所有生物样本。

3. 职责

3.1 主任负责生物样本标识规则的制定和建立;

3.2 信息管理员负责组织编写信息管理分册作业指导书,并定期对信息系统操作人员进行培训;

3.3 样本库工作人员及相关医护人员负责对生物样本活动全过程的相关信息进行记录。

4. 程序

4.1 生物样本标识

4.1.1 生物资源中心工作人员负责生物样本的接收入库程序及入库管理,在信息系统进行录入操作,并对储存样本的容器和设备进行监督管理。工作人员接收并核对样本后,必须将信息存入样本库信息系统,以便追踪库存的每一样本所处的位置和相关信息。

4.1.2 生物样本标识制定规则。生成的条码信息应包括入库日期、样本类型、住院号或者卡号、样品盒位置信息、二维码信息。

注:其中条码上的住院号或者卡号仅供广东省中医院院内研究人员使用,若需供外部人员使用,必须隐藏住院号或者卡号信息。

4.1.3 标签示例(图12-8-1)

图 12-8-1 标签图例

注:151225:入库日期(2015 年 12 月 25 日);

C10:样本类型代码(全血);1:分管号(第 1
管);12/A:样品盒位置信息(A 排第 12 管);

300 *** :住院号或者卡号。

4.1.4　样本类型对应代码表规则(表12-8-1)

表 12-8-1　样本类型对应代码表

样本类型	代码	样本类型	代码
全血	C10	尿沉渣	UD
血清	C20	单个核细胞	PBMC
血浆	C30	组织	B
血凝块	C40	蜡块	PS
全尿	UT	DNA	DNA
尿上清	NS	RNA	RNA

4.1.5　样本标签生成规则(一)

信息系统对每一个录入数据库的样本设置唯一的 ID 号,该 ID 号的生成是结合样本的临床信息与样本信息共同生成。该 ID 号生成后,将以条形码的形式贴于样本容器。选择需要打印条码的样本,点击图标打印条码,选择标签打印机,即可进行 ID 号打印。每个样本均需贴上条码标签,确保样本的信息不会丢失。

4.1.6　样本标签生成规则(二)

使用预置二维码冻存管,预置二维码冻存管底部带有二维码信息,即样本唯一 ID。通过二维码扫描仪扫描冻存管二维码信息,生成 EXCEL 文档。通过 FreezerPro 样本管理系统自带的导入 EXCEL 文档功能。扫描的二维码信息与系统录入样本一一对应。选择需要打印条码的样本,点击图标打印条码,选择标签打印机,即可进行 ID 号打印。每个样本贴上一个条码标签即可。

4.1.7　样本标签要求

当生物样本使用唯一标签时,应特别关注标签的持久性,使其符合环境要求及相关的储存条件。

4.2　生物样本及相关数据的可追溯性

4.2.1　生物样本库应确保每个生物样本及相关数据从采集、接收、处理、储存和分发、销毁的全过程具有可追溯性。并按下列方式来确保可追溯性:

a)生物样本应有适当的标识,以确保其身份在整个生命周期中均可被识别;

b)每个生物样本及相关数据都应关联到信息记录,该记录应包含其使用许可或限制的详细内容;

c)库存或追踪系统应允许对任何处理程序关联的相关信息进行注释和查询。该系统宜允许对生物样本保藏程序中的任何偏离进行标记;

　　d)应建立和维护生物样本及相关数据之间的链接,以确保这些信息可追溯;

　　e)应可随时确定生物样本及相关数据的位置;

　　f)应可随时确定已分发的生物样本及相关数据。

4.2.2　信息应方便员工获取,从而满足数据查询的需要。

5. 相关文件

　　《生物样本库质量和能力认可准则(试行)7.5-生物样本及其相关数据的可追溯性》

1. 目的

规范生物资源中心生物样本的入库储存操作流程,建立标准化入库储存管理机制,及时发现样本采集、处理中的不符合项,保证入库储存样本符合需求。

2. 适用范围

适用于样本库接收到的所有样本。

3. 职责

生物资源中心工作人员负责生物样本的入库储存操作,并在信息管理系统进行样本临床资料的记录。

4. 程序

4.1 样本入库

4.1.1 生物样本及其临床信息的入库。生物资源中心工作人员接收到合格样本,按照样本处理分册 SOP 进行标准化操作处理,分装标识完毕后将样本及其临床信息存入电子库存管理系统,以便追踪库存的每一样本所处的位置和相关信息。

4.1.2 库存系统对每一个录入数据库的样本设置唯一的 ID 号,该 ID 号的生成是结合样本的临床信息与样本信息共同生成。该 ID 号生成后,将以条形码的形式贴于样本容器上。

4.1.3 生物样本存放的每个冻存盒、冻存架、冰箱、液氮罐和室温储藏柜,都应当有特定的代码,这一代码可在库存系统上进行设置,一般是对货架、样本盒架、样本盒以及盒内的样本位置建立编号,样品的实际存放位置必须与库存系统中的设置相一致。在样本库中,每个样本的贮存位置(如冰箱、冻存架、冻存盒的行与列)必须是唯一的。

4.1.4 在样本库存管理系统中,样本的临床信息应尽量齐全,基本信息如样本捐赠者的姓名、年龄、性别、科室、诊断、患者签署的知情同意书以及样本信息。除此之外,还包括样本捐赠者的临检报告、病理诊断结果、药物治疗史等结果。贮存信息因样本采集的目的、性质及用途的不同而存在差异。由于样本库跟踪许多不同的研究样本,应考虑哪些数据保留在数据库中,哪些数据储存在与库存系统相链接的外部数据库中。

4.1.5 库存管理系统可用于追踪样本的种类、样本保存的体积、采样日期和时间、样本的采集、接收、处理方法等其他信息。

4.1.6 每次入库的生物样本,任何与样本相关信息都应录入库存管理系统,供使用者查阅。

4.1.7　样本库存管理系统应显示出已用空间与可用样本空间,应为新样本的分配预留空间。

4.2　样本储存

4.2.1　生物资源中心应根据不同样本要求的储存条件,选择合适的储存容器和设备。

4.2.2　样本处理和/或分装后按预设的储存位置放入相应的冻存盒置临时储存设备中暂存,整盒放满后,按信息系统的位置信息转移至对应的储存设备长期储存。

4.2.3　样本储存过程中应监控并记录相关过程参数,如储存容器、储存条件、日期、时间、操作者等。

4.2.4　生物资源中心应确保每份生物样本和每次储存可被追溯。

4.2.5　一旦发生影响既定储存条件的紧急事件,应按相关程序处理。

4.2.6　生物资源中心宜按规定的程序和周期定期核实库存。

5. 相关文件

BRC-SOP-XXGL-001《样本库信息管理系统工作人员操作规程》

1. 目的

  规范生物资源中心生物样本的出库使用流程,及时在库存管理系统中对样本进行追踪,以利于样本库储存空间的规划,以及保证出库样本能有效满足后续科研需求。

2. 范围

  适用于样本库存储的所有样本。

3. 职责

3.1 样本使用申请者负责提交样本出库申请及相关资料。

3.2 生物资源中心主任负责样本出库申请的形式审查。

3.3 科研处/专家委员会及主管院长负责样本出库申请的审批。

3.4 样本库工作人员负责生物样本的出库操作及相关记录。

4. 工作程序

4.1 生物样本的出库申请

4.1.1 申请人所属课题组需要将生物样本进行出库使用时,必须至少提前两周填写《样本出库申请单》,生物资源中心工作人员必须严格按照此表进行审核,不按规定申请者不予受理。

4.1.2 申请生物样本出库,需要填写申请人基本信息、研究目的、所属课题以及申请理由,对生物样本的需求描述需要明确填写疾病类型、样本类型、申请数量以及存储时间等项目。

4.1.3 申请表先交课题负责人和/或样本源负责人(当有样本共享情况时)审查,签章同意后,提交生物资源中心主任审核。

4.1.4 中心主任同意后提交主管院长和科学委员会审批,签章同意后,将申请表提交生物资源中心工作人员预约出库。

4.1.5 生物资源中心内部用于定期样本质量检测的生物样本可通过质量负责人填写《样本质量检测出库申请单》,提交出库申请,由中心主任审批。

4.2 生物样本的出库程序

4.2.1 申请人通过库存信息系统,对各种预定条件,如所属课题、样本类型等信息进行查询。从库存样本中确定需要出库的相关样本,提交出库样本清单。按照预先约定的日期前往生物资源中心,将审批通过后生物样本出库使用申请单提交给生物资源中心工作人员,进行生物样本的出库。

4.2.2　工作人员通过库存信息系统，对申请人确定需要出库的样本清单实现快速信息处理并出库。

4.2.3　申请人需要准备好运输型液氮罐或者干冰等装置，用于接收出库样本。

4.2.4　工作人员向申请人提供出库样本的《样本质量报告》，由申请人与工作人员仔细核对出库的生物样本类型、数目及相关信息，申请人在报告最后签收确认，工作人员将报告备份保存。

4.2.5　生物样本出库后，工作人员应在库存系统上及时更新，做好样本的追踪记录。

4.2.6　当液氮罐或者超低温冰箱等冷库中出现较多空位时，库存系统上可用不同颜色显示对应冻存盒的存储空置情况，然后对相应的冻存盒进行并位管理，整理出空的位置以供新的样本入库，最大程度地节省空间。

4.3　样本数据分发

4.3.1　数据的分发应依据信息和数据管理程序、样本质量报告控制程序和其他要求（如样本使用协议）进行。

4.3.2　向申请人提供相关数据时，应确保使用书面协议或具有法律约束力的文件阐明提供和使用的条件。

4.4　样本共享程序

4.4.1　生物资源中心存储的样本所有权归医院，本院职工均可申请样本共享，但提交使用申请前需与样本源负责人、生物资源中心达成共识并签订《样本使用协议书》。

4.4.2　样本源团队（含样本使用者）应及时反馈出库样本使用情况，样本质量情况，样本产出情况，样本产出与生物资源中心关联情况，每月5日前填写相关数据反馈表，确保数据共享、利益共享落到实处。

5. 相关文件

　　BRC-SOP-XXGL-001《样本库信息管理系统工作人员操作规程》

　　BRC-SOP-XXGL-002《样本库信息管理系统医护人员操作规程》

6. 记录

　　BRC-PF-023-F01《广东省中医院生物资源中心样本出库申请单》

　　BRC-PF-023-F02《广东省中医院生物资源中心样本质量报告》

　　BRC-PF-023-03《样本使用协议书》

　　BRC-PF-023-F04《广东省中医院生物资源中心样本质量检测出库申请单》

广东省中医院生物资源中心样本出库申请单

表格编号:BRC-PF-023-F01

申请时间		申请单编号	
申请人姓名		联系电话	
所属科室/团队(院外请注明工作单位)			
申请理由			
对样本需求描述	疾病类型		
	样本类型及数量		
	其他需求		
样本源负责人意见	签章:＿＿＿＿＿＿＿　　　＿＿＿＿年＿＿月＿＿日		
生物资源中心形式审查意见	签章:＿＿＿＿＿＿＿　　　＿＿＿＿年＿＿月＿＿日		
科研处/专家委员会意见	签章:＿＿＿＿＿＿＿　　　＿＿＿＿年＿＿月＿＿日		
主管院长审批意见	签章:＿＿＿＿＿＿＿　　　＿＿＿＿年＿＿月＿＿日		

广东省中医院生物资源中心样本质量报告
BIOLOGICAL RESOURCE CENTER OF GUANGDONG PROVINCIAL HOSPITAL OF CHINESE MEDICINE SAMPLE QUALITY REPORT

表格编号:BRC-PF-023-F02

地址:广东省广州市越秀区大德路 111 号　广东省广州市番禺区内环西路 55 号

申请单号:		出库时间:	
申请人:		申请科室/团队:	
出库样本类型:		出库样本数量:	

出库样本明细							
样本编号	样本名称	样本类型	样本体积	采集时间	接收时间	存储时间	存储条件

质量评估项目	质量评估描述
PBMC 检测(可选)	□同批次处理的 PBMC 储存前质量抽检活率: □不适用
样本类型及数量	
过程时间	以上样本均已确保在 24 小时内完成采集、接收、处理、储存流程,其中尿液 6 小时,含保存液的粪便 72 小时。 除外:
储存条件	以上样本储存过程中确保储存温度在控。 除外:
备注	不同的研究检测项目对样本质量要求不同,鉴于样本珍贵、反复冻融对样本的影响及尊重样本使用者意见,中心未对以上样本做出库后样本质量检测,建议样本使用者根据研究检测目的进行样本使用前的质量评估。

出库操作人:			日期:	
质检人:			日期:	
批准人:		职务:	日期:	
样本及其质量报告签收确认:			日期	

注:1. 本记录表只适用于接收到的生物样本,生物样本库不负责采集。

　2. 未经本中心书面批准,不得部分复制本报告。

广东省中医院生物资源中心样本使用协议书

BRC-PF-023-03

生物样本是不可再生的宝贵资源,是进行科学和临床研究的重要材料,对于推动转化研究具有重大意义。为了使样本物尽其用,不盲目浪费样本和资料,特签署此合作协议书。

甲方:(样本使用方)

乙方:广东省中医院生物资源中心专家委员会

甲方的权利和义务:

1. 甲方需填写样本申请单并提交科研计划书或基金项目申请书复印件。

2. 甲方使用乙方提供的生物样本获得实验结果和数据发表文章、申请专利或申报成果,必须明确注明样本来源于乙方,全称:广东省中医院生物资源中心,同时将有关情况及时反馈给乙方。

3. 甲方使用乙方提供的生物样本获得实验结果和数据发表文章、申请专利或申报成果,实验结果、数据和作者排序的注明由双方协商解决。

4. 生物样本和相关实验结果与数据仅限于科学研究使用。

5. 生物样本是不可再生研究资源,甲方应最大限度使用。

6. 乙方是一个非营利机构,生物样本的商业化是法律所禁止的。但为了维持样本库体系的正常运转,研究者需适当支付样本采集、处理和保存所需费用。本协议乙方提供给甲方血清、血浆样本　份;白细胞层　份;组织样本　份,共计样本　份,费用总计　元。甲方在审核通过后10日内将全额费用支付与乙方。

7. 甲方在利用完样本后30天内将样本质量等相关情况以书面形式(服务意见调查表)反馈给乙方。

8. 如同一科研项目提取超过审批样本数时,需重新填写申请表说明原因,并报专委会组长签署同意。

乙方的权利和义务:

1. 乙方在收到甲方申请后于每季度第三个月的中下旬进行审核,给出审核意见。

2. 乙方在收到服务费用后1周内负责发放申请表上审核通过的样本,提供样本的相关信息,但不提供有关患者身份的相关个人信息,确保患者的隐私权。

3. 甲方如对样本进行违规或不合理利用,乙方有权停止提供样本,并1年内拒绝提供给该课题组成员任何样本。

协议附件:

(甲方提供):(1)样本使用申请表;(2)伦理委员会批件;(3)科研计划书或基金项目申请书复印件;

(乙方提供):(4)样本质量报告。

本协议一式两份,双方各持一份。

其他未尽事宜,双方需协商一致,并以书面形式确定。

甲方负责人(签字):　　　　　　　　　　乙方负责人(签字):

　　　　日期:　　　　　　　　　　　　　　　　日期:

广东省中医院生物资源中心样本质量检测出库申请单

表格编号:BRC-PF-023-F04

申请时间		申请单编号	
申请人姓名		联系电话	
申请理由			
对样本需求描述	疾病类型		
	样本类型及数量		
	其他需求		
生物资源中心审查意见			
	签章:_____　_____年____月____日		

1. 目的

规范生物资源中心生物样本销毁、弃用流程,及时将废弃、销毁或退回给提供方/供体的生物样本和/或相关数据进行移除或消除,确保生物样本的有效利用和样本库的可持续运行。

2. 适用范围

适用于样本库中无利用价值样本和/或捐赠者要求撤出的样本。

3. 职责

3.1　生物资源中心质控人员负责样本的销毁及记录。

3.2　生物资源中心信息管理员负责样本相关数据的销毁。

3.3　生物资源中心主任负责样本销毁申请的审批。

4. 工作程序

4.1　建立样本定期清理机制

样本清理是审查样本并对需要清除的样本进行清除销毁的过程。由于贮存空间有限或控制成本的需要,应定期对样本进行清理。在样本采集之前就建立样本清理和销毁制度,在样本完成最初目的、不再符合研究目的或捐赠者要求撤销样本时起指导作用。

4.2　决定样本销毁的因素。很多因素可以决定是否销毁样本,具体原因如下:

1)样本所有的身份识别信息丢失;

2)设备故障导致样本不可用;

3)由于反复冻融导致样本分子结构被破坏;

4)样本关键信息丢失;

5)知情同意要求,研究设计或制度规定;

6)样本很少使用;

7)有新的研究表明样本具有生物危害;

8)采集或贮存的样本超出研究方案;

9)捐赠者不符合样本采集资格或病情变化。

4.3　样本销毁

样本清理销毁应当严格依照相关法律法规进行,并建立相关表格,包括样本相关记录以及处理原因等。样本清理记录表应与样本库的其他记录一起入档。对于特定人群来说,生物样本的销毁还要考虑到伦理问题。在某些情况下,样本库工作人员需按照当地法律、伦理及安全规则,对人体生物样本进行销毁或归还未使用的生物样本。

5. 相关文件

　　BRC-SOP-XXGL-007《样本清理销毁操作规程》

1. 目的

　　规范生物资源中心生物样本的处理和保存操作流程,建立标准化处理和保存管理机制,及时发现样本处理和保存中的不符合项,确保样本质量。

2. 适用范围

　　适用于样本库接收到的所有样本。

3. 职责

3.1　技术负责人负责组织样本处理和保存方法的确认和验证。

3.2　生物资源中心工作人员负责生物样本的处理和保存操作,并对关键过程进行记录。

4. 工作程序

4.1　样本处理

4.1.1　生物样本处理的方法应根据成文的循证方法(如国际标准)制定,或与生物样本提供者/接收者/客户协商一致的方法。

4.1.2　生物样本处理过程中应防止样本损坏、受污染或改变特性,有措施保护人员和环境的安全性。

4.1.3　应监控并记录生物样本处理程序中的关键活动,日期和时间的记录格式宜参照GB/T 7408-2005 的规定。

4.2　样本保存

4.2.1　样本采集期间的样本管理,由生物资源中心的相关工作人员协助指导临床医护人员负责。

4.2.2　样本运输过程中应根据不同的样本要求选择合适的运输设备(低温运输箱、液氮罐等)和运输介质(冰袋、液氮等)。

4.2.3　样本处理前后应保证适当的储存条件和时间,防止样本完整性及性状改变。

4.2.4　应按标准的操作规程进行样本采集、运输、接收、处理和储存,并记录过程中的关键参数,日期和时间的记录格式宜参照 GB/T 7408-2005 的规定。

5. 相关文件

　　BRC-SOP-XXGL-001《样本库信息管理系统工作人员操作规程》

　　BRC-SOP-XXGL-002《样本库信息管理系统医护人员操作规程》

1. 目的

　　建立库存定期审核程序,保证库存样本与对应数据信息的一致性,确保库存样本及其数据的完整性和准确性,为监测样本库的运行情况提供数据支持。

2. 适用范围

　　适用于生物资源中心所有库存样本及其相关信息。

3. 职责

3.1　信息管理员负责定期组织实施库存核查,并做好相关记录。

3.2　中心主任负责库存核查记录的审批。

4. 程序

4.1　总则

　　样本库的库存管理系统中存有大量累积且不断更新的数据,并涉及到样本捐赠者的隐私和保密信息,在对库存管理系统进行安全访问的同时,应定期对系统内库存样本及其相关信息、样本库软件服务器、杀毒软件以及网络安全进行审核,确保系统中数据不丢失,以维护样本捐赠者的保密信息。

4.2　定期核查

4.2.1　样本及其数据的核查。生物资源中心信息管理人员应每12个月执行一次库存样本及其数据核实,包括库存样本的数量、位置、分类统计及其对应数据的完整性和准确性。

4.2.2　数据安全的核查。数据安全是样本库信息管理中的重要部分,其包括两个方面,一方面是数据不能丢失、毁坏,这需要有较好的数据备份系统和防止恶意侵入;另一方面是防止数据在非授权的情况下,被获取、改动或泄露,特别是个人隐私数据。因此样本库信息系统应定期审核权限管理功能和操作记录功能,用于追踪数据操作中的每一步。由于数据是样本库信息管理系统最宝贵的财富,为了保证系统的数据资源不因发生意外情况而受到损失,数据应予备份,相关技术人员对于数据备份机制应予以定期查看并确保其安全。

4.2.3　样本空间管理的核查。信息系统能以虚拟化模拟显示实际存储空间(如冰箱、液氮罐等)的各级结构(包括架子、层数、冻存盒等),并设置各级存储空间的规格大小,灵活模拟和设置,不仅方便查询样本位置,更有利于空间的最大程度利用。样本库工作人员应定期审核存储装置中的空间情况,若空位较多,应对冻存盒进行并位管理,整理出空的位置以供新的样本存入。

4.3　库存核查审核

　　生物资源中心主任应及时对库存核查获得的数据及记录进行审核,并将之纳入管理评审输入。

5. 相关文件

　　BRC-SOP-XXGL-006《库存核实操作规程》

1. 目的

建立样本库生物安保和日常安全管理机制,落实样本库生物安保(如病原体/毒素泄露及误用等)、防火防盗、水电供应等日常安全问题责任到人,防止生物样本丢失、偷盗、误用、转移和有意/无意的病原体(毒素)泄露,确保生物样本保藏过程样本库工作人员的人身安全和财产安全。

2. 适用范围

适用于进入生物资源中心的所有生物样本和所有相关人员(工作人员、参观来访、实习/进修人员等)以及生物样本保藏相关的所有场所及设备、设施。

3. 职责

3.1　中心主任为生物安保和安全管理第一责任人,全面负责生物资源中心的安全管理。

3.2　安全管理员负责对日常安全的监管和巡查。

3.3　生物资源中心工作人员负责生物安保和日常安全措施的落实,并及时记录相关监控情况,发现隐患及时处置,并报中心主任通过相关途径彻底解决。

4. 程序

生物资源中心工作人员工作日轮流当值(周六日和节假日值班人员为主要责任人,负责全天的安全巡查监控,轮值当日不在岗时须落实与他人换值),每天定期巡查并在相应表格上及时进行安全记录。

4.1　消防安全工作程序

4.1.1　全体工作人员在使用电源、火源时必须遵守安全第一的规则。电源由总务处专业电工统一配置管理,不得私自乱接电源和超负荷用电。不得用两个酒精灯相互点火。不得在工作场所抽烟和使用明火。巡查人员应检查有无乱接电线等隐患,检查消防栓、灭火器是否完好、是否失效。

4.1.2　必须安全处理大型仪器和其他相关电气设备,当怀疑存在故障或者维修后,要进行检查,确保符合消防安全要求。工作人员每天下班时,对不用的设施或设备应切断电源,关好门窗,并做好相关记录。

4.1.3　积极参加医院定期进行的消防演习,确保所有人员熟悉消防知识。消防演习特别是消防逃生演习对工作人员非常重要,演习应让全体员工懂得在火灾发生时做好安全准备。演习应定期在实验室附近举行。演习内容包括但不限于检查消防安全设施是否完备与如何使用,测试全体人员是否有能力执行该设施的消防应急计划;对逃生路线进行评估,确保逃生通道和楼梯都清楚;培训所有防火门正确打开,所有防火门不因生锈关闭、被封或锁住;培训使用消防安全器材如灭火器、消防栓等。演习的结果是所有人员必须真正逃出本实验室。不能仅有个人消防安全知识的笔试/机试记录,所有人员至少一年参加一次消防演练。

4.1.4 存储挥发性溶剂的房间必须通风,特别是使用易燃液体时,必须通风以保护员工健康及防火。易燃或可燃液体或气体气瓶应远离明火或其他热源,严禁存放在走廊或通道内,存放地应有排气装置。

4.2 水电供应安全工作程序

4.2.1 配备纯水机,以备突然停水时需要蒸馏水的仪器和设备使用。在估计停水时间过长时,可由低耗品管理员向设备科申请蒸馏水备用。

4.2.2 配备双路电源或与中心用电功率相配匹的不间断电源(UPS)。应对不间断电源定期进行维护保养和校准,以保证其在紧急停电情况下的正常供电。接到停电通知后,做好停电应对措施和检查UPS电源的工作状态。应确保UPS在突然停电时能正常供电。应保留医院后勤供电人员的联系方式,并方便及时获取,供样本库工作人员在各种用电紧急突发情况下能及时联系上电工,快速作出反应,确保生物安保和日常安全的电源供应。

4.3 生物安保工作程序

4.3.1 防盗防丢失

中心配备严格的门禁系统和出入样本库大楼24h监控录像等防盗装置。样本库存储容器区域仅对授权人员开放,有门禁或人脸识别系统阻止未授权人员进入。关键区域大门需保持常关闭状态。保留所有外部人员进出样本库的登记记录。对存储珍稀样本、致病性病原体/毒素样本的存储设备和区域应另外加锁。

4.3.2 防误用泄露

所有生物样本出库工作须严格按照《样本及其数据出库管理程序》执行。与样本使用者签订《样本使用协议》,中心出具《样本质量报告》并告知使用者不得部分复印样本质量报告。分发及运输包装严格按照相关规定执行。对分发后含有致病性病原体/毒素的生物样本应在外包装上明显装贴"高致病性病原微生物,非专业人员严禁拆开"等标识。

4.3.3 实时监控及报警

样本库应配备相关监控及报警设备,确保有人故意/有意闯入或破坏时能快速作出反应和处置。还可在样本储存容器和环境设施条件超出允许的范围时,报警通知相关人员或样本库工作人员尽快到场处理。监控系统应能将监控信息无缝链接到样本库相关工作人员手机上,启动报警信号。值班人员应登记好相关内容。

4.3.4 易制爆物品安全

样本库宜配有易制爆物品独立管理空间。对易燃、易爆、强腐蚀性物品、剧毒物品等,生物资源中心主任安排专人专柜保管,容器或外包装上有明显标识。储存室内严禁吸烟和使用明火,应配有灭火设施。保管人负责做好领用记录并指导使用人员进行正确使用,做好安全措施。

5. 记录

BRC-PF-027-F01《离开实验室前安全巡视登记表》

BRC-PF-027-F02《来访人员登记表》

BRC-PF-027-F03《存储设备巡视记录表》

BRC-PF-027-F04《存储设备监控记录表》

BRC-PF-027-F05《监控设备报警及处理记录表》

广东省中医院生物资源中心离开实验室前安全巡视登记表

表格编号:BRC-PF-027-F01

日期	检查电气 设备	检查水喉 开关	关闭工作 电脑	关闭生活 空调	关闭所有 窗户	拔出生活 电源	人工锁好 大门	签名

注:下班时,由最后一个离开实验室的工作人员巡视实验室上述检查内容,填写打√,并且签名。

广东省中医院生物资源中心来访人员登记表

表格编号:BRC-PF-027-F02

样本库来访须知 Visiting guidelines	来访者姓名 Visitor Name	单位名称 Organization Name	来访事由 Visiting Reasons	来访时间 Visiting Time	离开时间 Leaving Time	接待人 Receiver
中心参观路径有潜在感染病源体风险,请听从陪同人员安排 There is a potential risk of infectious pathogens in the the center. Please follow the arrangements of the receiver						

广东省中医院生物资源中心存储设备巡视记录表

年　　月　　　　　　　　　　　　　　　　　　　　　　　　表格编号:BRC-PF-027-F03

编号			1	2	3	4	5	6	7	8	9	10	11	12	13	14	15	16	17	18	19	20	21	22	23	24	25	26	27	28	29	30	31
−80℃ 冰箱	#号	上午																																
		下午																																
	#号	上午																																
		下午																																
	#号	上午																																
		下午																																
	#号	上午																																
		下午																																
−20℃ 冰箱	#号	上午																																
		下午																																
	#号	上午																																
		下午																																
液氮罐	1号	上午																																
		下午																																
	2号	上午																																
		下午																																
签名		上午																																
		下午																																

注:该巡视记录执行时间为上午8:00—9:00和下午16:30—17:30。存储设备主要指超低温冰箱、低温冰箱和液氮罐,各存储设备的正常范围为:超低温冰箱−85～−70℃;低温冰箱−22～−18℃;液氮罐−196～−160℃。正常请打"√";异常请打"×",并填写BRC-PF-027-F05《监控设备报警及维护记录表》。

广东省中医院生物资源中心存储设备监控记录表

年　月　日——　　年　月　日　　　　　　　　　　　表格编号:BRC-PF-027-F04

设备	时间	星期一	星期二	星期三	星期四	星期五	星期六	星期天
超低温冰箱 (-85~-70℃)	7:00— 9:00	□正常 □异常:	□正常 □异常:	□正常 □异常:	□正常 □异常:	□正常 □异常:	□正常 □异常:	□正常 □异常:
	12:00— 14:00	□正常 □异常:	□正常 □异常:	□正常 ☑异常:	□正常 □异常:	□正常 □异常:	□正常 □异常:	□正常 □异常:
	22:00— 0:00	□正常 □异常:	□正常 □异常:	□正常 □异常:	□正常 □异常:	□正常 □异常:	□正常 □异常:	□正常 □异常:
低温冰箱 (-22~-18℃)	7:00— 9:00	□正常 □异常:	□正常 □异常:	□正常 □异常:	□正常 □异常:	□正常 □异常:	□正常 □异常:	□正常 □异常:
	12:00— 14:00	□正常 □异常:	□正常 □异常:	□正常 □异常:	□正常 □异常:	□正常 □异常:	□正常 □异常:	□正常 □异常:
	22:00— 0:00	□正常 □异常:	□正常 □异常:	□正常 □异常:	□正常 □异常:	□正常 □异常:	□正常 □异常:	□正常 □异常:
液氮罐 (-198~-160℃)	7:00— 9:00	□正常 □异常:	□正常 □异常:	□正常 □异常:	□正常 □异常:	□正常 □异常:	□正常 □异常:	□正常 □异常:
	12:00— 14:00	□正常 □异常:	□正常 □异常:	□正常 □异常:	□正常 □异常:	□正常 □异常:	□正常 □异常:	□正常 □异常:
	22:00— 0:00	□正常 □异常:	□正常 □异常:	□正常 □异常:	□正常 □异常:	□正常 □异常:	□正常 □异常:	□正常 □异常:
签名	7:00— 9:00							
	12:00— 14:00							
	22:00— 0:00							

注:超低温冰箱编号:UR1~UR9;低温冰箱:R1~R3;液氮罐:N1~N3 该巡视记录执行时间为早上7:00—9:00、中午12:00—14:00和晚上22:00—0:00。其中周一至周五工作日只需填写晚上阶段,周六日及节假日填写早上、中午和晚上。正常请打"√";异常请填写问题设备编号,并填写BRC-PF-027-F05《监控设备报警及维护记录表》。

广东省中医院生物资源中心监控设备报警及处理记录表

表格编号:BRC-PF-027-F05

报警日期 (年/月/日)	报警时间	报警设备 名称及编号	报警信号	报警原因	报警后的处理	恢复正常状态 所用时间	签名

注:监控设备主要指监控系统及其监控下的冰箱、液氮罐、温湿度、氧气。

1. 目的

  建立样本库生物安全管理制度,防止生物危害对实验室工作人员造成人身伤害,保护样本库工作人员的人身安全。

2. 适用范围

  适用于生物资源中心生物样本保藏活动和服务过程中所有涉及实验室生物安全的技术和规程。

3. 职责

3.1 中心主任为生物安全管理第一责任人,全面负责生物资源中心生物安全管理。

3.2 安全管理员负责对生物安全进行管理和监督。

3.3 生物资源中心工作人员负责生物安全的规范操作,发现隐患或问题及时处理,并报中心主任通过相关途径彻底解决。

4. 程序

4.1 总则

  生物样本库具有特殊性,从事具体工作的操作者往往密切接触大量的临床组织、血液和其他体液样本,工作人员必须遵循国家生物安全管理条例。为避免和处理源于不安全操作引起的意外事故,为保护样本库工作人员的人身安全,应针对可能存在的危险因素,设计保证工作程序、处理员和样本安全的方案。

4.2 生物安全管理

4.2.1 实验室工作人员的人身安全防护

4.2.1.1 工作人员应当遵照标准预防原则,做好传染病病原体/毒素(如艾滋病病毒、乙肝病毒感染、病原体产生的化学毒素等)意外暴露的防护措施,对所有患者的血液、体液及被血液、体液污染的物品均视为具有传染性的病源物质,工作人员接触这些物质时,必须采取防护措施。

4.2.1.2 在工作区应穿工作隔离衣,服装应符合实验室设备的要求,工作区头发不可下垂,避免与污染物质接触或影响样本处理操作。

4.2.1.3 所有可能与致病性病原体直接接触的员工,均需接受人类免疫缺陷病毒(HIV)、丙型肝炎病毒(HCV)和乙型肝炎病毒(HBV)等病原体传播方式和预防措施培训教育,并做好职业暴露防范措施和应急预案。定期免费为员工相关项目进行体检,并将检查记录存于其员工档案中。

4.2.1.4　处理生物样本时,工作人员必须遵守操作规范。打开样本管和取样时应在生物安全柜内进行,且操作时必须穿戴防护手套,对于感染性强的物质建议佩戴护目镜与口罩来进行自身保护。手或其他部位的皮肤在接触血液或其他体液后必须立即用水充分清洗。眼睛若被血液或其他体液溅到,立即用大量的生理盐水冲洗。若手套接触到血液或其他体液,应立即更换。

4.2.1.5　当使用含有紫外线的光源时,必须进行适当和足够的个人防护,并进行适当的标识。防止或减少仪器来源紫外线照射。如标识为警告:此设备可能产生潜在的有害紫外线(UV)光,请保护好眼睛和皮肤免受暴露。

4.2.1.6　采集含致病性病原体生物样本或接触装有该类生物样本的容器,应戴一次性手套;可反复使用的容器用后集中消毒。

4.2.1.7　工作完毕离开时,彻底清洁并消毒双手,脱下所有该工作区个人防护装备。

4.2.1.8　禁止非工作人员进入样本处理区,如因工作需要,外来人员进入处理区须经样本库工作人员准许,经专业组负责人同意后,并填写《来访人员登记表》,且有样本库员工陪同方可进入。

4.2.2　有毒/有害/危险化学品管理

4.2.2.1　生物样本库应选用危险性最低的化学材料来完成任务,应设置专门的存储柜/仓库和管理员。

4.2.2.2　化学危险品采购需得到相关部门领导的批准,应维持记录样本库所使用的危险化学品的清单。

4.2.2.3　所有涉及危险化学品存储、搬运和使用的人员在上岗前应接受相应培训。

4.2.2.4　应有危险化学品控制流程,确保化学品容器,包括废弃物容器贴上化学品安全警示标签,标明与处理、使用和存储化学品有关的危险信息。

4.2.2.5　化学品应遵循先进先出的原则,按量取用,专人发放并详细登记。使用部门每次领用数量不得超过最大保管量。

4.2.2.6　接收、存储、使用中如有异常情况或事故发生,应立即采取相应的应急措施,并尽快报告中心主任和医院总务/保卫处。

4.2.2.7　样本库所用的酸/碱储存于接近地面水平的柜子里。为防止湿气,酸或碱不能贮存在水池附近,且酸与碱试剂的贮存必须分开,以防止在发生事故时或溢出/泄漏时发生化学反应。

4.2.2.8　存储挥发性溶剂的房间必须保持通风以防火。主要使用易燃液体的环境里,必须通风以保护员工的健康以及防火。易燃或可燃液体或气体气瓶远离明火或其他热源,且不能置于走廊或没有排气装置的地方。

4.2.2.9　在处理腐蚀性、易燃、生物危害和致癌物质时,必须正确运用个人防护设备包括合适手套、围裙、眼睛保护等。

4.2.3　相关器材与环境的消毒

4.2.3.1　实验室的物体表面、仪器设备应保持干净整洁,进行常规消毒。消毒的方式有含氯消毒剂、75%酒精、紫外线、臭氧、高压蒸汽灭菌等方式。不同的物品种类处理方式不同,不同污染程度的物品处理方式和剂量也不相同。抹布和拖把等清洁工具各室专用,不得混用,用后洗净晾干。

4.2.3.2　利用紫外线臭氧的协同作用对空气进行消毒,紫外线灯照射时间一般均应大于30min。使用紫外线灯直接照射消毒,人不得在室内。

4.2.3.3　每次工作结束后消毒工作台面,活性物质溅出后要随时消毒。

4.2.4　废弃物的安全处置

废弃物是指在生物样本保藏活动中产生的具有直接或间接感染性、毒性以及其他危害性的废物。工作人员负责将每天产生的废弃物用黄色垃圾袋分类放置,并仔细检查不同类别废弃物包装袋的质量,确保无破损、渗漏和其他缺陷,然后通知相关部门专职人员进行废弃物收集和处置。

5. 相关文件

BRC-PF-027《生物安保控制程序》

1. 目的

建立生物资源中心样本科学咨询服务管理程序,采用主动咨询和/或被动咨询等多种方式,为客户提供样本科学相关知识的普及与宣教,旨在推进中医药特色重点病种疾病人群队列的规范化建立、协助临床科室将不可再造的生物资源样本及时入库存储、携手临床科研团队快速提高在库样本的使用率等。

2. 适用范围

本程序适用于生物资源中心提供的涉及样本科学主动和被动的咨询、解释服务。

3. 职责

3.1 生物资源中心全体员工均有义务认真接受被动咨询服务工作,并将重大咨询服务事件报咨询小组组长记录备案。

3.2 生物资源中心硕士学历以上员工是咨询小组成员,参与样本库主动咨询服务的日常工作。

3.3 中心主任及中心博士以上学历员工是咨询小组主要骨干,轮流负责主动咨询服务业务的实施。

3.4 咨询小组组长应定期将形成的咨询解释服务活动记录,并及时归档保存。

4. 程序

4.1 成立咨询小组

4.1.1 原则上在生物资源中心工作满一年,具有较好样本库经验、硕士以上的技术人员,自动成为咨询小组成员。博士以上学历员工是咨询小组主要骨干,轮流负责主动咨询服务业务的实施。中心主任担任咨询小组组长,监督落实咨询服务的实施。

4.1.2 咨询小组组长定期记录咨询服务工作业绩。中心主任每年对咨询活动进行评估总结,评估内容包括但不限于咨询小组人员资质、专业结构、临床服务能力、服务意识和水平、本年度以来进行咨询服务的主要内容及效果、存在的问题及解决措施等,并将评估结果输入管理评审。

4.1.3 生物资源中心应积极支持咨询小组成员进行外派培训,以期进一步提高咨询服务质量和标准。

4.2 咨询小组工作程序

4.2.1 日常工作中,全体员工应认真承担来自各客户方的被动咨询服务工作,即有义务按照《广东省中医院生物资源中心样本库建设管理办法》和中心制定的《质量管理体系文件》

等规定,负责解答来自全院各种课题组和/或样本采集人员提出的与样本库有关的所有业务问题。这些问题可以是:样本入库条件、样本入库流程、样本入库申请方法、样本入库后使用途径、样本库的用途、科研样本类型、样本运输方式、样本的存储意义、样本采集时间、样本采集后各种温度的存储方法、样本入库的注意事项、样本出库的申请流程等。

4.2.2　咨询小组骨干人员应积极发挥主观能动性,努力掌握精准医学研究大数据和样本库相关前沿信息,负责举办每年至少 2 次的沙龙学术讲座,把国内外有关样本库建设和利用样本库平台获得的最新研究成果第一时间报告给医院各级科研人员。

4.2.3　咨询小组骨干应主动与医院重点研究方向的科研团队沟通联系,确保这些重点病种团队的中医药特色疾病人群队列的规范化建设,并就该病种最新国际研究进展提供咨询服务,共同努力提高这些团队在库样本的使用率。

4.2.4　咨询小组骨干还应站在生物资源中心医院顶层设计的高度,主动深入某些科研实力较薄弱的临床科室,鼓励并协助其提出入库申请,将某些不可再造的生物资源样本及其临床信息及时收集并入库存储,促进医院样本资源得到合理存储与共享使用,努力发挥医院建设院级样本库的功能和宗旨。

4.2.5　咨询小组人员应定期用简讯或医院 OA 行政网等方式发送资讯,及时地将样本科学这个新兴专业最新的研究进展介绍给医院各科研团队,主动提供样本科学服务,携手各科研团队向高质量科研样本及标准化临床信息迈进,努力提高样本资源的科研价值。

5. 记录

BRC-PF-029-F01《广东省中医院生物资源中心咨询服务记录表》

广东省中医院生物资源中心咨询服务记录表

表格编号:BRC-PF-029-F01

咨询方:	咨询方式:电话(　)　邮件(　)　面谈(　)　其他(　)		
咨询方提出的问题/疑惑描述:			
建议解决方法: 　　　　　　　　　　　　　咨询服务提供人:　　　　　日期:			
咨询组长审核意见 　　　　　　　　　　　　　　　　签名:　　　　　日期:			
中心主任批准意见: 　　　　　　　　　　　　　　　　签名:　　　　　日期:			

1. 目的

为满足样本库服务客户(临床团队、捐赠者或其他方)以及实验室内员工需求,及时、正确处理来自各方的投诉时所做的各种形式的表达。找出工作差距,提高综合服务水平,并根据服务客户反馈的意见改进样本库的工作质量。

2. 适用范围

适用于样本库所有与样本操作或服务有关的投诉的受理、处理过程。

3. 职责

3.1 中心主任负责投诉的总受理及最终处理。

3.2 投诉第一受理人记录投诉内容并跟踪投诉全过程。

3.3 样本库所有人员均有接受并转达投诉的义务和责任。

4. 程序

4.1 投诉信息来源

4.1.1 样本库服务对象通过各种途径(如上门、来信、电子邮件、电话等)向本样本库和/或上级部门提出对样本质量或服务等不满的意见,即投诉成立。

4.1.2 样本库服务对象通过上门或来信等方式,向中心主任或其他人员提出服务质量质疑,在得不到样本库圆满解答时表达的不满意见,也形成投诉。

4.1.3 为改进样本库服务质量,生物资源中心或主管部门指定的专门人员定期以系统化的方式(如调查)从服务对象那里获取的对维持改进服务质量等负面的反馈信息或善意建议,样本库也应将其视为投诉。

4.1.4 实验室员工提出的投诉。

4.1.5 极个别情况,如重大质量事故时媒体的报道。

4.2 投诉的受理

中心主任或管理层接受口头、书面、电话、信函形式的投诉。

无论何时何地,无论何位员工,遇到有服务对象提出投诉,都应热情接待,尽可能详细问明情况并做好记录,同时报告管理层和中心主任。

4.3 投诉的处理

投诉受理后,质量负责人和/或技术负责人应及时与相关责任部门和/或相关责任人员联系,通过调查核实,分析研究,确定投诉性质是有效投诉或是无效投诉,然后依据情况采取具体相应措施。

4.3.1　有效投诉

4.3.1.1　对有关样本处理方式有异议等投诉,应在受理后3天内对投诉作出答复;紧急投诉必须在1小时内作出答复。

4.3.1.2　当样本库与服务对象对样本处理或使用有异议,并各执己见时,可通过双方共同协商选择有资格的第三方进行仲裁测试,以求得共识。

4.3.1.3　由于不可抗拒原因或仪器故障等因素导致样本接收、处理误时,超过处理期限致样本不合格等而引起的投诉,责成责任人或责任专业组向投诉人说明原委,共同协商解决类似情况样本处理。

4.3.1.4　属样本库服务态度或其他不满导致客户向医院管理部门提出的投诉,质量负责人亲自对投诉的内容进行调查。投诉调查人员、相关室组成员进行协商,确定我方与投诉方的责任,并拟定处理方案,上报中心主任,在中心主任审阅签字后,由质量负责人与投诉方进行协商,再次达成方案。中心主任考虑各方意见决定最终处理方案,并签字形成记录。

4.3.1.5　当投诉是针对或涉及本中心质量管理体系的适应性、有效性,甚至提出质量体系与样本相关标准不符,经查证质量体系确实存在重大问题时,应组织附加审核。

4.3.1.6　重大过失所致投诉(如媒体报道)的受理,应首先报告院办公室,必要时请院领导批示后,中心主任按批示执行。

4.3.2　无效投诉

对于经调查为非本中心失误的服务对象投诉,或是来自服务对象其他方面的期望、要求时,样本库应坚持有则改正,无则加勉的原则,耐心向投诉者解释,并表示欢迎多提宝贵意见。

4.4　质量负责人根据投诉处理方案对相关人员进行处理,并给投诉方满意的处理结果。如投诉方不满意投诉处理方案,可向上级部门进行投诉,具体操作依循上级部门的相关规定。

4.5　管理层根据调查过程及客户反馈信息分析要求,拟定纠正措施,具体见《纠正措施控制程序》。

4.6　质量负责人应定期主动到临床团队收集意见并认真落实反馈意见。

4.7　质量负责人负责督促将接收投诉的内容在《投诉记录及处理表》上进行相应记录,包括日期、投诉人、投诉内容、处理措施、处理者、联系方式、预防措施、跟踪验证情况等,上报中心主任签署意见并保存。

5. 相关文件

BRC-PF-032《纠正措施控制程序》

6. 记录

BRC-PF-030-F01《投诉记录及处理表》

广东省中医院生物资源中心投诉记录及处理表

表格编号:BRC-PF-030-F01

日期		投诉人	
投诉内容		投诉登记/确认人:　　　　　　日期:	
原因公正性调查结果		调查人:　　　　　　日期:	
样本库管理层针对该投诉,决定采取的处理措施说明		中心主任:　　　　　　日期:	
处理结果投诉方满意程度和可能导出的预防措施		投诉处理人:　　　　　　日期:	
投诉接收、处理全过程与相关方沟通情况记录	A. 告知投诉人,已收到投诉。□是;□否,原因_____。 B. 公正性调查结果,告知相关方(　　　　)□是;□否,原因_____。 C. 告知投诉方,处理投诉进程和所需时间。□是;□否,原因_____。 D. 告知投诉方,处理完毕。□是;□否,原因_____。		
质量负责人层面核实及评估		日期	
中心主任层面核实及评估		日期	

1. 目的

为确认并妥善处理已经发生的不符合项工作,以及防止和减少工作中不符合项的发生和再度发生,确保样本库质量体系有效运行,特制定本程序。

2. 适用范围

样本库样本操作质量或技术活动中出现的不合格工作的控制。

3. 职责

3.1　质量监督员对于日常工作及监督过程中出现的不符合项,协助责任专业组组长对差错的严重性进行评估,报告质量负责人,对采取的纠正措施进行跟踪验证,必要时暂停样本操作活动。

3.2　内部审核小组判定内审过程中发现的不符合项,协助责任专业组制定纠正措施。

3.3　中心管理层负责确认外部评审时提出的不符合项,并组织相关专业组制定纠正/预防措施。

3.4　质量负责人对质量监督员提供的严重不符合项,内审组提供的不符合项作出评价,审核纠正措施,负责不符合项的确定和处理,批准恢复操作活动。不能协调时,上报中心主任处理。

3.5　各专业组长负责不符合项的处理、制定纠正,并对其工作作出可接受性的判断。

3.6　全体人员有责任在日常工作中发现不符合项。

4. 程序

4.1　不符合工作的识别

不符合操作或活动可出现在不同方面,用不同方式识别,可以从以下方面考虑:样本库服务客户的投诉;员工的意见;委托方的失误;工作过程中存在的改进机会;质量负责人对员工的监督考察和对报告的核查;人员的差错;仪器设备的差错;消耗性材料(含试剂)的差错;方法学的问题;环境条件的失控;校准溯源失控;原始记录差错;数据处理差错;计算机问题;内部审核发现差错;管理评审发现差错;外部审核发现差错;实验室比对发现差错;质量控制差错等。

4.2　不符合工作的分级

对不符合工作的程度评价主要体现在对生物样本及其相关数据的影响(含将来使用)、对用户/使用者的影响、对体系运行的影响、不符合输出是否持续存在的影响,评价分级为"一般不符合项""严重不符合项"和"观察项"。一般不符合项:指个别的或偶然发生的、未危及管理体系正常运行的、未造成样本质量或用户利益损失的,或虽有损失却能采取措施挽救的不符合工作。严重不符项:指连续多次发生的、危及管理体系正常运行的、对样本质量或给客户造成难以挽救的重大利益损失的持续存在的不符合工作。观察项:某些规定和采取的措施有导致相关质量活动达不到预期效果的可能,或有导致某些环节失控的风险行为。

4.3　日常工作中出现的不符合项的处理

4.3.1　质量监督员对技术工作的整个过程进行监督,发现差错后及时作出处理,通知各专业组长,由该专业组长负责落实解决不符合项,质量监督员配合制定纠正措施,并进行跟踪验证。填写《不符合工作报告和纠正记录表》。

4.3.2　明确应采取的措施

　　a)决定是否接收、隔离、保留、归还、暂停供应或召回不符合项;

　　b)不合格样本应参照中心有关样本拒收的规定予以拒收;

　　c)在采集、处理、保存、运送样本的过程中,由于无法抗拒原因,造成样本无法操作或无法入库时,应报告质量负责人,由质量负责人和临床团队进行协商解决;

　　d)对于严重不符合情况,应暂停样本入库或出库工作,并通知中心主任。

4.4　内审中发现的不符合工作的判定和记录要求

　　内审员按内部审核程序对样本库工作是否合格进行审核,并对差错的严重性进行初步评估,对不符合工作填写《不符合工作报告和纠正记录表》。

4.5　由样本库服务对象投诉发现的不符合项,执行《投诉处理控制程序》,同时填写《不符合工作报告和纠正记录表》。

4.6　外部评审时,当审核部门发现不符合工作并判定为不符合项时,样本库管理层确认后落实整改措施。

4.7　若经过分析确定不符合项有可能再次出现,或对于样本库是否能够遵守其自身制定的质量手册中的政策或程序产生疑问时,相关发现的人员应上报质量负责人,并由样本库管理层负责展开对产生不符合项的根本原因的调查和分析,并采取相应对策,以消除不符合项的根本原因。质量负责人负责相应的记录。

4.8　不符合项的处理应遵循《纠正措施控制程序》,所有记录应定期归档保存。管理层应定期评审这些记录,以发现趋势并启动预防措施。

4.9　对于严重违反行业法规、医德医风规定和职业道德标准,给样本库、捐赠者、临床科研团队造成严重不良后果者,将依据国家有关法律法规、医院规章制度和中心规定作出相应处理。

4.10　本程序同样适用于本文件首次采用之前所收集的生物样本和相关数据。

5. 相关文件

　　BRC-PF-030《投诉处理控制程序》

　　BRC-PF-032《纠正措施控制程序》

6. 记录

　　BRC-PF-014-F05《不符合工作报告和纠正记录表》

广东省中医院生物资源中心不符合工作报告和纠正记录表

表格编号:BRC-PF-014-F05

责任组:
不符合项事实描述: 　　　　　　　不符合项识别者:＿＿＿＿＿＿　　责任组长:＿＿＿＿＿＿ 　　　　　　　日期:＿＿＿＿＿＿　　　　日期:＿＿＿＿＿＿
不符合判定依据: □CNAS认可准则(ISO 20387:2018)条款号:＿＿＿＿＿＿＿＿＿＿＿ □(体系文件): □(依据标准/规范):
不符合分级: □一般不符合项　□严重不符合项　□观察项
不符合类型: □体系性不符合项　□实施性不符合项　□效果性不符合项
不符合程度评估: A. 对生物样本及其相关数据的影响(含将来使用): B. 对用户/使用者的影响: C. 对体系运行的影响: D. 不符合输出是否持续存在: E. 决定:□接收　□隔离　□保留　□归还　□暂停供应　□召回
原因分析: 　　　　　　　　　　　　　　　　责任组长:　　　　　日期:
建议采取的纠正措施: 预计完成日期:＿＿＿＿＿＿ 　　　不符合项识别者:＿＿＿＿＿＿　　责任组长:＿＿＿＿＿＿ 　　　日期:＿＿＿＿＿＿　　　　　日期:＿＿＿＿＿＿

续表

纠正措施完成情况:		
	责任组长:	日期:
纠正措施跟踪及有效性验证情况:		
	质量负责人:	日期:
审核意见: □有效,关闭此不符合项。 □无效,需实施后续措施:_____		
	中心主任:	日期:
措施相关证明材料: 1. 2. 3.		

1. 目的

规范生物资源中心样本质量报告的内容、形式与时间,并对样本质量报告的填写、审核、签发与保存等进行有效控制和管理,保证向用户提供准确、可靠的样本数据和质控结果。

2. 适用范围

适用于样本库存储的所有样本。

3. 职责

3.1　生物资源中心管理层负责确定样本质量报告的格式、传达方式与时间。

3.2　生物资源中心工作人员负责样本数据的录入和相关内容的解释。

3.3　生物资源中心质控人员负责样本的质控过程及结果录入和解释。

3.4　生物资源中心主任负责报告的审核、签发。

4. 工作程序

4.1　样本质量报告的内容

样本质量报告应包含与用户签署的书面协议或其他具有法律约束力的文件的信息,报告应清晰易懂,填写无误。样本报告应包括以下信息:

a)标题(例如"质量报告"或"样本证书");

b)生物样本库的名称和地址;

c)根据 GB/T7408-2005 规定的格式发布日期;

d)报告的唯一识别编号,且报告的每一页都应有识别编号,报告的结尾应有清晰的标识;

e)生物样本识别或特性;

f)有关生物样本及相关数据的质量信息;

g)识别或描述生物样本的方法;

h)测试结果;

i)测试方法;

j)采集/获取、制备和/或保存的方法;

k)储存条件

l)报考批准人的姓名和职务。

4.2　样本质量报告的形式与时间

　　本程序中报告的形式可以是纸质文档或电子文档或可访问的数据库中的电子数据,在样本出库分发后随分发的样本提供给用户。

4.3　样本质量报告的说明

4.3.1　生物资源中心宜申明报告应完整复制。

4.3.2　生物资源中心应对报告的所有信息负责,除非这些信息是由用户提供。

4.3.3　当生物资源中心不负责样本的采集和处理时,报告应声明其内容是基于生物资源中心所接收到的样本。

4.4　样本质量报告的保存

4.4.1　所有报告均以电子形式存档保存。

4.4.2　所有报告至少保存两年。

4.5　样本质量报告的更改

　　样本报告需要进行补充或更改时,应将原报告收回,重新按工作程序签发一份新的报告。

4.6　样本质量报告的解释

　　报告内容和质控结果的解释可由参与样本库活动的工作人员和质控人员提供服务。

5. 相关文件

　　《生物样本库质量和能力认可准则(试行)》

6. 记录

　　BRC-PF-023-F02《广东省中医院生物资源中心样本质量报告》

广东省中医院生物资源中心样本质量报告

BIOLOGICAL RESOURCE CENTER OF GUANGDONG PROVINCIAL HOSPITAL OF CHINESE MEDICINE SAMPLE QUALITY REPORT

表格编号:BRC-PF-023-F02

地址:广东省广州市越秀区大德路 111 号　广东省广州市番禺区内环西路 55 号

申请单号:		出库时间:	
申请人:		申请科室/团队:	
出库样本类型:		出库样本数量:	

出库样本明细							
样本编号	样本名称	样本类型	样本体积	采集时间	接收时间	存储时间	存储条件

质量评估项目	质量评估描述
PBMC 检测(可选)	□同批次处理的 PBMC 储存前质量抽检活率: □不适用
样本类型及数量	
过程时间	以上样本均已确保在 24 小时内完成采集、接收、处理、储存流程,其中尿液 6 小时,含保存液的粪便 72 小时。 除外:
储存条件	以上样本储存过程中确保储存温度在控。 除外:
备注	不同的研究检测项目对样本质量要求不同,鉴于样本珍贵、反复冻融对样本的影响及尊重样本使用者意见,中心未对以上样本做出库后样本质量检测,建议样本使用者根据研究检测目的进行样本使用前的质量评估。

出库操作人:		日期:	
质检人:		日期:	
批准人:	职务:	日期:	

样本及其质量报告签收确认:	日期

注:1. 本记录表只适用于接收到的生物样本,生物样本库不负责采集。

2. 未经本中心书面批准,不得部分复制本报告。

第十三章 管理要求

1. 目的

对生物资源中心质量体系的有效性、符合性及适合性进行全面的、系统的审核,对不符合工作进行纠正和记录,制定纠正措施和/或预防措施,确保本样本库的质量持续符合质量体系各文件及 ISBER 等国际标准的要求,并保持其有效性。

2. 适用范围

适用于生物资源中心内审活动全过程。

3. 职责

3.1 质量负责人

a)制定内审计划,组织并主持内部审核;

b)成立内审组,指定内审组长;

c)监督内审实施,批准内审报告。

3.2 内审组长

a)组织内审员编制内审检查表,按计划实施内审;

b)编写内审报告,向质量负责人上报内审报告。

3.3 内审员

a)编制被审核组的内审检查表,提交所审核组的内审小结报告及不符合工作报告,协助内审组长编写内审报告;

b)跟踪验证内审后采取的纠正措施和预防措施的有效性,验证有效后提出修改相关文件建议。

3.4 样本库其他人员

a)在其工作范围内协助组织和进行内审;

b)实施纠正措施和预防措施。

3.5 文档管理员

负责有关记录的归档保存。

4. 工作程序

4.1 制订年度内审计划

原则上每 12 个月至少进行一次内审,特殊情况下允许增加附加审核。质量负责人每年年初制订本年度《年度质量体系内审计划表》,明确审核依据、审核范围、审核时间。并将《年度质量体系内审计划表》发放至各专业组。

4.2　建立内审组

根据年度内审计划,于内审前两周组成内审小组,由质量负责人指定内审组组长或亲自担任组长。组长协助质量负责人选择内审员,组成内审组。内审员应由经过 ISBER 标准相关培训,具有一定资格,且与被审核的工作无直接责任的人担任。

4.3　内审准备

4.3.1　编制实施计划

内审组长制订当次《质量体系内审实施计划表》。计划内容包括:审核目的、范围、依据、内审员分工、被审核对象及日程安排等。计划由质量负责人批准后发至被审核专业组并实行。批准后的《质量体系内审实施计划表》应在内审前一周通知被审核组。

4.3.2　编写内审检查表

内审员在内审实施前应熟悉相关文件和资料,对照标准和质量管理体系文件的要求,结合受审核专业组的特点,制定内审检查表,内容包括:内审项目、需要寻找的证据、依据文件要点、抽样方法和数量、完成检查所需时间等。检查表经内审组讨论后,由质量负责人批准,发放至受审核组。

4.3.3　通知被审核部门

内审组应在审核实施前3天,与被审核室组长沟通,确认审核具体事宜,包括审核的具体时间、被审核专业组的陪同人员等。

4.4　内审实施

4.4.1　首次会议　由内审组长主持召开首次会议,内审组成员、被审核组负责人及质量负责人等相关人员参加。会议内容应包括:介绍内审组成员,重申审核的范围和目的,介绍实施审核的程序、方法和时间安排,确认审核工作所需设备、资源已齐备,确认审核期间会议安排,澄清审核计划中不明确的内容等。会议由质量负责人或由其指定人员负责记录,并归档保存。

4.4.2　现场审核　现场审核可通过纵向审核及横向审核相结合的方式进行。内审组长控制审核全过程,包括审核计划、进度、气氛和审核结果等,严格执行纪律,确保审核客观公正。内审员按照《质量体系内审实施计划表》和《内部质量体系审核检查表》对被审核专业组实施现场审核,调查质量体系执行情况,收集客观证据并做好审核记录。原则上按检查表检查,但切忌机械地按检查表去宣读问题,将提问、聆听、观察、查验、评价、判断、记录等自然地结合起来。只要发现有不符合质量体系的,就应及时记录。

收集客观证据可从以下方面进行:

a)提问或与相关工作人员谈话,注意谈话技巧,可采用"5W1H"(即 what/who/where/when/why 及 how)方式提问;

b)查阅相关文件、记录;

c)观察实验现场;

d)对已完成的工作进行重复验证。但要注意,收集客观证据时要随机抽样,只有存在的客观事实才可以成为客观证据,主观分析判断、臆测要发生的及传闻、陪同人员的谈话或其他与被审核的质量活动无关人员的谈话不能成为客观证据。

4.4.3 填写不符合项报告 内审员发现不符合项,应及时做好记录,于内审结束后经内审组内部会议研究确认,判定为不符合项后,填写《不符合工作报告和纠正记录表》。判定为不符合项应能够找到质量体系文件或标准中的确切条款,且证据应当充分并应记录在案。填写不符合项报告应注意:写明违反规定的内容,注明对应的文件或标准条款号,并且要有被审核组人员的签名以示了解,文字描述应该便于理解、便于阅读。

4.4.4 内审结果汇总分析 内审组长召开内审组全体会议,依据内审员提交的《不符合工作报告和纠正记录表》进行汇总分析,评价受审核专业组质量体系的符合性和有效性,拟定审核结论。内审员要在末次会议前,与受审核部门负责人就不合格项进行沟通、确认,以达成共识。对于缺少必要细节的,要予以补充;证据不确切的,要删除;同一事实多次提及,要找出最能反映本质问题的来写。如争论确实难以协调,应提请生物资源中心质量管理层解决。

4.4.5 末次会议 由内审组长主持,全体内审员、受审核专业组组长或代表以及质量负责人等相关人员参加,必要时可扩大参加人员范围。末次会议上,内审组长报告审核结论,审核结论应包括确保整个组织质量体系的有效运行、实现质量目标的有效性、专业组质量工作的优缺点等方面,并对其作出客观公正的评价。宣布不合格项的数量和分类,要求受审室组负责人在不合格项报告上签名认可,并在规定期限内制订出措施、计划。内审组长还应澄清或回答受审核组提出的问题,并告知内审报告发送的时间。会议由质量负责人或由其指定人员记录,并归档保存。

4.4.6 内审报告的编写与发放 内审组长负责编写内审报告,报质量负责人批准后发布。内审报告的发送范围是各专业组长。内审报告内容包括:审核目的、范围、依据;内审组成员名单;受审核组代表名单;审核日期及方法;审核结果包括不符合工作项数、分类、评价及判断依据;质量体系符合性及运行有效性、适合性结论及今后质量改进的建议;附件目录(如内部审核计划、核查表、不符合项报告、首次会议及末次会议签到表等);内审报告分发清单。

4.5　纠正措施及其跟踪验证

4.5.1　内审组长将不符合项报告发至不符合项的责任专业组,不符合项的责任专业组应立即将发现的不良现象加以控制或消除,并调查分析原因,举一反三,排查是否存在类似的问题,有针对性地提出纠正措施及完成纠正措施的期限,报质量负责人批准后实行纠正并在约定的时间内完成。

4.5.2　措施提出后应进行评价,确保措施实施的有效性。措施应满足:针对性强,可操作性好,经济有效,无负面效应,能较好地消除和预防问题发生。

4.5.3　内审员跟踪验证内审后采取的纠正措施和预防措施的有效性,如纠正措施不落实,应及时与受审核专业组长沟通,并向内审组长报告。纠正措施完成后,内审员应及时验证,验证内容包括各项纠正措施落实情况、完成时限及效果。若责任室组/人没有完成或无法完成,要提交样本库管理者进行决策。

4.5.4　质量负责人将有效性报告提交管理评审。

4.6　内审材料归档

内审记录和有关资料由文档管理员归档保管。

5. 相关文件

BRC-PF-003《文件控制程序》

6. 记录

BRC-PF-014-F01《年度质量体系内审计划表》

BRC-PF-014-F02《质量体系内审实施计划表》

BRC-PF-014-F03《首/末次会议签到表》

BRC-PF-014-F04《质量体系内部审核检查表》

BRC-PF-014-F05《不符合工作报告和纠正记录表》

BRC-PF-014-F06《内审报告》

广东省中医院生物资源中心_____年度质量体系内审计划表

表格编号:BRC-PF-014-F01

内审次数　计划	年度第1次内审	年度第2次内审
内审时间		
审核要素		
涉及部门		
内审员		
参加人员		
制定人(质量负责人)签名及日期		
批准人(中心主任)签名及日期		

广东省中医院生物资源中心质量体系内审实施表

表格编号:BRC-PF-014-F02

审核目的				
审核范围				
审核依据				
内审组长		内审组成员		
审核时间		审核方法		
实施内审时间	内审员	被审核部门	被审核部门负责人	审核内容
	全体人员	首次会议	------	组成内审组、编制内审核查表
	全体人员	末次会议	------	汇总不符合项
本文件下达范围:各专业组室、内审员				
要求:不符合项在内审完成后1月内整改完成				
内审组长:　　　　　　日期:		批准人(质量负责人):　　　　　日期:		

广东省中医院生物资源中心质量体系内审末次会议签到记录表

表格编号:BRC-PF-014-F03

会议主题					
[ ]首次会议			[ ]末次会议		
会议地点日期及时间					
参加会议人员名单					
序号	签名	内审职务	序号	签名	内审职务
1			6		
2			7		
3			8		
4			9		
5			10		
会议内容					
记录人			日期		

广东省中医院生物资源中心质量体系内部审核检查表

表格编号:BRC-PF-014-F04

标准条款	审核内容	审核结果	审核说明

注:"审核结果"栏用符号填写:Y=符合、Y'=基本符合、N=不符合、N/A=不适用,结果为Y'或N或N/A时,应在该条款"审核说明"栏对存在问题做简要说明。

广东省中医院生物资源中心不符合工作报告和纠正记录表

表格编号:BRC-PF-014-F05

责任组:
不符合项事实描述: 　　　　　　　不符合项识别者:＿＿＿＿＿＿　责任组长:＿＿＿＿＿＿ 　　　　　　　日期:＿＿＿＿＿＿　　　　日期:＿＿＿＿＿＿
不符合判定依据: 　□CNAS认可准则(ISO 20387:2018)条款号:＿＿＿＿＿＿＿＿＿＿ 　□(体系文件): 　□(依据标准/规范):
不符合分级: 　□一般不符合项　□严重不符合项　□观察项
不符合类型: 　□体系性不符合项　□实施性不符合项　□效果性不符合项
不符合程度评估: A. 对生物样本及其相关数据的影响(含将来使用): B. 对用户/使用者的影响: C. 对体系运行的影响: D. 不符合输出是否持续存在: E. 决定:□接收　□隔离　□保留　□归还　□暂停供应　□召回
原因分析: 　　　　　　　　　　　　　　　　　　责任组长:　　　　　日期:
建议采取的纠正措施: 预计完成日期:＿＿＿＿＿＿ 　　　　　　　不符合项识别者:＿＿＿＿＿＿　责任组长:＿＿＿＿＿＿ 　　　　　　　日期:＿＿＿＿＿＿　　　　日期:＿＿＿＿＿＿
纠正措施完成情况: 　　　　　　　　　　　　　　　责任组长:　　　　　　日期:
纠正措施跟踪及有效性验证情况: 　　　　　　　　　　　　　　质量负责人:　　　　　日期:
审核意见: 　□有效,关闭此不符合项。 　□无效,需实施后续措施:＿＿＿＿＿＿＿＿＿＿＿＿＿＿ 　　　　　　　　　　　　　　中心主任:　　　　　日期:
措施相关证明材料: 1. 2. 3.

广东省中医院生物资源中心
内审报告

表格编号:BRC-PF-014-F06

审核目的	
审核范围	
审核依据	
内审组长		内审组成员	
被审核部门及其负责人	
审核日期		审核方法	

审核概况

不符合项内容及纠正结果

审核结论

预防措施

发放范围

编写人		日期		审核人		日期	

1. 目的

应建立程序,定期对质量管理体系及其全部的样本库服务进行评审,以确保为服务对象提供持续适合及有效的支持并进行必要的改动或改进。不断改进与完善质量体系,确保质量方针、质量目标实现及满足服务对象需求。

2. 适用范围

本程序适用于样本库的管理评审。

3. 职责

3.1 生物资源中心主任全面负责并主持管理评审会议,并组织人员编写管理评审报告。

3.2 质量负责人协助中心主任完成管理评审,在主任指导下,负责管理评审的组织和准备工作。

3.3 相关人员按职能分配表提供质量体系运行情况的信息和资料,写成书面材料向管理评审会议汇报,评审会后按评审会议决议制订并实施有关纠正措施、预防措施和改进计划。

3.4 质量负责人负责管理评审资料准备任务的布置、收集、记录及管理评审各措施的跟踪检查、监督和验证工作,以确保其有效性。

4. 程序

4.1 制订评审计划

质量负责人于每次管理评审结束后制订下一次管理评审计划,明确评审会议的评审目的、时间、议程、评审组成员、参加人员及需准备的评审资料等。原则上管理评审每12个月进行一次,但当生物资源中心质量体系发生重大变化或出现重要情况如发生重大事故、组织机构或人员发生重大变化、发现工作中质量体系不能有效运行等时,可随时进行附加管理评审,需要时可增加评审次数,时间由生物资源中心主任指定。

4.2 评审准备

4.2.1 质量负责人在进行管理评审的前两周进一步明确参加管理评审的人员,落实需要准备的材料。

4.2.2 参加人员包括生物资源中心管理层、各专业组负责人、内审组长、行政秘书、教学秘书、安全管理人员、试剂管理员及其他相关技术人员等。

4.2.3 质量负责人负责准备管理评审,准备的材料应至少包括:质量方针、质量目标的贯彻落实情况及其适宜性;上次管理评审的后续措施报告;管理人员和监督人员过去一年来的管理和监督工作报告;内部质量体系审核的结果;纠正措施和预防措施及其跟踪验证报告;外部机构评审结果报告;比对或能力验证结果分析;室间质评和室内质控的分析总结报告;工作量和工作类型变化的分析总结报告;来自服务对象的反馈信息、投诉记录及处理措施汇总报告;供应商评价的控制情况;人员素质和人员培训情况;持续改进过程的结果报告。

4.2.4　在管理评审的准备过程中应针对评审的内容进行实际情况的调查了解,做到有的放矢。如可能,可预先将涉及评审内容的有关文件或资料分发给参加评审的人员,以便他们有充分的时间准备意见。

4.2.5　质量负责人准备质量方针、质量目标的贯彻落实情况及质量体系运行情况报告,并根据准备材料的内容指定相关人员完成相应报告。

4.3　评审实施

4.3.1　中心主任亲自主持召开管理评审会议(中心主任外出时应委托其代理人以其名义主持会议),按照评审计划规定的全体人员必须参加,必要时可邀请医院领导及医院相关职能部门参加中心的管理评审。

4.3.2　质量负责人作质量体系运行情况报告,并就质量体系与标准的符合性,质量体系与质量方针、质量目标的适合性,质量体系运行有效性等作详细汇报。

4.3.3　与会者根据会议议程对评审实施计划的内容进行逐项研讨、评价,对出现的问题制定相应的纠正、预防和改进措施。

4.3.4　中心主任作出最后评审意见,提出质量体系改进要求,作出评审结论。

4.3.5　质量负责人指定一名人员负责做好评审记录,并归档保存。

4.4　编制评审报告

4.4.1　评审会后,质量负责人根据会议记录编制管理评审报告,经生物资源中心主任批准,分发至各组长。

4.4.2　评审报告的内容

　　a)评审概况,包括评审目的、范围、依据、内容、方法、日期、人员;

　　b)对质量体系运行情况及效果的综合评价,包括每一评审项目的简述和结论、质量体系有效性和符合性的总体评价、质量方针和目标符合性的评价;

　　c)关于采取纠正措施或预防措施的决定及要求;

　　d)实验室面临的新形势、新问题、新情况,质量体系存在的问题与原因;

　　e)管理评审结论,一般应对以下三个问题作出综合性评价结论,包括质量体系各要素的审核结果;质量体系达到质量目标的整体效果;对质量体系随着新技术、质量概念、社会要求或环境条件的变化而进行修改的建议。

4.5　评审后的改进和验证

　　管理评审工作结束后,各有关部门应对评审报告中提出的纠正或预防措施要求制定相应的落实措施,同时质量负责人也应审定纠正措施或预防措施并具体实施。评审的结果可能导致质量体系文件的更改或补充、过程的改进和优化、资源的重新配置和充实等,这些调整和改进大多数是较重要的事项,应由样本库各有关专业组及相关人员负责实施,样本库管理层负责组织监督检查和验证。对其实施过程和效果具体由质量监督员配合质量负责人进行跟踪验证,以防止措施落实不到位或产生负面效应。验证的结果应进行记录并向生物资源中心主任报告。

4.6　评审结果的输出

　　评审结果应输入生物资源中心的来年工作目标任务和工作计划及纠正预防措施计划。

4.7　评审记录归档保存

　　评审活动结束后,质量负责人将与评审有关的记录进行整理,由文档管理员归档保存。

5. 相关文件

　　BRC-PF-003《文件控制程序》

　　BRC-PF-013《记录控制程序》

　　BRC-PF-014《内部审核程序》

6. 记录

　　BRC-PF-015-F01《管理评审会议记录》

　　BRC-PF-015-F02《管理评审实施计划表》

　　BRC-PF-015-F03《管理评审报告》

广东省中医院生物资源中心管理评审会议记录表

表格编号:BRC-PF-015-F01

时间:	地点:	主持人:
出席人员:		
评审内容记录: 　　　　　　　　　　　　　　　　　　　　　　　　　　记录人: 　　　　　　　　　　　　　　　　　　　　　　　　　　日期:		

广东省中医院生物资源中心_____年度管理评审实施计划表

表格编号:BRC-PF-015-F02

评审目的	
评审范围	
评审依据	
参加人员	
评审时间	

评审内容:	资料准备分工:

评审时间安排:			
编制:	日期:	批准人:	日期:

广东省中医院生物资源中心_____年度管理评审报告

表格编号:BRC-PF-015-F03

一、管理评审会议基本情况

评审目的					
评审时间		评审地点		主持人	
参与人员					
议程简介					

二、管理评审输入工作及责任人安排如下

输入项						
责任人						

三、管理评审输入内容分析

四、生物资源中心质量管理体系运行总体情况评价

五、生物资源中心　　年度管理评审输出决定

年度广东省中医院生物资源中心管理评审输出决定一览表

序号	管评决议	解决措施	责任人	完成时间
1				
2				
3				

报告人:	批准人:	日期:

1. 目的

有效地制定和实施纠正措施,分析和消除产生不符合项的原因,采取切实可行的、与问题的严重性及所遇风险程度相适应的纠正措施,举一反三,消除类似的不符合项。只要适用,还应导出预防措施,防止不符合项再次发生,实现质量管理体系持续改进。

2. 适用范围

适合所有已发生的不符合工作项的控制管理。

3. 职责

3.1 责任组长负责调查问题的根本原因,制定、组织、实施及控制纠正措施。

3.2 质量监督员/内审员负责对纠正措施实施情况进行监督并对纠正效果进行跟踪评价。

3.3 质量负责人负责纠正措施的管理,批准纠正措施,必要时组织管理层评审。

3.4 文档管理员负责记录的归档。

4. 程序

4.1 不符合项信息分类与采集

不符合项的信息来源可以包括《内审报告》《管理评审报告》、差错/事故登记、质量分析会议记录和各类投诉。

各组负责收集不符合项信息。对各类投诉按《投诉处理控制程序》执行。

4.2 原因分析

根本原因调查分析是制定纠正措施管理程序的最关键、最困难的工作。由相关责任组长组织、负责调查发生不符合工作项的根本原因,如问题比较复杂,应上报质量负责人,成立专门小组与中心主任一起研究、调查、分析问题。

4.3 纠正措施建立

4.3.1 责任组长向质量负责人书面提交纠正措施。

4.3.2 质量负责人选取最能消除问题根本原因并防止问题再发生的有效措施。但应考虑到纠正措施与问题的严重性及其带来的风险的大小相适应,防止造成资源浪费。

4.3.3 一般性纠正措施由质量负责人批准,重大纠正措施请示中心主任,甚至医院领导后批准。

4.3.4 要举一反三,排查、解决类似问题。只要可能,应导出预防措施。

4.4　纠正措施的实施

4.4.1　责任组/责任人负责实施提出的纠正措施,制定纠正措施时限为1周,审批时限为5天,完成时限为2周。如纠正措施涉及其他部门不能按时限完成,应向中心主任报告,重新确定完成日期。必要时,提交管理评审。

4.4.2　下列情况时(但不只限于下列情况),样本库必须实施纠正措施并进行记录:

　　a)样本库的仪器或检测系统没有达到所规定的操作性能要求,如未达到仪器检测系统所建立的性能规格要求;

　　b)质控和校准的结果超出确立的控制限,此时应对不能接受的样本或者是上一次可接受样本以后的样本进行评估,以决定样本质量是否受到不利影响。样本库必须采取纠正措施以保证样本质量和临床信息的准确、可靠;

　　c)样本库不能在规定时间内接收或处理样本时,则应在考虑对捐赠者情况是否有危害的基础上,决定是否协商重新采样的可能性。

4.5　纠正措施的方案应尽可能有多种,还需加以验证,采用的纠正措施应切实有效,又经济合理;由纠正措施的实施导致对原程序或其他任何方面的修改,必须依照《文件控制程序》的规定修改或制定文件并经中心主任批准后加以实施。

4.6　中心管理层监控每一纠正措施所产生的结果,质量监督员对纠正措施的执行情况及其有效性进行具体的跟踪验证和监控,以保证纠正措施对纠正已发现的不符合或偏离是有效,能够解决识别出的问题,同时对类似的问题有效。

4.7　当不符合或偏离的性质比较严重或因纠正措施调查怀疑本中心组织是否符合自身的质量体系要求,或是否符合其政策和程序要求时,中心管理层应按持续改进中的规定对可能存在缺陷的方面进行审核,必要时实施附加审核或管理评审,采取相应的措施。

4.8　纠正措施的结果是管理评审中所必须包括的内容,应提交给中心管理层进行评审。

4.9　对不符合或偏离产生的原因、纠正措施的内容以及采取措施的完成情况等相关记录应归档。

5. 相关文件

　　BRC-PF-003《文件控制程序》
　　BRC-PF-014《内部审核程序》
　　BRC-PF-015《管理评审程序》

6. 记录

　　BRC-PF-014-F05《不符合工作报告和纠正记录表》

广东省中医院生物资源中心不符合工作报告和纠正记录表

责任组:

不符合项事实描述:

　　　　不符合项识别者:＿＿＿＿＿＿＿　　责任组长:＿＿＿＿＿＿＿

　　　　日期:＿＿＿＿＿＿＿　　　　　　日期:＿＿＿＿＿＿＿

不符合判定依据:

　□CNAS认可准则(ISO 20387:2018)条款号:＿＿＿＿＿＿＿＿＿＿＿＿

　□(体系文件):

　□(依据标准/规范):

不符合分级:

　□一般不符合项　□严重不符合项　□观察项

不符合类型:

　□体系性不符合项　□实施性不符合项　□效果性不符合项

不符合程度评估:

A. 对生物样本及其相关数据的影响(含将来使用):

B. 对用户/使用者的影响:

C. 对体系运行的影响:

D. 不符合输出是否持续存在:

E. 决定:□接收　□隔离　□保留　□归还　□暂停供应　□召回

原因分析:

　　　　　　　　　　　　　　　　　责任组长:　　　　　日期:

建议采取的纠正措施:

预计完成日期:＿＿＿＿＿＿＿＿

　　　不符合项识别者:＿＿＿＿＿＿＿　　责任组长:＿＿＿＿＿＿＿

　　　　　　日期:＿＿＿＿＿＿＿　　　　日期:＿＿＿＿＿＿＿

纠正措施完成情况:

　　　　　　　　　　　　　　　　　责任组长:　　　　　日期:

纠正措施跟踪及有效性验证情况:

　　　　　　　　　　　　　　　　质量负责人:　　　　　日期:

审核意见:

□有效,关闭此不符合项。

□无效,需实施后续措施:＿＿＿＿＿＿＿＿＿＿＿＿＿＿＿＿＿＿＿＿＿＿＿

中心主任:　　　　　　日期:

措施相关证明材料:

1.

2.

3.

1. 目的

对样本库日常工作中可能发生的,有可能影响样本质量、实验室生产和环境安全等各方面的风险和机遇进行评估,建立纠正、预防措施以及应急处理预案,以实现持续质量改进、减少或杜绝风险危害的发生,以最小化概率和影响。

2. 适用范围

适用于样本库可能存在风险危害的各个环节和方面,包括但不限于样本采集、运输、处理、储存和分发等过程。

3. 职责

质量负责人负责组织员工对存在风险的各个方面和环节进行评估。

4. 工作程序

4.1 风险因素识别(包括但不限于以下内容)

4.1.1 接收样本合格率

样本接收岗位应对不合格样本登记、与临床团队沟通后处理,定期统计、分析临床各团队不合格样本例数和不合格主要原因;中心应定期与各方客户沟通,以业务学习、座谈会等多种形式培训临床样本采集、反馈不合格样本情况,提出整改建议。定期对样本采集程序的有效性,培训及整改的效果进行评估。

4.1.2 样本量

采用真空采血管收集血液样本,质量负责人应定期协助各团队对每一个样本类型的样本量进行评估,以确保所分配的最多冻存管数样本量足够,携手团队定期统计分析样本量不足发生次数,评估为此而影响样本必需管数的风险。

4.1.3 样本处理时间

中心应严格执行样本采集前与客户制定的服务协议,严格按照协议按时处理样本,如遇仪器故障、无法按时处理,应及时与临床团队沟通,讲明情况、并告知样本处理时间及由此带来的样本质量可能的影响。定期统计样本处理准时率,对不能按时进行处理的风险进行评估,分析不能按时处理的原因,建立纠正措施和预防措施。

4.1.4 仪器设备运行

建立《仪器设备管理程序》《仪器设备检定校准程序》及保养、校准SOP,各组长定期检查组内设备维修、保养及校准状况,仪器管理员定期统计、分析各仪器设备故障率,分析原因,进行仪器故障的风险评估。

4.1.5　质量控制情况

建立中心质量手册、质量控制管理程序,以及完善的标准操作规程,每年至少进行一次全要素的内审,对中心样本质量风险进行评估。

4.1.6　样本库生物安全

在《生物安全管理程序》中明确实验室生物安全管理和医疗废弃物排放处理程序内容,定期对实验室的生物安全风险进行评估,并定期培训、考核每一位员工。

4.1.7　实验室环境与运行安全

在《设施和环境条件管理程序》中明确对实验室环境温湿度的管理要求,在《安全管理控制程序》中明确对实验室水、电、压力容器、危险化学品等的使用安全管理程序。每个工作日监控实验室温湿度、检验用水是否达标,压力容器使用者必须接受培训、持证上岗。实验室安全管理员定期检查各种预案的培训、考核及执行情况。

4.1.8　信息系统运行状况

建立信息系统管理程序和信息系统安全管理程序和信息管理系统操作SOP,中心主任对各级人员使用信息管理系统的权限给予授权,任何人不得超越权限使用计算机和信息管理系统。信息中心应建立信息监控程序,防止其他计算机系统(如病例系统)非授权者获得任何患者信息及非授权者进行修改,同时负责杀毒软件的更新,保护网络系统的安全,外来人员使用计算机须经中心主任同意。禁止在医疗计算机上使用软盘、优盘等移动设备,以防止计算机病毒的传播。信息中心负责保护机构内部和外部网络传输的数据,以免非法接受或拦截。建立《信息系统应急处理规程》。

4.2　风险估计和评价

估计各个潜在和失效模式的概率、严重程度及风险的大小,并将风险的估计值与实验室可接受风险标准进行比较,评价风险的可接受性。

4.2.1　概率

采用半定量的方法对危害概率进行估计。分为经常(每周1次),可能(每月1次),偶尔(每年1次),稀有(几年1次),不可能(整个使用期间1次)。中心可利用平时的记录数据来估计概率的大小。

4.2.2　危害的严重程度

危害严重度程度分为可忽略(暂时性不适),很小(暂时性伤害,不需要专业的医疗干预),严重(需要专业的医疗干预),危急(永久的或危及生命的伤害),灾难性(引起患者死亡)。

4.2.3　风险估计

结合考虑概率和危害的严重度,对风险进行估计,考虑实验的预期用途和目前的技术水平。可利用风险可接受矩阵表评价风险的可接受性。

危害概率	危害严重度				
	可忽略	很小	严重	危急	灾难性
经常	不接受	不接受	不接受	不接受	不接受
可能	接受	不接受	不接受	不接受	不接受
偶尔	接受	接受	接受	不接受	不接受
稀有	接受	接受	接受	接受	不接受
不可能	接受	接受	接受	接受	接受

4.3　风险控制和监测

　　风险控制是对风险评估不可接受的或最严重的风险采取各种质量控制措施,控制措施后实施监测,评价控制措施的有效性。对监测过程中出现的不可接受风险,调查原因,从根本上降低剩余风险。中心可选择成熟的风险管理工具对样本操作全过程的环节进行分析、评价、调查、控制和监测,降低风险发生的概率和影响。

4.4　机遇的识别和利用

　　中心应主动识别与质量管理体系运行有效性相关的机遇,并提出机遇利用措施,以增强生物资源中心实现质量方针和目标的能力。

4.5　应对风险和机遇的措施的记录

　　有关应对风险和机遇的措施全过程的有关记录,应按《记录控制程序》进行控制。

5. 相关文件

　　BRC-PF-035《突发情况应急处理程序》

6. 记录

　　BRC-PF-034-01《风险评估报告》

广东省中医院生物资源中心
年度风险评估报告

BRC-PF-034-01

编　　制:

审　　核:

批　　准:

批准日期:

　　生物资源中心为确保质量管理体系能实现预期结果,增强实现中心目的和目标的机遇,预防或减少生物样本保藏中的不良影响和潜在失败,甚至包括可能会出现的生物样本库操作的中止,安排质量负责人组织相关人员主动考量中心的生物样本保藏活动可能存在的相关风险和机遇,识别并避免威胁,减少危险源,避免不良可能性和后果,分担或延迟风险,进而采取适当的改进。实施有效改进寻求进一步扩大生物样本保藏范围,适应新接收者/用户,应用新技术和其他可能措施满足接收者/用户需求。年度风险机遇识别和实施改进情况归纳如下:

生物样本保藏 活动过程	识别出来的风险项和 可能存在的风险环节	风险严重程度和 风险发生概率	预防措施	有效性评价
标本采集				
标本运输				
标本接收				
标本处理				
标本入库				
样本出库				
生物安全安保				
液氮安全				
危险化学品、易燃易 爆品				
用水、用电安全				
消防安全				
自然灾害				
信息系统				
人员培训和考核				
人员能力评估				
环境控制				
设备试剂和耗材				
室内质控和室间 质评				
……				

评估结论:

编制人:

日　期:

1. 目的

　　建立生物资源中心可能出现的各种突发情况应急处理程序,规范各种突发情况(信息管理系统故障、突发短期断电、储存设备故障等)紧急处置的应急预案,确保生物资源中心人财物整体安全,有条不紊地处理突发情况,将各方面可能造成的损失减少到最低,甚至为零。

2. 适用范围

　　适用于生物资源中心水、电、外部服务、信息系统等突发情况的有序处置。

3. 职责

3.1　中心主任全面负责突发情况的现场指挥工作,个别情况应请医院相关部门协助共同决定处置。

3.2　中心全体人员有责任和义务发现和按预案规定流程第一时间到达现场,安全处置相关情况。

4. 程序

4.1　样本库信息管理系统突发事故预案

　　当样本库场所有较长时间停电或医院相关部门需要对医院信息硬件部分如网络线路、交换机、服务器等进行较长时间检修和/或对应用程序更新时,就可能导致信息管理系统故障停机或非故障瘫痪。样本库应针对此类情况做好预防应急措施。

4.1.1　信息管理系统故障或瘫痪时,第一时间报告主任、联系信息处等相关部门,必要时联系第三方信息系统工程师。手工填写时书写应符合规范,应详细记录样本信息,包括住院号、姓名、诊断、所属课题等表内信息。样本库工作人员手工填写《广东省中医院生物资源中心样本采集/接收/处理记录表》,待系统恢复功能后及时登录将信息补录。

4.1.2　由于停电导致系统瘫痪后条形码无法打印时,应先将样本做明显标记存储于液氮罐或超低温冰箱中,待信息系统恢复后再打印条形码进行张贴。

4.1.3　样本库应在内部模拟信息管理系统瘫痪时进行演练,确保样本能在无网络情况下进行样本入库,并记录演练时顺利进行关键操作注意事项。

4.2　火灾/水灾突发断电应急预案

　　当样本库遇到火灾或长时间雨天导致供电线路损毁引起的断电,发生火灾时,应首先迅速拨打119救援电话,灭火救援由公安机关消防机构统一组织和指挥,样本库应接受公共实验室的调度,有序疏散,远离灾害现场,在人身安全危害解除后,样本库工作人员应联系相关部门人员协助解决存储设备的运行问题。

4.2.1　样本库双路电源都瘫痪且短时难以恢复供电时,液氮罐作为存储容器就充分展现其优势。为防止短期停电带来的样本质量损伤,样本库应尽量购买双制冷超低温冰箱,停电时可以采用液氮制冷确保超低温冰箱温度。

4.2.2　样本库应演练停电时如何给冰箱供给液氮制冷操作,确保突发事件应急措施能实施到位。

4.3　制冷储存设备本身故障应急预案。

　　样本库应有备用存储设备,当现有设备(如超低温冰箱)由于长期运转突发故障不能送修,或应报废更换时,备用设备能根据预设的温度和其他条件确保样本库正常运行。一般情况下,液氮罐备用贮存能力应达到1%~3%;冰箱或冷藏箱备用储存能力10%。

4.4　样本库安全管理应急预案

4.4.1　样本库安全保证设施如下:冰箱温度报警(已装)、室内温湿度报警(已装)、氧气浓度监测器(已装)、烟雾报警器(已装)、断电报警(已装)、门窗开关传感器带报警功能(计划中)、网络摄像头,支持手机实时查看(计划中)。

4.4.2　生物资源中心现有大学城实验室和大德路总院实验室,两院区均安装相关安全保证设施(4.4.1)。工作日、周末及节假日全天安排实验室工作人员定时巡视或监控实验室安全并记录(详见《安全管理控制程序》)。大学城两公里内,大德路总院一公里内均有实验室工作人员随时候命,若出现突发情况(断电、水浸、火灾等),实验室附近工作人员均能在最短时间(20min内)到达现场,如预计20min内无法到达,需第一时间联系医院总值班人员及相关部门人员协助解决问题。

4.5　突发情况应急处理联系人(表13-5-1)

表13-5-1　突发情况应急处理联系人一览表

院区	第一联系人	第二联系人	第三联系人	第四联系人
***	×××	×××	×××	×××
***	×××	×××	×××	×××

　　注:实验室负责人只要在广州需与第一顺序人先后出现在现场!

4.6　联系方式(表13-5-2)

表13-5-2　联系方式一览表

联系人	手机	短号
×××	***	***
×××	***	***

4.7 突发情况应急处理流程图(图13-5-1)

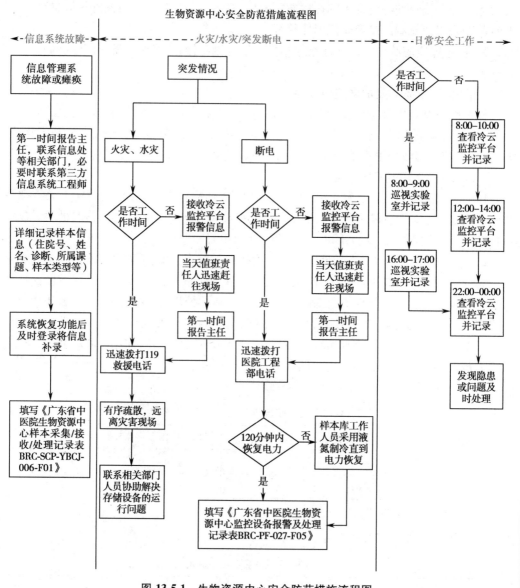

图13-5-1 生物资源中心安全防范措施流程图

5. 相关文件

　　BRC-PF-027《安全管理控制程序》

　　BRC-PF-034《风险管理控制程序》

6. 记录

　　BRC-SOP-YBCJ-006-F01《样本采集/接收/处理记录表》

　　BRC-PF-007-F03《仪器设备维修记录表》

　　BRC-PF-027-F05《监控设备报警及处理记录表》

广东省中医院生物资源中心样本采集/接收/处理记录表

表格编号:BRC-SOP-YBCJ-006-F01

接收日期	序号	团队名称	患者姓名	性别	年龄	住院号/诊疗卡号	西医诊断	中医诊断	中医证型	采集样本类型*	采集时间	接收时间	处理时间	处理方法*	储存样本类型及分装管数*	知情同意书*	备注
信息录入				核对者					操作者								

　　注:*采集样本类型:1.(血液);2.(尿液);3.(粪便);4.(手术组织);5.(穿刺组织);6.(诱导痰);7.(鼻咽拭子采集液);8.(其他:具体填写)。

　　*处理方法:1.(离心:3 000r/min,10min,室温);2.(离心:3 000r/min,10min,室温,二次离心:3 500r/min,10min,室温);3.(常规分离 PBMC);4.(快速分离 PBMC);5.(RNAlater 浸泡);6.(直接冻存);7.(其他:具体填写)。

　　*储存样本类型:1.(血清);2.(血浆);3.(血凝块);4.(全血);5.(去血浆后血细胞);6.(PBMC);7.(全尿);8.(尿上清);9.(尿沉渣);10.(粪便);11.(手术组织);12.(穿刺组织);13.(上清);14.(其他:具体填写)。

　　*知情同意书:录入后打"√"

广东省中医院生物资源中心仪器设备维修记录表

表格编号:BRC-PF-007-F03

设备名称 及编号	故障现象 描述	发现人	发现日期 及时间	故障原因及 维修过程结果	维修 (记录)人	处理日期 及时间

广东省中医院生物资源中心监控设备报警及处理记录表

表格编号:BRC-PF-027-F05

报警日期 (年/月/日)	报警时间	报警设备 名称及编号	报警信号	报警原因	报警后的 处理	恢复正常状态 所用时间	签名

1. 目的

定期对体系进行管理评审,识别任何不符合项来源,及时制定和实施全面有效的改进措施,不断提高和改进样本库服务和水平,为客户提供更多更好的服务,为员工提供适当教育和培训机会,确保质量管理体系得到持续改进。

2. 适用范围

适用于运行的质量管理体系及样本操作等各方面的程序。

3. 职责

3.1　中心主任全面负责质量管理体系的持续改进工作。

3.2　质量负责人负责策划、批准和验证质量管理体系中质量管理要素的持续改进工作。

3.3　技术负责人负责质量管理体系中技术要素的持续改进工作。

3.4　责任专业组制定相应措施并实施质量管理体系的持续改进工作。

3.5　中心全体人员有责任和义务发现和提出改进措施。

3.6　文档管理员负责保存相关记录。

4. 程序

4.1　中心管理层按照质量体系的要求对质量管理体系的现状进行分析和评价,并对所有操作程序进行评审,识别需改进的领域。

4.1.1　收集外部信息,识别需改进的领域

a)通过《外部服务与供应管理程序》《咨询服务管理程序》和《投诉处理控制程序》等外部交流程序/制度或客户服务意见调查,规范、加强样本库、服务用户及供应商的交流,收集意见和建议,提高服务质量。收集的外部信息可包括但不限于:样本类型及样本量的应用是否合适、是否出现新的局限性,样本出入库申请单格式是否需要变动,样品采集方式是否合适,样品运送中存在的问题,报告方式、样本处理时间是否合适,样本处理方法的干扰因素,样本储存过程的安全性等。另外也可以从供应商那里获取新产品、新技术的信息以及仪器、试剂使用的经验和技术支持等;

b)建立并施行质量指标以系统地监测、评价样本库对医院科研绩效的贡献,及时掌握样本库的服务质量情况。样本库可以建立满意度监测程序,对服务质量进行外部评价及内部评价监测,监测的内容范围应广泛,可通过咨询小组每年一次回顾性地评价咨询服务对科研团队的贡献;通过满意度调查表综合了解客户对样本库服务的评价等。

4.1.2　样本库自身评审,识别需改进的领域,分别通过启动《内部审核程序》和《管理评审程序》,由中心管理层就质量管理体系进行全面检查和正式评价,以发现质量管理体系和客户服务的改进机会。

4.1.3　样本操作程序的全面评审。主要指样本库关于技术方面的评审,包括各个样本操作被执行的全过程。评审内容应广泛全面,包括上次样本操作程序评审的执行情况,样本操作程序的一般性情况,质量控制程序、风险管理控制程序等。

4.2　确定改进的目标,寻找可能达到质量改进目标的解决办法,在采取改进措施前,制订相应的计划和方案。

4.3　由中心管理层评价这些解决方法的有效性并作出选择,责任专业组实施选定的方案。

4.4　依据评审结果而实施改进方案后,中心召开持续改进有效性评价会(可以融入管理评审),评价采取措施的成效,确定质量改进目标是否实现。

4.5　在持续改进工作中,重点为工作人员的培养。各级相关工作人员的质量意识和技术水平地不断提高是质量体系持续改进的基础。中心管理层要积极给工作人员提供各种适当的教育和培训机会,其形式主要为中心内部业务学习,参加各级主管部门的业务培训和学术会议,并定期开展员工意见调查,向员工发放《员工意见调查表》,以征求和收集员工对生物资源中心工作、服务等意见。

4.6　质量管理体系改进措施的实施、验证等过程由质量负责人记录。

5. 相关文件

BRC-PF-012《外部服务与供应管理程序》

BRC-PF-014《内部审核程序》

BRC-PF-015《管理评审程序》

BRC-PF-029《咨询服务管理程序》

BRC-PF-030《投诉处理控制程序》

BRC-PF-031《不符合项识别与控制程序》

BRC-PF-032《纠正措施控制程序》

6. 记录

BRC-PF-036-F01《服务意见调查表》

BRC-PF-036-F02《员工意见调查表》

广东省中医院生物资源中心服务意见调查表

表格编号:BRC-PF-036-F01

评价指标	评价内容	未涉及	很满意	满意	一般	不满意	主要问题描述
技术	样本入库申请指导						
	样本入库申请审批						
	样本采集前指导						
	样本运输指导						
	样本处理技术						
	样本储存技术						
	样本出库审批						
质量	样本质量报告及时性						
	样本质量报告准确性						
	样本质量						
服务	服务态度						
	服务效率						
	业务咨询						
	总体评价						
建议或意见							

注:请根据实际情况在相应栏目打"√"并填写相关的问题、建议或意见。

广东省中医院生物资源中心员工意见调查表

表格编号:BRC-PF-036-F02

评价内容	很满意	满意	一般	不满意	主要问题描述
制度建设					
业务建设					
基础设施					
工作环境					
岗位设置					
任务分工					
工作匹配					
工作强度					
薪资待遇					
学习培训					
职业发展					
员工活动					
人文关怀					
党风廉政					
总体评价					
意见或建议					

注:请根据实际情况在相应栏目打"√"并填写相关的问题、意见或建议。

1. 目的

为了保持生物资源中心各职能和层次间的信息交流,增进理解和提高过程的有效性,建立适当的内部沟通程序。

2. 适用范围

本程序适用于生物资源中心的内部沟通。

3. 职责

3.1 主任负责建立适当的内部沟通机制,确保在内部各职能和层次间对管理体系的有效性及人员的合理性进行充分沟通。

3.2 各组长负责在各自内部进行适当的沟通,确保管理体系的有效性在各自职责范围内得到有效沟通。

3.3 质量和技术负责人负责各专业组之间信息的沟通与协调。

3.4 所有人员负责工作范围内信息的传递与沟通,提高过程的有效性。

4. 程序

4.1 外部信息的收集、传递与处理

4.1.1 质量负责人负责生物样本库认可方面的政策及有关生物样本库认可审核、评审结果信息的收集,并传递到相关专业组,当检查、评审结果出现不符合情况时,按《纠正措施控制程序》的要求进行处理。

4.1.2 有关技术方面的政策、法律、法规、技术标准类的资料信息,由技术负责人负责收集、更新,确认后传递给有关专业组。

4.1.3 各组组长负责与质量负责人、技术负责人进行沟通,了解相关的信息。

4.2 内部信息的收集、传递与处理

4.2.1 质量负责人负责不断收集各方面反馈的信息,并按照规定及时向有关专业组传递,如质量方针、目标及其完成情况;内审、管理评审有关情况(如内部审核报告、管理评审报告等);质量管理体系运行中的其他信息(如不符合信息或潜在不符合信息等)。

4.2.2 各组组长负责收集、处理各专业组内部发生的各种信息,并及时向质量负责人及中心主任传递与沟通。

4.3 突发信息的收集、传递与处理

4.3.1　内、外突发的一般信息由发现专业组及时处置。属于职权范围内的事务,自行及时处理,必要时将处理结果反馈给质量负责人等相关人员。属于职权范围以外的事,必须及时反馈提交给相关专业组处理。

4.3.2　内、外突发的重大信息发现专业组必须及时提交,将信息传递给质量负责人,质量负责人收到反馈后必须及时处理并向科主任报告。

4.3.3　信息可采用书面文件、记录、电子媒体、通讯、资料、讨论交流等方式予以传递。

4.4　内部沟通的实施

4.4.1　主任按医院要求定期参加院周会,院周会精神及时向全科人员传达。

4.4.2　每周召开一次科室例会,要求全体人员参加,传达院周会精神,通报科室情况,各组汇报工作,提出需要沟通的内容,对上一个月的质量运行情况进行分析和评价,讨论和处理服务对象的投诉和意见建议,作出处理意见,秘书记录于《周会记录本》,保证内部沟通顺畅。

4.4.3　每12个月进行一次内审,由内审员进行质量管理体系的内审,并与相关人员进行沟通,识别不符合项并进行整改。

4.4.4　每12个月进行一次管理评审,由中心主任、各专业组长、内审员、各岗位人员、医院相关职能科室人员对质量体系的运行状况进行评审,识别改进机会并整改。

4.4.5　日常工作中,科室管理层与员工,员工与员工之间通过谈话形式进行沟通,及时向专业组长或科室管理层提出问题和建议,以促进体系有效运行。

4.4.6　任何时候,只要发现有影响质量体系运行的问题或趋势,应及时采取有效措施进行沟通,发现问题并整改或制定预防措施,确保质量体系有效运行。

4.5　沟通的有效性验证

　　沟通的有效性验证主要看沟通的内容是否实事求是,是否确保对质量体系的有效运行提供帮助、沟通的方式是否合适、是否解决了相关问题、是否取得了预期的效果等,由质量负责人进行验证和判定。

4.6　沟通工作的记录

　　科室在进行沟通工作时,由秘书记录沟通过程,记录采用记录本或记录表,质量负责人验证通过,年终交给文档管理员归档保存。

5. 记录

　　BRC-PF-037-F01《会议签到表》

广东省中医院生物资源中心会议签到表

表格编号:BRC-PF-037-F01

主题:

主持人:

时间:

地点:

工号	姓名	签名

1. 目的

　　质量及技术记录是质量管理体系运行过程中的活动记录,是样本库从事质量活动的证据。样本库应建立并实施一整套对质量及技术记录进行识别、采集、索引、查取、存放、维护以及安全处理的程序,确保所有记录均清晰明确,便于检索,符合法律法规标准,满足样本库客户、法定机构、认可机构的需求。

2. 适用范围

　　适用于本样本库的质量和技术记录的实施和管理。

3. 职责

3.1　样本库质量负责人负责质量记录格式的编制与核对,技术负责人负责技术记录格式的编制与核对。中心主任负责所有质量技术记录表格的审核与批准使用。

3.2　质量负责人负责涉及全中心或多个部门质量活动的质量和技术记录的实施和管理。

3.3　各专业组负责各自质量活动的质量和技术记录的实施和管理。

3.4　相关记录由相关责任人负责填写。质量负责人负责实时记录执行情况的监督。

3.5　文档管理员负责记录的归档与保存。

4. 程序

4.1　记录表格的编制、批准及发放

4.1.1　质量负责人和技术负责人分别主持通用质量记录表格和技术记录表格的编制工作,指定的编制人员应依据质量职能要求编制,完成后交样本库主任审核批准使用。各组长按本组质量职能和技术运作要求负责组织本组人员编写本组的技术记录表格。

4.1.2　记录表格的编号严格按样本库文件编号规则(唯一性标识)执行。

4.1.3　质量记录表格由样本库统一发放,技术记录表格由各组长根据需要发放。

4.1.4　各组长根据实际情况规定各类记录的保存期,并报样本库主任确定批准。

4.2　记录的填写及要求

4.2.1　记录可有以下内容:记录的名称编号和页码;编号(批号)、样品特征、收样日期、处理前样品状态、接收记录;检测方法的名称和编号;检测仪器名称、编号、型号和仪器检测条件;检测环境条件(温度、湿度及其他);检测过程中出现的现象观察;作业指导书;检测原始数据(包括图谱等打印资料和电子记录资料)等原始记录表;数据处理结果(校准函数和换算因子、数据转换计算公式、计算或导出结果)、仪器打印结果;质量控制记录;检测人员、审核人员和批准人员的签名;检测日期;质量改进记录;仪器维护记录、内部及外部仪器校准记录、仪器、试剂三证记录、试剂请购记录;差错/事故记录及所采取措施;投诉及所采取措施;内审及管理评审记录;人员培训及能力考核记录等。

4.2.2　质量记录由相关人员填写,经样本库主任审批后由文档管理员统一管理。

4.2.3　质量和技术记录的标识:遵循唯一性编码原则,其他涉及中心或多个部门质量活动的记录,采用中心统一编码。

4.2.4　技术记录由有关执行人员用圆珠笔或签字笔填写,记录必须真实反映质量体系的运行状况,要求记录及时,内容真实,项目完整,字迹清晰,用词准确,且有记录日期和签名。

4.2.5　记录禁用红色笔或铅笔填写。当记录有需要修改时,采用科室统一规定的修改方式,即在原始记录上进行杠改,在旁边写上正确的记录,并签上修改人姓名或签章。禁用橡皮擦改原始记录或用涂改液涂改。技术记录应有唯一性标识(检测日期、项目编号等),并保持原始性、真实性,不得杜撰、篡改。

4.2.6　各组长负责将当月相关项目的质控记录上报样本库主任审阅。各组的检测原始记录、技术记录、设备的使用和维护记录、环境条件记录由操作人员在工作过程中及时记录,不得追记。

4.2.7　所有记录应方便记录人员阅读、记录和检索。

4.3　记录管理

4.3.1　质量负责人至少每季度对各组保管的技术记录进行监督抽查一次,不符合项限期整改,并跟踪验证。

4.3.2　填好的技术记录由各组指定专人负责分类,按实际情况装订成册并编好目录,每月初将上月所有记录交至文档管理员处,统一归档保存。

4.3.3　归档记录应做到齐全、完整、标识正确、卷面整洁。

4.3.4　外单位要访问质量和技术记录,必须得到中心主任准许;质量和技术记录未经中心主任批准,不得外借、转抄、复印。如需借阅,须经中心主任批准,并登记借出日期和规定归还日期,严格按《文件控制程序》执行。

4.4　记录的安全防护和保密

4.4.1　质量记录和技术记录应采取安全防护措施,存放在一个专用和适宜的环境,防止损坏、变质或丢失;电子形式存储备份的记录按《信息和数据管理程序》执行。

4.4.2　各组的有关人员应对技术记录上的信息保密,未经样本库主任批准,技术记录严禁借阅和复印。

4.5　记录的修改

　　无论是纸质记录,还是电子版本记录的修改,都应该制定措施,采取规定的方式进行修改。原始记录上应留下修改过的痕迹,这不仅仅是修改权限的问题,应确保能看到原来的记录。

4.6　记录的保存期

　　实验室应明确规定与质量管理体系相关的各种记录的保存时间，且应保存原始记录。保存期限应符合法规、满足客户和上级机构的标准要求，根据每个记录的具体情况来决定。本样本库质量记录和技术记录一般保存2年。

4.7　记录的销毁

　　记录超过保存期限或其他特殊原因需要销毁，由文档管理人员上报质量负责人，经中心主任批准，进行销毁处理。

5. 相关文件

　　BRC-PF-003《文件控制程序》

　　BRC-PF-004《信息和数据管理程序》

第十四章　程序文件常用记录表格一览表

1. 文件分发管理登记表

表格编号：BRC-PF-003-F01

文件名称	版本编号	领取部门	领取人	发放人	分发号	分发日期	旧版本回收	回收日期

2. 受控文件一览表

表格编号：BRCPF-003-F02

文件名称	分发号	版本编号	生效日期
制表人		日期	
审核人		日期	

3. 外来人员文件借阅登记表

表格编号：BRC-PF-003-F03

借阅时间	借阅人	文件名称	借阅原因	批准人	归还日期	接收人

4. 文件更改申请/颁布表

表格编号：BRC-PF-003-F04

文件名称		文件编号	
申请更改理由：			
申请人：		日期：20　年　月　日	
申请更改原内容			

申请更改现内容	
审核人意见:	
签名:	日期:20　年　月　日
批准人意见:	
签名:	日期:20　年　月　日

5. _____年____月归档记录控制清单

表格编号:BRC-PF-003-F05

归档日期	文件名称或内容	移交人	接收人	备注

6. 文件销毁申请/记录表

表格编号:BRC-PF-003-F06

文件名称		版本编号	
回收日期		回收数量	
销毁理由: 申请人:　　20　年　月　日			
审批意见: 　　　　　　　　　　　　　　生物资源中心主任:　20　年　月　日			
销毁数量		销毁人	销毁日期

7. 计算机、信息系统年度评估表

表格编号:BRC-PF-004-F01

评估时间段:		
评估内容	评估结果	评估结论
计算机软件是否符合要求?包括杀毒软件、防火墙等		
计算机硬件是否符合要求?包括硬盘空间、网络流量、系统资源利用等		
信息系统操作是否具可操作性?是否简单易行?		
信息系统功能是否符合要求?包括日常使用、行政管理、统计、质控应用等		
数据信息传输的准确性是否符合要求,是否有效?包括仪器与 LIS 系统数据传输的准确性、LIS 与电脑数据/患者信息传输的准确性、LIS 与 HIS 数据/患者信息传输的准确性等		
评估人	日期	
审核人	日期	

8. 计算机、信息系统故障/变更记录表

表格编号：BRC-PF-004-F02

计算机故障(计算机 IP 地址)：			
信息系统故障(系统名称)：			
故障描述：	发现人：	日期：	
故障原因分析：	责任人：	日期：	
故障处理： □变更申请： □其他处理：	处理人：	日期：	
验证方法及效果验证：	验证人：	日期：	
审核/批准意见：	审核/批准人：	日期：	

9. 温湿度监控记录表

表格编号：BRC-PF-005-F01

位置	时间		1	2	3	4	5	6	7	8	9	10	11	12	13	14	15	16	17	18	19	20	21	22	23	24	25	26	27	28	29	30	31
	上午	温度																															
		湿度																															
	下午	温度																															
		湿度																															
	上午	温度																															
		湿度																															
	下午	温度																															
		湿度																															
签名	上午																																
	下午																																

注：该记录执行时间为上午 8:00—9:00 和下午 16:30—17:30,查看温湿度监控系统,正常打"√",异常打"×"并填写 BRC-PF-027-F05《监控设备报警及处理记录表》。

10. 实验室消毒记录表

表格编号：BRC-PF-005-F02

日期	地点	消毒方法	消毒时间	记录者

11. 协议评审单

协议评审主题：
协议评审时间：
参加协议评审单位/人员：
协议评审内容记录(可附页)： 记录人： 时间：
评审结果： 　　　服务对象(盖章)：　　　　　　生物资源中心(盖章)： 　　　　　　代表：　　　　　　　　　　　代表： 　　　　　　日期：　　　　　　　　　　　日期：

12. 协议更改通知单

表格编号：BRC-PF-006-F02

样本库服务对象名称_____ 上次协议确认时间：_____年____月____日 本次协议更改时间：_____年____月____日 更改后生效时间：_____年____月____日 协议更改原因：协议更改条款： 　　1. 　　2. 　　3. 　　　服务对象(盖章)：　　　　　　生物资源中心(盖章)： 　　　　　　代表：　　　　　　　　　　　代表： 　　　　　　日期：　　　　　　　　　　　日期：

13. 仪器设备一览表

表格编号：BRC-PF-007-F01

设备 分类	科室 编号	设备 名称	生产 厂家	品牌 型号	出厂 编号	启用 日期	位置	负责人	备注

14. 仪器设备基本情况登记表

表格编号：BRC-PF-007-F02

仪器名称		型号		仪器编号	
生产厂家		产地		出厂日期	
出厂编号		仪器来源		仪器原值	
位置		到货日期		接收状态	

厂家联系电话及联系人：

主要性能参数及用途：

验收日期		验收部门		验收人	

验收依据：

验收结论：

启用日期	使用部门	放置地点	负责人	备注	

仪器调动记录

移交日期	移交部门	移交人	接收部门	接收人	仪器移交时状态

仪器报废记录

报废日期：	已使用年限：	折旧价值：	批准人：

报废原因：

仪器附属设备及配件

名称	规格型号	单位	数量	用途

备注：

15. 仪器设备维修记录表

表格编号：BRC-PF-007-F03

设备名称及编号	故障现象描述	发现人	发现日期及时间	故障原因及维修过程结果	维修（记录）人	处理日期及时间

16. 年仪器设备计划性维护及实施记录表

表格编号：BRC-PF-007-F04

序号	设备名称	科室编号	维护内容	计划日期	实施日期	维护人	负责人

17. 年仪器设备检定/校准登记表

表格编号：BRC-PF-008-F01

设备科室编号	设备名称	计划时间	执行时间	负责人	备注

18. 人员培训申请表

表格编号：BRC-PF-011-F01

培训内容及目的：		
参加人员：		
培训时间： 天， 学时	培训地点：	
培训单位：	发证单位：	
培训费用：		
考核方法：□ 笔试　□ 口试　□ 实际操作　□ 其他方式		
中心主任意见		
科研处意见		
主管院长意见		

19. 人员年度培训计划表

序号	主讲人	培训专题内容	计划培训时间	实施情况

20. 人员学习/培训记录表

表格编号：BRC-PF-011-F03

培训时间		培训老师	
培训地点		培训方式	
培训主题			
培训内容			
人员签到			
组织部门效果评价			
对培训后能力评价			

中心主任：　　　　　日期：

21. 职工个人技术档案卡（一）

工号：　　　　　　　　表格编号：BRC-PF-011-F04　　　　　　第1页，共5页

姓名		性别		出生年月		照片
民族		籍贯		职务		
职称		专业		最高学历		
政治面貌		手机		最高学位		
身份证号				家庭电话		
住址/邮编						
E-mail						
社会团体/学术机构任职情况						

学习经历（从初中起，包括成人教育和非学历、学位教育）		
起止时间	学校名称及专业	备注

工作经历（包括非检验专业工作经历）		
起止时间	工作单位及所在部门	职称/职务

21. 职工个人技术档案卡（二）

姓名		性别		最高学历		职称/职务	

	培训起止时间及地点	培训内容	主办单位及学分
培训			
	注:包括参加学术会议及来本院前的培训记录		

	奖惩时间	奖惩原因	奖惩部门及级别
奖惩记录			
	注:包括获得的各种荣誉称号及来本院前的奖惩记录		

	时间	讲授内容	参加对象及数量
教学记录			
	注:包括各种学术讲座及来本院前的教学记录		

21. 职工个人技术档案卡（三）

姓名		性别		最高学历		职称/职务	

一、科研论文(杂志级别指 SCI 等收录期刊、权威核心期刊、科技核心期刊、统计源期刊等,除三大索引外,其他期刊论文只登第一作者。)

序号	题目、杂志名称、年、卷(期)、起止页	杂志级别	排名

二、著作

序号	书名	出版社	出版时间	编写地位	编写页码或字数

三、成果(成果编号含时间和排名)

序号	成果名称	鉴定水平	获奖部门、等次及编号

四、课题

序号	课题名称	任务来源	时间	排名

21. 职工个人技术档案卡（四）

姓名		性别		最高学历		职称/职务	
专业轮转记录							
起止时间		专业组		起止时间		专业组	
专业授权记录							
授予权限		授权时间			授权人		
可另附授权书							

21. 职工个人技术档案卡（五）

姓名		性别		最高学历		职称/职务	
免疫时间		免疫类型		免疫时间		免疫类型	
健康体检记录							
健康体检时间		色盲检查结果		ALT 结果		免疫状况	体检结论

22. _____年度_____培训考核评估记录表

表格编号：BRC-PF-011-F06

次序	考核日期	考核成绩	评估结果	备注
1				
2				
3				
4				
5				
6				
…				
总评成绩				
统计人		审核人		日期

备注：

1. 单次成绩：优秀（100分）、优良（90-99分）、良好（85-89分）、合格（70-84分）、不合格（≤69分）。

2. 总评成绩：优秀（平均100分）、优良（平均≥90分）、良好（平均≥85分）、合格（平均≥70分）、不合格（平均≤69分）。

23. 人员能力考核评估记录表

姓名		入科日期		
人员类别	□职工　　□进修人员　　□轮训人员　　□研究生　　□实习生　　□其他_____			
考核目的				
考核内容	考核方式	考核结果	考核人	日期
科室意见： 　　　　　　　　　　　　　　　　　　　　主任：　　　　　　　　日期：				

24. 低值、易耗、材料请购计划单

表格编号：BRC-PF-012-F01

序号	名称	规格/型号	品牌/厂家	单位	数量	备注
1						
2						
科室负责人：　　　　　　　　日期：						

25. 试剂耗材使用登记表

表格编号：BRC-PF-012-F02

日期	名称	生产厂家	规格	数量	批号	有效期	使用人	审核人

26. 供应商评价表

表格编号：BRC-PF-012-F03

产品名称	厂家	供应商	评价内容					总体评价
			三证齐全	产品质量	送货及时	服务评价	社会信誉	
评价人			审核人				日期	

注：评价标准采用"优（≥90 分）""良（≥80 分）""合格（≥60 分）""不合格"。

27. 年度合格供应商名录

表格编号：BRC-PF-012-F04

序号	供应商	供应产品	联系人	联系电话	评价等级

28. 外部服务机构评价表

表格编号：BRC-PF-012-F05

外部服务机构名称	服务范围	资质认定情况	服务质量	总体评价	评价人	日期
主任： 日期：						

29. 常用试剂/耗材要求一览表

表格编号：BRC-PF-012-F06

序号	名称	要求	已沟通并告知下列供应商相关要求
1			
2			

30. 方法确认记录表

表格编号：BRC-PF-009-F01

方法名称	
确认类型	□首次确认　□修改后确认　□其他
确认人员	
确认日期	
目的	
适用范围	
确认过程及结果	
结论	
审批意见	

31. 方法验证记录表

表格编号：BRC-PF-009-F02

方法名称	
验证人员	
验证日期	
验证目的	
验证过程及结果	
结论	
审批意见	

32. _____年第____次样本质控结果分析记录表

表格编号：BRC-PF-010-F01

质控项目		质控方法		质控时间	
质控结果					
结果分析					
改进措施					
质控人			日期		
质量负责人			日期		
中心负责人			日期		

33. 作业指导书评审记录表

表格编号：BRC-PF-016-F01

评审时间：
评审内容：
评审人员：
评审记录及结论： 记录者： 年 月 日
评审结果审核： 审批者： 年 月 日

34. 不合格样本记录表

编号	日期	样本 ID	科室/课题组	样本类型	不合格原因	处理方式	报告人

35. 样本属性评估表

表格编号：BRC-PF-020-F02

编号	日期	样本 ID	样本类型	唯一性标志	样本范围	样本状态	样本量	时间要求	知情同意	备注	评估人

注："编号、日期、样本 ID、样本类型、备注、评估人"填写具体内容，"唯一性标志、样本范围、样本状态、样本量、时间要求、知情同意"打"√"或"×"表示符合或不符合接收要求，不符合者进一步填写《不合格样本记录表》。

36. 样本出库申请单

表格编号：BRC-PF-023-F01

申请时间		申请单编号	
申请人姓名		联系电话	
所属科室/团队（院外请注明工作单位）			
申请理由			
对样本需求描述	疾病类型		
	样本类型及数量		
	其他需求		
样本源负责人意见	签章：＿＿＿＿＿＿＿＿＿ ＿＿＿年＿＿月＿＿日		
生物资源中心形式审查意见	签章：＿＿＿＿＿＿＿＿＿ ＿＿＿年＿＿月＿＿日		
科研处/专家委员会意见	签章：＿＿＿＿＿＿＿＿＿ ＿＿＿年＿＿月＿＿日		
主管院长审批意见	签章：＿＿＿＿＿＿＿＿＿ ＿＿＿年＿＿月＿＿日		

37. 广东省中医院生物资源中心
样本质量报告
BIOLOGICAL RESOURCE CENTER OF GUANGDONG PROVINCIAL HOSPITAL OF CHINESE MEDICINE SAMPLE QUALITY REPORT

表格编号:BRC-PF-023-F02

地址:广东省广州市越秀区大德路 111 号　广东省广州市番禺区内环西路 55 号

申请单号:					出库时间:		
申请人:					申请科室/团队:		
出库样本类型:					出库样本数量:		
出库样本明细							
样本编号	样本名称	样本类型	样本体积	采集时间	接收时间	存储时间	存储条件

质量评估项目	质量评估描述
PBMC 检测(可选)	□同批次处理的 PBMC 储存前质量抽检活率: □不适用
样本类型及数量	
过程时间	以上样本均已确保在 24 小时内完成采集、接收、处理、储存流程,其中尿液 6 小时,含保存液的粪便 72 小时。 除外:
储存条件	以上样本储存过程中确保储存温度在控。 除外:
备注	不同的研究检测项目对样本质量要求不同,鉴于样本珍贵、反复冻融对样本的影响及尊重样本使用者意见,中心未对以上样本做出库后样本质量检测,建议样本使用者根据研究检测目的进行样本使用前的质量评估。

出库操作人:			日期:	
质检人:			日期:	
批准人:		职务:	日期:	
样本及其质量报告签收确认:			日期	

注:1. 本记录表只适用于接收到的生物样本,生物样本库不负责采集。

2. 未经本中心书面批准,不得部分复制本报告。

38. 样本质量检测出库申请单

表格编号：BRC-PF-023-F04

申请时间		申请单编号	
申请人姓名		联系电话	
申请理由			
对样本需求描述	疾病类型		
	样本类型及数量		
	其他需求		
生物资源中心审查意见	签章：_____ 日期：_____年___月___日		

39. 离开实验室前安全巡视登记表

表格编号：BRC-PF-027-F01

日期	检查电气设备	检查水喉开关	关闭工作电脑	关闭生活空调	关闭所有窗户	拔出生活电源	人工锁好大门	签名

注：下班时，由最后一个离开实验室的工作人员巡视实验室上述检查内容，填写打√，并且签名。

40. 来访人员登记表

表格编号：BRC-PF-027-F02

样本库来访须知 Visiting Guidelines	来访者姓名 Visitor Name	单位名称 Organization Name	来访原因 Visiting Reasons	来访时间 Visiting Time	离开时间 Leaving Time	接待人 Receiver
中心参观路径有潜在感染病原体风险，请听从陪同人员安排 There is a potential risk of infectious pathogens in the the center. Please follow the arrangements of the receiver						

41. 存储设备巡视记录表

年　月　　　　　　　　　　　　　　　　　　　　　表格编号：BRC-PF-027-F03

编号			1	2	3	4	5	6	7	8	9	10	11	12	13	14	15	16	17	18	19	20	21	22	23	24	25	26	27	28	29	30	31
−80℃冰箱	#号	上午																															
		下午																															
	#号	上午																															
		下午																															
	#号	上午																															
		下午																															
	#号	上午																															
		下午																															
−20℃冰箱	#号	上午																															
		下午																															
	#号	上午																															
		下午																															
液氮罐	#号	上午																															
		下午																															
	#号	上午																															
		下午																															
签名		上午																															
		下午																															

注：该巡视记录执行时间为上午8:00—9:00和下午16:30—17:30。存储设备主要指超低温冰箱、低温冰箱和液氮罐，各存储设备的正常范围为：超低温冰箱−85~−70℃；低温冰箱−22~−18℃；液氮罐−196~−160℃。正常请打"√"；异常请打"×"，并填写BRC-PF-027-F05《监控设备报警及维护记录表》。

42. 存储设备监控记录表

表格编号：BRC-PF-027-F04

年　月　日——　　　年　月　日

设备	时间	星期一	星期二	星期三	星期四	星期五	星期六	星期天
超低温冰箱 （−85—−70℃）	7:00—9:00	□正常 □异常：	□正常 □异常：	□正常 □异常：	□正常 □异常：	□正常 □异常：	□正常 □异常：	□正常 □异常：
	12:00—14:00	□正常 □异常：	□正常 □异常：	□正常 ☑异常：	□正常 □异常：	□正常 □异常：	□正常 □异常：	□正常 □异常：
	22:00—0:00	□正常 □异常：	□正常 □异常：	□正常 □异常：	□正常 □异常：	□正常 □异常：	□正常 □异常：	□正常 □异常：

设备	时间	星期一	星期二	星期三	星期四	星期五	星期六	星期天
低温冰箱 （−22—−18℃）	7:00—9:00	□正常 □异常：	□正常 □异常：	□正常 □异常：	□正常 □异常：	□正常 □异常：	□正常 □异常：	□正常 □异常：
	12:00—14:00	□正常 □异常：	□正常 □异常：	□正常 □异常：	□正常 □异常：	□正常 □异常：	□正常 □异常：	□正常 □异常：
	22:00—0:00	□正常 □异常：	□正常 □异常：	□正常 □异常：	□正常 □异常：	□正常 □异常：	□正常 □异常：	□正常 □异常：
液氮罐 （−196—−160℃）	7:00—9:00	□正常 □异常：	□正常 □异常：	□正常 □异常：	□正常 □异常：	□正常 □异常：	□正常 □异常：	□正常 □异常：
	12:00—14:00	□正常 □异常：	□正常 □异常：	□正常 □异常：	□正常 □异常：	□正常 □异常：	□正常 □异常：	□正常 □异常：
	22:00—0:00	□正常 □异常：	□正常 □异常：	□正常 □异常：	□正常 □异常：	□正常 □异常：	□正常 □异常：	□正常 □异常：
签名	7:00—9:00							
	12:00—14:00							
	22:00—0:00							

注：超低温冰箱编号：UR1～UR9；低温冰箱：R1～R3；液氮罐：N1～N3 该巡视记录执行时间为早上7:00—9:00、中午12:00—14:00 和晚上22:00—0:00。其中周一至周五工作日只需填写晚上阶段，周六日及节假日填写早上、中午和晚上。正常请打"√"；异常请填写问题设备编号，并填写BRC-PF-027-F05《监控设备报警及维护记录表》。

43. 监控设备报警及处理记录表

表格编号：BRC-PF-027-F05

报警日期 （年/月/日）	报警 时间	报警设备 名称及编号	报警 信号	报警 原因	报警后的 处理	恢复正常状态 所用时间	签名

注：监控设备主要指监控系统及其监控下的冰箱、液氮罐、温湿度、氧气。

44. 咨询服务记录表

表格编号：BRC-PF-029-F01

咨询方： 咨询方式：电话（ ） 邮件（ ） 面谈（ ） 其他（ ）	
咨询方提出的问题/疑惑描述：	
建议解决方法： 咨询服务提供人： 日期：	
咨询组长审核意见 签名： 日期：	
中心主任批准意见： 签名： 日期：	

45. 投诉记录及处理表

表格编号：BRC-PF-030-F01

日期		投诉人	
投诉内容	投诉登记/确认人： 日期：		
原因公正性调查结果	调查人： 日期：		
样本库管理层针对该投诉,决定采取的处理措施说明	中心主任： 日期：		
处理结果投诉方满意程度和可能导出的预防措施	投诉处理人： 日期：		
投诉接收、处理全过程与相关方沟通情况记录	A. 告知投诉人,已收到投诉。 □是；□否,原因_____。 B. 公正性调查结果,告知相关方（ ）□是；□否,原因_____。 C. 告知投诉方,处理投诉进程和所需时间。□是；□否,原因_____。 D. 告知投诉方,处理完毕。□是；□否,原因_____。		
质量负责人层面核实及评估		日期	
中心主任层面核实及评估		日期	

46. _____年度质量体系内审计划表

表格编号:BRC-PF-014-F01

计划 \ 内审次数	年度第 1 次内审	年度第 2 次内审
内审时间		
审核要素		
涉及部门		
内审员		
参加人员		
制定人(质量负责人)签名及日期		
批准人(中心主任)签名及日期		

47. 质量体系内审实施表

表格编号:BRC-PF-014-F02

审核目的				
审核范围				
审核依据				
内审组长		内审组成员		
审核时间		审核方法		
实施内审时间	内审员	被审核部门	被审核部门负责人	审核内容
	全体人员	首次会议	------	组成内审组、编制内审核查表
	全体人员	末次会议	------	汇总不符合项
本文件下达范围:各专业组室、内审员				
要求:不符合项在内审完成后 1 月内整改完成				
内审组长: 日期:		批准人(质量负责人): 日期:		

48. 首/末次会议签到记录表

会议主题					
[ ]首次会议　　　　　　[ ]末次会议					
会议地点日期及时间					
参加会议人员名单					
序号	签名	内审职务	序号	签名	内审职务
1			6		
2			7		
3			8		
4			9		
5			10		
会议内容					
记录人			日期		

49. 质量体系内部审核检查表

标准条款	审核内容	审核结果	审核说明

注："审核结果"栏用符号填写：Y＝符合、Y'＝基本符合、N＝不符合、N/A＝不适用，结果为Y'或N或N/A时，应在该条款"审核说明"栏对存在问题做简要说明。

50. 不符合工作报告和纠正记录表

责任组：
不符合项事实描述： 　　　　　不符合项识别者：＿＿＿＿＿＿　　责任组长：＿＿＿＿＿＿ 　　　　　　　　　日期：＿＿＿＿＿＿　　　　日期：＿＿＿＿＿＿
不符合判定依据： 　　□CNAS认可准则（ISO 20387:2018）条款号：＿＿＿＿＿＿＿＿＿＿＿＿ 　　□（体系文件）： 　　□（依据标准/规范）：
不符合分级： 　　□一般不符合项　　□严重不符合项　　□观察项
不符合类型： 　　□体系性不符合项　　□实施性不符合项　　□效果性不符合项
不符合程度评估： A. 对生物样本及其相关数据的影响（含将来使用）： B. 对用户/使用者的影响： C. 对体系运行的影响： D. 不符合输出是否持续存在： E. 决定：□接收　□隔离　□保留　□归还　□暂停供应　□召回
原因分析： 　　　　　　　　　　　　　　　　　　责任组长：　　　　日期：
建议采取的纠正措施： 预计完成日期：＿＿＿＿＿＿ 　　　　不符合项识别者：＿＿＿＿＿＿　　责任组长：＿＿＿＿＿＿ 　　　　　　　　　日期：＿＿＿＿＿＿　　日期：＿＿＿＿＿＿
纠正措施完成情况： 　　　　　　　　　　　　　　　　　　责任组长：　　　　日期：
纠正措施跟踪及有效性验证情况： 　　　　　　　　　　　　　　　　　　质量负责人：　　　　日期：
审核意见： 　　□有效，关闭此不符合项。 　　□无效，需实施后续措施：＿＿＿＿＿＿＿＿＿＿＿＿＿＿＿＿＿＿＿ 　　　　　　　　　　　　　　　　　　中心主任：　　　　日期：
措施相关证明材料： 1. 2. 3.

51. 内审报告

表格编号：BRC-PF-014-F06

审核目的			
审核范围			
审核依据			
内审组长		内审组成员	
被审核部门及其负责人			
审核日期		审核方法	

审核概况

不符合项内容及纠正结果

审核结论

预防措施

发放范围

编写人		日期		审核人		日期	

52. 管理评审会议记录表

表格编号：BRC-PF-015-F01

时间：	地点：	主持人：
出席人员：		
评审内容记录： 记录人： 日期：		

53. _____年度管理评审实施计划表

评审目的	
评审范围	
评审依据	
参加人员	
评审时间	
评审内容:	资料准备分工:
评审时间安排:	
编制: 日期:	批准人: 日期:

54. _____年度管理评审报告

一、管理评审会议基本情况

评审目的					
评审时间		评审地点		主持人	
参与人员					
议程简介					

二、管理评审输入工作及责任人安排如下

输入项							
责任人							

三、管理评审输入内容分析

四、生物资源中心质量管理体系运行总体情况评价

五、　　　年度管理评审输出决定

年度管理评审输出决定一览表

序号	管评决议	解决措施	责任人部门	完成时间
1				
2				
3				

报告人: 批准人: 日期:

55. 服务意见调查表

表格编号:BRC-PF-036-F01

评价指标	评价内容	未涉及	很满意	满意	一般	不满意	主要问题描述
技术	样本入库申请指导						
	样本入库申请审批						
	样本采集前指导						
	样本运输指导						
	样本处理技术						
	样本储存技术						
	样本出库审批						
质量	样本质量报告及时性						
	样本质量报告准确性						
	样本质量						
服务	服务态度						
	服务效率						
	业务咨询						
总体评价							
建议或意见							

注:请根据实际情况在相应栏目打"√"并填写相关的问题、建议或意见。

56. 员工意见调查表

表格编号:BRC-PF-036-F02

评价内容	很满意	满意	一般	不满意	主要问题描述
制度建设					
业务建设					
基础设施					
工作环境					
岗位设置					
任务分工					
工作匹配					
工作强度					

评价内容	很满意	满意	一般	不满意	主要问题描述
薪资待遇					
学习培训					
职业发展					
员工活动					
人文关怀					
党风廉政					
总体评价					
意见或建议					

注:请根据实际情况在相应栏目打"√"并填写相关的问题、意见或建议。

57. 会议签到表

表格编号:BRC-PF-037-F01

主　题:

主持人:

时　间:

地　点:

工号	姓名	签名

58. 文件审核记录表

表格编号:BRC-PF-003-F07

文件名称		版本编号	
审核内容:			
审核结论:			
审核者		日期	
负责人		日期	

第三篇　作业指导书范例

第十五章　样本采集分册作业指导书范例

1. 目的

规范广东省中医院生物资源中心样本采集申请流程,保证样本采集申请的正常提交和审批。

2. 适用范围

本规程适用于向生物资源中心提交样本入库申请的活动过程。

3. 定义和术语

3.1　知情同意

指捐赠者获取足够的信息能够自主地决定是否向样本库捐赠样本和个人信息,以及是否同意样本和信息用于未来科学研究。提供足够的选择机会,使潜在的捐赠者或捐赠者代理人可充分考虑是否参加实验,将使用胁迫或诱导手段的可能性降至最低。所有关于捐赠样本的信息材料必须通俗易懂,便于捐赠者或他们的代理人作出决定。

3.2　知情同意类型

3.2.1　特定的知情同意:特定研究项目获得的、可以明确地概述建议使用样本的细节。只允许在即时研究中使用生物样本和相关数据,并禁止在最初同意时未预见到的任何未来研究中使用。

3.2.2　广泛的知情同意:当下收集的样本和信息,是提供给未来可能的研究用途。

3.2.3　部分限制的知情同意:允许在特定的即时研究中使用生物样本和相关数据,并在未来的调查中直接或间接地与之关联。

3.2.4　多层知情同意(也称为分层同意):需要以详细的形式向研究对象解释一些选项。

3.3　知情同意书

3.3.1　是指有判断能力的个人在获得并了解相关信息之后,在没有受到任何利诱或恐吓等不当行为影响的前提下,自愿同意参加某个研究而做的决定。

3.3.2　请相关课题组在开展样本采集前,遵循《人类遗传资源管理条例》的相关规定,结合本课题的特点,将关于采集、保藏、利用等环节的基本情况,在"知情同意书"中向捐赠者做清晰必要的说明,以此保证捐献者知情同意的基本权利。

4. 职责

4.1　入库团队负责人负责填写 BRC-SOP-YBCJ-001-F01《广东省中医院生物资源中心样本采集申请表》,并以附件形式提交相关申请资料(如研究随访计划、伦理批件等)。

4.2　生物资源中心样本采集组组长、质量负责人、样本科学组组长负责形式初步审查。

4.3 生物资源中心主任负责批准形式审查。

4.4 科研处处长负责入库申请的全部内容的审核。

4.5 主管院长/学术(顾问)委员会负责样本采集入库申请的审批。

5. 设备和器材

5.1 设备:电脑及相关软件系统。

5.2 器材:无。

6. 操作规程

6.1 采集申请

　　样本库工作重点是在获得捐赠者的知情同意之后对样本进行采集和储存,拥有对样本的保管权,并对样本的取用、运输和销毁进行管理,保护样本的高质量和完整性。样本在采集、储存、取用、运输和销毁上有着不同的目的和方法,都必须符合国家相关法律法规和伦理要求,遵循生物样本采集标准化流程。在启动对样本的采集工作之前,必须通过伦理审查和学术审查,获得样本捐赠者的知情同意之后,才能根据采集方案进行样本采集。

6.2 申请入库审批流程(图15-1-1)

　　凡申请进入样本库的所有生物样本,应由课题负责人在详细阅读并理解《广东省中医院样本库管理办法》后,在医院OA上填写电子版《广东省中医院生物资源中心样本采集申请表》,内容必须明确拟采集样本类型、保存目的、期限等,并将研究计划、研究意义、技术线路、预期目标等具体内容以附件形式一并上传。提交采集申请表时应已通过广东省中医院伦理委员会审查并填写伦理批号。填写完整的申请表由申请人OA提交至团队负责人/科室主任、大科主任,同意后提交至生物资源中心进行形式审查。形式审查不合格者,由生物资源中心直接将修改意见反馈给申请者;形式审查合格者,上报科研处和主管院长审批,同意即可启动样本入库程序。

　　不能完全符合入库条件和原则,但样本珍稀且对中医药研究有重大意义者,可向广东省中医院样本库学术委员会(以下简称专委会)提交论证申请。科研处定期组织专委会专家论证是否准予该类样本入库。论证结果须报请医院党政联席会议审批。审批同意者即可启动入库程序;对审批不同意者,由生物资源中心将书面意见反馈给申请者。

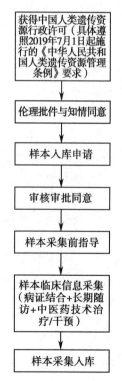

图 15-1-1 申请入库审批流程图

6.3 申请者在入库申请通过审批后方可开始采集样本。采集样本后应按要求及时送到生物资源中心进行样本处理。

7. 注意事项

7.1 做好充分准备,既要保证采集的样本可以满足研究的目的、实现资源的共享;又要避免重复采集和采集不需要的样本,保证捐赠者的利益。

7.2 应考虑采集样本的稀缺性,对于有研究价值、目前样本库缺少或者较难采集的样本应优先采集。样本的采集和处理不得干扰患者的诊断和治疗。

7.3 应考虑采集样本的多样性,从大范围的捐赠者中采集,使样本有足够的数量和多样性。

7.4 采集样本前应考虑是否符合当前研究目的或将来可能的研究需要。

7.5 样本的采集和处理不得干扰患者的诊断和治疗。

7.6 样本的捐赠必须是捐赠者知情同意的,每份样本都有对应的知情同意书。

8. 记录

BRC-SOP-YBCJ-001-01《样本采集流程及处理方法》

BRC-SOP-YBCJ-001-F01《样本采集申请表》

BRC-SOP-YBCJ-001-F02《入库样本类型变更申请表》

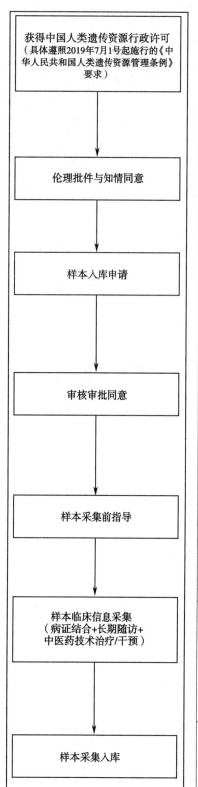

获得中国人类遗传资源行政许可
（具体遵照2019年7月1号起施行的《中华人民共和国人类遗传资源管理条例》要求）

伦理批件与知情同意

样本入库申请

审核审批同意

样本采集前指导

样本临床信息采集
（病证结合+长期随访+
中医药技术治疗/干预）

样本采集入库

样本类型	采集注意事项	处理方法	保藏方法
血液样本	✦ 根据研究需要采集治疗前、治疗中及治疗后的空腹外周静脉血。 ✦ 采集前≥12h内应禁饮含酒精或咖啡因类饮品。 ✦ 采集时尽量选择与其他常规检验同时进行。 ✦ 分别采集抗凝血（依研究目的选择抗凝剂）和非抗凝（干燥或促凝）血液样本。 ✦ 肿瘤患者血液样本采集应确保放/化疗前进行。	✦ 依据科研需求确定样本份数。 ✦ 分离提取血浆、血清、白细胞层、血凝块进行分装，每例样本不少于3份。 ✦ 血清/血浆：分装5管，0.3~0.5ml/管。 ✦ 血凝块：分装2管。 ✦ EDTA抗凝：用于DNA提取、淋巴母细胞系建立和蛋白质组学研究。分装2~5管，0.3~0.5ml/管。	✦ 血清：室温血凝后≤30min内进行分离、分装；2~8℃，24h内进行分离、分装。 ✦ 血浆：2~8℃，24h内进行分离、分装。 ✦ 全血/血清/血浆/血凝块≤-80℃长期保存。
外周血单个核细胞样本	✦ 血液样本用EDTA抗凝采集。 ✦ 全血样本采集后应尽快分离单个核细胞。 ✦ 分离后的单个核细胞应加入细胞冻存液，并利用程序降温仪或程序降温进行梯度降温。 ✦ 冻存液配制为90%FBS+10%DMSO。	✦ 依据科研需求确定样本份数。 ✦ 15~25℃离心分离PBMC、洗涤。 ✦ 分离后单个核细胞加入细胞冻存液，混匀后进行分装，每管0.4ml。	✦ 单个核细胞：2~8℃，24h内进行分离、分装。 ✦ 分离后≤-150℃液氮中保存。
组织样本	✦ 样本采集严禁影响临床病理诊断，采集部位应与用于石蜡切片相一致。 ✦ 样本应在离体后30min内完成采集，采集时避免坏死区及纤维化区，肿瘤细胞>50%。 ✦ 样本时应在洁净环境中操作，保存RNA时应在无菌环境下进行。采集不同样本时应更换采集器材，防止交叉污染。 ✦ 样本顺序：标明"正常-癌旁-癌灶"顺序。正常组织（距癌灶边缘>3cm或最远端）→癌旁组织（距癌灶边缘≤3cm）→癌组织。 ✦ 采集后样本置于液态液氮应使用内旋式冻存管，置于气相液氮或-80℃冰箱中可使用外旋式冻存管。 ✦ 每份肿瘤样本应有配对的血液样本。	✦ 依据科研需求确定样本份数。 ✦ 肿瘤、瘤旁及非瘤（正常）组织各2~3份。 ✦ 石蜡/OCT样本1份或5张组织切片，用于形态学对照。 ✦ 需留取质控样本（留取份数依据科研目的而定）。 ✦ 每份样本应≥0.5cm×0.5cm×0.5cm或300mg或1×10⁷细胞。 ✦ 石蜡样本不小于0.5cm×0.5cm×0.2cm。 ✦ 样本/福尔马林液比例应≥1/8。 ✦ 样本/RNA later保存液比例应≥1/5。	✦ 石蜡样本置于中性福尔马林中常温转运，尽快制成蜡块。 ✦ RNA later样本常温转运（≤24h），≤-20℃保存。 ✦ OCT样本≤-20℃保存。 ✦ 新鲜组织样本置于液氮中转运，≤-150℃液氮中保存。
尿液样本	✦ 采集容器应无菌、干燥、洁净，具有防漏瓶盖。 ✦ 进行毒理学分析时应使用高密度聚丙烯类容器。 ✦ 检测特殊分析物时应在分管前加入EDTA或焦亚硫酸钠等防腐剂。 ✦ 避免经血、白带、精液、前列腺液、粪便污染。 ✦ 特殊样本应避光保存。 ✦ 建议采集首次晨尿。 ✦ 尿液样本含有细胞碎片等杂质，应进行离心。 ✦ 尿液分离方法同血液样本。 ✦ 不同时段尿样研究方向：首次晨尿：白细胞、红细胞和激素浓度较高；随机尿样：适合常规筛查和细胞学检查；分级尿样：适用于比较分析物浓度；定时尿样：可用于比较生物分子排泄模式。	✦ 依据科研需求确定样本份数。 ✦ 尿液样本≤100ml。 ✦ 尿上清分装5管，1ml/管；尿沉渣分装1管，0.2~0.5ml。 ✦ 尿液样本可处理为：全尿、尿上清和尿沉渣样本。	✦ 2~8℃，6h内进行分离、分装。 ✦ 分装后≤-80℃长期保存。
粪便样本	✦ 粪便应取新鲜标本，盛器应洁净，不得混有尿液，不可有消毒剂及污水。 ✦ 采集标本时应用干净的采集拭子/棉签选取含有黏液、脓血等病变或异常的粪便；外观无异常的粪便须从表面、深处及端部多处取材，其量至少为指头大小。	✦ 依据科研需求确定样本份数。 ✦ 液状粪便采集液水样便或含絮状物的液状粪便约5ml；成形粪便至少取蚕豆大小粪便1块（约5g）。 ✦ 新鲜采集的无添加剂粪便样本应尽快送到生物资源中心，确保2h内放入-80℃冰箱。 ✦ 从采集到入库超过2h，须将新鲜粪便放入有保存液的专门的粪便采集管（如OMNIgene.GUT）送样。	✦ ≤-80℃长期保存。
痰液样本	✦ 收集患者从下呼吸道气管深处咳出的痰液标本，采集时间一般以清晨为好，标本量应≥2ml。标本应盛于清洁干燥的广口容器内，并立即盖上。 ✦ 收集时应嘱患者不要将口水、鼻涕等混入痰液标本中以避免污染发生。 ✦ 痰液标本室温保存不得超过2h，4℃冰箱不得超过24h，以免细胞和细菌自溶。	✦ 用镊子取出痰液黏稠、密度大的部分放入已称重的EP管中，称重，合格标本的重量为0.4~0.5g。 ✦ 加入痰液重量四倍体积的0.1%DTT，移液器反复吹打数次，然后使用漩涡振荡器振荡10~15s。 ✦ 37℃水浴10min。期间可使用漩涡振荡器振荡1~5s，促进痰混匀液均匀。 ✦ 用300目尼龙滤网过滤痰混匀液。 ✦ 将痰滤液置离心机中，3 000转/分钟、4℃离心10min，吸取2ml上清平均分装于2~5管冻存。	✦ 采集后4℃保存，时间≤24h内进行分装。 ✦ ≤-80℃长期保存。
脑脊液	✦ 样本采集后应转入含有EDTA和氯化钠混合液中。 ✦ 如果含有红细胞或颗粒物时应低温离心。 ✦ 脑脊液细胞应使用专业采集方法。 ✦ 脑脊液细胞保存应加入保护剂（DMSO）并使用程序降温仪进行梯度降温。	✦ 依据科研需求确定样本份数。 ✦ 采集量≥3ml。 ✦ 分装3管，0.5~1ml/管。	✦ 样本置于液氮内转运。 ✦ 上清液-80℃长期保存。 ✦ 分离细胞≤-150℃长期保存。

广东省中医院生物资源中心样本采集申请表

表格编号:BRC-SOP-YBCJ-001-F01

申请日期		申请编号	
采集样本中医药研究方向			
采集申请人姓名		科室或团队	
样本源团队入库具体事项与 中心对接指定人		联系电话	
指定人短号和微信号		邮箱	
是否有资助	□是□否	何种资助	
通过伦理审查	□是□否	伦理批件号	
研究计划(可附页填写)			
研究意义(可附页填写)			
技术路线	(必须有中医药研究内容,必须附页详细填写)		
预期研究目标(可附页填写)			
样本要求	临床诊断		
	入组标准		
	排除标准		
	拟采集样本之 类型	□血清□血浆□全血□DNA□RNA□尿液□粪便□外周血单个核细胞 □新鲜组织□痰/诱导痰/肺灌洗液□脑脊液 □蛋白□其他_____	
	数量	每次能采集的最大样本(管数)量:	
拟随访或连续采集样本时间	自 年 月 至 年 月共约 月		
团队负责人/科主任签名			
大科主任签名			
生物资源中心形式审查意见			
科研处审核意见			
院长/专委会审批结论			

(不够填写可附页)

广东省中医院生物资源中心入库样本类型变更申请表

表格编号:BRC-SOP-YBCJ-001-F02

项目基本信息			
项目名称			
科室/团队		负责人	
申请时间		申请人	
申请变更类型			
变更前			
变更后			
变更理由			
审核意见			
审核人		审核时间	

1. 目的

规范广东省中医院生物资源中心样本采集前的伦理审查程序,维护和保护捐赠者的尊严和权益,对人类样本资源的收集和使用进行监督和检查。

2. 适用范围

本规程适用于样本库和/或科学研究的操作过程中出现的主要伦理方面的事宜,主要涉及样本监管、风险、保密、知情同意和科研质量。

3. 定义术语

3.1 伦理委员会

是由医院正式认命的一个由医学专业人员、法律专家及非医务人员组成的独立组织,其职责为核查临床试验方案及附件是否合乎道德,并为之提供公众保证,确保受试者的安全、健康和权益受到保护。该委员会的组成和一切活动不应受临床试验组织和实施者的干扰或影响。

3.2 伦理审查

由正式机构(医院)指派成立伦理委员会,对所有涉及人的生物医药研究或样本采集的发起和进行过程进行定期的审查和批准,并对所有涉及生物医药实验所需样本的采集、贮存、运输和使用环节进行评估,以确保在这些程序中受试者的利益能得到保护。该审查可能包括审查操作程序和获得知情同意的政策,并保护参与者的隐私和保密信息。该审查还可能包括审查样本库管理和监督系统,以及确保样本用于科学的和符合伦理的研究。

4. 职责

4.1 伦理委员会负责对申请者的研究项目进行伦理审查,以确保所有涉人生物样本的采集和保存都符合伦理要求。本中心没有独立建立伦理委员会,由医院现有的伦理委员会代行其职。

4.2 样本库工作人员负责检查和监督所有入库样本都已通过伦理委员会审核,取得伦理批件。本中心承诺收集的所有样本均为经过广东省中医院伦理委员会审查批准的项目之样本,且需经过严格的知情同意并签署知情同意书。

5. 设备和器材

计算机及其相关管理系统软件。

6. 操作规程

6.1　伦理审查原则

6.1.1　为了确保捐赠者的利益得到保障,知情同意书,样本的收集和储存,以及将来的研究方案都应由伦理委员会审查和批准。

6.1.2　伦理委员会在审查过程中应按"最低风险"的标准予以考虑。捐赠者在捐赠组织样本时的风险应最小化。同时也应考虑从样本和捐赠者信息中获得的研究结果也可能会涉及患者的个人隐私信息。

6.1.3　生物样本和捐赠者相关信息的采集应按伦理委员会批准的方案进行。通常,需获得捐赠者的知情同意。捐赠者应被告知并了解其组织样品将被用于何种研究。在某些情况下伦理委员会可以代表患者提供"豁免知情同意"。

6.1.4　保密。与捐赠者和组织样本有关的个人和医疗信息及研究结果都应加以保密。捐赠者应该知道哪些个人和医疗信息被用于科学研究,并知道其个人隐私信息如何得以保护。

6.2　伦理审查流程(图15-2-1)

6.2.1　送审

研究者根据《广东省中医院伦理审查申请指南20161209》的送审文件清单,按照研究的不同类别准备送审文件、填写好初审申请表后,提交材料至伦理委员会进行形式审查。

6.2.2　受理

广东省中医院伦理委员会接收到材料后,对相关材料进行形式审查,材料合格后,按照提交纸质材料的时间按序上会。由办公室秘书给予受理通知,并告知预定审查日期。

6.2.3　接收审查的准备

在接到受理通知后,主要研究者准备报告PPT,对研究方案、患者受益与风险关键点、招募材料、知情同意等内容进行汇报。

6.2.4　审查结果说明

通过伦理委员会审查后,按照不同结果,分别进入不同的后续流程:①同意进行临床试验;②作必要的修正后同意进行临床试验;③作必要的修正后重审;④不同意进行临床试验。

6.2.5　初审通过后的持续审查

研究项目通过伦理审查后,即最终审查结果为同意且获取批件,在研究实施至研究结束期间,还可能需要如下程序:①修正方案审查;②年度/定期跟踪审查;③严重不良事件(SAE)审查;④不依从/违背研究方案审查;⑤暂停/终止研究审查;⑥结题审查。具体审查及报告方式参考《广东省中医院伦理审查申请指南20161209》。

6.3　产权和监管

6.3.1　样本捐赠者在知情同意的过程中应被告知他们的生物样本或样本的衍生物可以被科学研究人员以及商业领域的研究人员使用,且样本捐赠者将无权分享研究中获得的利益。

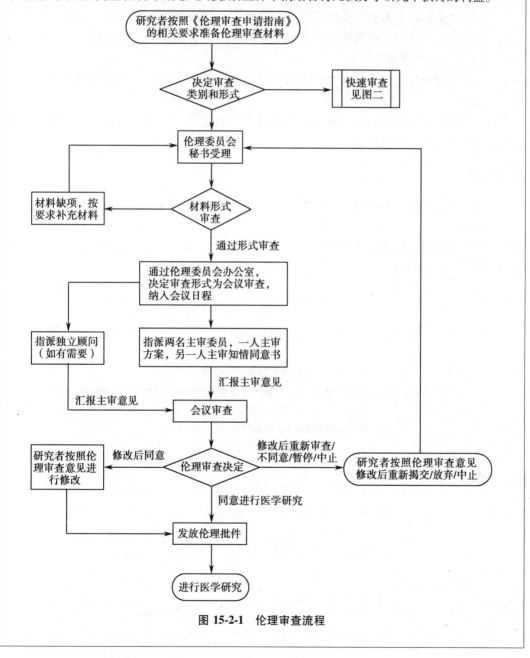

图 15-2-1　伦理审查流程

6.3.2 　和其他知识产权一样,使用人体生物样本研究所产生的知识产权可以出售或申请专利。在允许学术或商业机构的研究人员使用生物组织之前,样本库管理者应明确(按合同约定)其相关知识产权的所有权。

6.3.3 　人体生物样本不应产生经济收益。样本库不应该为了盈利而出售所收集的生物样本。不过,从使用样本的客户那里收取一定的样本库管理、维护,以及样本的加工处理等合理的费用是可以接受的。

6.3.4 　样本库管理者应妥善保存样本的使用记录。如果样本发生转移,则转移过程应有追踪记录。

6.3.5 　样本库管理者应确保其保存的生物样本得以最佳利用,并从定期(如每年)的伦理委员会审查中寻求经济建议。

7. 注意事项

7.1 　样本库管理者应对收集的样本和数据承担责任,使生物样本库可以最大限度地保障捐赠者的利益。

7.2 　经济因素可能会成为患者提供样本的动力,但这会损害样本收集的质量和安全。因而对捐赠者不应提供任何经济补偿,但可以报销患者的一些花费。

8. 记录

医院伦理委员会专用记录表格:AF/04-06.0/08.0 广东省中医院伦理委员会伦理审查申请表

广东省中医院伦理委员会

Ethics Committee of Guangdong Provincial Hospital of Chinese Medicine

伦理审查申请表

Application Form of Ethical Review

AF/04-06.0/08.0

项目类型	□药物临床试验(GCP):□Ⅰ期,□Ⅱ期,□Ⅲ期,□Ⅳ期 □医疗器械:□Ⅰ类,□Ⅱ类,□Ⅲ类,□体外诊断试剂 □立项课题　课题 ID _____(OA-医教研服务-课题管理-课题目录中查询) □自选及研究生课题
项目名称	
项目来源(厂家/课题下达单位)	
项目批件号	

续表

方案版本号		方案版本日期	
知情同意书版本号		知情同意书版本日期	
组长单位			
组长单位主要研究者			
参加单位			
本院承担科室			
本院主要研究者			
项目联系人		电话	邮箱
机构管理员签字 (GCP项目填写)			

一、研究信息

方案设计类型

□ 实验性研究:如随机对照试验等

□ 观察性研究:□ 回顾性分析,□ 前瞻性研究

研究信息

资金来源:□ 企业,□ 政府,□ 学术团体,□ 本单位,□ 自筹

数据与安全监察委员会:□ 有,□ 无

其他伦理委员会对该项目的否定性或提前中止的决定:□ 无;□ 有,请提交相关文件

研究需要使用人体生物样本:□ 否;□ 是,填写下列选项

采集生物样本:□ 是;□ 否

利用以往保存的生物样本:□ 是;□ 否

研究涉及基因研究:□ 否;□ 是,请提交"基因研究补充表"

研究干预超出产品说明书范围,没有获得行政监管部门的批准:□ 是;□ 否(选择"是",填写下列选项)

研究结果是否用于注册或修改说明书:□ 是;□ 否

研究是否用于产品的广告:□ 是;□ 否

超出说明书使用该产品,是否显著增加了风险:□ 是;□ 否

招募受试者

谁负责招募:□ 医生,□ 研究者,□ 研究助理,□ 研究护士,□ 其他:＿＿＿

招募方式:□ 广告,□ 诊疗过程,□ 数据库,□ 中介,□ 其他:＿＿＿

招募人群特征:□ 健康者,□ 患者,□ 弱势群体,□ 孕妇

弱势群体的特征(选择弱势群体,填写选项):□ 儿童/未成年人,□ 认知障碍或健康状况而没有能力作出知情同意的成人,□ 申办者/研究者的雇员或学生,□ 教育/经济地位低下的人员,□ 疾病终末期患者,□ 囚犯或劳教人员,□ 其他:＿＿＿

知情同意能力的评估方式(选择弱势群体,填写该选项):□ 临床判断,□ 量表,□ 仪器

涉及孕妇研究的信息(选择孕妇,填写该选项):□ 没有通过经济利益引诱其中止妊娠,□ 研究人员不参与中止妊娠的决策,□ 研究人员不参与新生儿生存能力的判断

受试者报酬:□ 有;□ 无

报酬金额:＿＿＿

报酬支付方式:□ 按随访观察时点,分次支付,□ 按完成的随访观察工作量,一次性支付,□ 完成全部随访观察后支付

知情同意的过程

谁获取知情同意:□ 医生/研究者,□ 医生,□ 研究者,□ 研究护士,□ 研究助理

获取知情同意地点:□ 私密房间/受试者接待室,□ 诊室,□ 病房

知情同意签字:□ 受试者签字,□ 法定代理人签字

知情同意的例外:□ 否;□ 是,填写下列选项

□ 申请开展在紧急情况下无法获得知情同意的研究:

研究人群处于危及生命的紧急状况,需要在发病后很快进行干预;

在该紧急情况下,大部分患者无法给予知情同意,且没有时间找到法定代理人;

缺乏已被证实有效的治疗方法,而试验药物或干预有望挽救生命,恢复健康,或减轻病痛;

□ 申请免除知情同意·利用以往临床诊疗中获得的病历/生物样本的研究;

□ 申请免除知情同意·研究病历/生物样本的二次利用;

□ 申请免除知情同意签字·签字后的知情同意书会对受试者的隐私构成不正当的威胁,联系受试者真实身份和研究的唯一记录是知情同意文件,并且主要风险就来自于受试者身份或个人隐私的泄露;

□ 申请免除知情同意签字·研究对受试者的风险不大于最小风险,并且如果脱离"研究"背景,相同情况下的行为或程序不要求签署书面知情同意。如访谈研究,邮件/电话调查。

二、主要研究者信息

主要研究者声明:□ 本人与该研究项目不存在利益冲突,□ 本人与该研究项目存在利益冲突

存在与申办者之间购买、出售/出租、租借任何财产或不动产的关系:□ 是;□ 否

存在与申办者之间的雇佣与服务关系或赞助关系,如受聘公司的顾问或专家,接受申办者赠予的礼品、仪器设备、顾问费或专家咨询费:□ 是;□ 否

存在与申办者之间授予任何许可、合同与转包合同的关系,如专利许可、科研成果转让等:□ 是;□ 否

存在与申办者之间的投资关系,如购买申办者公司的股票:□ 是;□ 否

研究人员的配偶、子女、父母、合伙人与研究项目申办者存在经济利益、担任职务,或研究人员与研究项目申办者之间有直接的家庭成员关系:□ 是;□ 否

研究人员承担多种工作职责,没有足够时间和精力参加临床研究,影响其履行关心受试者的义务:□ 是;□ 否

主要研究者负责的在研项目数:＿＿＿项

主要研究者负责的在研项目中,与本项目标疾病相同的项目数:＿＿＿项

申请人责任声明	我承诺遵守 GCP、方案及伦理委员会的要求,开展本项临床研究;尊重和严格执行伦理委员会的审查决定和后续工作要求。	
主要研究者/课题负责人签字		日期	

1. 目的

规范广东省中医院生物资源中心样本采集前的知情同意程序,保证样本采集正常进行。

2. 适用范围

本规程适用于生物资源中心样本采集前签订知情同意的活动过程。

3. 定义术语

3.1　知情同意

指捐赠者获取足够的信息能够自主地决定是否向样本库捐赠样本和个人信息,以及是否同意样本和信息用于未来科学研究。提供足够的选择机会,使潜在的捐赠者或捐赠者代理人可充分考虑是否参加实验,将使用胁迫或诱导手段的可能性降至最低。所有关于捐赠样本的信息材料必须通俗易懂,便于捐赠者或他们的代理人作出决定。

3.2　知情同意书

知情同意书,是每位捐赠者表示自愿参加某一项试验而签署的文件。知情同意的具体体现是知情同意书的签署。知情同意书由收集者和捐赠者共同签署,一式两份。正本由收集者保存,被收集者保存副本。

4. 职责

4.1　临床医生负责对捐赠者进行宣教,使其完全理解知情同意书的全部内容,获得潜在捐赠者的参与同意。

4.2　样本库工作人员负责检查和监督所有入库样本都已获得知情同意,签订了知情同意书。

5. 设备和器材

无。

6. 操作规程

6.1　知情同意的原则

6.1.1　诊断优先

样本采集必须在充分告知、尊重捐赠者权利的前提下签订知情同意书后进行,得到的样本应首先满足捐赠者在病理和临床诊断上的需求,剩余的部分才能作为样本由样本库进行处理和储存。

6.1.2 保密

样本采集涉及捐赠者的隐私和其他保密的信息必须进行保密。捐赠者应当被告知样本被标注了识别信息并能够被追踪。这种方式如何影响隐私权需要加以明晰。如何保护隐私权和保密性也需要加以体现。

6.1.3 撤回销毁

知情同意书应该在完全自愿的情况下签署,不得操纵、影响和强制。捐赠者有权在任何时间撤回同意书,并要求销毁样本库里未使用的样本及相关数据。并且这种撤回的决定绝不会影响其接受的临床治疗。

6.1.4 补偿

捐赠者应该知晓经济补偿事宜。知情同意书中应该清晰体现出捐赠者不会因为参与该项目而获得任何补偿。利用捐赠者提供的样本进行的研究,无论带来何种潜在商业价值,捐赠者均不会从中分享经济利益。

6.1.5 形式

知情同意书必须采用书面形式。对于未成年人或无行为能力人,应该从授权第三方(法定代理人)处获取知情同意书。

6.1.6 豁免

进行任何样本的采集都必须取得捐赠者的知情同意书,在特定情况下,伦理委员会根据适当的法律法规可以豁免知情同意。

6.2 签订知情同意流程

6.2.1 签署知情同意书之前,临床医生或者样本库人员需要向捐赠者或捐赠者的合法代表提供条理清楚通俗易懂的信息。确保捐赠者用自己的语言确认理解项目内容,确认其介入项目的程度,确认知晓牵涉的风险,并自愿同意。

6.2.2 签署知情同意过程中,应该为捐赠者提供以下信息:①项目的目的、样本可能的应用(研究目的);②需要获得的样本种类和数量;③样本获得的方式、获取样本的安全性、侵入性、样本储存的期限和条件;④生物样本库可能的使用者(研究应用和商业应用)。

6.2.3 BRC-SOP-YBCJ-003-01 和 BRC-SOP-YBCJ-003-02 为伦理委员会提供的知情同意书模板,其中 BRC-SOP-YBCJ-003-01 的前瞻性、观察性或调查性研究模板,BRC-SOP-YBCJ-003-02 为实验性研究模板,申请入库团队结合课题的具体内容,根据模板形式修改知情同意书。任何版本的书面知情同意书以及任何提供给捐赠者的书面材料需要有相关伦理委员会的批准。任何对于知情同意书以及相关书面材料的修订必须由伦理委员会批准后方可使用,提交给生物样本库的知情同意书版本必须与伦理委员会审查通过的版本一致。

7. 注意事项

7.1　注意使用捐赠者能理解的语言,避免使用专业术语。

7.2　向捐赠者解释知情同意书的全部内容。

7.3　不要不适当地诱导或影响捐赠者参加或继续参加研究。

7.4　要给予捐赠者及其法定代理人足够的时间和机会询问研究的细节,以及其他任何问题,以便自主决定是否愿意参加研究。

7.5　知情同意书由捐赠者本人或其法定代理人签署并注明日期。

7.6　已签名并注明日期的书面知情同意书应一式两份,一份提供给捐赠者或其法定代理人保留,另一份由研究者作为研究资料存档。

8. 记录

BRC-SOP-YBCJ-003-01《知情同意书模板(前瞻性、观察性或调查性研究)》

BRC-SOP-YBCJ-003-02《知情同意书模板(试验性研究)》

知情同意书　　　　　　　　　　　　　　　版本号/版本日期

********* 项目

BRC-SOP-YBCJ-003-01

知情同意书·知情告知页(研究简介)

Information Leaflet for Informed Consent

(请根据研究课题的实际情况描述,大小标题不能删除,红色提示语及 *** 号定稿后应删除)

注意填写该文件右上角的版本号和日期

亲爱的患者:(如果给患者监护人或儿童家长阅读,请酌情修改文中的相应称呼)

您的医生已经确诊您患有 *** 疾病。

我们将邀请您参加一项 *** 研究。本研究为一项前瞻性、观察性研究,将收集/调查 ***,以明确 ***。

在您决定是否参加这项研究之前,请尽可能仔细阅读以下内容,它可以帮助您了解该项研究以及为何要进行这项研究,研究的程序和期限,参加研究后可能给您带来的益处、风险和不适。如果您愿意,您可以请您的医生给予解释,或者可以和您的家属、朋友一起讨论,帮助您做出决定。

研究介绍(知情同意书是给患者阅读的,撰写需要简单明了,通俗易懂,不要长篇大论或太专业化,出现的英文缩写需要有中文注释)

一、研究背景和研究目的

目标疾病和本研究方法介绍(详细说明该疾病和本研究方法的背景或介绍相应调查

或观察的背景、意义等)。

目标疾病的介绍:国内外目标疾病的研究进展(包括流行病学情况、病因、病机、治疗以及研究难点等,围绕本研究的研究目的展开相关告知)。

本研究方法的介绍:本研究方法的内容,并阐明基于何种假说/前期研究结果而确定采用本研究方法对目标疾病开展研究。

本项研究目的是 *** 。

本研究将在 *** 个研究中心进行,具体地点在 ***(如广东省中医院大德路总院,芳村分院等),预计有 *** 余名受试者自愿参加,我院作为分中心承担的例数是 ****(根据实际情况删除或修改)。

本研究的主要研究者是 ***,该研究者 *****(介绍该研究者的资格、经验和技术能力方面满足试验要求的情况,简略一段即可)。

本研究的主要承担科室(或团队)是 ***,该科室(或团队)*****(介绍研究机构、单位或科室的资质,包括人员、设备等满足试验条件的情况,简略一段即可)。

本项研究已经得到 *** 批准。广东省中医院伦理委员会已经审议此项研究遵从赫尔辛基宣言原则,符合医学伦理的要求。

二、哪些人适宜参加研究

1. 如果您符合以下全部条件可以参加本研究(即"纳入标准",但需要以通俗易懂的语言向受试者描述):

……

2. 如果您同时存在以下任意一种情况则不宜参加本研究,因为合并这些情况参加研究不仅浪费您的时间,也会影响研究结果的科学性(即"排除标准",但需要以通俗易懂的语言向受试者描述):

……

您的研究医生会对您进行评估,并告诉您是否适宜参加本研究。

三、如果参加研究将需要做什么

1. 在您入选研究前,您将接受以下检查以确定您是否可以参加研究:

医生将询问、记录您的病史、既往的检查结果,对您进行全面的体格检查 ***(根据方案增删相应内容)。

2. 若您以上检查合格,将按以下步骤进行研究(按研究方案详细陈述受试者需要配合的事项)

首先,您需要 ***,该过程大概需要花费您 *** 时间。

……

最后,你需要 ***,该过程大概需要花费您 *** 时间。

(在上述描述中,如果涉及一些检查,应明确哪些程序为研究性,哪些为非研究性;并说明采血总次数或某项重要检查次数)。

3. 需要您配合的其他事项

在研究期间您不能 ***(请根据研究方案的要求进行补充说明)。

关于饮食、生活起居的规定:******

4. 您参加试验可能被终止的预期情况和/或原因

(请列出研究的终止标准)。

四、参加研究可能的受益

您和社会将可能从本项研究中受益。 ***(例如,此种受益包括可以帮助您更了解自己所患的疾病,也可能帮助总结出疾病的证候规律,以帮助患有相似病情的其他病人)。

(既往较多知情同意书中出现"在研究期间您将获得良好的医疗服务"等字句,其错误之处在于以参与试验作为获得良好医疗服务的前提条件)。

五、参加研究可能的不良反应、风险和不适、不方便(请根据研究的实际情况完善可能给受试者造成的影响,比如需要花费时间、检查存在风险等)

本研究只涉及调查问卷的填写,所以不会产生与药物、理疗等干预措施相关的风险,但如果在研究中您出现任何不适,或病情发生新的变化,或任何意外情况,不管是否与本研究有关,均应及时通知您的医生,他/她将对此作出判断和医疗处理。医生(或研究者)将尽全力预防和治疗由于本研究可能带来的伤害。

您在研究期间需要按时到医院随访,这些会花费您一定的时间,并且需要做一些理化检查,这些都有可能给您造成麻烦或带来不便。说明一些本试验涉及的检查可能造成的风险,如下面例子:

血样:采集血样时可能略有不适。抽血可能引起的副作用包括昏眩、静脉炎症、疼痛、瘀伤,或者穿刺部位出血,也有很小的感染的可能性。本研究 2 年时间内一共需要做 8 次血生化和血脂检查,2 次血常规检查,共需要采集约 44ml 血样,约 6 茶匙。

心电图(ECG):皮肤刺激很罕见,但是在 ECG 过程中可能会出现因使用的电极或者凝胶引起的皮肤刺激。

超声:皮肤刺激很罕见,但是在超声过程中可能会出现因使用的超声波探头或者凝胶引起的皮肤刺激。

……

六、有关费用(此部分内容根据实际情况修改,免费和自费内容需要列清楚,入组筛选的检查费用也要说清楚自费还是免费,以免产生纠纷)

***(谁。例如申办者或课题组,下同)将支付您参加本项研究期间(说明清楚是哪

一阶段的检查费用,如所有研究期间相关的包括筛选阶段,或筛选入组后,或治疗后等)所做的与研究有关的检查费用(详列检查项目,注意与第三点中第 1 小点中提到相关检验检查的项目相对应),随访时的诊察费,并免费提供 *** 。/ *** 属于您临床常规诊疗需要进行的检查,费用需要由您自己承担。本研究不增加您额外的费用(如是额外增加的费用需要免费)。您参加试验的交通费将按照访视次数给予补偿, ** 元/次。如中途退出研究,将按比例支付补偿(详细说明按比例补偿的方法,如果没有交通补助费也建议写清楚不给予交通补助费)。

如果发生与<u>试验</u>相关的损害, *** (谁。例如申办者或课题组,不要写个人名称)将支付您的医疗费用以及按照法律法规规定给予相应的经济补偿。

如果您同时合并其他疾病所需的治疗和检查, **** , **** 将不在免费的范围之内。

七、个人信息保密

您的医疗记录(研究病历/CRF、化验单等)将完整地保存在医院,医生会将化验检查结果记录在您的门诊病历上。研究者、申办者代表和伦理委员会将被允许查阅您的医疗记录。任何有关本项研究结果的公开报告将不会披露您的个人身份。我们将在法律允许的范围内,尽一切努力保护您个人医疗资料的隐私。

如果研究同时使用和保留本项临床试验受试者的生物材料(包括血样、组织、遗传物质等),应以单独一个章节的方式告知受试者相关的生物材料如何保存、保存年限、何时销毁、是否保留组织样本用于将来的研究、研究的范围、保存在何处、是否保留标识符。如果是,谁有权接触这些保留样本,受试者是否有权要求取回组织样本(除非已经匿名,否则受试者应该有权要求取回)等信息并征得同意。如果是一些专门的特殊检测,需要告知检测的意义、研究结果的含义,何时提供结果信息等内容。

八、怎样获得更多的信息

您可以在任何时间提出有关本项研究的任何问题。您的医生或研究者将给您留下他/她的电话号码,以便能回答您的问题。

如果您对参加研究有任何抱怨,请联系广东省中医院伦理委员会办公室(联系电话:020-81887233-35943)。

如果在研究过程中有任何重要的新信息,可能影响您继续参加研究的意愿时,您的医生会及时通知您。

九、可以自愿选择参加研究和中途退出研究

是否参加研究完全取决于您的意愿。您可以拒绝参加此项研究,或在研究过程中的任何时间退出本研究,这都不会影响您和医生间的关系,都不会对您的医疗其他方面的利益造成损失。

　　您的医生或研究者出于对您的最大利益考虑,可能会随时终止您参加本项研究。

　　如果您不参加本项研究,或中途退出研究,还有很多其他可替代的治疗方法,如 ***
方法(根据实际情况修改或删除)。您不必为了治疗您的疾病而选择参加本项研究。

　　如果您因为任何原因从研究中退出,您可能被询问有关您参加研究的情况。如果医
生认为需要,您可能被要求进行实验室检查和体格检查。这对保护您的健康十分有利。

　　十、现在该做什么

　　在您做出参加研究的决定前,请尽可能向您的医生询问有关问题,直至您对本项研究
完全理解。

　　是否参加本项研究由您自己决定。您可以和您的家人或者朋友讨论后再做出决定。

　　感谢您阅读以上材料。如果您决定参加本项研究,请告诉您的医生或研究助理,他/
她会为您安排一切有关研究的事务。

　　请您保留这份资料。

知情同意书·同意签字页

Signature Leaflet for Informed Consent

临床研究项目名称:***

申办者/课题下达单位:***(如无请填"无",不要写个人)

有关课题资助单位的任务下达文件证明:***(如无请填"无")

伦理审查批件号:广东省中医院伦理委员会 ***(伦理审查通过后方有批件号,此项可空)

同意声明:

　　我已经阅读了上述有关本研究的介绍,而且有机会就此项研究与医生讨论并提出问
题。我提出的所有问题都得到了满意的答复。

　　我知道参加本研究可能产生的风险和受益。我知晓参加研究是自愿的,我确认已有
充足时间对此进行考虑,而且明白:

- 我随时可以向医生咨询更多的信息。
- 我可以随时退出本研究,而且不会受到歧视或报复,医疗待遇与权益不会受到影响。

　　我同样清楚,如果我中途退出本研究,特别是由于药物的原因使我退出研究时,我若将
病情变化告诉医生,完成相应的体格检查和理化检查,这将对我本人和整个研究十分有利。

　　如果因患病我需要采取任何其他的药物治疗,我会在事先征求医生的意见,或在事后
如实告诉医生。

　　我同意药品监督管理部门、伦理委员会或申办者代表查阅我的研究资料。

我将获得一份经过签名并注明日期的知情同意书副本。

最后,我决定同意参加本项研究。

患者/受试者　　　　　签名:_____　_____年____月____日

监护人/授权委托人(如适用)　签名:_____　_____年____月____日

联系电话:_____　手机号:_____

_____

我确认已向患者解释了本试验的详细情况,包括其权利以及可能的受益和风险,并给其一份签署过的知情同意书副本。

医生签名:_____　　　　　日期:_____年____月____日

医生的工作电话:_____　　手机号:_____

广东省中医院伦理委员会办公室联系电话:020-81887233-35943

知情同意书　　　　　　　　　　　　　　　　　版本号/版本日期

********* 项目

BRC-SOP-YBCJ-003-02

知情同意书·知情告知页(研究简介)

Information Leaflet for Informed Consent

(请根据研究课题的实际情况描述,大小标题不能删除,红色提示语及 *** 号定稿后应删除)

注意填写该文件右上角的版本号和日期

亲爱的患者:(如果给患者监护人或儿童家长阅读,请酌情修改文中的相应称呼)

您的医生已经确诊您患有 ** 疾病。

我们将邀请您参加一项 *** 研究。本研究将观察 *** 与 *** 对于 *** 病的疗效和安全性。治疗途径是 ***(例如:这种药是通过 ** 途径给药)。

在您决定是否参加这项研究之前,请尽可能仔细阅读以下内容,它可以帮助您了解该项研究以及为何要进行这项研究,研究的程序和期限,参加研究后可能给您带来的益处、风险和不适。如果您愿意,您可以请您的医生给予解释,或者可以和您的家属、朋友一起讨论,帮助您做出决定。

研究介绍(知情同意书是给患者阅读的,撰写需要简单明了,通俗易懂,不要长篇大论或太专业化,出现的英文缩写需要有中文注释)

一、研究背景和研究目的

目标疾病的常规治疗方法介绍(详细说明该疾病各种常规疗法及其疗效与副作用)。

本研究治疗方法的介绍:适应证,治疗特点(包括文献、传统经验、临床前药效、毒理研究结果的概述),以说明这是邀请受试者参加研究的理由(不使用夸大或诱导成分字句)。

对照组的介绍:治疗特点,包括文献、传统经验、临床疗效和副作用。

本项研究目的是 *** 。

本研究将在 *** 个研究中心进行,具体地点在 ***(如广东省中医院大德路总院,芳村分院等),预计有 *** 余名受试者自愿参加,我院作为分中心承担的例数是 ****(根据实际情况删除或修改)。

本研究的主要研究者是 *** ,该研究者 *****(介绍该研究者的资格、经验和技术能力方面满足试验要求的情况,简略一段即可)。

本研究的主要承担科室(或团队)是 *** ,该科室(或团队)*****(介绍研究机构、单位或科室的资质,包括人员、设备等满足试验条件的情况,简略一段即可)。

本项研究已经得到 *** 批准。广东省中医院伦理委员会已经审议此项研究遵从赫尔辛基宣言原则,符合医学伦理的要求。

二、哪些人适宜参加研究

1. 如果您符合以下全部条件可以参加本研究(即"纳入标准",但需要以通俗易懂的语言向受试者描述):

……

2. 如果您同时存在以下任意一种情况则不宜参加本研究,因为合并这些情况参加研究可能给您带来额外的风险(即"排除标准",但需要以通俗易懂的语言向受试者描述):

……

您的研究医生会对您进行评估,并告诉您是否适宜参加本研究。

三、如果参加研究将需要做什么

1. 在您入选研究前,您将接受以下检查以确定您是否可以参加研究:

医生将询问、记录您的病史,对您进行全面的体格检查。

您需要进行血常规,大便常规,尿常规,肝功能,肾功能等理化检查(根据方案列出)。

2. 若您以上检查合格,将按以下步骤进行研究(按随访时间详细陈述治疗及各检查项目)

研究开始将根据计算机提供的随机数字,决定您接受 ** 或 ** 治疗,参加这项研究的患者分别有 50% 的可能性被分入 *** 组和 *** 组,您和您的医生都无法事先知道和选择任何一种治疗方法,治疗观察将持续 ** 天。

*** 组:(具体的干预措施是什么,如果是药物的话,如何服药需要告知,比如口服,每天 1 次,一次吃 2 片等);

*** 组:(同上)。

治疗后第＊天:您应到医院就诊,并如实向医生反映病情变化,医生将收集您的病史及体检结果。

……

治疗后第＊天:这时候研究结束。您应该到医院就诊,医生将询问记录您病情的变化,给您做体格检查,还将做血、尿、便常规、心电图及肝肾功等理化检查。

(在上述描述中,明确哪些程序为研究性,哪些为非研究性,说明采血总次数或某项重要检查次数)

3. 需要您配合的其他事项

您需要按医生和您约定的时间来医院就诊。您的随访非常重要,因为医生将判断您接受的治疗是否真正起作用。(没有随访的话,请根据实际情况修改)

您需要按医生指导用药,并请您在每次服药后及时、客观地在《服药记录卡》中记录。您在每次随访时都必须归还未用完的药物及其包装,并将正在服用的其他药物带来,包括您有其他合并疾病须继续服用的药物。(请根据实际情况修改)

在研究期间您不能使用治疗 ＊＊ 病的其他 ＊＊ 药物。如您需要进行其他治疗,请事先与您的医生取得联系。

关于饮食、生活起居的规定:＊＊＊＊＊＊

4. 您参加试验可能被终止的预期情况和/或原因

(请列出研究的终止标准)

四、参加研究可能的受益

您和社会将可能从本项研究中受益。此种受益包括您的病情有可能获得改善,以及本项研究可能帮助开发出一种新治疗方法,以用于患有相似病情的其他病人。

描述受试者得到的益处(一般情况下,免费的药物、治疗、检查、指导等,不建议作为"受益",建议在"有关费用"中说明即可)。

既往较多知情同意书中出现"在研究期间您将获得良好的医疗服务"等字句,其错误之处在于以参与试验作为获得良好医疗服务的前提条件。

五、参加研究可能的不良反应、风险和不适、不方便

所有治疗方法都有可能产生副作用。详细描述试验方法、对照方法的副作用,包括临床前试验提示可能的副作用。描述参加研究合理预期的不适。

如果在研究中您出现任何不适,或病情发生新的变化,或任何意外情况,不管是否与治疗方法有关,均应及时通知您的医生,他/她将对此作出判断和医疗处理。医生(或研究者)将尽全力预防和治疗由于本研究可能带来的伤害。

您在研究期间需要按时到医院随访,做一些理化检查,这些都有可能给您造成麻烦或带来不便。说明一些本试验涉及的检查可能造成的风险,如下面例子:

血样:采集血样时可能略有不适。抽血可能引起的副作用包括昏眩、静脉炎症、疼痛、瘀伤,或者穿刺部位出血,也有很小的感染的可能性。本研究 2 年时间内一共需要做 8 次血生化和血脂检查,2 次血常规检查,共需要采集约 44ml 血样,约 6 茶匙。

心电图(ECG):皮肤刺激很罕见,但是在 ECG 过程中可能会出现因使用的电极或者凝胶引起的皮肤刺激。

超声:皮肤刺激很罕见,但是在超声过程中可能会出现因使用的超声波探头或者凝胶引起的皮肤刺激。

……

此外,任何治疗都有可能出现无效情况,以及因治疗无效或者因合并其他疾病等原因而导致病情继续发展。这是每个就医患者都将面临的治疗风险,即使不参加本项临床研究,治疗风险都将存在。在研究期间,如果医生(或研究者)发现本项研究所采取的治疗措施无效,将会终止研究,改用其他可能有效的治疗措施。

六、有关费用(此部分内容根据实际情况修改,免费和自费内容需要列清楚,入组筛选的检查费用也要说清楚自费还是免费,以免产生纠纷)

***(谁。例如申办者或课题组,下同)将支付您参加本项研究期间(说明清楚是哪一阶段的检查费用,如所有研究期间相关的包括筛选阶段,或筛选入组后,或治疗后等)所做的与研究有关的检查费用(详列检查项目,注意与第三点中第 1 小点中提到相关检验检查的项目相对应),随访时的诊察费,并免费提供研究用药(或治疗),研究不增加您额外的费用(如是额外增加的费用需要免费)。您参加试验的交通费将按照访视次数给予补偿,** 元/次。如中途退出研究,将按比例支付补偿(详细说明按比例补偿的方法)。

如果发生与试验相关的损害,***(谁。例如申办者或课题组,不要写个人名称)将支付您的医疗费用以及按照法律法规规定给予相应的经济补偿。

如果您同时合并其他疾病所需的治疗和检查,****,**** 将不在免费的范围之内。

如果因治疗无效,我们将提供 *** 治疗(说明是否免费,如果免费,请说明具体的免费的药物或治疗)。

七、个人信息保密

您的医疗记录(研究病历/CRF、化验单等)将完整地保存在医院,医生会将化验检查结果记录在您的门诊病历上。研究者、申办者代表和伦理委员会将被允许查阅您的医疗记录。任何有关本项研究结果的公开报告将不会披露您的个人身份。我们将在法律允许的范围内,尽一切努力保护您个人医疗资料的隐私。

如果研究同时使用和保留本项临床试验受试者的生物材料(包括血样、组织、遗传物质等),应以单独一个章节的方式告知受试者相关的生物材料如何保存、保存年限、何时销毁、是否保留组织样本用于将来的研究、研究的范围、保存在何处、是否保留标识符。如果是,谁有权接触这些保留样本、受试者是否有权要求取回组织样本(除非已经匿名,否则受试者应该有权要求取回)等信息并征得同意。如果是一些专门的特殊检测,需要告知检测的意义、研究结果的含义,何时提供结果信息等内容。

八、怎样获得更多的信息

您可以在任何时间提出有关本项研究的任何问题。您的医生或研究者将给您留下他/她的电话号码以便能回答您的问题。

如果您对参加研究有任何抱怨,请联系广东省中医院伦理委员会办公室(联系电话:020-81887233-35943)。

如果在研究过程中有任何重要的新信息,可能影响您继续参加研究的意愿时,您的医生会及时通知您。

九、可以自愿选择参加研究和中途退出研究

是否参加研究完全取决于您的意愿。您可以拒绝参加此项研究,或在研究过程中的任何时间退出本研究,这都不会影响您和医生间的关系,都不会对您的医疗其他方面的利益造成损失。

您的医生或研究者出于对您的最大利益考虑,可能会随时终止您参加本项研究。

如果您不参加本项研究,或中途退出研究,还有很多其他可替代的治疗方法,如 *** 方法。您不必为了治疗您的疾病而选择参加本项研究。

如果您因为任何原因从研究中退出,您可能被询问有关您使用试验方法的情况。如果医生认为需要,您可能被要求进行实验室检查和体格检查,这对保护您的健康十分有利。

十、现在该做什么

在您做出参加研究的决定前,请尽可能向您的医生询问有关问题,直至您对本项研究完全理解。

是否参加本项研究由您自己决定。您可以和您的家人或者朋友讨论后再做出决定。

感谢您阅读以上材料。如果您决定参加本项研究,请告诉您的医生或研究助理,他/她会为您安排一切有关研究的事务。

请您保留这份资料。

知情同意书·同意签字页

Signature Leaflet for Informed Consent

临床研究项目名称:＊＊＊

申办者/课题下达单位:＊＊＊(如无请填"无",不要写个人)

有关课题资助单位的任务下达文件证明:＊＊＊(如无请填"无")

伦理审查批件号:广东省中医院伦理委员会＊＊＊(伦理审查通过后方有批件号,此项可空)

同意声明

　　我已经阅读了上述有关本研究的介绍,而且有机会就此项研究与医生讨论并提出问题。我提出的所有问题都得到了满意的答复。

　　我知道参加本研究可能产生的风险和受益。我知晓参加研究是自愿的,我确认已有充足时间对此进行考虑,而且明白:

- 我随时可以向医生咨询更多的信息。
- 我可以随时退出本研究,而且不会受到歧视或报复,医疗待遇与权益不会受到影响。

　　我同样清楚,如果我中途退出本研究,特别是由于药物的原因使我退出研究时,我若将病情变化告诉医生,完成相应的体格检查和理化检查,这将对我本人和整个研究十分有利。

　　如果因患病我需要采取任何其他的药物治疗,我会在事先征求医生的意见,或在事后如实告诉医生。

　　我同意药品监督管理部门、伦理委员会或申办者代表查阅我的研究资料。

　　我将获得一份经过签名并注明日期的知情同意书副本。

　　最后,我决定同意参加本项研究。

患者/受试者　　　　　　　　　　　签名:＿＿＿＿＿＿＿　＿＿＿＿年＿＿月＿＿日

监护人/授权委托人(如适用)　　　签名:＿＿＿＿＿＿＿　＿＿＿＿年＿＿月＿＿日

联系电话:＿＿＿＿＿＿＿＿＿　　　手机号:＿＿＿＿＿＿＿＿＿＿

_____

　　我确认已向患者解释了本试验的详细情况,包括其权利以及可能的受益和风险,并给其一份签署过的知情同意书副本。

医生签名:＿＿＿＿＿＿＿＿＿＿　　　　　日期:＿＿＿＿年＿＿＿月＿＿日

医生的工作电话:＿＿＿＿＿＿＿＿　　　手机号:＿＿＿＿＿＿＿＿＿

广东省中医院伦理委员会办公室联系电话:020-81887233-35943

广东省中医院生物资源中心 作业指导书	第四节 样本采集 与运送操作规程	文件编号:BRC-SOP-YBCJ-004 页码:第1页,共3页 版本:B/0 生效日期:2017-06-01

1. 目的

规范广东省中医院生物资源中心入库样本采集和运输的要求,保证样本规范采集和样本准确、及时送达。

2. 适用范围

本规程适用于生物资源中心入库样本采集和运送的活动过程。

3. 定义术语

3.1 组织样本

组织样本是指由捐赠者提供的、专业人员采集的组织,包括肿瘤组织、癌旁组织和正常组织以及其他病变组织等。

3.2 血液样本

血液样本是指由捐赠者提供的、专业人员采集的全血或血成分,包括全血、血清、血浆、血凝块和单个核细胞等。

3.3 体液样本

体液样本是指由捐赠者提供的、由专业人员采集或指导捐赠者自行留取的体液,包括尿液、粪便、痰液、鼻咽拭子等。

4. 职责

4.1 临床医生或病理医生负责样本采集医嘱的下达、组织样本的采集处理。

4.2 护理人员按照血液采集的标准操作规程,为捐赠者采集血液。

4.3 生物资源中心工作人员协助样本的采集、运送,完成样本的接收。

5. 设备和器材

5.1 设备

电脑、条码打印机、样本运输箱、运输型液氮罐。

5.2 器材

采血针、采血管、冻存管、试管架、温度计、冰袋。

6. 操作规程

6.1 在样本入库申请被审核批准之后,由申请者团队主要负责人和生物资源中心相关工作人员就样本采集方案组织座谈会,根据申请者提出的"拟采集样本类型",结合其研究目标、技术路线和长期随访计划,明确入库团队的样本采集方案。具体包括采集样本类型、数量、采集时间、方法、哪个院区采集、如何运输等。目前生物资源中心常见的样本类型包括:血液(抗凝血、非抗凝血)、尿液、粪便、痰液、鼻咽拭子、新鲜组织等。

6.2　血液样本采集流程

①医生开医嘱、护士打印条码:血液样本由申请医生在信息系统中开出医嘱后,护士再打印出样本条码,并依次贴好对应的采血管。②血液样本采集:护士用真空采血针按照对应刻度采集患者静脉血,一般抽血顺序为先抽血清管(黄色分离胶管/红色无抗凝管),再抽 EDTA 管(紫色抗凝管)。血液样本采集后应立即按照制造商的说明要求,将含有添加剂的试管中的血液样品缓慢地翻转并按需要的反转次数进行彻底混匀。③样本保存:血液样本采集后应在信息系统中完成扫码递送,产生采集时间并及时送生物资源中心处理;如不能及时送达的血液样本,暂时存放于4℃冰箱,并于24h 内完成运送和处理。④样本接收:样本库工作人员接收到血液样本后,在信息系统扫描条码,产生接收时间,对于有疑义的样本即刻联系相关团队负责人。

6.3　组织样本采集流程

①开医嘱:申请医生应在组织样本采集前在信息系统中下达组织样本采集的医嘱;②样本库人员打印标签、准备冻存管:工作人员接收到样本信息后打印好标签,准备好冻存管,将准备好的运输型液氮罐一起交接给待留取组织团队人员;③组织样本采集:临床医生在手术中留取合适大小及数量的新鲜组织后,立即分装至打印好标签的冻存管,如有临时增补样本,可采用备用冻存管存放,并在管子上做好标记;④样本保存:分装好的新鲜组织样本应于离体30min 内投入运输型液氮罐中,盖好液氮罐盖子,防止液氮挥发,并及时完成运送和处理。运输型液氮罐可在 7 天内维持温度。需要 RNAlater 保存的组织,需要将组织剪切至 0.5cm 以下,将剪好的新鲜组织完全浸入装有 5 倍体积的 RNAlater 液体的容器中,放到 2~8℃冰箱中过夜后,转至−20℃冰箱长期保存。

6.4　体液样本采集流程

①尿液样本:按照团队研究目的可让患者自行留取晨尿或者随机尿,如不能及时送检的尿液样本,暂时存放于 4℃冰箱,并于 6h 内完成运送和处理;②粪便样本:新鲜粪便样本必须 30min 内存放于不高于−20℃冰箱;不方便新鲜留存的粪便样本可采用专用的大便保存管留取;③痰液、鼻咽拭子:具体留取及处理方式参考相应样本处理部分 SOP。

6.5　样本运送:大院样本在留取完成之后 1h 内送至大院应急实验室。大学城样本在留取完成之后 1h 内送至大学城生物资源中心。二沙、芳村样本可采用带有温度显示的样本运输箱跟随每天院际班车送回至大院应急实验室集中处理,需要班车运送的样本在样本送上班车后及时在微信群内告知,以便安排好人员接应。所有新鲜样本运输均需用温度指示的保温箱,2~8℃运输。

7. 注意事项

7.1　应明确采集样本的类型和时间点,明确应采集术前、术后或者各治疗阶段血液、组织或其他体液样本。对于有长期随访计划的研究,采集样本时应明确标识出样本的采集时点和类型。

7.2　应保证病历资料的完整性,保证样本源的个人信息和临床信息齐全,尤其是中医诊断、西医诊断、症型,病历资料应尽可能囊括该样本源所有的临床问诊、病理、检验、诊断治疗过程的全部资料。要及时上传知情同意书。

7.3　采集时尽可能得到最多的样本量,应使样本保证有足够的数量和多样性。

7.4　尽可能在获得病变样本的同时,获得对照样本。

7.5　记录采集样本从离体到处理保存的时间间隔,特别是新鲜冷冻保存的样本应尽量控制在30min内。

7.6　样本采集前应明确采集的类型、数量和院区,如需运输的样本,务必保证运输过程的温度和接应。

7.7　符合国家生物安全有关规定。

8. 记录

　　BRC-SOP-YBCJ-004-F01《样本运送记录表》

广东省中医院生物资源中心样本运送记录表

表格编号:BRC-SOP-YBCJ-004-F01

日期	团队/ 科室	出发 时间	运送人/ 工号	出发时 箱内温度	接收 时间	接收人/ 工号	接收时 箱内温度	运送样本 打包条码 粘贴处	核实	备注

注:专人运输,及时登记,接收人核实样本信息无误后在核实一列√,否则×,并备注原因。

1. 目的

　　规范广东省中医院生物资源中心样本采集前的信息沟通程序,保证样本采集正常有效进行。

2. 适用范围

　　本规程适用于生物资源中心样本采集前信息沟通的过程。

3. 定义术语

3.1　投诉

　　任何人员或组织向生物样本库就其活动、产品或结果表达不满意(非申诉)并期望得到回复的行为。

3.2　程序

　　执行活动或过程的特定方式。

3.3　储存

　　将生物样本保持在特定条件下以备将来使用。

4. 职责

4.1　生物资源中心样本咨询小组组长负责组织入库团队相关人员进行样本采集、样本运输,信息系统相关事项的沟通及具体流程的培训。

4.2　样本采集组组长负责与团队相关负责人确认样本的运输交接和处理、储存相关具体事宜。

4.3　入库团队相关负责人和主要工作人员按要求接受培训。

5. 设备和器材

　　样本库信息管理系统及相关运输包装器材。

6. 操作规程

6.1　样本采集申请通过审批后,由样本咨询小组组长组织入库团队相关负责人和主要工作人员进行样本采集前的信息沟通、具体流程培训。

6.2　信息沟通

　　样本采集地点、样本库地址、样本库可提供的服务、样本库开放时间、样本出库流程、样本库接收和拒收样本的标准、样本及其数据采集要求、样本运送要求、样本库保护个人信息的政策、样本库投诉处理/意见反馈的程序。

6.3　流程培训

　　信息系统的相关操作(如下达医嘱、补充样本相关数据、上传知情同意书、打印标签、递送样本),样本相关采集信息的确认(如采集时间、采集管类型、采集管数、采集量、采集方式、处理方式、分装管数、分装量、储存方式等),人员和器材的配备要求(如留取血液、体液样本,应确认好采集时间、院区和样本运输交接;留取组织样本,应确认好液氮罐的液氮是否充足,以及样本留取完毕后液氮罐的运送和接收),样本运送的说明(运送样本的包装、时间、运送条件等)。

6.4　样本采集组组长采集前必须与团队确认样本的来源、用途、种类,应严格按照不同样本的采集要求进行,以保证样本的质量,使采集的样本成为具有高价值的资源。

6.5　当所有的条件达到采集要求后,开始样本采集。

7. 注意事项

　　样本及其数据采集前沟通指导需在样本正式采集前完成。

8. 记录

　　BRC-SOP-YBCJ-005-F01《样本入库前培训记录表》

广东省中医院生物资源中心样本入库前培训记录表

表格编号:BRC-SOP-YBCJ-005-F01

培训时间		培训负责人	
培训地点		培训方式	
培训内容			
人员签到			

1. 目的

　　规范广东省中医院生物资源中心血液样本的采集流程,保证血液样本后续处理、使用的质量。

2. 适用范围

　　本规程适用于广东省中医院生物资源中心血液样本采集。

3. 定义术语

3.1　静脉穿刺

　　通过采血针或其他采血装置穿刺静脉采集静脉血程序。

3.2　PAXgene 血液 RNA 管

　　内含稳定体内基因转录性状的添加剂,可减少体外 RNA 降解和基因诱导,稳定细胞内 RNA,提供精确的基因转录检测和定量。

4. 职责

4.1　临床医护人员负责知情同意书的签署、血液样本的采集。

4.2　生物资源中心工作人员协助样本采集接收工作,记录样本采集接收过程。

5. 设备和器材

5.1　设备

　　电脑、条码打印机、血液样本运输箱。

5.2　器材

　　手套、口罩、实验防护服及其他相关防护装备、一次性静脉采血针(双向软接式)、真空采血管、PAXgene 血液 RNA 管、75%乙醇、压脉带、垫枕、消毒棉签、棉球。

6. 操作规程

6.1　临床科室负责采血的工作人员核实样本采集对象的《知情同意书》,根据医嘱打印样本条码标签并贴于相应的真空采血管和/或 PAXgene 血液 RNA 管,其中确保 PAXgene 血液 RNA 管使用前温度为 18~25℃。

6.2　选择静脉

　　捐赠者取坐位,前臂水平伸直置于桌面枕垫上,选择容易固定、明显可见的肘前静脉或手背静脉,幼儿可用颈外静脉采血。

6.3 消毒

用70%乙醇自所选静脉穿刺处从内向外、顺时针方向消毒皮肤2遍,作用3min,消毒皮肤面积应≥5cm×5cm。

6.4 静脉穿刺

拔除采血穿刺针的护套,以左手固定捐赠者前臂,右手拇指和食指持穿刺针,沿静脉走向使针头与皮肤成20°角,针尖斜面朝上,快速刺入皮肤和静脉,见回血后将刺塞针端(用橡胶管套上的)直接刺穿入真空采血管盖中央的胶塞中,血液自动流入试管内,如需多管血样,将刺塞端拔出,刺入另一真空采血管即可。达到采血量后,松压脉带,嘱捐赠者松拳,拔下刺塞端的采血试管。将消毒干棉球压住穿刺孔,立即拔除穿刺针,嘱捐赠者继续按压针孔数分钟。含有添加剂的采血管需按要求将血液充分混匀(常用真空采血管用途见表15-6-1)。

表15-6-1 常用真空采血管

用途	盖子颜色	促/抗凝剂	使用要求
分离血清	红色	无	静置血液凝固30min
	黄色	分离胶	需颠倒混匀5次,静置血液凝固30min
分离血浆	紫色	EDTA-K_2	需颠倒混匀5次
	深红色	EDTA-K_2	需颠倒混匀5次

6.5 PAXgene 血液 RNA 管采血

若PAXgene血液RNA管为唯一的采血管,则通过上述真空采血管采血法在血液抽入PAXgene血液RNA管前先抽血入"废气管"内,对采血过程中所用的采血器进行预灌注。否则PAXgene血液RNA管应作为多管采血顺序中的最后一支采血管。采血过程中应确保血液已停止流入管内,再取下采血管(PAXgene血液RNA管内的负压设计可向管内抽2.5ml血),并立即轻轻倒置PAXgene血液RNA管8~10次。

6.6 血液样本采集完成后,应由临床科室或通知生物资源中心工作人员及时送到生物资源中心,短时间内无法将样本送出者应低温储存并尽快安排运送。如分院样本需要转运,应使用血液样本运输箱低温运送。其中PAXgene血液RNA管应竖直置于室温>2h,并在72h内进行转运。

6.7 血液样本交接时,生物资源中心工作人员应仔细核对样本相关信息,按要求填写BRC-SOP-YBCJ-006-F01《样本采集接收处理记录表》。

7. 注意事项

7.1 真空采血管不洁净、接触水、强力震荡、操作不慎等可引起溶血,应避免。

7.2　使用真空采血管前应仔细阅读厂家说明书,严格按说明书要求操作,血液采集应使用一次性的针头和针管,防止交叉污染和感染。

7.3　刺塞针端的乳胶套能防止拔除采血试管后继续流血污染周围,达到封闭采血防止污染环境的作用,因此不可取下乳胶套。

7.4　使用前不要松动一次性真空采血试管盖塞,以防采血量不准。

7.5　血液采集的过程应迅速准确,减少捐赠者的痛苦。用作样本库保存的血液最好和常规化验一起抽取,以减少捐赠者的不适。

7.6　尽量选粗大的静脉进行穿刺。

7.7　压脉带捆扎时间应该小于1min,如超过2min,大静脉血流受阻而使得毛细管内压增高,分子质量小于5 000的物质逸入组织液,或缺氧引起血液成分变化。这种情况下的血液不应该采集。

7.8　PAXgene血液RNA管使用前应认真阅读使用说明。

8. 记录

　　BRC-SOP-YBCJ-006-F01《样本采集/接收/处理记录表》

广东省中医院生物资源中心样本采集/接收/处理记录表

表格编号:BRC-SOP-YBCJ-006-F01

接收日期	序号	团队名称	患者姓名	性别	年龄	住院号/诊疗卡号	西医诊断	中医诊断	中医证型	采集样本类型*	采集时间	接收时间	处理时间	处理方法*	储存样本类型及分装管数*	知情同意书*	备注
信息录入						核对者						操作者					

　　注:＊采集样本类型:1.(血液);2.(尿液);3.(粪便);4.(手术组织);5.(穿刺组织);6.(诱导痰);7.(鼻咽拭子采集液);8.(其他:具体填写)。

　　＊处理方法:1.(离心:3 000r/min,10min,室温);2.(离心:3 000r/min,10min,室温;二次离心:3 500r/min,10min,室温);3.(常规分离PBMC);4.(快速分离PBMC);5.(RNAlater浸泡);6.(直接冻存);7.(其他:具体填写)。

　　＊储存样本类型:1.(血清);2.(血浆);3.(血凝块);4.(全血);5.(去血浆后血细胞);6.(PBMC);7.(全尿);8.(尿上清);9.(尿沉渣);10.(粪便);11.(手术组织);12.(穿刺组织);13.(上清);14.(其他:具体填写)。

　　＊知情同意书:录入后打"√"

1. 目的

规范广东省中医院生物资源中心尿液样本的采集操作,确保尿液样本后续处理、使用的质量。

2. 适用范围

适用于广东省中医院生物资源中心尿液样本的采集。

3. 定义术语

3.1 晨尿

清晨起床后排出的第一次尿液。

3.2 中段尿

在不间断排尿过程中,弃去前、后段尿液,留取中段的尿液样本。

3.3 计时尿

规定时间段内的尿液样本。

3.4 餐后尿

午餐后 2h 的尿液样本。

3.5 24h 尿

早 8 时至次晨 8 时 24h 内的全部尿液样本。

4. 职责

4.1 临床医护人员负责知情同意书的签署、指导和协助尿液样本的采集。

4.2 生物资源中心工作人员协助样本采集接收工作,记录样本采集接收过程。

5. 设备和器材

一次性尿杯、尿试管等

6. 操作规程

6.1 晨尿

可用于肾脏浓缩能力的评价。住院患者最适宜收集此类样本,但在采集前一天应提供收集容器及书面收集说明,留中段清洁尿。首次晨尿常偏酸性,其中的血细胞、上皮细胞、病理细胞、管型等有形成分及部分激素浓度较高。

6.2　随机尿

样本受多种因素(如运动、饮食、用药、情绪、体位等)影响,不能准确反映捐赠者状态,由于样本可随时留取,适合门诊、急诊患者或捐赠者的尿液采集,采集前应提供收集容器及收集说明,留中段清洁尿。

6.3　计时尿

告知捐赠者留尿的起始和终止时间,留尿前排空膀胱,留取规定时段的全部尿液样本。特定时段内分多次留取样本时,尿液应保存于2~8℃条件下。

6.3.1　餐后尿

告知捐赠者留取午餐后2h的尿液样本,有助于肝胆疾病、肾脏疾病、糖尿病、溶血性疾病的诊断。

6.3.2　24h尿

因尿中某些成分24h不同时间内的排泄浓度不同,如肌酐、总蛋白、电解质等,为了较准确地定量分析这些成分,必须采集24h尿。24h计时尿样本收集方法如下:

a)告知捐赠者样本收集的具体步骤,尽可能提供书面说明;

b)在开始收集样本的第1天(如早晨8:00),捐赠者排空膀胱中的尿液,弃去该部分尿液。将此后连续24h的尿液收集于盛尿容器内;

c)在结束收集样本的第2天(如早晨8:00),捐赠者排空膀胱中的尿液,收集于盛尿容器内;

d)送到样本库后,充分混匀全部样本,准确测量并记录总尿量。

7. 注意事项

7.1　捐赠者留取样本前,医务人员必须履行告知义务,获得捐赠者的知情同意书。

7.2　医务人员应指导捐赠者留取样本的正确方法及注意事项。

7.3　应选择合适的有盖收集容器并贴有含样本信息标识的标签,要求核对捐赠者信息。

7.4　应留取新鲜尿,以清晨第一次尿为宜。此时的尿液较浓缩,条件恒定,便于对比。门诊、急诊患者可随时留取。收集计时尿液样本时应告知患者时间段的起点和终点。

7.5　收集计时尿样本时,如总尿量超过单个容器的容量,须用两个容器,处理前须充分混匀两个容器内尿液。

7.6　婴幼儿尿液样本的收集,可用黏附剂收集袋黏附于婴幼儿的会阴部皮肤。

7.7　尿胆红素和尿胆原等化学物质可因光分解或氧化而减弱。运输、保存过程中应该避光。

7.8　样本采集后,应及时送生物资源中心。

8. 记录

BRC-SOP-YBCJ-006-F01《样本采集/接收/处理记录表》

广东省中医院生物资源中心样本采集/接收/处理记录表

表格编号:BRC-SOP-YBCJ-006-F01

接收日期	序号	团队名称	患者姓名	性别	年龄	住院号/诊疗卡号	西医诊断	中医诊断	中医证型	采集样本类型*	采集时间	接收时间	处理时间	处理方法*	储存样本类型及分装管数*	知情同意书*	备注
信息录入						核对者							操作者				

注:*采集样本类型:1.(血液);2.(尿液);3.(粪便);4.(手术组织);5.(穿刺组织);6.(诱导痰);7.(鼻咽拭子采集液);8.(其他:具体填写)。

*处理方法:1.(离心:3 000r/min,10min,室温);2.(离心:3 000r/min,10min,室温;二次离心:3 500r/min,10min,室温);3.(常规分离 PBMC);4.(快速分离 PBMC);5.(RNAlater 浸泡);6.(直接冻存);7.(其他:具体填写)。

*储存样本类型:1.(血清);2.(血浆);3.(血凝块);4.(全血);5.(去血浆后血细胞);6.(PBMC);7.(全尿);8.(尿上清);9.(尿沉渣);10.(粪便);11.(手术组织);12.(穿刺组织);13.(上清);14.(其他:具体填写)。

*知情同意书:录入后打"√"

1. 目的

规范广东省中医院生物资源中心粪便样本的采集操作,确保粪便样本后续处理、使用的质量。

2. 适用范围

适用于广东省中医院生物资源中心粪便样本的采集。

3. 定义术语

无。

4. 职责

4.1　临床医护人员负责知情同意书的签署、指导和协助粪便样本的采集。

4.2　生物资源中心工作人员协助样本采集接收工作,记录样本采集接收过程。

5. 设备和器材

采样拭子/棉签,大便采集管,OMNIgene·GUT 粪便采集管。

6. 操作规程

6.1　常规粪便采集方法

6.1.1　取样前先洗手,并戴上手套。尽量在便池中取样,勿使用马桶取样,尽量避免样品被污染。

6.1.2　采集样本时应用干净的采样拭子/棉签选取含有黏液、脓血等病变成分的粪便;外观无异常的粪便须从表面、深处及粪端多处取材,其量至少为指头大小。

6.1.3　将粪便样本放入大便采集管内,在 30min 内,使用样本运输箱,2~8℃送至实验室进行分装处理。

6.1.4　如果不能及时送到实验室,可以分装至 2ml 冻存管中,每管 5g,依据科研需求确定分装管数。

6.1.5　分装后的粪便放入-80℃冰箱内保存,如没有-80℃冰箱,可以暂存-20℃冰箱,并尽快送至生物资源中心样本库。

6.2　OMNIgene·GUT 粪便采集管采集方法

6.2.1　拿住黄色试管顶口,仅拧开采集管的紫色盖子并置于一旁以备使用(图 15-8-1)。注意勿取下黄色试管顶口,勿洒出玻璃管中的稳定液,不得混有尿液。

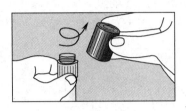

图 15-8-1　开盖

6.2.2　使用刮板采集少量粪便样本(图 15-8-2)。

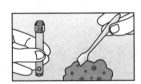 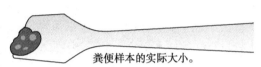

粪便样本的实际大小。

图 15-8-2　粪便刮取

6.2.3　把粪便样本移入黄色试管顶口中。重复此操作,直至样本至顶口并完全填满(图 15-8-3)。注意勿用力把样本推入玻璃管内。

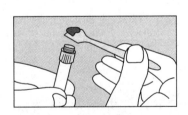

图 15-8-3　粪便填管

6.2.4　刮平试管顶口的样本,去除多余部分。需要时用厕纸或纸巾擦净试管外部和顶口。把紫色盖子的实心一端面朝下方,重新盖到黄色试管顶口上,旋紧(图 15-8-4)。

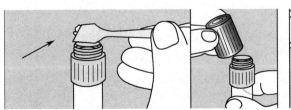 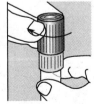

图 15-8-4　旋盖

6.2.5　用力快速地来回晃动密封试管至少30s。粪便样本将与试管中的稳定液混合在一起;并非所有的颗粒都会溶解。若仍有大颗粒未溶解,请继续摇晃(图15-8-5)。

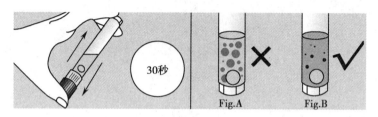

图15-8-5　摇匀

6.2.6　把刮板置于原包装中,或者用卫生纸包裹,丢弃在垃圾箱中。

6.2.7　尽快将收集好的样本送至生物资源中心(样本可以在室温条件下保存7天)。

7. 注意事项

7.1　样本采集前医护人员必须履行告知义务,获得患者的知情同意书。

7.2　医务人员应指导捐赠者留取样本的正确方法及注意事项。

7.3　应选择合适的粪便收集容器并贴有含样本信息标识的标签,要求核对捐赠者信息。

7.4　粪便应取新鲜样本,需在规定时间内送样本库处理。

7.5　选择含保存液的粪便采集管应注意使用说明,并按说明要求采集、保存样本。

8. 记录

BRC-SOP-YBCJ-006-F01《样本采集/接收/处理记录表》

广东省中医院生物资源中心样本采集/接收/处理记录表

表格编号:BRC-SOP-YBCJ-006-F01

接收日期	序号	团队名称	患者姓名	性别	年龄	住院号/诊疗卡号	西医诊断	中医诊断	中医证型	采集样本类型*	采集时间	接收时间	处理时间	处理方法*	储存样本类型及分装管数*	知情同意书*	备注

信息录入		核对者		操作者	

注:*采集样本类型:1.(血液);2.(尿液);3.(粪便);4.(手术组织);5.(穿刺组织);6.(诱导痰);7.(鼻咽拭子采集液);8.(其他:具体填写)。

　*处理方法:1.(离心:3 000r/min,10min,室温);2.(离心:3 000r/min,10min,室温;二次离心:3 500r/min,10min,室温);3.(常规分离PBMC);4.(快速分离PBMC);5.(RNAlater浸泡);6.(直接冻存);7.(其他:具体填写)。

　*储存样本类型:1.(血清);2.(血浆);3.(血凝块);4.(全血);5.(去血浆后血细胞);6.(PBMC);7.(全尿);8.(尿上清);9.(尿沉渣);10.(粪便);11.(手术组织);12.(穿刺组织);13.(上清);14.(其他:具体填写)。

　*知情同意书:录入后打"√"

1. 目的

规范广东省中医院生物资源中心痰液样本的采集操作,确保痰液样本后续处理、使用的质量。

2. 适用范围

适用于广东省中医院生物资源中心痰液样本的采集。

3. 定义术语

无。

4. 职责

4.1 临床医护人员负责知情同意书的签署、指导和协助粪便样本的采集。

4.2 生物资源中心工作人员协助样本采集接收工作,记录样本采集接收过程。

5. 设备和器材

5.1 设备
超声雾化仪。

5.2 器材
沙丁胺醇气雾剂、3%高渗盐水、痰杯或有盖的广口容器。

6. 操作规程

6.1 向患者询问症状、肺功能(通气和组胺激发试验)结果及详细解释检测步骤及注意事项。

6.2 让患者吸入速效 β_2 激动剂 ventolin(沙丁胺醇气雾剂)(100μg/喷)2 喷。5min 后,让患者用清水漱口。

6.3 用超声雾化仪以浓度为3%的高渗盐水为患者进行雾化 15min。期间密切注意患者有无气促、胸闷和恶心等不良症状。

6.4 患者擤鼻,清水漱口,将唾液尽量吐干后,主动用力深咳,咳出痰液至痰杯,如痰样本合格,可中止诱导,反之则继续进行高渗盐水雾化 15min,随后再行咳痰。

6.5 诱导过程中如出现明显呼吸困难、气促,或雾化时间累计达 30min 时均应终止诱导。

7. 注意事项

7.1　收集患者从下呼吸道气管深处咳出的痰液样本,采集时间一般以清晨为好,样本量应≥2ml。样本应盛于清洁干燥的广口容器内,并立即盖上。痰杯的外壁贴好标签,标明患者、样本信息。

7.2　收集时应嘱患者不要将口水、鼻液等混入痰液样本中以避免污染发生。

7.3　痰液样本室温保存不得超过2h,4℃冰箱不得超过24h,以免细胞和细菌自溶。

8. 记录

BRC-SOP-YBCJ-006-F01《样本采集/接收/处理记录表》

广东省中医院生物资源中心样本采集/接收/处理记录表

表格编号:BRC-SOP-YBCJ-006-F01

接收日期	序号	团队名称	患者姓名	性别	年龄	住院号/诊疗卡号	西医诊断	中医诊断	中医证型	采集样本类型*	采集时间	接收时间	处理时间	处理方法*	储存样本类型及分装管数*	知情同意书*	备注
信息录入					核对者					操作者							

注:*采集样本类型:1.(血液);2.(尿液);3.(粪便);4.(手术组织);5.(穿刺组织);6.(诱导痰);7.(鼻咽拭子采集液);8.(其他:具体填写)。

*处理方法:1.(离心:3 000r/min,10min,室温);2.(离心:3 000r/min,10min,室温;二次离心:3 500r/min,10min,室温);3.(常规分离PBMC);4.(快速分离PBMC);5.(RNAlater浸泡);6.(直接冻存);7.(其他:具体填写)。

*储存样本类型:1.(血清);2.(血浆);3.(血凝块);4.(全血);5.(去血浆后血细胞);6.(PBMC);7.(全尿);8.(尿上清);9.(尿沉渣);10.(粪便);11.(手术组织);12.(穿刺组织);13.(上清);14.(其他:具体填写)。

*知情同意书:录入后打"√"

1. 目的

　　规范广东省中医院生物资源中心脑脊液样本的采集操作,确保脑脊液样本后续处理、使用的质量。

2. 适用范围

　　适用于广东省中医院生物资源中心脑脊液样本的采集操作。

3. 定义术语

　　无。

4. 职责

4.1　临床医护人员负责知情同意书的签署、脑脊液样本的采集。

4.2　生物资源中心工作人员协助样本采集接收工作,记录样本采集接收过程。

5. 设备和器材

5.1　设备

　　无。

5.2　器材

　　一次性垫巾、复合碘消毒液、2%利多卡因、血管钳、无菌洞巾、无菌纱布、无菌棉签、骨髓穿刺针、口罩、试管及无菌管等。

6. 操作规程

6.1　采集时间

　　脑脊液收集需要腰椎穿刺采集样本,必要时进行小脑延髓池和脑室穿刺。脑脊液穿刺的时机与疾病有关,化脓性脑膜炎于发病后1~2天,病毒性脑膜炎于发病后3~5天,结核性脑膜炎于发病后1~3周,疱疹性脑膜炎于流行性感冒前驱症状期开始后5~7天穿刺采集样本。

6.2　适应证与禁忌证(表15-10-1)。

6.3　具体操作

6.3.1　以髂后上棘连线与后正中线的交点为穿刺点,相当于第3~4腰椎棘突间隙,有时也可在上一或下一腰椎间隙进行。

表 15-10-1　脑脊液样本采集适应证与禁忌证

适应证	禁忌证
有脑膜刺激征者	颅内高血压
有疑颅内出血者、脑膜白血病和肿瘤颅内转移者	颅后窝占位性病变者
原因不明的剧烈头痛、昏迷、抽搐或瘫痪者	处于休克、全身衰竭状态者
脱髓鞘疾病者	穿刺局部有化脓性感染者
中枢神经系统疾病椎管内给药治疗、麻醉和椎管造影者	

6.3.2　患者侧卧于硬板床,背部与床面垂直,两手抱膝紧贴腹部,头向前胸屈曲,使躯干呈弓形,脊柱尽量后凸以增宽脊椎间隙。

6.3.3　常规消毒,戴无菌手套,覆盖无菌洞巾,用2%利多卡因自皮肤到椎间韧带作局部麻醉。

6.3.4　术者用左手固定穿刺皮肤,右手持穿刺针以垂直背部方向缓缓刺入,针尖稍斜向头部,成人进针深度4~6cm,儿童2~4cm。当针头穿过韧带与硬脑膜时,有阻力突然消失落空感,此时可将针芯慢慢抽出,即可见脑脊液流出。

6.3.5　放液前先接上测压管测量压力,正常侧卧位脑脊液压力为70~180mmH$_2$O 或40~50 滴/min。可作 Queckenstedt 试验,了解蛛网膜下腔有无阻塞。即在测初压后,由助手先压迫一侧颈静脉约 10s,再压另一侧,最后同时压双侧颈静脉。正常压迫静脉后,脑脊液压力立即迅速升高一倍左右,解除压迫后 10~20s,迅速降至原来水平,称为梗阻试验阴性,示蛛网膜下腔通畅。若压迫颈静脉后,不能使脑脊液压力升高,则为梗阻试验阳性,示蛛网膜下腔完全阻塞。若施压后压力缓慢上升,放松后又缓慢下降,示有不完全阻塞。颅内压增高者,禁做此试验。

6.3.6　撤去测压管,收集脑脊液 2~5ml 送检;脑脊液应采集四管(无菌管操作),第一管用于细菌培养检查,第二管用于常规检查,第三管用于生化检查,第四管用于样本保存。

6.3.7　术毕,将针芯插入后一起拔出穿刺针,覆盖消毒纱布,胶布固定。

6.3.8　去枕平卧 4~6h,以免引起术后低颅压头痛。

7. 注意事项

7.1　样本采集前应核对好患者及样本相关信息,明确样本要求。

7.2　收集样本后,必须立即送检和保存。久置可致细胞破坏,葡萄糖分解,病原菌破坏或溶解。细胞计数样本应注意防止凝集。

7.3　避免样本凝固或混入血液。遇高蛋白样本时,可用 EDTA 盐抗凝。若混入血液需注明。

7.4 主要观察颜色与透明度,可记录为水样透明、白细胞200μl 或红细胞400μl 或者轻度浑浊、白雾状浑浊或灰白浑浊等等。

7.5 肉眼观察脑脊液颜色变化,分别以无色、乳白色、红色、棕色或黑色、绿色等描述。正常脑脊液无色透明,新生儿胆红素较多可呈现黄色。当中枢神经系统有炎症、损伤、肿瘤或阻塞时,破坏了血脑脊液屏障,使脑脊液成分发生变化,从而导致其颜色发生变化。样本采集人员须记录。

7.6 肉眼观察脑脊液透明度的情况,分别以"清晰透明""微浑""浑浊"等描述。正常脑脊液清晰透明。脑脊液的透明度与其所含的细胞数量和细菌多少相关。

8. 记录

BRC-SOP-YBCJ-006-F01《样本采集/接收/处理记录表》

广东省中医院生物资源中心样本采集/接收/处理记录表

表格编号:BRC-SOP-YBCJ-006-F01

接收日期	序号	团队名称	患者姓名	性别	年龄	住院号/诊疗卡号	西医诊断	中医诊断	中医证型	采集样本类型*	采集时间	接收时间	处理时间	处理方法*	储存样本类型及分装管数*	知情同意书*	备注

信息录入		核对者			操作者	

注:*采集样本类型:1.(血液);2.(尿液);3.(粪便);4.(手术组织);5.(穿刺组织);6.(诱导痰);7.(鼻咽拭子采集液);8.(其他:具体填写)。

*处理方法:1.(离心:3 000r/min,10min,室温);2.(离心:3 000r/min,10min,室温;二次离心:3 500r/min,10min,室温);3.(常规分离PBMC);4.(快速分离PBMC);5.(RNAlater浸泡);6.(直接冻存);7.(其他:具体填写)。

*储存样本类型:1.(血清);2.(血浆);3.(血凝块);4.(全血);5.(去血ező浆后血细胞);6.(PBMC);7.(全尿);8.(尿上清);9.(尿沉渣);10.(粪便);11.(手术组织);12.(穿刺组织);13.(上清);14.(其他:具体填写)。

*知情同意书:录入后打"√"

1. 目的

规范广东省中医院生物资源中心组织样本采集操作流程,确保组织样本以一种安全、有效的方式采集处理,同时降低样本被污染和分子降解的风险,以获得高纯度和高质量的产物,也有利于基因组学和蛋白质组学技术的应用。

2. 适用范围

本规程适用于通过手术切除或穿刺获得人体组织样本的活动过程。

3. 定义和术语

3.1　知情同意

保证被收集者了解并理解研究的目的和内容,并自愿同意参加试验的原则。知情同意具有国际性,是对所有进行人体研究或人体取样调查的研究人员的伦理要求。在以人为研究/试验对象的科研领域,收集者必须获得研究对象/参与者的知情同意,保护被收集者合法权益的同时保护收集者免于诉讼。

3.2　知情同意书

知情同意书,是每位被收集者表示自愿参加某一项试验而签署的文件。知情同意的具体体现是知情同意书的签署。知情同意书由收集者和被收集者共同签署,一式两份。正本由收集者保存,被收集者保存副本。

3.3　组织样本

组织样本是指由捐赠者提供的、专业人员采集的组织,包括肿瘤、病变组织和其他组织(包含近癌组织、癌旁组织、正常组织、穿刺组织等)。

4. 职责

4.1　临床医生负责在手术过程中切除或穿刺获取组织。在病理医(技)师协助下,负责样本采集及相关分装工作,记录样本采集分装的过程。

4.2　病理医(技)师负责组织处理,对切除的组织进行病理诊断。

4.3　生物资源中心人员负责将临床医生采集分装好的组织样本,按样本类型进行适当储存,并做样本质量控制工作。

5. 设备和器材

5.1　设备

干式液氮运输罐。

5.2　器材

手套、口罩、实验防护服、护目镜及其他相关防护装备,组织穿刺针、无菌手术刀片、剪刀和尺,无菌组织收集容器、聚丙烯冻存管、RNAlater 管。

6. 操作规程

6.1　知情同意

《知情同意书》须在样本捐赠者手术前签订,签署时应有第三人在场,确保签字的真实性,确信患者已经了解知情同意书的内容。

6.2　组织样本的信息入库

组织样本信息准备:各团队临床医生根据临床病例情况在术前通过样本库信息管理系统下达组织样本采集的医嘱,医嘱信息包括:

　　a)患者基本信息:如住院号(病理号,如有)、手术科室、手术医生、患者姓名、性别、患者出生日期等;

　　b)样本特征信息:如脏器名称、样本类型(肿瘤、癌旁、正常、淋巴结、息肉、囊壁)、样本性质(原发/复发/转移)等;

　　c)样本采集信息:如样本份量、体积、分管数、术前/术后等;

　　d)诊断信息:如临床诊断、病理诊断、分化程度、UICC 分期、ICD10/ICDO-3 代码等;

　　e)治疗信息:如放疗、化疗、手术等;

　　f)生物安全信息:有/无传染性等;

　　g)时间信息:采集时间、样本离体时间、低温时间等;

　　h)工作人员信息:取材员、记录员等。

6.3　耐液氮冻存管及二维码标签的准备

样本库根据信息管理系统中临床医生医嘱下达情况预先准备样本冻存管,并准备好包含患者信息的二维码标签,将标签贴到冻存管上,按序在冻存盒上排好。

6.4　小型干式液氮运输罐的准备

准备小型干式液氮运输罐,并提前填充液氮。

6.5　临床沟通和对接

准备就绪后,通知团队科研助理,将已经准备好的耐液氮冻存管及小型干式液氮运输罐送至手术室,静候临床医生收集手术离体组织样本。

6.6　采集要求

6.6.1　所有组织样本应视为潜在感染源。

6.6.2　掌握样本离体时间及时取材,尽可能在30min 内完成样本采集。

6.6.3　应尽快降低所采集组织样本的温度,必要时使用试剂(如 RNAlater)或其他合适的处理方式抑制酶降解,保证核酸的完整性。

6.6.4　对于肿瘤组织样本的采集,尽量保证癌组织没有坏死,配对"癌旁组织",选择距离癌灶边缘 3cm 范围内的组织样本,配对"正常组织",要选择距癌灶边缘 3cm 以上或距离癌灶边缘最远段取组织样本。对于空腔器官,如食管、胃、肠、胆囊、膀胱等"癌旁组织""正常组织"应取相应部位的"黏膜组织"样本。

6.6.5　取材应以"正常-癌旁-癌灶"的顺序标明,所有取材的组织块应标明取材部位,取材大小为 1.5cm×1.5cm 以内,厚度 2~5mm。

6.6.6　细小样本、穿刺、内镜取材或少量易碎的组织,须用软纸妥善放置,并尽快处理标记以防丢失。

6.7　采集过程

6.7.1　临床医生在取材前应认真核对患者和条码标签信息,确认无误后,将冻存管排列放好再行取材。

6.7.2　取材医生对手术离体的样本进行大体评估方可取材。

6.7.3　样本切块时,避免与水接触,避免同一样本不同组织类型相互接触。

6.7.4　取材医生将取出的样本放入对应的冻存管,先分装正常组织,后分装癌旁组织、肿瘤组织。

6.7.5　RNAlater 管应保证样本完全浸泡在液体中,拧好管盖,放于样本盒中;冷冻管应立即放入液氮罐,按要求尽快送生物资源中心。

7. 注意事项

7.1　新鲜组织应尽快进行冷冻,用于其他方式保存的样本除外。组织样本的最佳冻存时间应为切除后 30min 内。

7.2　勿将组织直接置于冰上冷冻。

7.3　防止切除后的组织脱水或被周围的组织及其他样本污染。不同患者的组织样本或同一患者的肿瘤和正常组织应分开使用干净的手术刀和镊子处理以避免交叉污染。

7.4　样本离体后应尽快由临床医生分装,按要求处理,转移至生物资源中心存储。

8. 记录

BRC-SOP-YBCJ-006-F01《样本采集/接收/处理记录表》

广东省中医院生物资源中心样本采集/接收/处理记录表

表格编号:BRC-SOP-YBCJ-006-F01

接收日期	序号	团队名称	患者姓名	性别	年龄	住院号/诊疗卡号	西医诊断	中医诊断	中医证型	采集样本类型*	采集时间	接收时间	处理时间	处理方法*	储存样本类型及分装管数*	知情同意书*	备注
信息录入				核对者					操作者								

注:*采集样本类型:1.(血液);2.(尿液);3.(粪便);4.(手术组织);5.(穿刺组织);6.(诱导痰);7.(鼻咽拭子采集液);8.(其他:具体填写)。

*处理方法:1.(离心:3 000r/min,10min,室温);2.(离心:3 000r/min,10min,室温;二次离心:3 500r/min,10min,室温);3.(常规分离PBMC);4.(快速分离PBMC);5.(RNAlater浸泡);6.(直接冻存);7.(其他:具体填写)。

*储存样本类型:1.(血清);2.(血浆);3.(血凝块);4.(全血);5.(去血浆后血细胞);6.(PBMC);7.(全尿);8.(尿上清);9.(尿沉渣);10.(粪便);11.(手术组织);12.(穿刺组织);13.(上清);14.(其他:具体填写)。

*知情同意书:录入后打"√"

第十二节　样本采集常用记录表格一览表

1. 样本采集申请表

表格编号:BRC-SOP-YBCJ-001-F01

申请日期			申请编号	
采集样本中医药研究方向				
采集申请人姓名			科室或团队	
样本源团队入库具体事项与中心对接指定人			联系电话	
指定人短号和微信号			邮箱	
是否有资助	□是□否		何种资助	
通过伦理审查	□是□否		伦理批件号	
研究计划(可附页填写)				
研究意义(可附页填写)				
技术路线	(必须有中医药研究内容,必须附页详细填写)			
预期研究目标(可附页填写)				
样本要求	临床诊断			
	入组标准			
	排除标准			
	拟采集样本之类型	□血清□血浆□全血□DNA□RNA□尿液□粪便□外周血单个核细胞□新鲜组织□痰/诱导痰/肺灌洗液□脑脊液□蛋白□其他_____		
	数量	每次能采集的最大样本(管数)量:		
拟随访或连续采集样本时间	自　　年　月至　　年　月,共约　月			
团队负责人/科主任签名				
大科主任签名				
生物资源中心形式审查意见				
科研处审核意见				
院长/专委会审批结论				

(不够填写可附页)

2. 入库样本类型变更申请表

表格编号：BRC-SOP-YBCJ-001-F02

项目基本信息		
项目名称		
科室/团队		负责人
申请时间		申请人
申请变更类型		
变更前		
变更后		
变更理由		
审核意见		
审核人		审核时间

3. 样本运送记录表

表格编号：BRC-SOP-YBCJ-004-F01

日期	团队/科室	出发时间	运送人/工号	出发时箱内温度	接收时间	接收人/工号	接收时箱内温度	运送样本打包条码粘贴处	核实	备注

注：专人运输，及时登记，接收人核实样本信息无误后在核实一列√，否则×，并备注原因。

4. 样本入库前培训记录表

培训时间		培训负责人	
培训地点		培训方式	
培训内容			
人员签到			

5. 样本采集/接收/处理记录表

表格编号:BRC-SOP-YBCJ-006-F01

接收日期	序号	团队名称	患者姓名	性别	年龄	住院号/诊疗卡号	西医诊断	中医诊断	中医证型	采集样本类型*	采集时间	接收时间	处理时间	处理方法*	储存样本类型及分装管数*	知情同意书*	备注
信息录入					核对者					操作者							

注:*采集样本类型:1.(血液);2.(尿液);3.(粪便);4.(手术组织);5.(穿刺组织);6.(诱导痰);7.(鼻咽拭子采集液);8.(其他:具体填写)。

*处理方法:1.(离心:3 000r/min,10min,室温);2.(离心:3 000r/min,10min,室温;二次离心:3 500r/min,10min,室温);3.(常规分离 PBMC);4.(快速分离 PBMC);5.(RNAlater 浸泡);6.(直接冻存);7.(其他:具体填写)。

*储存样本类型:1.(血清);2.(血浆);3.(血凝块);4.(全血);5.(去血浆后血细胞);6.(PBMC);7.(全尿);8.(尿上清);9.(尿沉渣);10.(粪便);11.(手术组织);12.(穿刺组织);13.(上清);14.(其他:具体填写)。

*知情同意书:录入后打"√"

第十六章 样本处理分册作业指导书范例

1. 目的

规范广东省中医院生物资源中心血液样本的处理流程,确保血液样本后续使用质量。

2. 适用范围

本规程适用于广东省中医院生物资源中心血液样本,包括血浆、血清、全血、血凝块和外周血单个核细胞等血液样本的处理。

3. 职责

生物资源中心样本处理组工作人员负责各种类型血液样本的处理及相关过程的记录。

4. 设备和器材

4.1　设备

TECAN 液体工作站、离心机、超低温冰箱、储存型液氮罐、程序降温盒、程序降温仪。

4.2　器材

手套、口罩、实验防护服及其他相关防护装备;15ml 和 50ml 离心管(或 SepMate™ 离心管)、一次性吸管、0.75ml 聚丙烯二维码冻存管、普通 2ml 聚丙烯冻存管、1.5ml EP 管、移液枪及无菌枪头、含有消毒剂的废液桶、生物安全柜、磷酸盐缓冲液(PBS)、胎牛血清、二甲基亚砜(DMSO)、淋巴细胞分离液、RNAlater 管、RNAprotect 试剂。

5. 操作规程

5.1　血液样本的信息入库

血液样本通过信息管理系统扫码接收后,进一步将样本分装,建立各分装管信息、标签打印、使用标签标记冻存管。具体参照信息管理分册作业指导书《样本库信息管理系统工作人员操作规程》。

5.2　血浆分离

5.2.1　离心

抗凝血样本采集接收完毕后,应尽快置离心机中进行离心处理,离心条件为 3 000r/min,时间 10min,室温。离心后可分为上层血浆、中间白膜层和下层红细胞。

当研究需要考虑分析前变量时,可进行二次离心,将一次离心后上层血浆转移至干净无菌的离心管中,置离心机中进行二次离心处理,离心条件为 3 500r/min,时间 10min,室温。

5.2.2 分装

排列已标记的冻存管,使用移液枪把二次离心后的上清吸取分装至冻存管中,每管0.3~0.5ml,分装5管。

5.3 全血处理

将抗凝血液样本轻微颠倒混匀,或离心留取上层血浆后将中间白膜层与下层红细胞混匀,使用移液枪按需求吸取0.3~0.5ml分装至已标记的冻存管,分装2~5管。

5.4 血清分离

5.4.1 离心

添加促凝剂或无添加剂血液样本采集接收完毕后,室温静置30min(待血清析出),置离心机进行离心处理,离心条件为3 000r/min,时间10min,室温。

当研究需要考虑分析前变量时,可进行二次离心,将一次离心后上层血清转移至干净无菌的离心管中,置离心机中进行二次离心处理,离心条件为3 500r/min,时间10min,室温。

5.4.2 分装

排列已标记的冻存管,使用移液枪把二次离心后的血清吸取分装至冻存管中,每管0.3~0.5ml,分装5管。

5.5 血凝块分离

留取血清后,排列已标记的冻存管,使用一次性吸管或枪头把底层血凝块捣碎分装至冻存管中,分装2管。

5.6 外周血单个核细胞分离

5.6.1 细胞冻存保护液配制

取50ml离心管,倒入45ml胎牛血清,加入5ml DMSO(最终比例为90%胎牛血清+10%DMSO),轻微颠倒混匀,置4℃冰箱预冷备用。

5.6.2 血液样本准备

抗凝血样本(主要为EDTA-K$_2$抗凝血)按需留取血浆后,添加适量的室温生理盐水至采血管容量体积刻度并轻微吹打混匀。

如无需留取血浆,即将抗凝血轻微颠倒混匀待用。

5.6.3 常规分离方法(普通离心管)

5.6.3.1 根据血量,选择并标记好合适体积的离心管,根据淋巴细胞分离液的使用说明,向离心管中倒入推荐用量的室温淋巴细胞分离液。

5.6.3.2 使用一次性吸管将准备好的血液样本沿管壁缓慢添加至淋巴细胞分离液上,保持液面分层明显。

5.6.3.3　血液添加完毕后,小心竖立离心管并拧紧管盖,置水平离心机中,根据淋巴细胞分离液的使用说明(以常用品牌 STEMCELL 为例),离心条件为:800g/min,时间 20min,温度为 15~25℃,关闭离心机刹车(升速 5、降速 1 适用)。如血液样本存放超过 2h,把离心时间增加至 30min。

5.6.3.4　离心完毕后,管中分层为:上层为血浆(和生理盐水)、中间层淋巴细胞分离液、下层为红细胞和粒细胞。上层与中间分离液之间是一薄层较致密的白膜,含所需要的单个核细胞。准备并标记新的 15ml 离心管,使用一次性吸管小心吸取含有单个核细胞的致密白膜层至新的离心管中,避免吸取血浆和淋巴细胞分离液。

5.6.3.5　向含有单个核细胞的 15ml 离心管添加生理盐水至 10~15ml,颠倒混匀后置离心机离心,500g,离心 8min,离心后倒掉上清,添加少量生理盐水将底部细胞沉淀轻微吹打混匀,重复离心洗涤步骤一次,300g,离心 10min。

5.6.3.6　离心后倒掉上清留待下一步处理。

5.6.4　快速分离方法(SepMate™ 离心管)

5.6.4.1　根据血量,选择并标记好合适体积的 SepMate™ 离心管,根据 SepMate™ 离心管使用说明,使用移液枪将推荐用量的淋巴细胞分离液通过 SepMate™ 离心管插件中央小孔小心加入 SepMate™ 管底,要求淋巴细胞分离液的液面高于插件上方。

5.6.4.2　垂直 SepMate™ 离心管,使用一次性吸管将准备好的血液样本沿管壁加至淋巴细胞分离液上。

5.6.4.3　血液添加完毕后,拧紧管盖,置水平离心机中,根据 SepMate™ 离心管的使用说明,离心条件为:1 200g/min,时间 10min,温度为 15~25℃,无需关闭离心机刹车(升速 9、降速 9 适用)。

5.6.4.4　离心完毕后,管中分层为:上层为血浆(和生理盐水)、中间层淋巴细胞分离液、下层为红细胞和粒细胞,上层与中间分离液之间是一薄层较致密的白膜,含所需要的单个核细胞。根据插件上方液体量准备并标记新的离心管,将 SepMate™ 离心管插件上方液体直接倒入新离心管中,添加生理盐水至离心管体积刻度,颠倒混匀,500g,离心 8min,离心后倒掉上清,添加少量生理盐水将底部细胞沉淀轻微吹打混匀,重复洗涤步骤一次,300g,离心 10min。

5.6.4.5　离心后倒掉上清留待下一步处理。

5.6.5　外周血单个核细胞存储前处理

5.6.5.1　免疫细胞研究用冻存

分离出的单个核细胞经最后一次离心洗涤后尽量弃去上清,使用移液枪将预冷备用的细胞冻存保护液加入离心管中,轻微吹打混匀,以 400μl/管的量分装至已标记的冻存管中(10~15ml 血液样本分离的单个核细胞添加 2ml 细胞冻存保护液,分装 5 管)。

5.6.5.2 核糖核酸(RNA)研究用冻存

分离出的单个核细胞经最后一次离心后尽量弃去上清,添加少量生理盐水将细胞重悬,使用移液枪加入 5 倍体积细胞悬液的 RNAprotect 试剂,吹打混匀后分装至已标记 EP管中,分装 2 管。

5.7 在有一次性处理大批量血液样本(如血清、血浆、全血等)的情况下,可使用 TECAN全自动样本处理系统进行样本处理分装。具体参照仪器部分作业指导书《TECAN 液体工作站使用与维护操作规程》。

5.8 样本储存

5.8.1 血浆、全血样本、血清、血凝块分装后,按预置位置放入对应冻存盒中置 $-80℃$ 卧式冰箱暂存,整盒放满后,按信息系统的位置信息转移至对应的 $-80℃$ 冰箱长期储存。

5.8.2 免疫细胞研究用(含细胞冻存保护剂的)外周血单个核细胞置已加异丙醇的程序降温盒中放入 $-80℃$ 卧式冰箱过夜,第二天转移至对应位置的冻存盒中置液氮罐暂存;或置程序降温仪中,精准地控制降温速率,程序降温后直接转移至对应位置的冻存盒中置液氮罐暂存,整盒放满后,按信息系统的位置信息转移至气相液氮罐中长期储存。

5.8.3 核糖核酸研究用(添加 RNAprotect 试剂的)外周血单个核细胞分装后按信息系统的位置信息放入对应冻存盒,置 $-20℃$ 冰箱长期储存。

5.9 记录

生物资源中心工作人员在血液样本处理过程中应按要求填写样本处理记录,需进行归档或电子化录入保存。

6. 注意事项

6.1 血液样本采集后应尽快离心处理,若不能立即分离,应在 $2\sim8℃$ 条件下保存和转运,免疫细胞研究用采集的全血,应在室温条件下进行保存和运送,且应在 24h 内完成样本处理,并做好相关记录。

6.2 离心机使用时应注意安全,保持离心机的平衡。

6.3 离心管、枪头和冻存管必须保持无菌、洁净,避免污染。

6.4 所有试剂耗材的使用均应遵循对应的使用说明。

6.5 全血处理方法可依据样本的用途或样本使用者的需求进行选择。

6.6 外周血单个核细胞的分离在短时间大批量样本的处理情况下,可配合使用 6.6.4 中的 SepMate^{TM} 离心管。

6.7 外周血单个核细胞的处理方法可依据样本的用途或样本使用者的需求进行选择。

6.8 在处理大批量样本的情况下,可参照"仪器部分"《TECAN 液体工作站使用与维护操作规程》对血液样本进行血浆、全血、血清的分装处理。

7. 记录

BRC-SOP-YBCJ-006-F01《样本采集/接收/处理记录表》

广东省中医院生物资源中心样本采集/接收/处理记录表

表格编号:BRC-SOP-YBCJ-006-F01

接收日期	序号	团队名称	患者姓名	性别	年龄	住院号/诊疗卡号	西医诊断	中医诊断	中医证型	采集样本类型*	采集时间	接收时间	处理时间	处理方法*	储存样本类型及分装管数*	知情同意书*	备注

信息录入			核对者			操作者		

注:*采集样本类型:1.(血液);2.(尿液);3.(粪便);4.(手术组织);5.(穿刺组织);6.(诱导痰);7.(鼻咽拭子采集液);8.(其他:具体填写)。

*处理方法:1.(离心:3 000r/min,10min,室温);2.(离心:3 000r/min,10min,室温;二次离心:3 500r/min,10min,室温);3.(常规分离 PBMC);4.(快速分离 PBMC);5.(RNAlater 浸泡);6.(直接冻存);7.(其他:具体填写)。

*储存样本类型:1.(血清);2.(血浆);3.(血凝块);4.(全血);5.(去血浆后血细胞);6.(PBMC);7.(全尿);8.(尿上清);9.(尿沉渣);10.(粪便);11.(手术组织);12.(穿刺组织);13.(上清);14.(其他:具体填写)。

*知情同意书:录入后打"√"

1. 目的

规范广东省中医院生物资源中心组织样本的处理流程,确保组织样本后续使用质量。

2. 适用范围

适用于广东省中医院生物资源中心组织样本的处理,目前收集的组织样本类型有下列7种:①前列腺癌穿刺组织样本;②肝脏穿刺组织样本;③乳腺纤维瘤样本;④乳腺癌组织样本;⑤皮屑样本;⑥肠管组织样本;⑦妇科肿瘤组织样本。

3. 职责

3.1 临床医生(病理医生)负责手术过程中切除或穿刺获取组织样本。病理医师在满足对切除的组织进行病理诊断的基础上,指导生物资源中心人员将剩余样本采集入库为将来研究所用。

3.2 生物资源中心工作人员负责协助组织样本的采集、处理,相关过程的记录和沟通联系。

4. 设备和器材

4.1 设备

超低温冰箱、液氮罐

4.2 器材

实验防护服、手套、口罩、护目镜及其他相关防护装备、无菌手术刀片、剪刀、镊子和尺、冻存管、冻存盒、福尔马林、伊红、染缸、玻璃缸、无菌组织收集容器、小型干式液氮转移罐、病理专用取材台。

5. 操作规程

5.1 手术切除组织

5.1.1 根据治疗和诊断需要,临床医生在手术时直接切除或直接穿刺获得病变组织,在满足病变组织病理诊断要求大小的基础上,将多余的组织块(或穿刺条块)分装至已贴二维码的组织收集容器,放入小型干式液氮转移罐,及时交由生物资源中心工作人员存储。

5.1.2 团队科研助理或手术室护士协助临床医生将手术切除或穿刺所得的多余组织装入提前准备好的的组织冻存管中,拧紧管盖,按要求放入小型干式液氮运输罐或2~8℃转运。

5.2　组织病理判断及初步分割

5.2.1　由临床医生对组织做简单的清洗处理(无菌生理盐水冲洗),去除组织上的淤血或其他体液。

5.2.2　必须首先满足患者治疗诊断的需求,由临床医生在病理医生的指导下判断和分割取走需要用作病理诊断的组织部分,剩余组织方可作为组织样本用于样本库。

5.2.3　临床医生在病理医生指导下进行组织样本取材,区分肿瘤(病变)组织和正常组织,并作相应的切割。取材时避免留取肿瘤坏死部位和不具有代表性部位的组织。

5.2.4　根据样本库采集样本类型的需要对满足病理需求后的组织样本进行进一步切割和处理,并在快速冷冻、RNAlater保存、石蜡包埋和OCT包埋等处理方式中选择一至数种方法。

5.3　组织样本处理

根据处理方法的不同,由生物资源中心技术人员进一步对样本进行切割,注意全程须无菌操作。

5.3.1　组织快速冷冻处理

切割数块肿瘤(病变)组织和正常组织,每块大小约0.5cm×0.5cm×0.5cm。快速冷冻的处理流程参考《组织样本快速冰冻操作规程》。

5.3.2　组织RNAlater处理

切割数块肿瘤(病变)组织和正常组织,每块厚度控制在0.5cm以内。组织RNAlater的处理流程参考《组织样本RNAlater处理操作规程》。

5.3.3　组织OCT包埋

切割数块肿瘤(病变)组织和正常组织,每块大小约0.5cm×0.5cm×0.5cm。OCT包埋的处理流程参考《组织样本OCT包埋及冰冻切片制作操作规程》。

5.3.4　组织石蜡包埋

切割数块肿瘤(病变)组织和正常组织,每块大小约1.5cm×1cm×0.5cm以内。石蜡包埋的处理流程参考《组织样本石蜡包埋及石蜡切片制作操作规程》。

5.4　组织样本的储存

5.4.1　组织RNAlater保存

手术切取的组织使用预置适量RNAlater冻存管分装后,置2~8℃临时冰箱或室温暂存过夜,再按信息系统的位置信息转移至对应的冻存盒中置-20℃低温冰箱长期储存。

5.4.2　快速冷冻

穿刺或手术切取的组织使用合适体积的冻存管分装后,拧紧管盖,直接投入小型干式液氮运输罐中,转运后按预置位置放入对应冻存盒中置临时液氮罐暂存。

5.5　记录

生物资源中心工作人员在组织样本处理过程中应按要求填写样本处理记录,定期归档或电子化录入保存。

6. 注意事项

穿刺或切取的新鲜组织样本应及时快速地按规定条件处理分装,离体后 30min 内存入液氮或 RNAlater 保存液中,并尽快转运至生物资源中心。

7. 记录

BRC-SOP-YBCJ-006-F01《样本采集/接收/处理记录表》

广东省中医院生物资源中心样本采集/接收/处理记录表

表格编号:BRC-SOP-YBCJ-006-F01

接收日期	序号	团队名称	患者姓名	性别	年龄	住院号/诊疗卡号	西医诊断	中医诊断	中医证型	采集样本类型*	采集时间	接收时间	处理时间	处理方法*	储存样本类型及分装管数*	知情同意书*	备注

信息录入		核对者		操作者	

注: *采集样本类型:1.(血液);2.(尿液);3.(粪便);4.(手术组织);5.(穿刺组织);6.(诱导痰);7.(鼻咽拭子采集液);8.(其他:具体填写)。

*处理方法:1.(离心:3 000r/min,10min,室温);2.(离心:3 000r/min,10min,室温;二次离心:3 500r/min,10min,室温);3.(常规分离 PBMC);4.(快速分离 PBMC);5.(RNAlater 浸泡);6.(直接冻存);7.(其他:具体填写)。

*储存样本类型:1.(血清);2.(血浆);3.(血凝块);4.(全血);5.(去血浆后血细胞);6.(PBMC);7.(全尿);8.(尿上清);9.(尿沉渣);10.(粪便);11.(手术组织);12.(穿刺组织);13.(上清);14.(其他:具体填写)。

*知情同意书:录入后打"√"

1. 目的

规范广东省中医院生物资源中心尿液样本的处理流程,确保尿液样本后续使用质量。

2. 适用范围

适用于广东省中医院生物资源中心尿液样本包括全尿、尿上清和尿沉渣的处理。

3. 职责

生物资源中心工作人员负责包括尿液样本的处理及其相关过程的记录。

4. 设备和器材

4.1　设备

离心机、生物安全柜、TECAN液体工作站。

4.2　器材

手套、口罩、实验防护服及其他相关防护装备;一次性吸管、普通2ml聚丙烯冻存管、移液枪及无菌枪头、含有消毒剂的废液桶。

5. 操作规程

5.1　尿液样本的信息入库

尿液样本通过信息管理系统扫码接收后,进一步将样本分装,建立各分装管信息、标签打印、使用标签标记冻存管。具体参照信息管理分册作业指导书《样本库信息管理系统工作人员操作规程》。

5.2　全尿样本

将尿液样本轻微颠倒混匀4~5次,使用一次性吸管或移液枪吸取1ml全尿分装至已标记冻存管中,分装2~5管。

5.3　尿上清样本

将尿液样本轻微颠倒混匀1~2次,置离心机中,离心条件:3 000r/min,10min,室温;离心后使用一次性吸管或移液枪吸取1ml上清分装至已标记的冻存管中,分装2~5管。

5.4　尿沉渣样本

尿液样本按需留取尿上清后,弃去多余上清液,残留0.2~0.5ml液体,使用一次性吸管或移液枪将底部尿沉渣部分吹打混匀并移至已标记的冻存管中,分装1管。

5.5 如有需要一次性处理大批量样本的情况下,可使用 TECAN 液体工作站进行样本处理分装。具体参照仪器操作分册作业指导书《TECAN 液体工作站使用保养操作规程》。

5.6 样本的储存

全尿、尿上清、尿沉渣分装后按预置位置放入对应冻存盒中置−80℃卧式冰箱暂存,整盒放满后,按信息系统的位置信息转移至对应的−80℃冰箱长期储存。

6. 记录

生物资源中心工作人员在尿液样本处理过程中应按要求填写样本处理记录,定期归档或电子化录入保存。

7. 注意事项

7.1 尿液样本采集后应尽快离心处理,若不能立即分离,应在 2~8℃条件下保存和转运,且应在 6h 内完成样本处理,并做好相关记录。

7.2 尿液接收后,注意管盖是否拧紧,防止在尿液颠倒混匀时尿液外漏。

7.3 尿液离心处理前,注意拧紧管盖,检测管壁是否完好,使用离心机时应注意安全,保持离心机平衡,防止尿管在离心过程中破裂或尿液外洒。

7.4 一次性吸管、枪头和冻存管必须保持无菌、洁净,避免污染。

8. 记录

BRC-SOP-YBCJ-006-F01《样本采集/接收/处理记录表》

广东省中医院生物资源中心样本采集/接收/处理记录表

表格编号:BRC-SOP-YBCJ-006-F01

接收日期	序号	团队名称	患者姓名	性别	年龄	住院号/诊疗卡号	西医诊断	中医诊断	中医证型	采集样本类型*	采集时间	接收时间	处理时间	处理方法*	储存样本类型及分装管数*	知情同意书*	备注

信息录入		核对者		操作者	

注:*采集样本类型:1.(血液);2.(尿液);3.(粪便);4.(手术组织);5.(穿刺组织);6.(诱导痰);7.(鼻咽拭子采集液);8.(其他:具体填写)。

*处理方法:1.(离心:3 000r/min,10min,室温);2.(离心:3 000r/min,10min,室温;二次离心:3 500r/min,10min,室温);3.(常规分离PBMC);4.(快速分离PBMC);5.(RNAlater浸泡);6.(直接冻存);7.(其他:具体填写)。

*储存样本类型:1.(血清);2.(血浆);3.(血凝块);4.(全血);5.(去血浆后血细胞);6.(PBMC);7.(全尿);8.(尿上清);9.(尿沉渣);10.(粪便);11.(手术组织);12.(穿刺组织);13.(上清);14.(其他:具体填写)。

*知情同意书:录入后打"√"

1. 目的

规范广东省中医院生物资源中心粪便样本的处理流程,确保粪便样本后续使用质量。

2. 适用范围

适用于广东省中医院生物资源中心粪便样本的处理。

3. 职责

生物资源中心工作人员负责粪便样本的处理及其相关过程的记录。

4. 设备和器材

4.1　设备

超低温冰箱。

4.2　器材

手套、口罩、实验防护服及其他相关防护装备、粪便采集管。

5. 操作规程

5.1　粪便样本的信息入库

医生通过信息系统下达粪便采样医嘱,生成条码贴于粪便采集管。生物资源中心工作人员接收到样本后获取条码信息。具体参照信息管理分册作业指导书《样本库信息管理系统工作人员/医护人员操作规程》。

5.2　粪便样本的处理(时限要求主要为肠道菌群研究用,其他研究条件可参照执行)。

5.2.1　普通粪便采集管

采样量要满足试验或研究需要(按照团队入库前需求)。粪便应直接盛于2~3支清洁、干燥、无吸水性的有盖的5ml容器内(如有需要时,最好使用保存液),采集时应严格做好标识。液状粪便采集水样便或含絮状物的液状粪便约5ml;成形粪便至少取蚕豆大小粪便1块(约5g)。应尽快送到生物资源中心,确保粪便样本2h内放入-80℃冰箱。

5.2.2 含保存液采集管

除满足新鲜粪便采集基本需求外,从采集到入库超过2h,须将新鲜粪便放入有保存液的专门的粪便采集管(如OMNIgene·GUT)送样,具体详见样本采集分册作业指导书《粪便样本采集操作规程》。

5.3 粪便的存储

5.3.1 普通粪便采集管

将普通粪便采集管新鲜采集的无添加剂粪便样本按样本信息贴上对应的标签,按预置位置放入对应冻存盒中置-80℃卧式冰箱暂存,整盒放满后,按信息系统的位置信息转移至对应的-80℃冰箱长期储存。

5.3.2 含保存液采集管

将OMNIgene·GUT样本采集管采集的含添加剂粪便样本按样本信息贴上对应的标签,并按信息系统预置位置放入对应冻存盒中置-80℃冰箱长期储存。

5.4 记录

生物资源中心工作人员在粪便样本处理过程中应按要求填写样本处理记录,定期归档或电子化录入保存。

6. 注意事项

6.1 肠道菌群研究用粪便样本,新鲜采集的无添加剂粪便样本应在2h内进入-80℃冰箱冻存。采集后可在2~8℃条件下短途转运;或立即置于-20℃冰箱暂存,并于一周内使用干冰转移运输到生物资源中心。

6.2 使用含保存液的专管(如OMNIgene·GUT样本采集管)采集的粪便样本可在室温下最长暂存7天,长期储存需转移至-80℃冰箱。

7. 记录

BRC-SOP-YBCJ-006-F01《样本采集/接收/处理记录表》

广东省中医院生物资源中心样本采集/接收/处理记录表

表格编号:BRC-SOP-YBCJ-006-F01

接收日期	序号	团队名称	患者姓名	性别	年龄	住院号/诊疗卡号	西医诊断	中医诊断	中医证型	采集样本类型*	采集时间	接收时间	处理时间	处理方法*	储存样本类型及分装管数*	知情同意书*	备注

信息录入		核对者		操作者	

注:＊采集样本类型:1.(血液);2.(尿液);3.(粪便);4.(手术组织);5.(穿刺组织);6.(诱导痰);7.(鼻咽拭子采集液);8.(其他:具体填写)。

＊处理方法:1.(离心:3 000r/min,10min,室温);2.(离心:3 000r/min,10min,室温;二次离心:3 500r/min,10min,室温);3.(常规分离 PBMC);4.(快速分离 PBMC);5.(RNAlater 浸泡);6.(直接冻存);7.(其他:具体填写)。

＊储存样本类型:1.(血清);2.(血浆);3.(血凝块);4.(全血);5.(去血浆后血细胞);6.(PBMC);7.(全尿);8.(尿上清);9.(尿沉渣);10.(粪便);11.(手术组织);12.(穿刺组织);13.(上清);14.(其他:具体填写)。

＊知情同意书:录入后打"√"

1. 目的

规范广东省中医院生物资源中心鼻咽拭子采集液样本的处理流程,确保鼻咽拭子采集液样本后续使用质量。

2. 适用范围

适用于广东省中医院生物资源中心鼻咽拭子采集液样本的处理。

3. 职责

生物资源中心工作人员负责鼻咽拭子采集液样本的处理及其过程的相关记录。

4. 设备和器材

4.1　设备

离心机、超低温冰箱、生物安全柜。

4.2　器材

手套、口罩、实验防护服及其他相关防护装备;一次性吸管、普通2ml聚丙烯冻存管、移液枪及无菌枪头、含有消毒剂的废液桶。

5. 操作规程

5.1　鼻咽拭子采集液样本的信息入库

医生通过信息系统下达鼻咽拭子采样医嘱,生成条码贴于采集管。生物资源中心工作人员接收到样本后获取条码信息。具体参照信息管理分册作业指导书《样本库信息管理系统工作人员/医护人员操作规程》。

5.2　鼻咽拭子采集液处理

5.2.1　将采集管中的鼻咽拭子充分浸润至采集液中并搅动混匀。

5.2.2　将鼻咽拭子弃去,旋紧管盖,置离心机中进行离心,离心条件为:3 000r/min,10min,室温。

5.2.3　离心后使用一次性吸管或移液枪吸取1ml上清至已标记的2ml冻存管中,分装4~5管。

5.3　样本的储存

鼻咽拭子采集液上清样本分装后,按预置位置分别放入对应冻存盒中置−80℃卧式冰箱暂存,整盒放满后,按信息系统的位置信息转移至对应的−80℃冰箱长期储存。

5.4 记录

生物资源中心工作人员在鼻咽拭子采集液处理过程中应按要求填写样本处理记录,定期归档或电子化录入保存。

6. 注意事项

6.1 鼻咽拭子采集液样本采集后应尽快离心处理,若不能立即分离,应在2~8℃条件下保存和转运,且应在24h内完成样本处理,并做好相关记录。

6.2 离心机使用时应注意安全,保持离心机平衡。

6.3 离心管、枪头和冻存管必须保持无菌、洁净,避免污染。

7. 记录

BRC-SOP-YBCJ-006-F01《样本采集/接收/处理记录表》

广东省中医院生物资源中心样本采集/接收/处理记录表

表格编号:BRC-SOP-YBCJ-006-F01

接收日期	序号	团队名称	患者姓名	性别	年龄	住院号/诊疗卡号	西医诊断	中医诊断	中医证型	采集样本类型*	采集时间	接收时间	处理时间	处理方法*	储存样本类型及分装管数*	知情同意书*	备注

信息录入		核对者		操作者	

注:* 采集样本类型:1.(血液);2.(尿液);3.(粪便);4.(手术组织);5.(穿刺组织);6.(诱导痰);7.(鼻咽拭子采集液);8.(其他:具体填写)。

* 处理方法:1.(离心:3 000r/min,10min,室温);2.(离心:3 000r/min,10min,室温;二次离心:3 500r/min,10min,室温);3.(常规分离PBMC);4.(快速分离PBMC);5.(RNAlater浸泡);6.(直接冻存);7.(其他:具体填写)。

* 储存样本类型:1.(血清);2.(血浆);3.(血凝块);4.(全血);5.(去血浆后血细胞);6.(PBMC);7.(全尿);8.(尿上清);9.(尿沉渣);10.(粪便);11.(手术组织);12.(穿刺组织);13.(上清);14.(其他:具体填写)。

* 知情同意书:录入后打"√"

1. 目的

　　规范广东省中医院生物资源中心诱导痰样本的处理流程,确保诱导痰样本后续使用质量。

2. 适用范围

　　适用于广东省中医院生物资源中心诱导痰样本的处理。

3. 职责

　　生物资源中心工作人员负责诱导痰样本的处理及其过程的相关记录。

4. 设备和器材

4.1　设备

　　离心机、生物安全柜、超低温冰箱。

4.2　器材

　　手套、口罩、实验防护服及其他相关防护装备;一次性吸管、普通 2ml 聚丙烯冻存管、移液枪及无菌枪头、含有消毒剂的废液桶。

5. 操作规程

5.1　诱导痰样本的信息入库

　　临床医生通过信息系统下达诱导痰采样医嘱,生成条码贴于采集管。生物资源中心工作人员接收到样本后获取条码信息。具体参照信息管理分册作业指导书《样本库信息管理系统工作人员/医护人员操作规程》。

5.2　诱导痰处理

5.2.1　用镊子取出痰液黏稠、密度大的部分(部分患者可能仅为黏液痰,亦可收集,但需与唾液严格区分)放入已称重的 EP 管中,称重,合格样本的重量为 0.4~0.5g。

5.2.2　加入痰液重量四倍体积的 0.1%DTT(如样本重量为 0.5g,则加入 2ml 的 DTT),移液器反复吹打数次,然后使用漩涡振荡器振荡 10~15s。

5.2.3　37℃水浴 10min。期间使用漩涡振荡器振荡 1~5s,促进痰混匀液均匀。

5.2.4　用 300 目尼龙滤网过滤痰混匀液。

5.2.5　将痰滤液置离心机中,3 000r/min、4℃离心 10min。吸取 2ml 上清平均分装于 2~5 管冻存。

5.3 样本的储存

诱导痰样本分装后按预置位置分别放入对应冻存盒中置-80℃卧式冰箱暂存,整盒放满后,按信息系统的位置信息转移至对应的-80℃冰箱长期储存。

5.4 记录

生物资源中心工作人员在诱导痰样本处理过程中应按要求填写样本处理记录,定期归档或电子化录入保存。

6. 注意事项

6.1 诱导痰样本采集后应尽快离心处理,若不能立即分离,应在2~8℃条件下保存和转运,且应在24h内完成样本处理,并做好相关记录。

6.2 离心机使用时应注意安全,保持离心机的平衡。

6.3 离心管、枪头和冻存管必须保持无菌、洁净,避免污染。

7. 记录

BRC-SOP-YBCJ-006-F01《样本采集/接收/处理记录表》

广东省中医院生物资源中心样本采集/接收/处理记录表

表格编号:BRC-SOP-YBCJ-006-F01

接收日期	序号	团队名称	患者姓名	性别	年龄	住院号/诊疗卡号	西医诊断	中医诊断	中医证型	采集样本类型*	采集时间	接收时间	处理时间	处理方法*	储存样本类型及分装管数*	知情同意书*	备注

信息录入		核对者		操作者	

注:*采集样本类型:1.(血液);2.(尿液);3.(粪便);4.(手术组织);5.(穿刺组织);6.(诱导痰);7.(鼻咽拭子采集液);8.(其他:具体填写)。

*处理方法:1.(离心:3 000r/min,10min,室温);2.(离心:3 000r/min,10min,室温;二次离心:3 500r/min,10min,室温);3.(常规分离PBMC);4.(快速分离PBMC);5.(RNAlater浸泡);6.(直接冻存);7.(其他:具体填写)。

*储存样本类型:1.(血清);2.(血浆);3.(血凝块);4.(全血);5.(去血浆后血细胞);6.(PBMC);7.(全尿);8.(尿上清);9.(尿沉渣);10.(粪便);11.(手术组织);12.(穿刺组织);13.(上清);14.(其他:具体填写)。

*知情同意书:录入后打"√"

1. 目的

规范广东省中医院生物资源中心样本从血液、组织、细胞中提取 DNA 或 RNA 的操作流程,确保后续核酸质量评估的准确性及核酸使用质量。

2. 适用范围

本规程适用于广东省中医院生物资源中心提取血液、细胞、组织样本中的 DNA 和 RNA。

3. 职责

生物资源中心工作人员负责 DNA 和 RNA 的提取及相关文件的记录。

4. 设备和器材

4.1　设备

高速离心机、超微量生物检测仪(NanoDrop2000)、恒温水浴箱、QIAsymphony 全自动核酸纯化仪、生物安全柜。

4.2　器材

手套、口罩、实验防护服及其他相关防护装备;EP 管、移液枪及无菌枪头、含有消毒剂的废液桶、无水乙醇、Trizol、异丙醇、氯仿、细胞裂解液、组织裂解液;Qiagen 血液 DNA 提取试剂盒(QIAamp DNA Blood Mini Kit);从全血、组织、细胞中纯化 DNA 试剂盒(QIAsymphony DNA Mini Kit);从全血、组织、细胞中纯化 RNA 试剂盒(QIAsymphony RNA Kit)。

5. 操作规程

5.1　样本准备

5.1.1　细胞样本准备

4℃、1 500g 离心,10min 收集细胞。根据细胞数量加入适量的裂解液,吹打裂解混匀备用。

5.1.2　组织样本准备

加入适量的裂解缓冲液至装有组织块的管中,置 QIAGEN Tissuelyser LT 组织研磨器上进行组织裂解备用,参照仪器操作分册作业指导书《QIAGEN Tissuelyser LT 组织研磨器使用与维护操作规程》。

5.1.3　新鲜血液或冻存血液样本置室温复融,加入红细胞裂解液裂解红细胞后,加入适量的细胞裂解液混匀备用。

5.2　全血 DNA 提取(商用试剂盒法)

5.2.1　前期准备

新鲜血液或冻存血液样本置室温复融待用;DNA 提取试剂中的 Buffer AE 或蒸馏水恢复室温;按照试剂盒说明配置 Buffer AW1、Buffer AW2 以及 QIAGEN 蛋白酶;水浴箱预温至56℃。

5.2.2　准备 1.5ml EP 管,吸取 20μl QIAGEN 蛋白酶(或蛋白酶 K)至 EP 管底部、按先后顺序再分别加入 200μl 血液样本和 200ul Buffer AL,涡旋振荡混匀 15s,56℃水浴箱孵育 10min。

5.2.3　孵育完成后,加入 200μl 的无水乙醇,涡旋振荡混匀 15s。

5.2.4　将 1.5ml EP 管中的反应体系转移至 QIAamp Mini 离心管柱,扣上盖子,置高速离心机中离心,离心条件:8 000r/min,1min,温度 15~25℃。

5.2.5　离心完成后,将 QIAamp Mini 离心柱转移至新的 2ml 收集管中,将原收集管及其收集的滤液弃去。小心打开 QIAamp Mini 离心柱,加入 500μl Buffer AW1。盖紧盖子,置高速离心机中,离心条件:8 000r/min,1min,温度 15~25℃。

5.2.6　离心完成后,将 QIAamp Mini 离心柱转移至新的 2ml 收集管中,将原收集管及其收集的滤液弃去,小心打开 QIAamp Mini 离心柱,加入 500μl Buffer AW2。盖紧盖子,置高速离心机中,离心条件:最大转速 14 000r/min,3min,温度 15~25℃。

5.2.7　离心完成后,将 QIAamp Mini 离心柱转移到新的 1.5ml EP 管。小心打开离心柱,加入 200ul Buffer AE 或双蒸水,室温(15~25℃)孵育 5min,置高速离心机中,离心条件:8 000r/min,1min,温度 15~25℃。

5.2.8　离心完成后,将 EP 管收集的 DNA 溶液进行下一步质量检测。

5.3　全血、组织、细胞 DNA 提取(全自动核酸纯化仪提取法)

使用全自动核酸纯化仪,从全血、组织、细胞中纯化 DNA 试剂盒(QIAsymphony DNA Mini Kit),参照仪器操作分册作业指导书《QIAsymphony 全自动蛋白核酸纯化系统使用与维护操作规程》。

5.4　RNA 提取(TRIZOL 手工提取法)

5.4.1　将处理好的细胞/组织加入 Trizol 后,室温放置 5min,使其充分裂解。按 200μl 氯仿/ml Trizol 加入氯仿,振荡混匀后室温放置 15min。

5.4.2　4℃ 12 000g 离心 15min。小心吸取上层水相,至另一离心管中。

注:千万不要吸取中间界面;若同时提取 DNA 和蛋白质,则保留下层酚相存于 4℃冰箱,若只提 RNA,则弃下层酚相。

5.4.3　吸出的上清按 0.5ml 异丙醇/ml Trizol 加入异丙醇混匀,室温放置 5~10min。4℃ 12 000g 离心 10min,弃上清,RNA 沉于管底。

5.4.4　按 1ml 75% 乙醇/ml Trizol 加入 75% 乙醇,温和振荡离心管,悬浮沉淀。4℃ 8 000g离心 5min,尽量弃上清。重复此步骤一次。

5.4.5　室温晾干或真空干燥 5~10min。注:RNA 样品不要过于干燥,否则很难溶解。

5.4.6　可用 50μl H$_2$O 或 TE buffer 溶解 RNA 样品,55~60℃,5~10min。

5.5　全血、组织、细胞中 RNA 提取(全自动核酸纯化仪提取法)

　　使用全自动核酸纯化仪,从全血、组织、细胞中纯化 RNA 试剂盒(QIAsymphony RNA Kit),参照仪器操作分册作业指导书《QIAsymphony 全自动蛋白核酸纯化系统使用与维护操作规程》。

6. 记录

　　核酸提取操作工作,需及时做好相关操作记录。

7. 注意事项

7.1　离心机使用时应注意安全,保持离心机平衡。

7.2　枪头和 EP 管等容器必须使用无核酸酶产品,一次性使用。其他器械使用前需洗净,用 RNase and DNase Away 喷擦,保持提取核酸的所有器械、耗材无 RNA 酶、无菌、洁净,避免污染。

7.3　仪器、试剂使用过程中应严格使用说明。

8. 记录

　　BRC-SOP-YBCL-006-F01《核酸质量评估记录表》

广东省中医院生物资源中心核酸质量评估记录表

表格编号:BRC-SOP-YBCL-006-F01

样本 编号	采样 时间	冻存 时间	样本 类型	提取 样本量	提取 方法	核酸		溶解 体积	样本 浓度	样本纯度 (A260/280)
						RNA	DNA			
附: 电泳图										
操作者				日期						

1. 目的

　　规范广东省中医院生物资源中心从组织、细胞中提取蛋白质的实验操作,确保后续蛋白质质量评估的准确性及蛋白质使用质量。

2. 适用范围

　　适用于广东省中医院生物资源中心从组织、细胞中提取蛋白质的相关实验。

3. 职责

　　生物资源中心相关工作人员负责从组织、细胞中提取蛋白质。

4. 设备和器材

4.1　设备

　　组织研磨器、超声研磨仪。

4.2　器材

　　组织裂解液、细胞裂解液、丙酮、苯酚、甲醇醋酸铵等。

5. 操作规程

5.1　组织中提取蛋白质

5.1.1　SDS提取/丙酮沉淀方法

5.1.1.1　将组织置于盛有液氮的研磨器内,将组织研磨粉碎。

5.1.1.2　待液氮挥发,每1g组织加入约5ml裂解液(0.175M Tris-HCl,pH8.8,5% SDS,15% 0.3M DTT)。摇晃30s至充分混匀。

5.1.1.3　确保组织粉末完全分散于裂解液中后,将悬液通过两层滤布(miracloth)过滤转移至50ml离心管中。

5.1.1.4　立即加入4倍体积的无水丙酮,混匀后在-20℃放置至少1h,沉淀蛋白质。

5.1.1.5　采用5 000g离心15min收集沉淀的蛋白质,倾去上清。

5.1.1.6　小心倒尽剩余的丙酮,用预冷的80%丙酮清洗沉淀。用加样枪枪头吸打沉淀并混匀。

5.1.1.7　用80%丙酮重复5.1.1.5和5.1.1.6的步骤洗涤蛋白质沉淀。

5.1.1.8　采用5 000g离心15min,收集沉淀蛋白质,在37℃下将离心管倒置15min干燥沉淀并保存。

5.1.2　苯酚提取/甲醇醋酸铵沉淀方法

5.1.2.1　将组织置于盛有液氮的研磨器内,将组织研磨粉碎。

5.1.2.2　待液氮挥发,每1g组织加入2.5ml pH 8.8含有Tris缓冲液的苯酚裂解液(0.1M Tris-HCl pH 8.8,10mM EDTA,0.4%二巯基乙醇,0.9M蔗糖),在通风橱中混匀30s。转移至15/50ml离心管中,均质器中均质1min。

5.1.2.3　转移至新的离心管中,4℃搅动30min。

5.1.2.4　在4℃下5 000g离心10min。

5.1.2.5　倒出酚相(加入蔗糖的情况下酚相在上层,否则反之),剩余部分倒入新的离心管中。

5.1.2.6　加入同体积新鲜配制的含有Tris缓冲液的苯酚裂解液,重复5.1.2.4和5.1.2.5的步骤。加收集的酚相与5.1.2.5中的酚相混合。

5.1.2.7　在混合的酚相中加入等体积新鲜配制的Tris-EDTA蔗糖蛋白质提取液。重复5.1.2.4和5.1.2.5的步骤。

5.1.2.8　在收集的酚相中加入5~10倍体积的0.1M无水甲醇醋酸铵(-80℃保存)沉淀蛋白质。

5.1.2.9　涡旋,在-80℃放置至少2h。

5.1.2.10　4℃ 4 000g离心30min,收集沉淀。

5.1.2.11　用2×预冷0.1M甲醇醋酸铵和2×预冷80%丙酮配制的10mM DTT清洗蛋白质沉淀。

5.1.2.12　真空干燥蛋白质沉淀并保存。

5.2　细胞中提取蛋白质

5.2.1　标准裂解法

5.2.1.1　离心收集细胞后,用预冷的PBS洗细胞2次。

5.2.1.2　每$1×10^7$细胞加1ml裂解液[8mol/L尿素,4% CHAPS,现加65mmol/L DTT和0.2%(W/V)Bio-Lyte,pH3-10],放于冰上静置裂解30min,再超声(180 200W,每次工作10s,间隔10s,共20次)。

5.2.1.3　4℃,20 000r/min离心1h,取上清储存于-80℃。

5.2.2　硫脲裂解法

5.2.2.1　离心收集细胞后,用预冷的PBS洗细胞2次。

5.2.2.2　每$1×10^7$细胞加含硫脲裂解液[7mol/L尿素,2mol/L硫脲,4%CHAPS,现加65mmol/L DTT和0.2%(W/V)Bio-Lyte,pH3-10]约1ml,放于冰上静置裂解30min,再超声(180~200W,每次工作10s,间隔10s,共20次)。

5.2.2.3　4℃,20 000r/min离心1h,取上清储存于-80℃。

6. 注意事项

6.1　离心机使用时应注意安全,保持离心机平衡。

6.2　枪头和 EP 管等容器必须使用无核酸酶产品,一次性使用。其他器械使用前需洗净。

6.3　仪器、试剂使用过程中应严格使用说明

7. 记录

　　BRC-SOP-YBCJ-006-F01《样本采集/接收/处理记录表》。

1. 目的

　　规范广东省中医院生物资源中心组织样本采集后进行快速冷冻的处理,确保组织样本后续使用质量。

2. 适用范围

　　广东省中医院生物资源中心组织样本采集后进行快速冷冻的处理,目前收集的组织样本类型有:①前列腺穿刺组织样本;②肝脏穿刺组织样本;③乳腺纤维瘤样本;④乳腺癌组织样本;⑤皮屑样本;⑥肠管组织样本;⑦妇科肿瘤组织样本。

3. 职责

3.1　临床医护人员负责手术过程中切除或穿刺获取组织样本及分装快速冷冻样本。

3.2　生物资源中心工作人员负责协助指导组织样本快速冷冻操作及记录信息处理。

4. 设备和器材

4.1　设备

　　运输型液氮罐。

4.2　器材

　　实验防护服、手套、口罩、护目镜及其他相关防护装备,无菌手术刀片、剪刀、镊子、锡箔纸和尺,冻存管、冻存盒、无菌组织收集容器,操作台。

5. 操作规程

5.1　样本要求

5.1.1　组织样本采集过程参见样本采集分册作业指导书《组织样本采集操作规程》。

5.1.2　进行快速冷冻保存的组织样本大小约0.5cm×0.5cm×0.5cm,可依据不同的样本类型进行适当调整。

5.1.3　应尽量在组织离体的30min内快速处理和冷冻所有组织。

5.1.4　样本冷冻应采用快速冷冻的方法,不能在冰箱或冰柜中缓慢降温冷冻,这会导致组织样本中冰晶的产生,快速冷冻的方法最好使用液氮法。

5.2　快速冷冻过程

5.2.1　穿刺或手术切取的组织按正常组织、癌旁组织、肿瘤组织或不同类型组织样本要求切割合适体积大小。

5.2.2　将切割好的组织块按粘贴的条码标签信息放入相应的冻存管中。

5.2.3　将装有组织样本的冻存管管盖拧紧,快速投入运输型液氮罐中。

5.2.4　由专人将运输型液氮罐转运至生物资源中心作进一步的深低温储存。

5.2.5　临床医护人员协助生物资源中心工作人员做好操作过程的相关信息记录,如离体时间、冷冻时间等。

6. 注意事项

6.1　分装样本前,注意核对好冻存管标签信息。

6.2　组织样本处理过程中注意无菌操作。

6.3　新鲜组织样本应及时快速地按要求处理分装,离体后30min内放液氮罐中,并尽快转运至生物资源中心处理。

7. 记录

BRC-SOP-YBCJ-006-F01《样本采集/接收/处理记录表》。

1. 目的

规范广东省中医院生物资源中心组织样本 RNAlater 处理的操作,确保后续组织样本 RNA 提取质量。

2. 适用范围

广东省中医院生物资源中心组织样本采集后进行 RNAlater 处理操作流程,目前收集的组织样本类型有:①前列腺穿刺组织样本;②肝脏穿刺组织样本;③乳腺纤维瘤样本;④乳腺癌组织样本;⑤皮屑样本;⑥肠管组织样本;⑦妇科肿瘤组织样本。

3. 职责

3.1　临床医生负责手术过程中切除或穿刺获取组织样本及样本的处理分装。

3.2　生物资源中心工作人员负责协助和指导组织样本 RNAlater 处理及相关信息记录。

4. 设备和器材

4.1　设备

无。

4.2　器材

实验防护服、手套、口罩、护目镜及其他相关防护装备,无菌手术刀片、剪刀、镊子和尺,RNAlater、冻存管、冻存盒、操作台。

5. 操作规程

5.1　组织样本采集过程参见样本采集分册作业指导书《组织样本采集操作规程》。

5.2　进行 RNAlater 处理的组织样本厚度应小于 0.5cm。

5.3　组织离体后,临床医生应尽快将组织样本切割分装,浸入预先装有 RNAlater 且已贴标签的冻存管中,RNAlater 的体积至少是组织样本体积的 5~10 倍,冻存管大小应满足组织样本能完全浸没在 RNAlater 中。

5.4　临床医护人员将装有组织样本的 RNAlater 管拧紧,排列放置于样本盒中,并尽快转运至生物资源中心作进一步储存。

5.5　浸泡在 RNAlater 中的组织样本应放置于 4℃冰箱中过夜,不同 RNAlater 试剂操作应根据厂商给出的建议使用方法进行。

5.6　过夜后将冻存管或容器取出,按预定的位置放入对应冻存盒中,储存在-20℃冰箱中。

5.7 临床医护人员协助生物资源中心工作人员做好操作过程的相关信息记录,如离体时间、冷冻时间等。

6. 注意事项

6.1 穿刺或切取的新鲜组织样本应及时快速地按规定条件,离体后30min内浸入预先装有 RNAlater 的容器中,并尽快转运至生物资源中心。

6.2 确保组织充分浸入到液体中。

7. 记录

BRC-SOP-YBCJ-006-F01《样本采集/接收/处理记录表》。

1. 目的

规范广东省中医院生物资源中心组织样本采集后,使用 OCT 复合物进行包埋和制作冷冻组织切片的操作,确保组织冷冻切片制作使用质量。

2. 适用范围

广东省中医院生物资源中心组织样本采集后进行 OCT 复合物进行包埋和制作冷冻组织切片的活动,目前收集的组织样本类型有:①前列腺穿刺组织样本;②肝脏穿刺组织样本;③乳腺纤维瘤样本;④乳腺癌组织样本;⑤皮屑样本;⑥肠管组织样本;⑦妇科肿瘤组织样本。

3. 职责

3.1 临床医生负责手术过程中切除或穿刺获取组织样本。

3.2 生物资源中心工作人员负责组织样本 OCT 包埋和冷冻组织制作。

4. 设备和器材

4.1 设备

冷冻切片机。

4.2 器材

实验防护服、手套、口罩、护目镜及其他相关防护装备,无菌手术刀片、剪刀、镊子和尺,OCT 包埋模具、载玻片、组织支承器,冻存管、冻存盒、无菌组织收集容器、染缸等,病理专用取材,OCT 复合物、10%甲醛、蒸馏水、苏木精、0.5%盐酸乙醇、0.25%~0.5%氨水、1%伊红、浓度为 80%、90%、95%、100%的乙醇、二甲苯、中性树胶。

5. 操作规程

5.1 样本要求

5.1.1 组织样本采集过程参见样本采集分册作业指导书《组织样本采集操作规程》。

5.1.2 进行 OCT 包埋和制作冷冻组织切片的组织样本大小约 0.5cm×0.5cm×0.5cm,并可按不同的组织样本类型进行适当调整。

5.1.3 应尽量在组织离体的 30min 内快速进行 OCT 包埋和制作冷冻组织切片。

5.1.4 进行 OCT 包埋和制作冷冻组织切片在处理前不能使用甲醛处理,也不能在组织样本中加入血清。

5.2 组织样本 OCT 包埋及冷冻切片制作过程

5.2.1　取出组织支承器,放平摆好组织,周边滴上 OCT 复合物(包埋剂),速放于冷冻台上冷冻,至包埋剂与组织冻结成白色冰体即可切片(1~3min)。

5.2.2　将冷冻好的组织块,夹紧于冷冻切片机持承器上,启动粗进退键,转动旋钮,将组织修平。

5.2.3　调整好拟切厚度(可根据不同的组织而定),原则上是细胞密集的薄切,纤维多细胞稀的可稍为厚切,一般在 5~10μm 间。

5.2.4　调好防卷板。制作冷冻切片,关键在于防卷板的调节上,这就要求操作者要细心,准确地将其调校好,调校至适当的位置。切片时,以切出完整、平滑的切片为准。切好的组织在干净的玻片上黏附时顺着一个方向稍微用力轻轻一带,可避免组织摊片过程中皱折,保证组织结构的完整及切片的美观。

5.3　冷冻组织切片染色

常用苏木精—伊红染色,染色步骤:

a)冷冻切片用 10%甲醛固定 1~5min,流水冲洗 2min,蒸馏水浸洗 3min;

b)苏木精 1~2min,自来水快洗;

c)0.5%盐酸乙醇分色 1~2s,蒸馏水快洗;

d)0.25%~0.5%氨水蓝化,几秒或至组织变蓝,自来水洗 30s~1min。光镜下检查细胞核分色程度;

e)1%伊红 1min,蒸馏水快洗;

f)80%、90%、95%乙醇速洗,每级数秒到十几秒,光镜下监控细胞核与细胞质量颜色对比;

g)100%乙醇 2 次,每次 1~2min;

h)二甲苯 2 次,每次 1~2min;

i)中性树胶封固。

5.4　将冷冻组织切片干燥后放入冷冻切片盒中,外用样品袋包扎严实,防止水汽浸入,转运储存在−20℃冰箱中。

6. 注意事项

6.1　进行 OCT 包埋和制作冷冻组织切片的组织样本大小约 0.5cm×0.5cm×0.5cm。

6.2　应尽量在组织离体 30min 内送至样本库,进行 OCT 包埋和制作冷冻组织切片。

6.3　进行 OCT 包埋和制作冷冻组织切片在处理前不能使用甲醛处理,也不能在组织样本中加入血清。

7. 记录

BRC-SOP-YBCJ-006-F01《样本采集/接收/处理记录表》

1. 目的

　　规范广东省中医院生物资源中心组织样本石蜡包埋及石蜡切片制作流程,确保组织石蜡切片制作使用质量。

2. 适用范围

　　广东省中医院生物资源中心组织样本采集后进行石蜡包埋及石蜡切片制作的处理,目前收集的组织样本类型有:①前列腺穿刺组织样本;②肝脏穿刺组织样本;③乳腺纤维瘤样本;④乳腺癌组织样本;⑤皮屑样本;⑥肠管组织样本;⑦妇科肿瘤组织样本。

3. 职责

3.1　临床医生负责手术过程中切除或穿刺获取组织样本。

3.2　生物资源中心工作人员负责将组织样本进行固定、石蜡包埋和石蜡切片制作。

4. 设备和器材

4.1　设备

　　脱水机、包埋机、切片机、展片箱、修蜡仪。

4.2　器材

　　实验防护服、手套、口罩、护目镜及其他相关防护装备,无菌手术刀片、剪刀、镊子和尺,病理专用取材台,10%甲醛、浓度为 80%、95%、100%的乙醇、二甲苯、石蜡。

5. 操作规程

5.1　样本要求

　　组织样本采集过程参见样本采集分册作业指导书《组织样本采集操作规程》。

5.2　石蜡切片的制作

5.2.1　固定

　　10%甲醛浸渍组织样本 24h。

5.2.2　洗涤与脱水

　　组织在固定后流水洗至无甲醛气味后放入脱水机。脱水机组织处理时间为 16h,脱水机自控完成脱水步骤。脱水过程夏季不加温、冬季加温。脱水一般从下午 4 点开始至第二天早上 8 点结束,整个过程充分利用夜间时间。

5.2.3　透明

　　目前最好的透明剂是二甲苯。组织先经无水乙醇和透明剂各半的混合液浸渍 1~2h,

再转入纯透明剂中浸渍 3~5min。

5.2.4　浸蜡

　　组织透明后,放入熔化的石蜡内浸渍,使石蜡渗入组织同时取代组织内的二甲苯,这个过程称浸蜡。

　　浸蜡用的石蜡熔点在 56℃,浸蜡应在高于石蜡熔点 3℃左右的温箱中进行。

5.2.5　包埋

　　将熔化好的石蜡倒入包埋框,用加温的镊子将浸蜡后的组织材料块切面朝下放入,待蜡液表层凝固即迅速冷却,完全凝固后即做成含有组织块的蜡块。

5.2.6　切片

　　包埋好的蜡块用修蜡仪修整蜡块成方形或者长方形,在切片机上切成 2~20μm 的蜡带,用毛笔轻轻托起放在展片箱水面上。

5.2.7　展片、捞片和烤片

　　展片:用眼科镊子镊起蜡带轻轻平铺在 40~45℃ 的水面上,借水的张力和水的温度,将略皱的蜡带自然展平。

　　捞片:待切片在恒温水面上充分展平后,将蜡片捞到载玻片的中 1/3 和下 1/3 的中间,倾去载玻片上的余水。

　　烤片:一般在 60℃ 的温箱内烤片 0.5~1h 左右,脱去溶化组织间隙的石蜡。

5.3　在载玻片一端贴上二维码标签,放入切片盒中,在室温条件下储存。

5.4　蜡块每次切片后要将切面用蜡封盖,避免组织与空气直接接触。

6. 注意事项

6.1　取材时,组织过大会使固定液穿透不进去,导致非特异。

6.2　组织固定时,组织样本应及时放入固定液中,切忌干涸,细胞涂片应尽快固定,以有效地保存组织抗原及组织形态的完整,可防止抗原的弥散,使免疫组化定位更准确。

6.3　包埋机里装好石蜡,提前 3h 开机使石蜡融化。

6.4　浸蜡、包埋过程中,石蜡应保持在 60℃ 以下,以熔点低的软蜡最好(即低温石蜡包埋)。

6.5　用切片机切片时注意速度,不能太快,保持组织完整,无皱褶。

7. 记录

　　BRC-SOP-YBCJ-006-F01《样本采集/接收/处理记录表》

1. 目的

　　规范生物资源中心有关腐蚀性、易燃、易爆物和毒性试剂等危险化学品的保管和使用操作,确保实验室环境和人员生命安全。

2. 适用范围

　　适用于广东省中医院生物资源中心所有危险化学品/试剂和气体。

3. 职责

3.1　生物资源中心危险品管理员(试剂管理员兼)负责本中心所有危险化学试剂/相关气体的购进申请、保管和清晰标识(包含日期、来源、成分、物理性质、体积、危害性),有责任向中心其他工作人员介绍并警示化学危险物品。

3.2　中心其他工作人员有责任熟悉并介绍化学危险物品和遵照安全操作。

4. 设备和器材

4.1　设备

　　危险品防爆储存柜。

4.2　器材

　　实验防护服、手套、口罩、护目镜及其他相关防护装备。

5. 操作规程

5.1　化学危险物品分类(根据一般实际使用情况)

5.1.1　腐蚀品

　　腐蚀品是接触人体后给人造成可见损伤或不可逆改变的物质。腐蚀性化学废弃物是指 pH 小于 2.1 或 pH 大于 12.5 或对钢(SAE1020)的腐蚀力超过 0.635cm/年(55℃)的物质。例如:盐酸。

5.1.2　毒性试剂

　　此类试剂是指吸入、食入或少量接触即可引起严重生物效应的物质。

5.1.3　可燃烧物

　　可燃烧物指任何可燃烧的化学物品,包括可燃物和易燃物。如医用酒精。

5.1.4　易燃液体(燃点低于38℃)可分为以下 3 个级别:

　　　ⅠA 级:燃点低于22℃;沸点低于18℃。

　　　ⅠB 级:燃点低于22℃;沸点高于18℃。

　　Ⅰ C 级:燃点高于 21℃低于 38℃。

5.1.5　可燃液体(燃点高于 38℃低于 60℃)可分为以下 2 个级别:

　　Ⅲ A 级:燃点高于 60℃低于 94℃。

　　Ⅲ B 级:燃点高于 94℃。

5.1.6　易爆物

　　易爆化学物品是指能迅速发生剧烈化学变化的不稳定物质。爆炸性分解可在正常温度和压力下发生。例如:干冰、液氮、氮气。

5.2　腐蚀性物和毒性试剂的保管储存

5.2.1　中心指定危险品管理员协调和负责实验室腐蚀性物和毒性试剂,记录出入库量,分类存放,存储处必须上锁,专人保管钥匙。

5.2.2　储存

　　远离热源,干燥、通风、阴凉处存储,在近离地面处储存以减小掉下的危险。

5.2.3　酸性试剂瓶的搬运

　　搬运体积超过 500ml 的浓酸试剂时,必须用运载托车。

5.2.4　个人防护装备

　　使用腐蚀性物品场所的工作人员应该穿戴手套和其他个人防护装备。

5.2.5　溅溢

　　使用任何化学物品之前,应安排好处理容易破碎或溢出的物品的容器。

5.2.6　急救设备

　　使用腐蚀性物品的场所,应设有合适的急救沐浴设施。

5.3　易燃、易爆物的储存

5.3.1　中心应指定危险品管理员协调和负责处理实验室的易燃、易爆物,记录出入库量,分类存放,存储处必须上锁,专人保管钥匙。

5.3.2　储存

　　易燃易爆液体应在合格的容器里储存,远离热源,干燥、通风、阴凉处存储,分装时应有明确的易燃和可燃性标记,工作储备量控制在最低限度。

5.3.3　储存柜

　　储存可燃性液体的仓库应远离明火和其他热源。

5.3.4　冰箱

　　可燃性液体如需要在冰箱内存放,该冰箱的设计必须符合避免产生蒸汽燃烧的要求。实验室所有的冰箱门都应标明可否用于存放易燃、可燃性液体。禁止用冰箱储存易燃液体。如果确实需要,应存放在专门的防爆冰箱内,冰箱应远离火源。

5.4　腐蚀性、易燃、易爆物和毒性试剂的使用

5.4.1　使用时必须穿戴手套和其他必要的个人防护装置(防护口罩、帽子和眼镜等)。

5.4.2　拿取,存放时必须遵守保管人员的安排,做好出入库记录。

5.4.3　易燃性液体的供给量应控制在有效并安全进行实验的最小量。待处理的、用过的可燃性液体也应计算在内。瓶装的氧气和可燃气的供应,应控制在最小需求量。通常不超过一罐。

5.4.4　从储藏装置倒出易燃液体,应在专门的储藏室或通风橱内进行。

5.4.5　加热易燃易爆液体(燃点低于94℃)必须在通风橱进行,不能用明火加热。

5.4.6　腐蚀性和毒性试剂使用时操作小心必须防止溅出,挥发性试剂必须戴口罩在通风橱中进行操作。

5.5　紧急处理

中心必须重视发生化学危险品溅溢的可能性。有关工作人员都应接受培训,以掌握处理突发事故的知识。培训应包括化学危险物品溅溢的识别,熟悉向管理部门通报的方法和保护自身安全应采取的措施。在多数溅溢事故中,实验室可以决定撤离的区域,并通知有关专业部门处理。如果由外部专门机构处理溅溢物,则实验室就必须中断工作,直到隐患排除。

5.6　废弃化学物品处理

所有废弃化学物品都应按危险物品处理,除非能够确定它们的性质。清洁溅溢有害物质的所用材料,包括吸附物或者中和物,都被认为是有害废弃物。

5.6.1　专职人员

中心应指定专人协调和负责处理实验室有害化学废弃物。

5.6.2　容器

化学废弃物应放置在密闭、有盖的容器中。

5.6.3　标签

化学废弃物的包装应有标记(结合医疗废物的处理)。

5.6.4　运输

实验室应指定专责人员负责废弃物的转运,在指定的废弃物堆放场所存放处理。

6. 注意事项

6.1　注意易燃易爆危险化学品储存环境的控制。

6.2　注意易燃易爆危险化学品密封储存。

6.3　严格落实专人严查严管,控制易燃易爆危险化学品的出入库储存使用。

7. 记录

BRC-SOP-YBCL-017-F01《危险品/化学试剂入库记录表》

BRC-SOP-YBCL-017-F02《危险品/化学试剂出库记录表》

BRC-SOP-YBCL-017-F03《常用危险品/化学试剂相关信息》

广东省中医院生物资源中心危险品/化学试剂入库记录表

表格编号:BRC-SOP-YBCL-017-F01

物品名称	单位	入库数量	存放位置	保管人	日期

广东省中医院生物资源中心危险品/化学试剂出库记录表

表格编号:BRC-SOP-YBCL-017-F02

物品名称	单位	出库数量	使用原因	后续处理	使用人	日期

常用危险品/化学试剂相关信息

编号:BRC-SOP-YBCL-017-F03

表1 乙醇

标识	中文名:乙醇[无水];无水酒精				英文名:ethyl alcohol;ethanol	
	分子式:C_2H_6O		分子量:46.07		CAS 号:64-17-5	
理化 性质	外观与性状	无色液体,有酒香				
	熔点(℃)	−114.1	相对密度(水=1)	0.79	相对密度(空气=1)	1.59
	沸点(℃)	78.3	饱和蒸气压(kPa)		5.33/19℃	
	溶解性	与水混溶,可混溶于醚、氯仿、甘油等多数有机溶剂				
毒性 及 健康 危害	侵入途径	吸入、食入、经皮吸收				
	毒性	LD_{50}:7 060mg/kg(兔经口);7 340mg/kg(兔经皮); LC_{50}:37 620mg/m³,10h(大鼠吸入);人吸入 4.3mg/L×50min,头面部发热, 四肢发凉,头痛;人吸入 2.6mg/L×39min,头痛,无后作用				

续表

<table>
<tr><td rowspan="2">毒性及健康危害</td><td>健康危害</td><td colspan="4">本品为中枢神经系统抑制剂。首先引起兴奋,随后抑制。急性中毒:急性中毒多发生于口服。一般可分为兴奋、催眠、麻醉、窒息四阶段。患者进入第三或第四阶段,出现意识丧失、瞳孔扩大、呼吸不规律、休克、心力循环衰竭及呼吸停止。慢性影响:在生产中长期接触高浓度本品可引起鼻、眼、黏膜刺激症状,以及头痛、头晕、疲乏、易激动、震颤、恶心等。长期酗酒可引起多发性神经病、慢性胃炎、脂肪肝、肝硬化、心肌损害及器质性精神病等。皮肤长期接触可引起干燥、脱屑、皲裂和皮炎</td></tr>
<tr><td>急救方法</td><td colspan="4">皮肤接触:脱去被污染的衣着,用流动清水冲洗。
眼睛接触:提起眼睑,用流动清水或生理盐水冲洗。就医。
吸入:迅速脱离现场至空气新鲜处。就医。
食入:饮足量温水,催吐,就医</td></tr>
<tr><td rowspan="8">燃烧爆炸危险性</td><td>燃烧性</td><td>易燃</td><td>燃烧分解物</td><td colspan="2">一氧化碳、二氧化碳</td></tr>
<tr><td>闪点(℃)</td><td>12</td><td>爆炸上限(v%)</td><td colspan="2">19.0</td></tr>
<tr><td>引燃温度(℃)</td><td>363</td><td>爆炸下限(v%)</td><td colspan="2">3.3</td></tr>
<tr><td>建规火险分级</td><td>甲</td><td>稳定性</td><td>稳定</td><td>聚合危害</td></tr>
<tr><td>禁忌物</td><td colspan="4">强氧化剂、酸类、酸酐、碱金属、胺类</td></tr>
<tr><td>危险特性</td><td colspan="4">易燃,其蒸气与空气可形成爆炸性混合物。遇明火、高热能引起燃烧爆炸。与氧化剂接触发生化学反应或引起燃烧。在火场中,受热的容器有爆炸危险。其蒸气比空气重,能在较低处扩散到相当远的地方,遇明火会引着回燃</td></tr>
<tr><td>储运条件与泄漏处理</td><td colspan="4">**储运条件:**储存于阴凉、通风的仓间内,远离火种、热源。防止阳光直射;保持容器密封。应与氧化剂、酸类、碱金属、胺类等分开存放,切忌混储。灌装时应注意流速(不越过3m/s),且有接地装置,防止静电积聚。本品铁路运输时限使用钢制企业自备罐车装运,装运前需报有关部门批准。运输时所用的槽(罐)车应有接地链,槽内可设孔隔板以减少震荡产生静电。严禁与氧化剂、酸类、碱金属、胺类、食用化学品等混装混运。装运该物品的车辆排气管必须配备阻火装置,禁止使用易产生火花的机械设备和工具装卸。**泄漏处理:**迅速撤离泄漏污染区人员至安全区,并进行隔离,严格限制出入。切断火源。建议应急处理人员戴自给正压式呼吸器,穿消防防护服。不要直接接触泄漏物。尽可能切断泄漏源,防止进入下水道、排洪沟等限制性空间。**小量泄漏:**用砂土或其他不燃材料吸附或吸收。也可以用大量水冲洗,洗液稀释后放入废水系统。**大量泄漏:**构筑围堤或挖坑收容;用泡沫覆盖,降低蒸气灾害。用防爆泵转移至槽车或专用收集器内。回收或运至废物处理场所处置</td></tr>
<tr><td>灭火方法</td><td colspan="4">尽可能将容器从火场移至空旷处。喷水保持火场容器冷却,直至灭火结束。灭火剂:抗溶性泡沫、干粉、二氧化碳、砂土</td></tr>
</table>

表2　异丙醇

<table>
<tr><td rowspan="3">标识</td><td colspan="4">中文名:2-丙醇(异丙醇)</td><td colspan="2">英文名:2-propanol</td></tr>
<tr><td colspan="2">分子式:C₃H₈O</td><td colspan="2">分子量:60.10</td><td colspan="2">CAS号:67-63-0</td></tr>
</table>

标识	中文名:2-丙醇(异丙醇)				英文名:2-propanol	
	分子式:C_3H_8O		分子量:60.10		CAS号:67-63-0	
理化 性质	外观与性状	无色透明液体,有似乙醇和丙酮混合物的气味				
	熔点(℃)	−88.5	相对密度 (水＝1)	0.79	相对密度 (空气＝1)	2.07
	沸点(℃)	80.3	饱和蒸汽压(kPa)	4.40(20℃)		
	溶解性	溶于水、醇、醚、苯、氯仿等多数有机溶剂				
毒性 及 健康 危害	职业接触限值	最高容许浓度　(mg/m³)				−
		时间加权平均容许浓度(mg/m³)				350
		短时间接触容许浓度(PC-STEL)(mg/m³)				700
	侵入途径	吸入、食入、经皮吸收				
	毒性	LD₅₀:5 045mg/kg(大鼠经口)				
	健康危害	接触高浓度蒸气出现头痛、倦睡、共济失调以及眼、鼻、喉刺激症状。口服可致恶心、呕吐、腹痛、腹泻、倦睡、昏迷甚至死亡。长期皮肤接触可致皮肤干燥、皲裂				
燃烧 爆炸 危险 性	燃烧性	易燃	燃烧分解物	一氧化碳、二氧化碳		
	闪点(℃)	12	燃烧热(kJ/mol)	1 984.7		
	引燃温度(℃)	399	爆炸极限%(v/v)	2.0%～12.7%		
	危险特性	易燃,其蒸气与空气可形成爆炸性混合物。遇明火、高热能引起燃烧爆炸。与氧化剂接触会猛烈反应。在火场中,受热的容器有爆炸的危险。其蒸气比空气重,能在较低处扩散到相当远的地方,遇明火会引着回燃				
	建规火险分级	甲	稳定性	稳定	聚合危害	不聚合
	禁忌物	强氧化剂、酸类、酸酐、卤素				
	灭火方法	灭火剂:抗溶性泡沫、干粉、二氧化碳、砂土				
防护 措施	呼吸系统防护	空气中浓度超标时,佩戴过滤式防毒面具(半面罩)				
	眼睛防护	一般不需要特殊防护,高浓度接触时可戴安全防护眼镜				
	身体防护	穿防静电工作服				
	手防护	戴橡胶耐油手套				
	其他防护	工作现场严禁吸烟。注意个人清洁卫生。避免长期反复接触				
	包装方法	小开口钢桶;安瓿瓶外普通木箱;螺纹口玻璃瓶、铁盖压口玻璃瓶、塑料瓶或金属桶(罐)外普通木箱				

续表

储存注意事项	储存于阴凉、通风的库房。远离火种、热源。库温不宜超过26℃。保持容器密封。应与氧化剂、还原剂、碱类分开存放,切忌混储。采用防爆型照明、通风设施。禁止使用易产生火花的机械设备和工具。储区应备有泄漏应急处理设备和合适的收容材料
泄露处理	迅速撤离泄漏污染区人员至安全区,并进行隔离,严格限制出入。切断火源。建议应急处理人员戴自给正压式呼吸器,穿防静电工作服。尽可能切断泄漏源。防止流入下水道、排洪沟等限制性空间。**小量泄漏:**用砂土或其他不燃材料吸附或吸收。也可以用大量水冲洗,洗水稀释后放入废水系统。**大量泄漏:**构筑围堤或挖坑收容。用泡沫覆盖,降低蒸气灾害。用防爆泵转移至槽车或专用收集器内,回收或运至废物处理场所处置
运输信息	运输时运输车辆应配备相应品种和数量的消防器材及泄漏应急处理设备。夏季最好早晚运输。运输时所用的槽(罐)车应有接地链,槽内可设孔隔板以减少震荡产生静电。严禁与氧化剂、还原剂、碱类、食用化学品等混装混运。运输途中应防曝晒、雨淋,防高温。中途停留时应远离火种、热源、高温区。装运该物品的车辆排气管必须配备阻火装置,禁止使用易产生火花的机械设备和工具装卸。公路运输时要按规定路线行驶,勿在居民区和人口稠密区停留。铁路运输时要禁止溜放。严禁用木船、水泥船散装运输

表3　三氯甲烷

标识	中文名:三氯甲烷;氯仿			英文名:Trichloromethane;chloroform	
	分子式:CHCl$_3$		分子量:119.38	CAS号:67-66-3	
理化性质	外观与性状	无色透明重质液体,极易挥发,有特殊气味			
	熔点(℃)	−63.5	相对密度(水=1)	1.50	相对密度(空气=1)	4.12
	沸点(℃)	61.3	饱和蒸气压(kPa)		13.33(10.4℃)	
	溶解性	不溶于水,溶于醇、醚、苯			
毒性及健康危害	侵入途径	吸入、食入、经皮吸收			
	毒性	LD$_{50}$:908mg/kg(大鼠经口) LC$_{50}$:47 702mg/m^3,4h(大鼠吸入)			
	健康危害	主要作用于中枢神经系统,具有麻醉作用,对心、肝、肾有损害。**急性中毒:**吸入或经皮肤吸收引起急性中毒。初期有头痛、头晕、恶心、呕吐、兴奋、皮肤湿热和黏膜刺激症状。以后呈现精神紊乱、呼吸表浅、反射消失、昏迷等,重者发生呼吸麻痹、心室纤维性颤动。同时可伴有肝、肾损害。误服中毒时,胃有烧灼感,伴恶心、呕吐、腹痛、腹泻。以后出现麻醉症状。液态可致皮炎、湿疹,甚至皮肤灼伤。**慢性影响:**主要引起肝脏损害,并有消化不良、乏力、头痛、失眠等症状,少数有肾损害及嗜氯仿癖			

续表

<table>
<tr><td rowspan="2">毒性及健康危害</td><td>急救方法</td><td colspan="4">皮肤接触:立即脱去污染的衣着,用大量流动清水冲洗至少15min。就医。眼睛接触:立即提起眼睑,用大量流动清水或生理盐水彻底冲洗至少15min。就医。吸入:迅速脱离现场至空气新鲜处。保持呼吸道通畅。如呼吸困难,给输氧。如呼吸停止,立即进行人工呼吸。就医。食入:饮足量温水,催吐。就医</td></tr>
</table>

	燃烧性	不燃	燃烧分解物		氯化氢、光气
燃烧爆炸危险性	闪点(℃)	/	爆炸上限(v%)		/
	引燃温度(℃)	/	爆炸下限(v%)		/
	危险特性	与明火或灼热的物体接触时能产生剧毒的光气。在空气、水分和光的作用下,酸度增加,因而对金属有强烈的腐蚀性			
	建规火险分级	戊	稳定性	稳定	聚合危害 不聚合
	禁忌物	碱类、铝			
	储运条件与泄漏处理	储运条件:储存于阴凉、通风的库房。远离火种、热源。库温不超过30℃,相对湿度不超过80%。保持容器密封。应与碱类、铝、食用化学品分开存放,切忌混储。储区应备有泄漏应急处理设备和合适的收容材料。泄漏处理:迅速撤离泄漏污染区人员至安全区,并进行隔离,严格限制出入。建议应急处理人员戴自给正压式呼吸器,穿防毒服。不要直接接触泄漏物。尽可能切断泄漏源			
	灭火方法	必须佩戴过滤式防毒面具或隔离式呼吸器、穿全身防火防毒服,在上风向灭			

表4 二甲基亚砜

标识	中文名:二甲基亚砜		英文名:dimethyl sulfoxide	
	分子式:C₂H₆OS		分子质量:78.13	CAS号:67-68-5

标识	中文名:二甲基亚砜		英文名:dimethyl sulfoxide		
标识	分子式:C_2H_6OS		分子质量:78.13		CAS号:67-68-5
健康危害	吸入、摄入或经皮肤吸收后对身体有害。对眼睛、皮肤、黏膜和上呼吸道有刺激作用。可引起肺和皮肤的过敏反应				
急救措施	皮肤接触:脱去污染的衣着,用大量流动清水冲洗。眼睛接触:提起眼睑,用流动清水或生理盐水冲洗,就医。吸入:脱离现场至空气新鲜处。如呼吸困难,给输氧,就医。食入:饮足量温水,催吐。就医				
消防措施	建规火险分级	丙	稳定性	稳定	聚合危害 无资料
	危险特性:遇明火、高热可燃。受热分解产生有毒的硫化物烟气。能与酰氯、三氯硅烷、三氯化磷等卤化物发生剧烈的化学反应				
	有害燃烧产物:一氧化碳、二氧化碳、氧化硫				
	灭火方法:消防人员须戴好防毒面具,在安全距离以外,在上风向灭火。尽可能将容器从火场移至空旷处。喷水保持火场容器冷却,直至灭火结束。处在火场中的容器若已变色或从安全泄压装置中产生声音,必须马上撤离。灭火剂:雾状水、泡沫、干粉、二氧化碳、砂土				

续表

<table>
<tr>
<td>泄漏
应急
处理</td>
<td colspan="2">迅速撤离泄漏污染区人员至安全区,并进行隔离,严格限制出入。切断火源。建议应急处理人员戴自给正压式呼吸器,穿防毒服。尽可能切断泄漏源。防止流入下水道、排洪沟等限制性空间。小量泄漏:用砂土、蛭石或其他惰性材料吸收。也可以用大量水冲洗,洗水稀释后放入废水系统。大量泄漏:构筑围堤或挖坑收容。用泵转移至槽车或专用收集器内,回收或运至废物处理场所处置</td>
</tr>
<tr>
<td>储存</td>
<td colspan="2">储存于阴凉、通风的库房。远离火种、热源。应与氧化剂、还原剂、卤化物、酸类分开存放,切忌混储。配备相应品种和数量的消防器材。储区应备有泄漏应急处理设备和合适的收容材料</td>
</tr>
<tr>
<td rowspan="5">防护措施</td>
<td colspan="2">呼吸系统防护:空气中浓度超标时,必须佩戴自吸过滤式防毒面具(半面罩)。紧急事态抢救或撤离时,应该佩戴空气呼吸器</td>
</tr>
<tr>
<td colspan="2">眼睛防护:戴化学安全防护眼镜</td>
</tr>
<tr>
<td colspan="2">身体防护:穿防毒物渗透工作服</td>
</tr>
<tr>
<td colspan="2">手防护:戴橡胶耐油手套</td>
</tr>
<tr>
<td colspan="2">其他:工作现场禁止吸烟、进食和饮水。工作完毕,淋浴更衣</td>
</tr>
<tr>
<td rowspan="10">理化
性质</td>
<td colspan="2">外观与性状:无色无臭液体</td>
</tr>
<tr>
<td>熔点(℃):18.45</td>
<td>沸点(℃):189</td>
</tr>
<tr>
<td>相对密度(水=1):1.10</td>
<td>相对密度(空气=1):2.7</td>
</tr>
<tr>
<td>饱和蒸汽压(kPa):0.05(20℃)</td>
<td>辛醇/水分配系数的对数值:无资料</td>
</tr>
<tr>
<td>临界温度(℃):无资料</td>
<td>临界压力(MPa):无资料</td>
</tr>
<tr>
<td>溶解性:溶于水,溶于乙醇、丙酮、乙醚、氯仿等</td>
<td>燃烧热(kJ/mol):无资料</td>
</tr>
<tr>
<td>爆炸下限(V%):0.6</td>
<td>爆炸上限(V%):42</td>
</tr>
<tr>
<td>引燃温度(℃):215</td>
<td>闪点(℃):95</td>
</tr>
<tr>
<td colspan="2">禁配物:卤化物、强酸、强氧化剂、强还原剂</td>
</tr>
<tr>
<td colspan="2"></td>
</tr>
<tr>
<td>毒理</td>
<td colspan="2">急性毒性:LD_{50}:9 700~28 300 mg/kg(大鼠经口);16 500~24 000 mg/kg(小鼠经口)</td>
</tr>
<tr>
<td>运输信息</td>
<td colspan="2">运输注意事项:运输前应先检查包装容器是否完整、密封,运输过程中要确保容器不泄漏、不倒塌、不坠落、不损坏。严禁与氧化剂、还原剂、卤化物、酸类、食用化学品等混装混运。运输车船必须彻底清洗、消毒,否则不得装运其他物品。船运时,配装位置应远离卧室、厨房,并与机舱、电源、火源等部位隔离。公路运输时要按规定路线行驶</td>
</tr>
</table>

1. 目的

规范广东省中医院生物资源中心样本的包装和运输过程,确保符合所有的相关规定并保证样本质量。

2. 适用范围

适用于广东省中医院生物资源中心受理的所有样本。

3. 职责

3.1 生物资源中心工作人员负责对运输人员进行适当的培训并协助指导样本的包装与运输。

3.2 运输人员负责接受适当的培训,熟悉运输监管法规的要求和必要的冷链物理知识以确保正常的运输。

4. 设备和器材

4.1 设备

存储容器。

4.2 器材

运输容器、温控装置、制冷剂、包装材料。

5. 操作规程

5.1 法规要求

5.1.1 运输人员首先需要对运输的样本进行分类,样本库内常规运输的样本如传染物、诊断样本、生物产品、遗传变异的生物和微生物或有毒物质等被视为危险物品。

5.1.2 生物样本所用的贮存媒介若是有毒、易燃液体、非易燃气体、腐蚀性物质也被视为危险运输品。

5.1.3 对所运输的生物样本进行正确分类,应查询有关国际国内运输法规(49CFR),国际民航运输组织(ICAO)及国际航空运输协会(IATA)相关的法规要求。

5.1.4 员工参与运送危险物品前应接受相关的培训,当法规有变更时,培训内容也要相应作出更改。

5.2 样本运输前准备

5.2.1 事务性准备

样本运输前运输人员首先要确定样本的详细情况,以确保样本的正常运输。样本库应与样本接收方签订一份"样本转移协议",在运输前了解双方的权利和义务,确保样本的质量,维护捐赠者在伦理、法规等方面的权益,避免日后的纠结。签订的样本转移协议中应声明样本的安全级别和其他未知的特性,声明对捐献者隐私和个人信息的保护,声明某些原因产生样本运输失败的赔偿。样本转移协议必须归档保存。

5.2.1.1 对运输的样本进行分类,根据样本类型确认样本运输所需条件(如温度、制冷剂、包装材料等)。

5.2.1.2 需要确定所运样本的生物安全级别。

5.2.1.3 确认是否有危险品运输。

5.2.1.4 对于国际运输,应事先了解运输目的地国家或地区的运输证明文件要求,需要查询有关国际国内运输法规,国际民航运输组织(ICAO)及国际航空运输协会(IATA)相关的法规要求。

5.2.1.5 联系信誉度高的专业国际冷链运输公司。为了保证样本的质量和安全需要有资质和有能力的运输公司帮助运输样本。运输过程中应记录货运单号,保持与运输公司联系,随时跟踪货物运输情况。

5.2.1.6 确认是否需要有关部门的审批,准备好需要的相关文件资料。运输时的文件,包括运输样本的货运单、形式发票、动植物检验检疫证明文件、液氮、干冰等运输安全证明文件和寄送方的安全声明,特别在国际运输中,这些文件将作为证明材料和通关文件保证样本的正常运输,另外要准备运输记录表以做好运输时的记录。

5.2.1.7 准备好运输所需要的所有文件资料、随货的文件,包括运输样本的详细清单(包含条形码)、样本转移协议、运输记录表和调查问卷,这些文件跟随样本提供给接收方作为样本的说明和使用指导,并要求接收方反馈信息给样本库,以完善样本的质量控制。

5.2.1.8 确认样本的信息及其库存位置,与接收方协调好运输的时间,做好样本出库准备工作。

5.2.1.9 填写运送清单,做好样本运输前包装的准备,如:包装物品、盒子、温控装置和干冰等材料。

5.2.1.10 通知样本运输目的地的接收人员,告知运输的时间和样本清单,做好接收的准备。

5.2.2 模拟运输

模拟正式运输条件,可以发现运输途中的潜在问题,保证在正式运输时能采取正确的措施,降低运输中意外的发生。

5.2.2.1 样本运输使用的包装要严格测试,该测试包括所有可能影响到样本完整性的参数,如温度、湿度、光敏、包装结构和密封性。

5.2.2.2 对于第一次运送样本到达的国家或地区,应该安排一次测试运输。

5.2.2.3　对于极其珍贵的样本,样本库可以选择先发送一批与实际运输样本特点相近的样本进行测试,这有助于运输人员了解包装的冷冻剂是否足够,也有助于监测运输中的潜在问题。为确保不超过样本的温度要求,测试运输(以及随后的样本运输)过程中需要使用温度监测记录装置。

5.3　样本运输包装

5.3.1　基本包装要求

5.3.1.1　根据所运输生物样本类型的储存条件选择合适的包装,需要审查所有的包装是否满足运输法规的要求。包装之前,确认包装能够保持适宜的温度、湿度、光敏感度,包装的结构质量和防溢漏功能合格。

5.3.1.2　开始包装运输前要了解样本接收国家的所有要求。大多数国际化的运输要求将清单清楚标识在外包装箱上,还要与样本来源国家核对相关信息。

5.3.1.3　如果有资质的快递公司能提供符合要求的运输服务,应该尽可能地了解其服务中的包装详情,以便于准备相关的材料(资料)。

5.3.1.4　包装随货的文件应放在防水的塑料袋中,置于辅助包装和外包装之间。

5.3.1.5　完整的包装应该包括存储容器、辅助包装和外包装。

5.3.1.6　世界卫生组织(WHO)运输包装要求内外箱体均经过特殊处理的聚乙烯,绝缘保温层的材料为无氟聚亚安酯,环保无毒,并且包装要满足 WHO 对有感染性物质运输的包装要求。

5.3.1.7　满足"三防""两耐"要求,符合民航总局以及 WHO 关于感染性物质运输的包装要求,箱体的消毒灭菌方式灵活,适用于高温、臭氧及紫外线等多种消毒方式,可反复使用。蓄冷冰盒可反复充冷使用,无需插电,使用效率更高,配送方式更为灵活。

5.3.2　包装的具体要求

5.3.2.1　存储容器

　　a)根据样本类型和大小选择存储容器。样本需要直接存放在存储容器中。所以,存储容器应该能防水防漏,由塑料、金属或者玻璃制成。如果是旋盖的应该有封口膜防漏,保证完全密封。

　　b)在存储容器的表面贴上标签,包含样本类别、编号、名称、数量等信息。帮助区分容器内的样本。标签在低温条件或者冷藏剂状态变化的情况下应保持稳定的使用状态,如果是手写标签应该使用永久性墨水。

　　c)为防止运输中损坏和渗漏情况,冻存管必须插入硬纸板或者塑料管中运输,玻璃管必须插入专门的玻璃运输盒防止破裂和损坏。

　　包装形式主要分三层:

　　a)内层:主容器

要求:密封无菌,两耐三防。

材质:玻璃、金属或塑料。

标签:类别、编号、名称、容量(贴于主容器外)

b)中层:辅助容器

要求:密封无菌,两耐三防。

资料:数量、危险性申明、样本鉴定书、发送/接收者。

信息:置于防水袋内,贴于辅助容器外。

c)外层:外包装

要求:具有足够的强度。

标识:生物危险、警告、提示、放置方向(使用干冰时,应留有排气孔)。

5.3.2.2 辅助包装

在存储容器之外的是辅助包装。必须在主容器和辅助包装之间填充缓冲材料,缓冲材料必须充足,能够吸收所有的内装物。主容器和辅助包装之间可放置制冷剂,此时应选用隔热的辅助包装,并且应牢固地用胶带封住,防止制冷剂凝缩和提供额外的安全保护。多个存储容器不可装入一个辅助包装时,必须分别包装。

5.3.2.3 外包装

外包装要足够牢固,其强度应当能充分保证一定体积、重量和特定使用的要求;外包装和辅助包装之间也应填充缓冲材料;随货运送的文件,如样本运输记录表,样本转移协议和样本详细清单等放在外包装盒辅助包装之间,也可以固定在外包装上;在外包装上做适当的标记和标签,如含有干冰,保持冷冻等;外包装上的标签应该具有耐受性,清晰易辨识,应该有寄送地址和寄送者的详细信息。

5.4 温湿度、运输时间等条件

5.4.1 运输过程温度监控

对高价值的或对温度要求严格的样本,需要在运输的样本里配备一个温度记录装置,以控制整个运输过程样本的温度。

5.4.1.1 室温运输(环境温度20~30℃):如石蜡包埋的组织及制作的切片样本,使用隔热包装减少温度的波动,以防止样本受到极热或极冷的环境温度影响。

5.4.1.2 短途低温运输

单位内部的样本运输应将样本在规定的温度下运输,置于保温容器中运输,保温容器应密封,防止渗漏。血液样本、尿液样本和拭子样本等可以暂时冷藏处理,然后立即运送到实验室。组织样本可以使用干冰保温箱或液氮转运罐转运。对于2~8℃冷藏运输的样本,使用胶体冰袋或其他一些制冷剂保温。对于−20℃冷冻条件,可使用胶体冰袋(预冷−20℃及以下温度)保持冷冻。对于−80℃及更低温度的要求,采用运输型液氮罐转运。

5.4.1.3 长途低温运输

根据运输所需时长,准备足量(可以支持24h的延误)的冷冻剂,配温度记录仪,对样本温度进行全程监控,并可下载、绘图与打印温度变化曲线。

5.4.2 湿度要求

对湿度敏感的样本,需在运输过程中,把样本装在有干燥剂的密封袋中。保持干燥或者防脱水的样本,如干血样本,需要被封闭在防水的塑料袋中。

5.5 运输时间

了解货运所需大致时间,目的地国家或省市的公共假期以及可能产生的过程延误,避免到货时间为周末或者重大节假日而无人接收。

应考虑到海关通关流程可能导致时间延迟,一旦遇到这种延迟情况,应委托快递公司对温度敏感的材料进行冷冻剂补充。预防措施:在通关不顺利的情况下,建议额外补充维持3天的冷冻剂。

5.6 样本的发出和接收

发样者和收样者都应在样本运输过程中对样本进行跟踪。样本在运输前从出库、包装到准确运输的过程都应该被记录下来。包括出库样本的详细清单,出库的日期和时间,处理和包装的方法,以及操作的人员。核对这些信息确保运输的样本是正确的,并且被适当的处理和包装。记录要录入信息系统,以反映库存的变化。

发货通知:发样者应提前告知收样者预计到达时间,确认其是否能够接收样本,是否有合适的存储设备。运输危险物品时,发样者应提供24h紧急联系电话。

发货清单:发样者应在发货前把发货清单(最好是电子版)发给收样者,发样者还应随货附上纸质版发货清单。

收样确认:收到样本时填写收样确认单(包括样本接受确认和样本状态),该单据随货物一并寄出。发样方应明确说明收样确认单的回传方式。

样本接收准备:

样本开箱前,应准备好接收容器,并准备适量的液氮或干冰,以保证样本清点时对温度的需要。样本清点后,应按照样本储存的要求及时储存样本。

样本接收时,应首先观察样本各层包装的外观,检查有无破损,并记录状态。

打开样本运输容器的外包装,获取样本转移协议和样本运输记录表,根据样本的清单核对每一个样本,在样本运输记录表中记录相关信息。如箱内有温度记录仪,应优先取出核对箱内温度记录。样本运输记录表应寄回样本库或登录样本库的信息系统填写相关信息。

接收方的安全措施应符合生物样本储存和处理的要求。

5.7 运输记录

每个样本库都应保留一份运输记录,用以记录样本运输的接收和分发情况。这份记录应与库存管理系统相结合。应记录每次运输唯一的运输 ID。

这份电子记录应追踪如下项目:运输/票单据 ID、样本来源、样本目的地、运输和接收日期、快递公司、包裹单号、唯一样本识别码、样本类型、运输数量、研究课题题目及代码、运输外部条件(如干冰、液氮、室内温度等)、接收样本后的反馈、装货清单与实际情况的差异、对样本已存在问题的说明(如接收时记录样本质量误差)。

6. 注意事项

6.1 液氮容器注意事项

6.1.1 运输中使用的液氮容器设备要符合 GB/T5458-1997《液氮生物容器》的相关规定和要求,要有质量合格证,并且确认容器在使用寿命范围内。

6.1.2 不能用纱布、纸张直接包裹样本,也不能用玻璃容器和透明胶带,必须用铝箔或冻存管包裹样本后再装入液氮容器中,冻存管盖子应拧紧。不能将标签纸或其他纸制的说明性文件放入样本袋内。

6.1.3 不能在一只样本袋中放过多的样本,以防无法放入液氮罐或无法从液氮罐中取出。

6.1.4 容器应在液氮条件下保持良好的机械强度和密闭性,以免取出时发生炸裂伤人。

6.1.5 应配有专门的固定基座,可以避免容器在运输过程中倾倒。

6.1.6 应在内胆中设置液氮吸附体,在运输过程中如遇意外情况发生倾倒,可以吸附和保存容器中的液氮,避免液氮流出。

6.1.7 运输时容器外部标签不得涂改,必须清除掉先前残留的标签或标记。

6.2 其他注意事项

6.2.1 选用冷链专用包装及温度监控设备;选用具有国际认证的 2~8℃、15~25℃、−190℃、干冰包装,温度控制保持 72~96h。

6.2.2 选用符合 IATA 规定的危险品包装。

6.2.3 特运的样本数量将影响包装类型和冷冻剂用量,要有足够的冷却剂来保持适当的样本运输温度。

6.2.4 容器的大小应能够容纳样本及冷却剂。涉及大量样本的运输,应分为多个小包装运输比较妥当。

6.2.5 样本应置于冷冻剂的中间,而不是置于其上方或者下方。干冰应该放在辅助包装和外包装之间,必须是双层隔绝的包装,不透冰,能有效地隔绝热量传导。

6.2.6 干冰的包装不能紧密封闭,必须允许二氧化碳气体的释放,避免气体产生造成包装破裂或爆炸。

6.2.7 当样本与冷冻剂放入箱子后,应把箱子内空余的位置用塑料泡沫等填充起来,防止在运输过程中样本移动。

7. 记录

BRC-SOP-XXGL-008-F01《样本运输记录表》

广东省中医院生物资源中心样本运输记录表

表格编号:BRC-SOP-XXGL-008-F01

样本提供方填写(请以传真或照片形式返回给接收方)			
样本运输日期		出发时间	
样本类型	□全血 □血清/血浆 □尿液 □核酸 □细胞 □组织 □其他		
样本数量	_____箱_____份		
运输方式	□常温运输 □低温运输 □干冰运输 □液氮运输		
出发地及发出单位		目的地及接收单位	
快递公司		样本运输单号	
样本负责人(签名)		样本发出人(签名)	
样本接收方填写(请以传真或照片形式返回给提供方)			
到达日期		接收时间	
接收人(签名)		接收样本数量	____箱____份
运输箱到达时内/外部情况评估:			
1. 运输箱外部是否有破损? □是 □否 具体描述:_____			
2. 运输箱内是否仍有足量的冷冻剂? □是 □否 具体描述:_____			
3. 运输箱内的样本盒是否有任何破损? □是 □否 具体描述:_____			
4. 运输箱开箱时内部的实测温度为_____℃。			
样本其他详细信息:(如空间不够,可补充附页)			

第十五节　样本处理常用记录表格一览表

1. 样本采集/接收/处理记录表

表格编号:BRC-SOP-YBCJ-006-F01

接收日期	序号	团队名称	患者姓名	性别	年龄	住院号/诊疗卡号	西医诊断	中医诊断	中医证型	采集样本类型*	采集时间	接收时间	处理时间	处理方法*	储存样本类型及分管数*	知情同意书*	备注
信息录入				核对者						操作者							

注:* 采集样本类型:1.(血液);2.(尿液);3.(粪便);4.(手术组织);5.(穿刺组织);6.(诱导痰);7.(鼻咽拭子采集液);8.(其他:具体填写)。

* 处理方法:1.(离心:3 000r/min,10min,室温);2.(离心:3 000r/min,10min,室温;二次离心:3 500r/min,10min,室温);3.(常规分离 PBMC);4.(快速分离 PBMC);5.(RNAlater 浸泡);6.(直接冻存);7.(其他:具体填写)。

* 储存样本类型:1.(血清);2.(血浆);3.(血凝块);4.(全血);5.(去血浆后血细胞);6.(PBMC);7.(全尿);8.(尿上清);9.(尿沉渣);10.(粪便);11.(手术组织);12.(穿刺组织);13.(上清);14.(其他:具体填写)。

* 知情同意书:录入后打"√"

2. 危险品/化学试剂入库记录表

表格编号:BRC-SOP-YBCL-017-F01

物品名称	单位	入库数量	存放位置	保管人	日期

3. 危险品/化学试剂出库记录表

表格编号:BRC-SOP-YBCL-017-F02

物品名称	单位	出库数量	使用原因	后续处理	使用人	日期

4. 样本运输记录表

表格编号:BRC-SOP-XXGL-008-F01

样本提供方填写(请以传真或照片形式返回给接收方)			
样本运输日期		出发时间	
样本类型	□全血　□血清/血浆　□尿液　□核酸　□细胞　□组织　□其他		
样本数量	____箱____份		
运输方式	□常温运输　□低温运输　□干冰运输　□液氮运输		
出发地及发出单位		目的地及接收单位	
快递公司		样本运输单号	
样本负责人(签名)		样本发出人(签名)	
样本接收方填写(请以传真或照片形式返回给提供方)			
到达日期		接收时间	
接收人(签名)		接收样本数量	____箱____份
运输箱到达时内/外部情况评估:			
1. 运输箱外部是否有破损？□是□否 具体描述:			
2. 运输箱内是否仍有足量的冷冻剂？□是□否 具体描述:			
3. 运输箱内的样本盒是否有任何破损？□是□否 具体描述:			
4. 运输箱开箱时内部的实测温度为____℃。			
样本其他详细信息:(如空间不够,可补充附页)			

第十七章 信息管理分册作业指导书范例

1. 目的

为了规范样本库工作人员正确使用样本库信息管理系统进行生物样本全生命周期管理及仪器设备、试剂耗材管理,确保其流程的规范性,特制定本规程。

2. 适用范围

本规程适用于生物资源中心工作人员使用样本库信息管理系统进行生物样本管理、仪器设备、试剂耗材管理等。

3. 职责

3.1 生物资源中心授权操作信息系统工作人员负责确认样本出入库信息的完整性,执行样本信息的出入库操作。

3.2 生物资源中心设备管理员负责仪器设备信息管理,执行仪器设备维护及使用记录登记。

3.3 生物资源中心试剂耗材管理员负责试剂及耗材管理,执行试剂耗材出入库操作。

4. 操作规程

4.1 登录系统

使用医院内网电脑打开谷歌浏览器,网址栏输入 195.＊.＊.＊＊,在下图页面中输入经授权的账号和密码,见图 17-1-1,进入后界面见图 17-1-2。

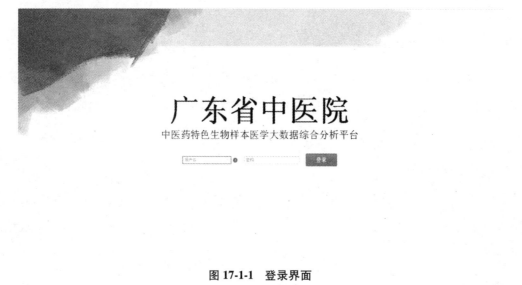

图 17-1-1 登录界面

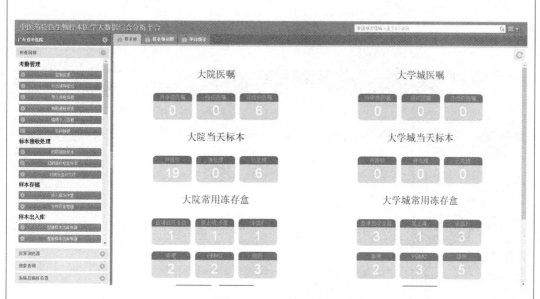

图 17-1-2 进入界面

4.2 血液体液等类型样本扫码接收样本(除组织样本外)

4.2.1 点击查看样本信息按钮见图 17-1-3,在查看样本信息页面点击扫码接收见图 17-1-4,使用条码扫码枪扫描样本条码见图 17-1-5,点击确定后显示如图 17-1-6。

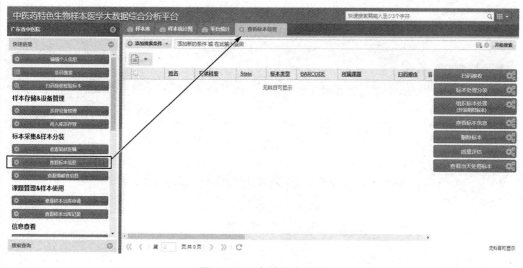

图 17-1-3 查看样本信息

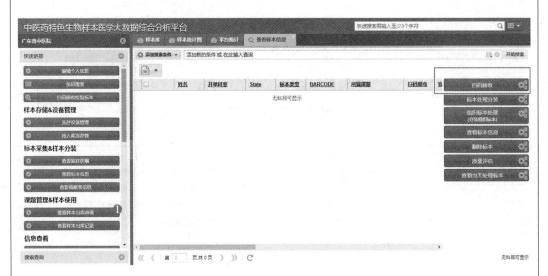

图 17-1-4　扫码接收 1

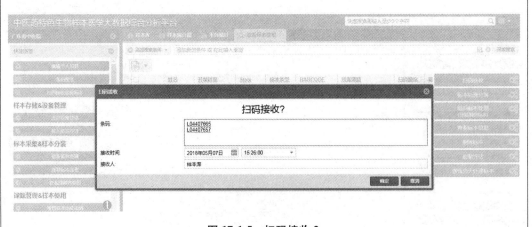

图 17-1-5　扫码接收 2

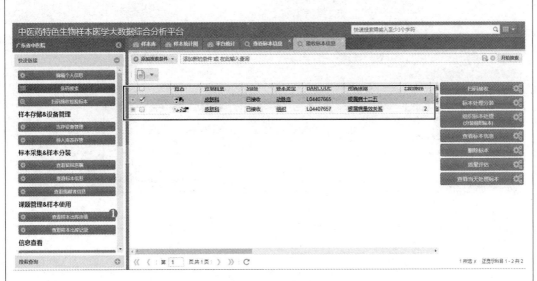

图 17-1-6　确定界面

4.2.2　接收的样品默认的样本质量评估是合格,如果需要更改样本质量评估或添加备注,则可点击质量评估按钮进行修改,如果不需要则跳过此步骤。

4.2.3　修改质量评估,见图 17-1-7、图 17-1-8。

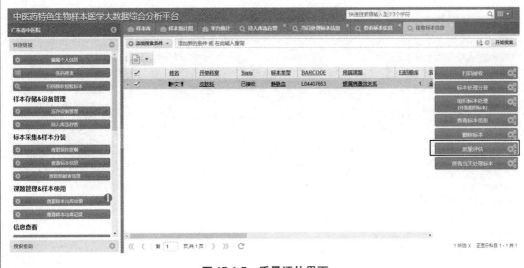

图 17-1-7　质量评估界面

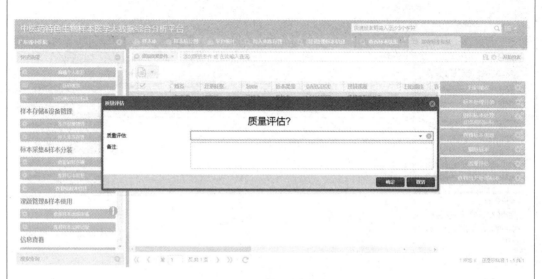

图 17-1-8 质量评估编辑

4.2.4 选定需要分装处理的样本,点击样本处理分装,确认信息无误后点击确认(会根据预先设定好的模板进行分装)。分装完成后,样本被分成待入库冻存管。

4.2.5 样本处理分装,见图 17-1-9、图 17-1-10。

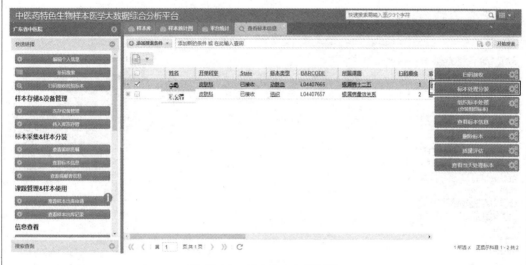

图 17-1-9 样本处理分装界面

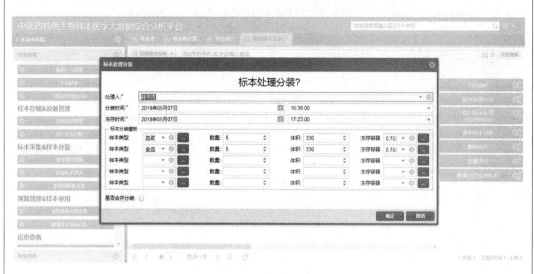

图 17-1-10　样本处理分装编辑

　　注意事项:样本的分装是根据一定的模板进行信息填充,具体模板可以在左边系统设置区域下的分装模板设置下进行设置。

4.3　组织样本接收

4.3.1　点击查看留样医嘱按钮,选择组织医嘱状态筛选,进入医嘱管理界面,见图17-1-11。

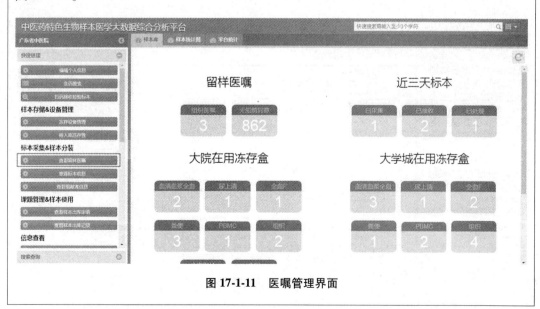

图 17-1-11　医嘱管理界面

4.3.2 选择组织医嘱状态的医嘱,点击确认接收医嘱按钮,见图 17-1-12。

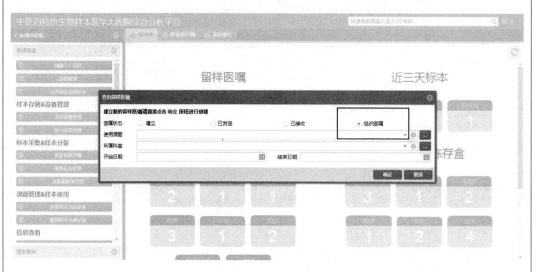

图 17-1-12 组织医嘱选择

4.3.3 接收的样品默认的样本质量评估是合格,如果需要更改样本质量评估或添加备注,则可点击质量评估按钮进行修改,步骤同 4.2.3。如果不需要则跳过此步骤。

4.3.4 在样本处理界面,选定组织样本,点击确认接收医嘱。接收后点击组织样本处理按钮。分装完成后,样本被分成待入库冻存管,见图 17-1-13～图 17-1-15。

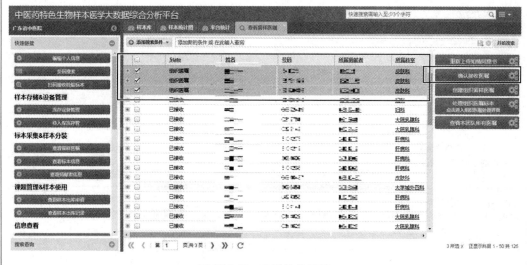

图 17-1-13 确认接收医嘱

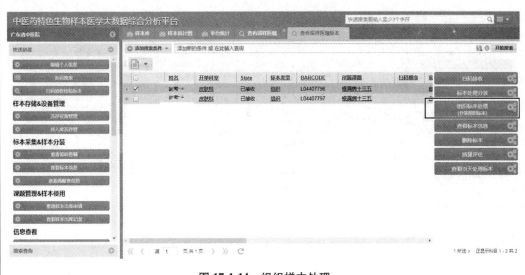

图 17-1-14　组织样本处理

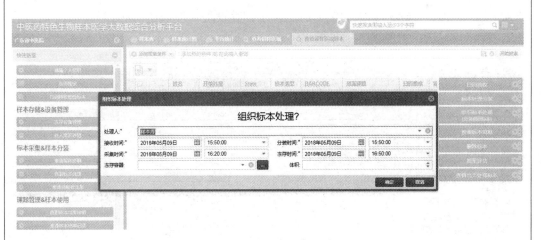

图 17-1-15　组织样本处理编辑

4.4　将已分装好的冻存管选择相应的储存设备入库,打印对应冻存管标签。

4.4.1　点击待入库冻存管按钮,选择需要入库的冻存管,点击右侧的剪切移动冻存管,将待入库的冻存管剪切到剪切板中,见图 17-1-16。

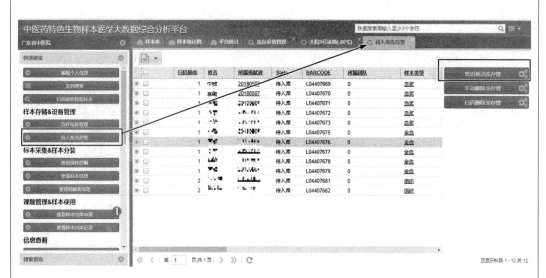

图 17-1-16 待入库冻存管界面

4.4.2 添加冻存盒到相应的存储位置中,点击冻存设备管理按钮,见图 17-1-17。双击进入冻存设备(冰箱或液氮罐等),见图 17-1-18。

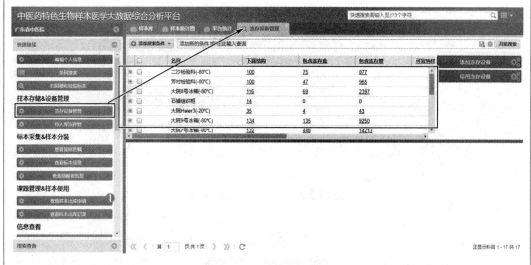

图 17-1-17 冻存设备管理

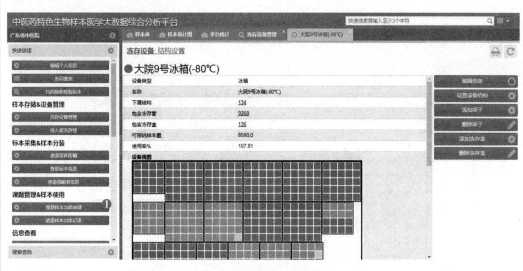

图 17-1-18 冻存设备展示

4.4.3 在冻存设备的平面图中,先选定准备放置冻存盒的位置,选定后位置颜色会变蓝,点击右侧的添加冻存盒按钮,见图 17-1-19、图 17-1-20。

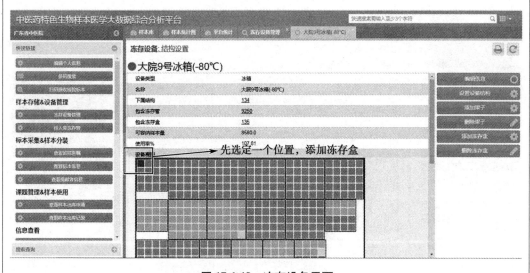

图 17-1-19 冻存设备平面

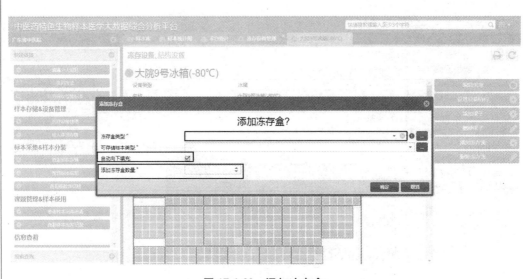

图 17-1-20　添加冻存盒

4.4.4　添加冻存盒之后,冻存盒颜色为绿色,见图 17-1-21。双击冻存盒进入到冻存盒的平面图,见图 17-1-21。点击右侧的粘贴放置冻存管,见图 17-1-22。

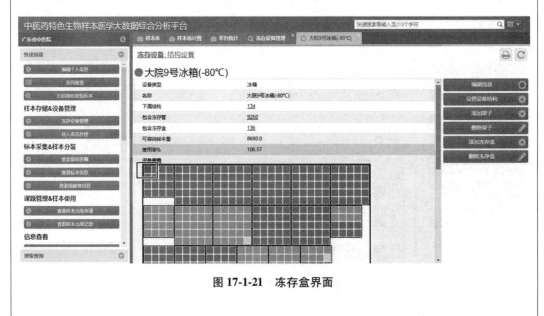

图 17-1-21　冻存盒界面

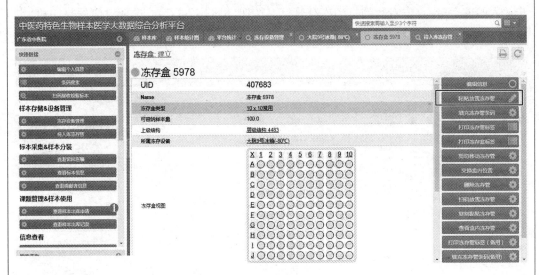

图 17-1-22　粘贴放置冻存管

4.4.5　选定待入库冻存管,在冻存盒的平面图选定一个开始位置,点击添加所选按钮,会从开始位置按照所选定冻存管的顺序进行填充;也可以点击自动填充按钮,将会从左边第一个空余位置作为开始位置进行填充,填充完毕后点击确定,见图 17-1-23。

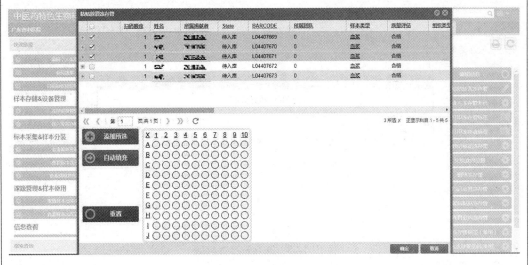

图 17-1-23　填充所选冻存管

4.4.6 放置冻存管后,冻存盒平面图发生变化,有颜色的点表示已放置冻存管,点击上一步放入的冻存管,点击右侧的打印冻存管标签按钮,见图17-1-24。选择对应的打印机,点击确定,见图17-1-25。

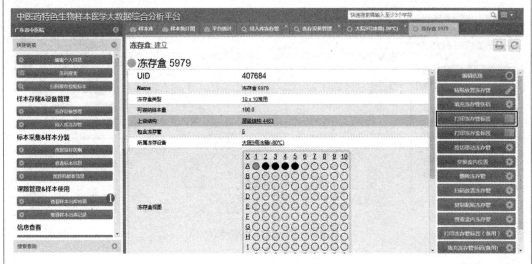

图 17-1-24 冻存管添加

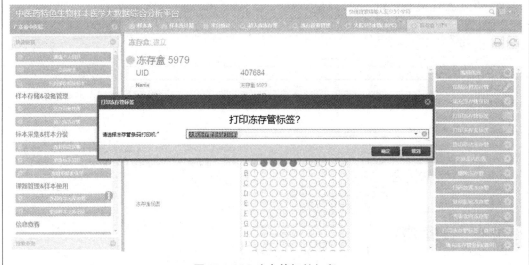

图 17-1-25 冻存管标签打印

4.4.7 如果使用预置二维码冻存管,可以选定冻存管,点击填充冻存管条码,粘贴预置条码信息,进行冻存管条码的填充,填充后颜色根据样本类型发生相应变化,见图 17-1-26~图 17-1-28。

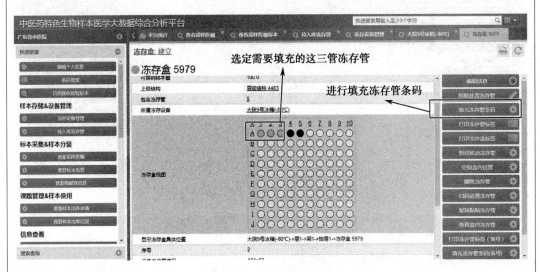

图 17-1-26 冻存管条码填充

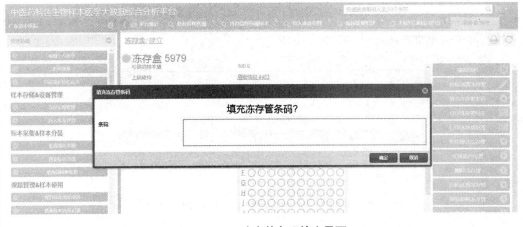

图 17-1-27 冻存管条码填充界面

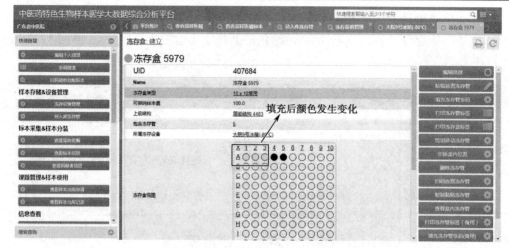

图17-1-28 冻存管条码填充状态

注意事项:1)进入冰箱层级平面图后,添加盒子前需要选定一个位置。

2)粘贴放置冻存管时,选定一个起始位置后点击添加所选时,往后填充的冻存管的顺序是按照选择冻存管的顺序来进行填充的。

3)打印标签前需要鼠标左键点击选取所需要的标签,打印顺序按照选取顺序进行。

4.5 查看、处理各科室的待审批出库申请,样本出库。

4.5.1 点击查看样本出库申请信息按钮。

4.5.2 选定所需查看的出库申请的状态,若只是需查看还没审核的出库申请,只需选取生物资源中心审批按钮即可,见图17-1-29。

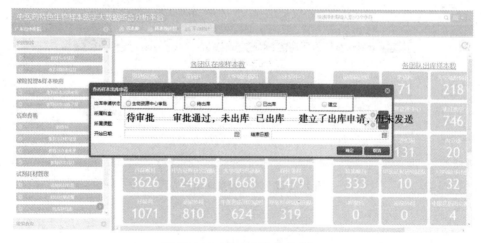

图17-1-29 出库申请状态选择

4.5.3 选取需要处理的申请,点击右侧打开按钮或双击选中科目,见图17-1-30。

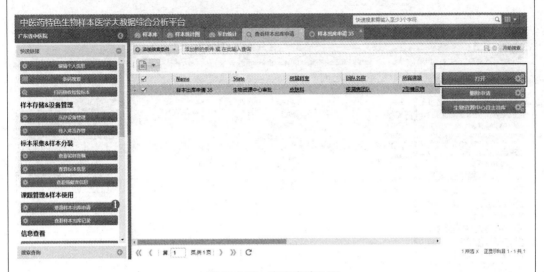

图 17-1-30 出库申请处理

4.5.4 点击预出库冻存管旁的数字可查看申请出库的冻存管明细,见图17-1-31。如需要对预出库的冻存管进行添加或剔除,则点击右侧的选取样本或剔除样本,确定无误后点击通过审核,见图17-1-32、图17-1-33。

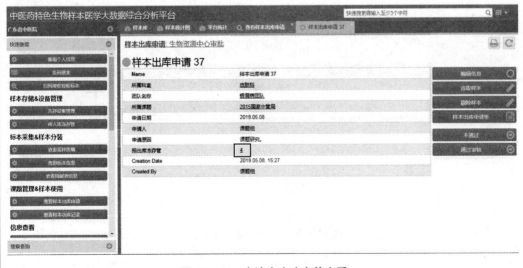

图 17-1-31 申请出库冻存管查看

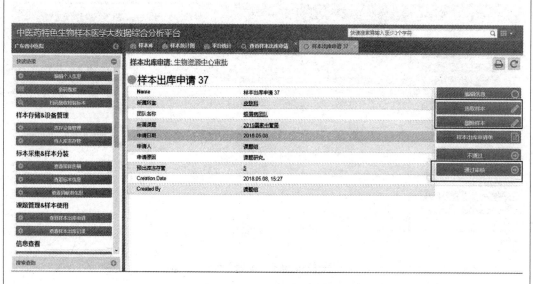

图 17-1-32　出库样本审核

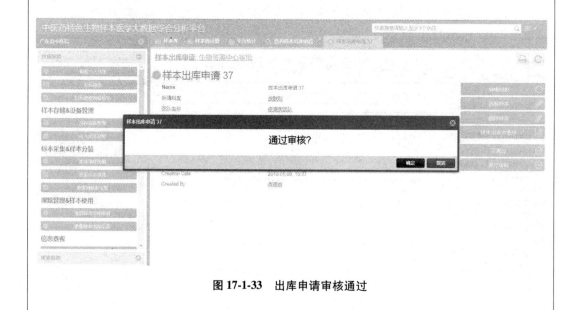

图 17-1-33　出库申请审核通过

4.5.5 当样本已实际出库时,点击右侧的出库样本,完成样本信息出库,样本出库申请状态由待出库变更为已出库,见图17-1-34、图17-1-35。

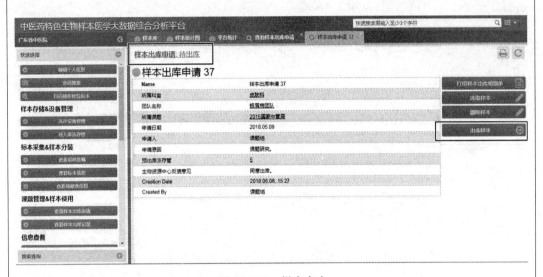

图 17-1-34 样本出库

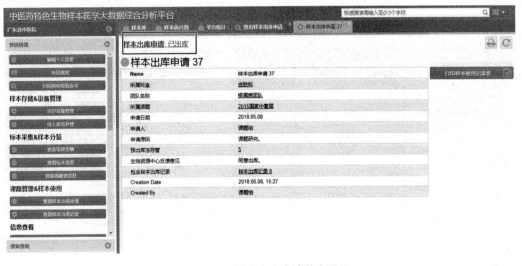

图 17-1-35 样本出库申请状态显示

4.6 生物资源中心自主出库。

4.6.1 点击查看样本出库申请信息按钮。不需要选定出库申请的状态,直接点击确定按钮打开所有出库申请页面,见图17-1-36。

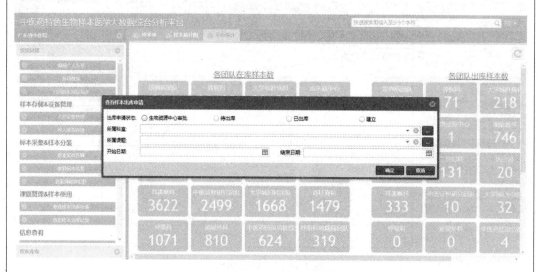

图 17-1-36 出库申请界面

4.6.2 点击右侧的生物资源中心自主出库按钮,选择所属课题、申请日期、申请原因,确认信息无误后点击确认按钮,见图17-1-37、图17-1-38。

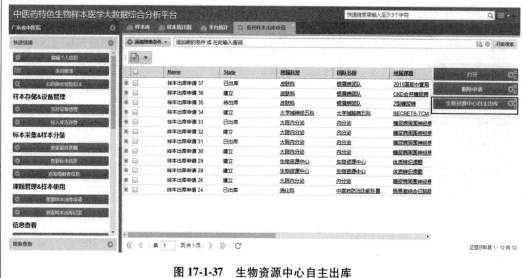

图 17-1-37 生物资源中心自主出库

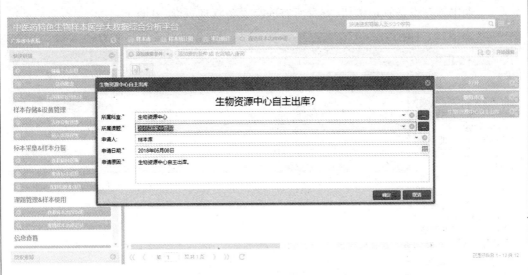

图 17-1-38　自主出库信息编辑

4.6.3　需要对预出库的冻存管进行添加或剔除,则点击右侧的选取样本或剔除样本。当样本已实际出库时,点击右侧的出库样本,完成出库,见图 17-1-39。

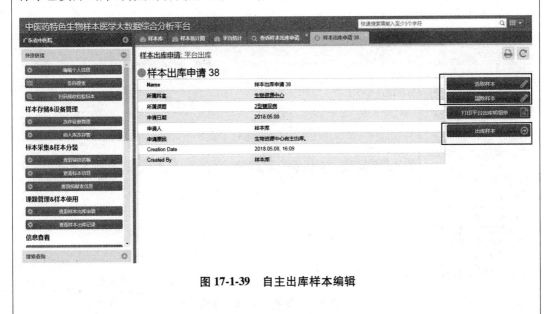

图 17-1-39　自主出库样本编辑

4.7　创建的新的冻存设备,修改冻存设备内部结构

4.7.1　点击冻存设备管理按钮,查看所有冻存设备管理页面,见图17-1-40。

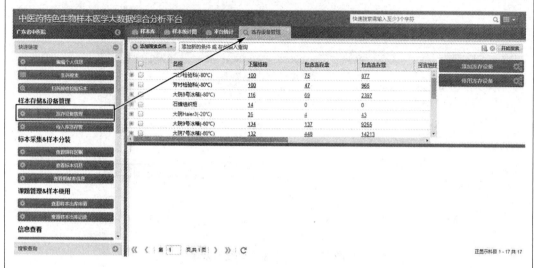

图 17-1-40　冻存设备管理界面

4.7.2　可点击页面右侧的添加冻存结构来添加新的冰箱,也可点击停用冻存设备按钮来停用某一设备,见图17-1-41。

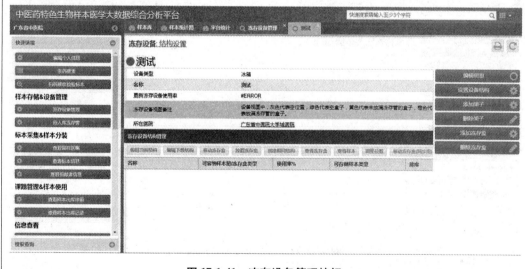

图 17-1-41　冻存设备管理按钮

4.7.3 添加一个新的空白冰箱后,需要点击右侧设置设备结构进行内部层级的设定,见图 17-1-42、图 17-1-43。

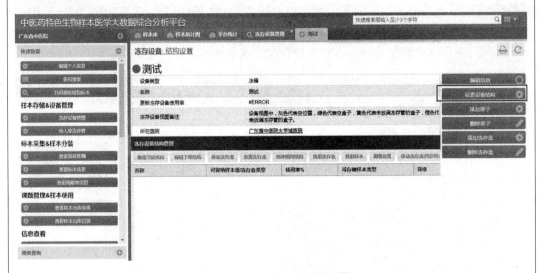

图 17-1-42 冻存设备结构设置

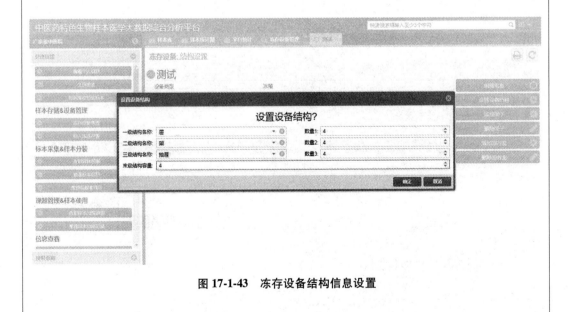

图 17-1-43 冻存设备结构信息设置

4.7.4　如果要改变某一冻存设备的内部结构,如添加架子,点击右侧的添加架子按钮,见图17-1-44。填写需要添加的冻存架位置编号、长度和宽度。见图17-1-45、图17-1-46。冻存架位置编号指的是新添加的架子预定放置的位置,如下图17-1-47有四层,第一层第一个架子编号为A1,第一层第二个架子编号为A2…假设这次放置一个新的4×4架子在第一层最后,冻存架位置编号即为A5,填写后点击确定即可。

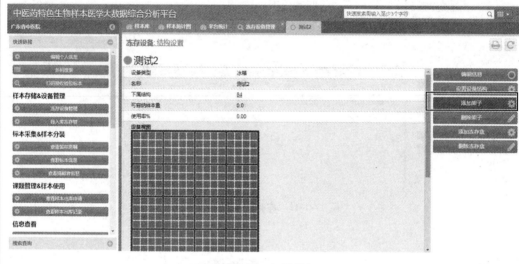

图 17-1-44　架子添加

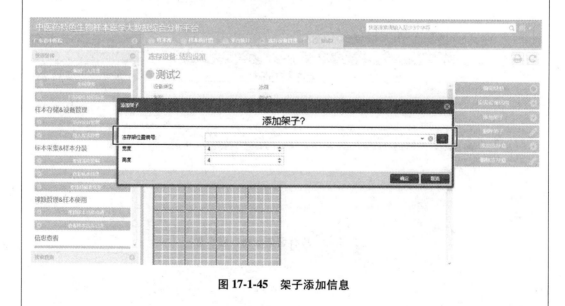

图 17-1-45　架子添加信息

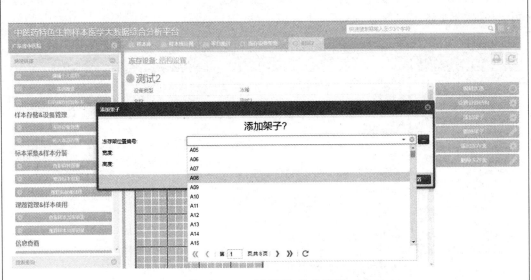

图 17-1-46　架子添加信息编辑

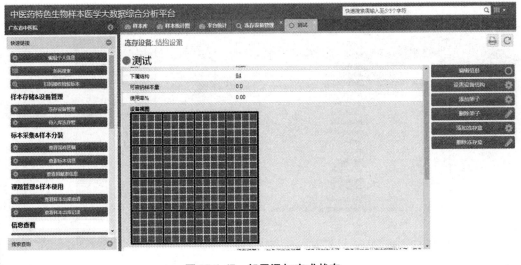

图 17-1-47　架子添加完成状态

4.7.5 如要删除某一个架子,则可以点击删除架子按钮,见图17-1-48。通过结构代码找到需要的架子(结构代码与上述4.7.4的冻存架编号一致),见图17-1-49。再点击删除即可,显示效果见图17-1-50。

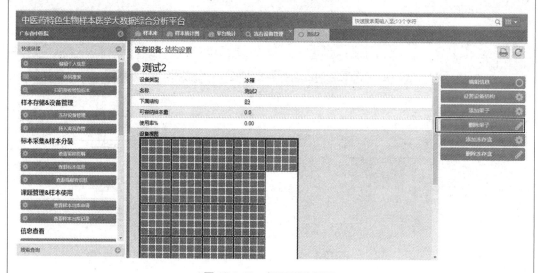

图 17-1-48 架子删除界面

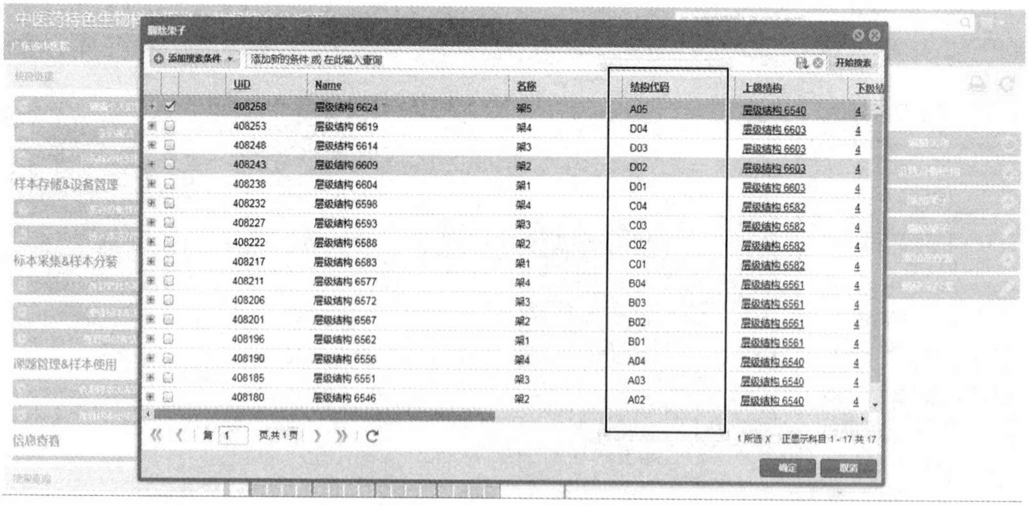

图 17-1-49 架子删除选择

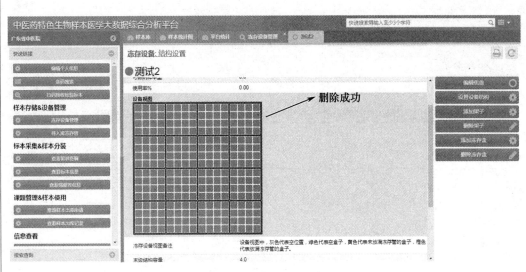

图 17-1-50　架子删除成功状态

4.7.6　如要修改冻存架层级名称,见图 17-1-51~图 17-1-53。

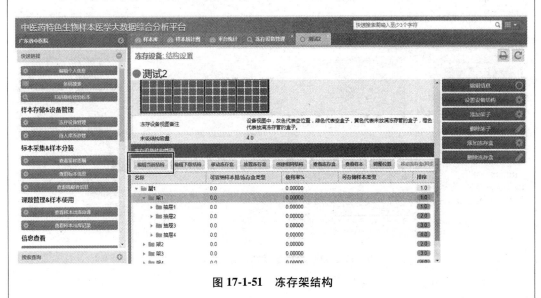

图 17-1-51　冻存架结构

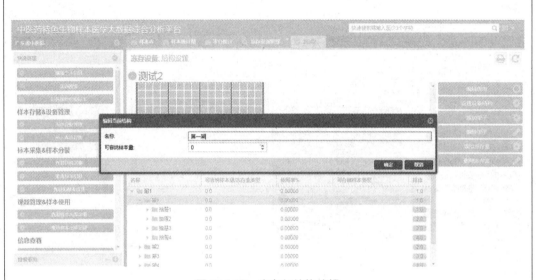

图 17-1-52　冻存架结构编辑

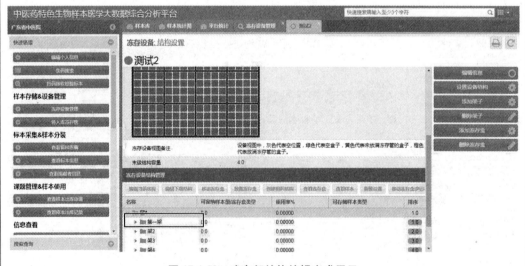

图 17-1-53　冻存架结构编辑完成显示

4.8　移动冻存盒

4.8.1　点击冻存设备管理按钮,查看所有冻存设备管理页面。

4.8.2　进入需要移动的冻存盒所在的冰箱,查看冻存设备结构管理区域,见图17-1-54。

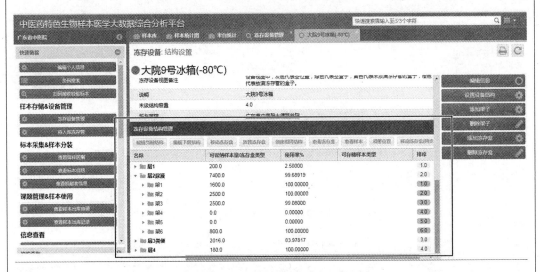

图 17-1-54　冻存设备结构管理区域

4.8.3　选定需要移动的冻存盒的上一层结构,点击移动冻存盒按钮,选择需要移动的冻存盒,点击确定把冻存盒剪切到剪切板,见图17-1-55、图17-1-56。

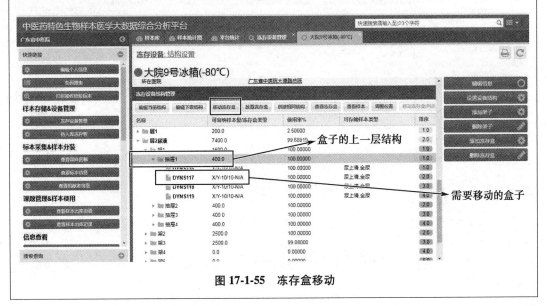

图 17-1-55　冻存盒移动

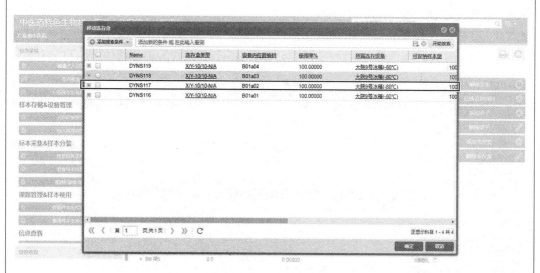

图 17-1-56　冻存盒选择

4.8.4　选定需要放置的冻存盒的位置,点击放置冻存盒按钮,放置成功,见图 17-1-57。

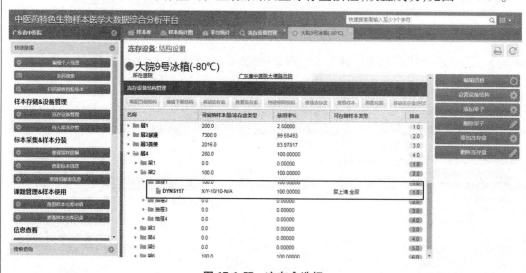

图 17-1-57　冻存盒选择

注意事项:1)把需要移动的冻存盒剪切到剪切板的操作中,需要先选定的是冻存盒的上一层的结构。

2)点击移动冻存管只是把冻存盒剪切到剪切板中,一定要选定所需移动位置再点击放置冻存盒。

4.9 试剂耗材入库、出库、移库操作

4.9.1 点击试剂耗材管理按钮,选择所属仓库,见图17-1-58。

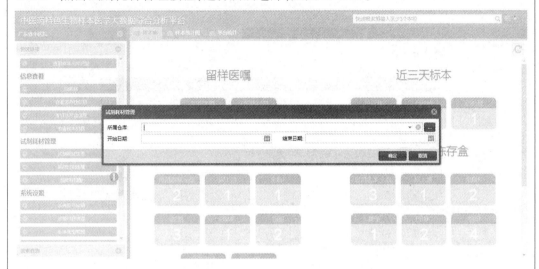

图 17-1-58 试剂耗材管理

4.9.2 如果入库的物品是新物品没有在系统中,则点击右侧的添加物品按钮,见图17-1-59。填写物品信息,点击确定。如果入库的物品已添加进系统中,则不需要进行此操作。

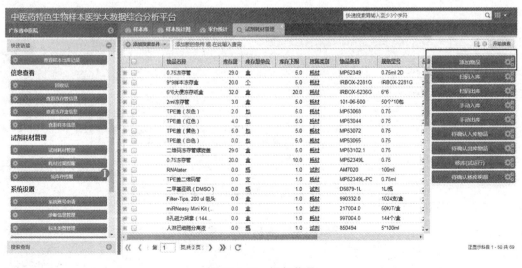

图 17-1-59 添加物品

4.9.3 点击扫码入库按钮,通过扫描物品条码,输入入库信息后点击确认按钮,见图17-1-60。另外还可选定已创建的物品手动入库,输入入库信息,见图17-1-61。

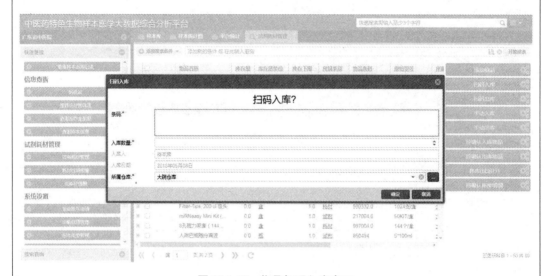

图 17-1-60 物品扫码入库窗口

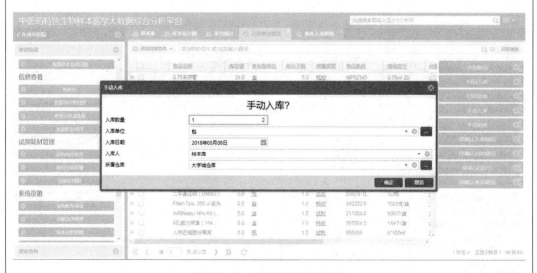

图 17-1-61 物品手动入库窗口

4.9.4 在待入库物品页面(点击入库按钮后会自动跳转,也可以从入库页面点击待确认入库物品按钮进入,见图17-1-62),选定物品,点击右侧的批量编辑信息,给物品添加批号和有效期。

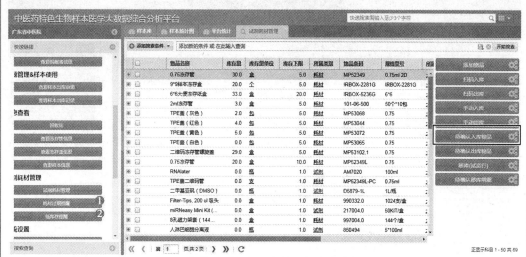

图 17-1-62 待入库物品界面

4.9.5 如果入库的物品自带批号条码,如入库10盒试剂每1盒都带有批号条码,则选定物品点击扫入批号,见图17-1-63。扫入条码后,再选定物品点击批量编辑信息按钮添加有效期,见图17-1-64、图17-1-65。

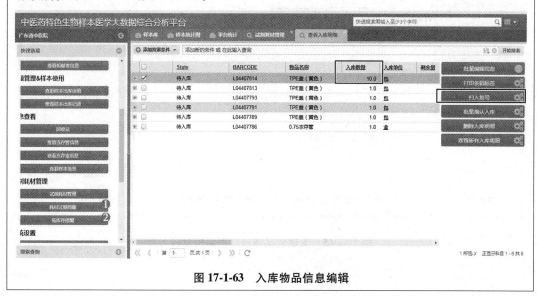

图 17-1-63 入库物品信息编辑

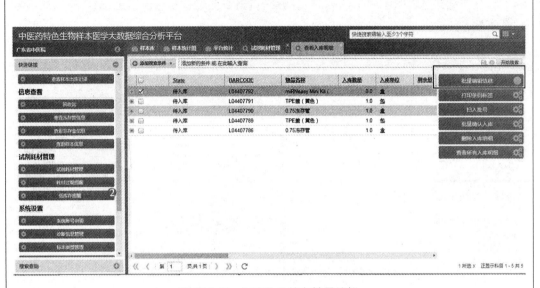

图 17-1-64　入库物品信息批量编辑

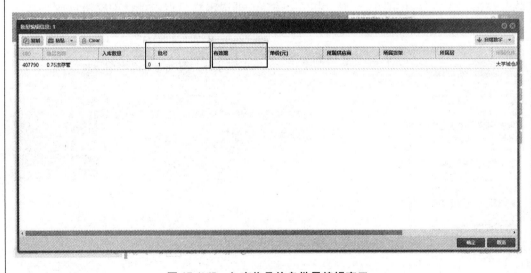

图 17-1-65　入库物品信息批量编辑窗口

4.9.6　批量选择已添加批号和有效期的物品,打印条码标签,点击右侧的批量确认入库,完成物品入库操作,见图 17-1-66、图 17-1-67。

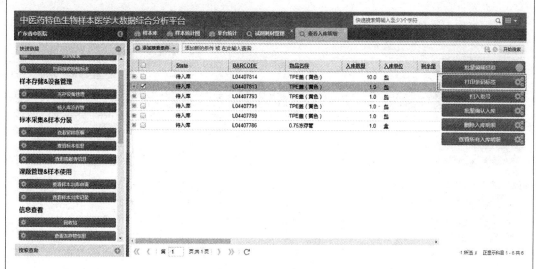

图 17-1-66　物品条码打印

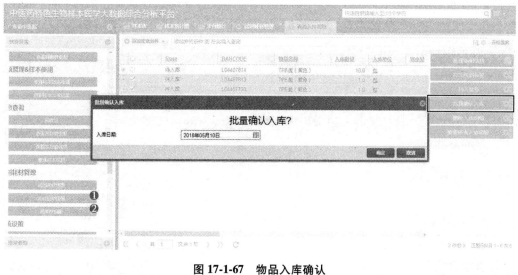

图 17-1-67　物品入库确认

4.9.7　若需要出库试剂耗材,点击扫码出库按钮通过扫码已入库物品条码或者手动选择需要出库的物品,再点击提交审批,由生物资源中心其他工作人员审核出库,见图17-1-68。

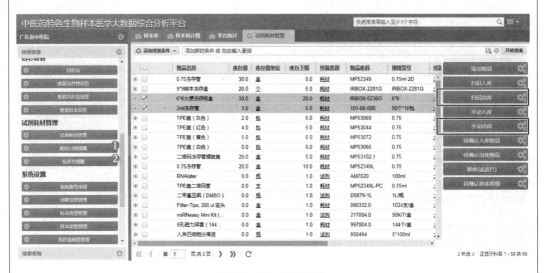

图 17-1-68　物品出库

4.9.8　在查看出库明细页面(或者在试剂耗材管理页面点击查看待确认出库物品按钮跳转),选定确认出库的物品,点击批量确认出库按钮,完成试剂耗材出库操作,见图17-1-69。

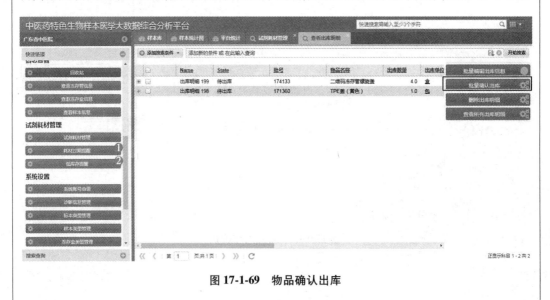

图 17-1-69　物品确认出库

4.9.9 如需查看更多出库细节,在查看出库明细页面(或者在试剂耗材管理页面点击查看待确认出库物品按钮跳转),点击查看所有出库明细按钮,选择需要查看的出库条目状态即可,见图 17-1-70。

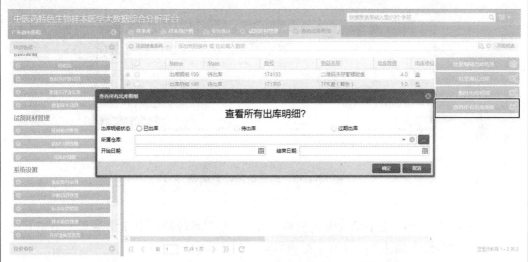

图 17-1-70 物品出库明细查看

4.9.10 若需要进行试剂耗材移库操作(如从大学城仓库移到大院仓库),可在试剂耗材管理页面点击移库按钮,填写相关信息,其中物品标签是之前打印出来的系统标签,见图 17-1-71、图 17-1-72。

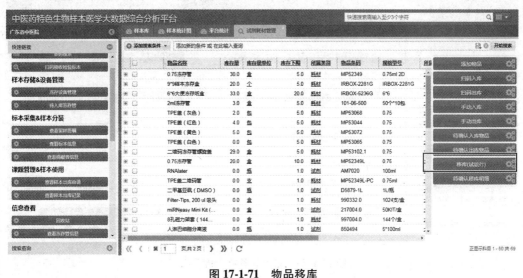

图 17-1-71 物品移库

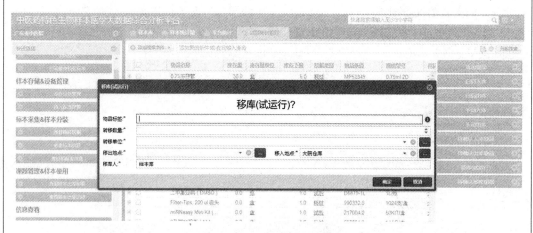

图 17-1-72 移库物品信息编辑

注意事项:在点击完手动入库或扫码入库后,需要到待确认出库物品页面中填写完批号和有效期,最终确认入库才真正把物品录入到系统中。

4.10 特殊情况下,样本库协助补充上传知情同意书(一般情况是样本源团队先上传知情同意书方可开出采血医嘱)。

4.10.1 在仪表板页面,点击"捐献者知情同意书"下的无知情同意数字,跳转到未上传知情同意捐献者页面,见图 17-1-73。

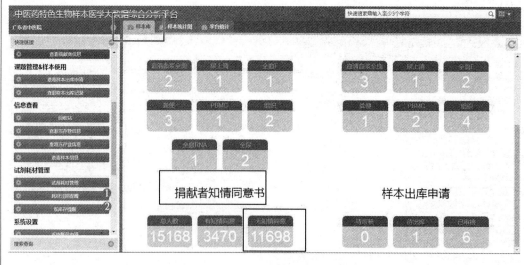

图 17-1-73 知情同意书上传界面

4.10.2　选择需要上传知情同意书的捐献者,点击右侧的补充知情同意书按钮,上传知情同意书的图片,点击确定,完成上传知情同意书操作,见图 17-1-74、图 17-1-75。

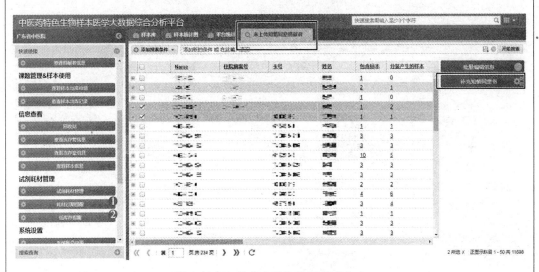

图 17-1-74　补充上传知情同意书窗口

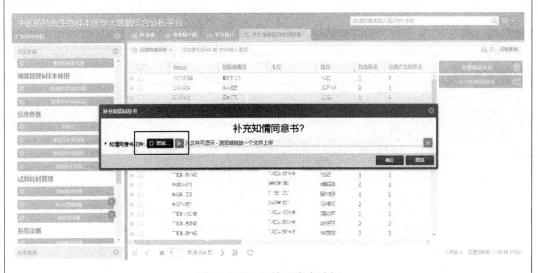

图 17-1-75　知情同意书选择

注意事项:1)一次只能上传一位捐献者的知情同意书。

2)一位捐献者的知情同意书能上传多份文件。

4.11 仪器设备管理,记录当天仪器维护记录,查看以往的仪器使用记录。

4.11.1 点击仪器设备管理按钮,见图17-1-76。

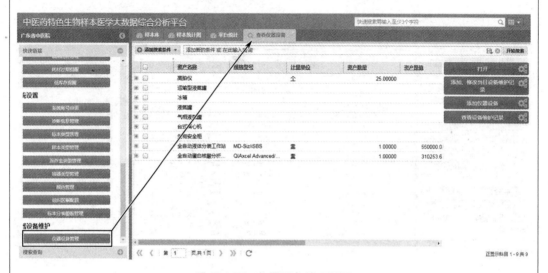

图17-1-76 仪器设备管理界面

4.11.2 如需记录当天的仪器维护记录,可以先选择需要记录的仪器条目,再点击右侧的添加、修改当日设备维护记录,填写相关信息,其中日期字段代表是维护日期,点击确定,见图17-1-77。

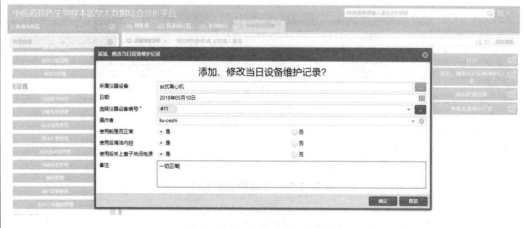

图17-1-77 仪器设备记录编辑

4.11.3　如需添加新的仪器,可点击右侧的添加仪器设备按钮,填写相关条目即可。

4.11.4　如需停用某一设备仪器,选定需要停用的设备条目,点击打开按钮,在跳转后的页面点击停用仪器设备按钮,见图 17-1-78、图 17-1-79。

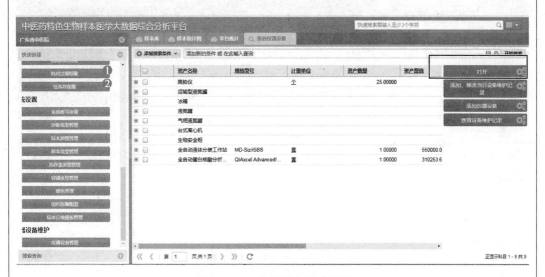

图 17-1-78　仪器设备管理界面

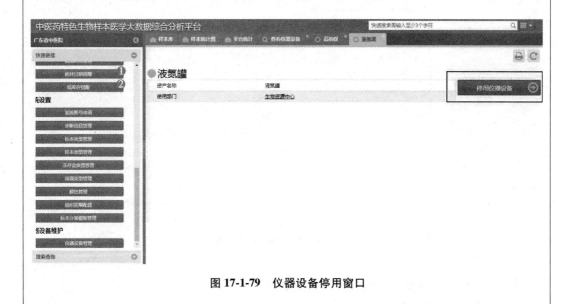

图 17-1-79　仪器设备停用窗口

4.11.5 如需查看仪器维护记录,可以先选择需要查看的仪器条目,点击查看设备维护记录,即可跳转到维护记录页面,见图17-1-80、图17-1-81。

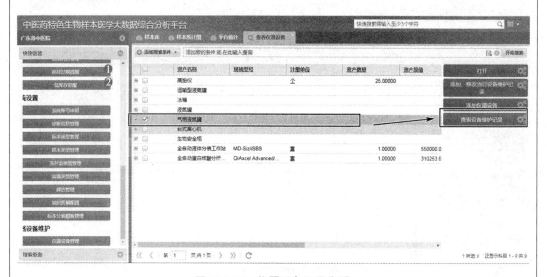

图 17-1-80 仪器设备记录查看

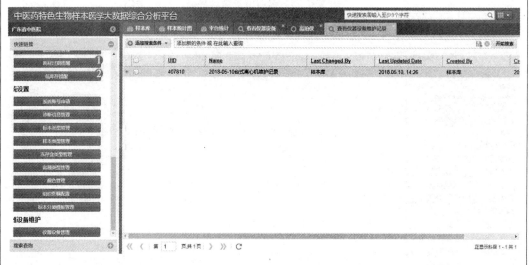

图 17-1-81 仪器设备记录窗口

注意事项:1)不能修改以前的设备维护记录。

2)一天只能生成一条设备维护记录。

4.12 大批量入库

4.12.1 点击左侧批量入库模块下的大批量入库按钮,在弹出的页面右侧按钮区域点击创建批量入库单按钮,见图17-1-82。

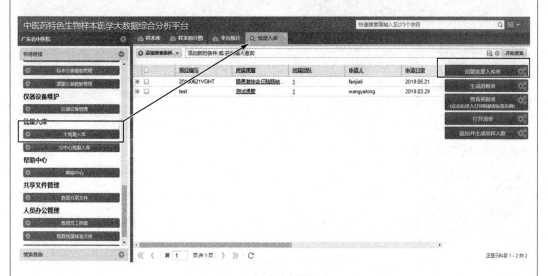

图 17-1-82 样本大批量入库界面

4.12.2 填写批量入库单所需字段,预入库日期为预计实际样品入库日期,并且需要选定人数,点击确定按钮,见图17-1-83。

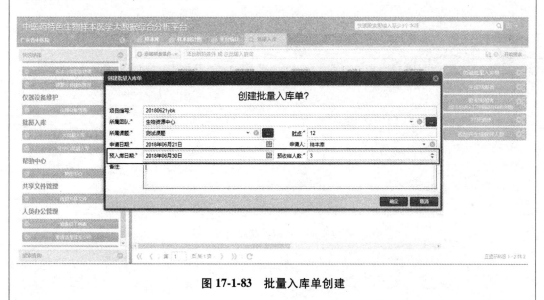

图 17-1-83 批量入库单创建

415

4.12.3 批量入库单成功建立,选择刚建立的批量入库单,点击右侧的生成捐献者按钮, 见图17-1-84、图17-1-85。

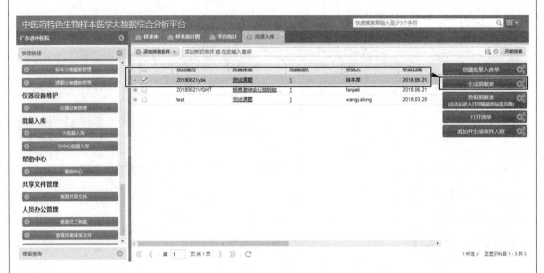

图 17-1-84 捐献者名单编辑

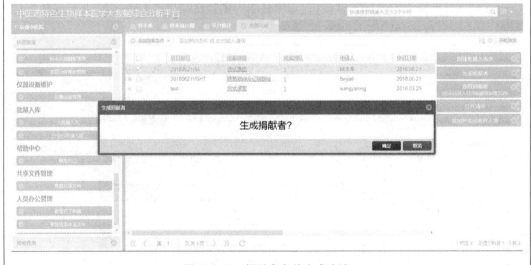

图 17-1-85 捐献者名单生成确认

4.12.4 如果需要添加收样人数,则选定批量入库单,点击右侧的追加并生成收样人数(此操作需要生成捐献者后才能操作)。

4.12.5 选定批量入库单,点击查看捐献者按钮,点击右侧的打印捐献者标签按钮,选择每位捐献者打印的标签数完成捐献者标签打印,见图17-1-86、图17-1-87。

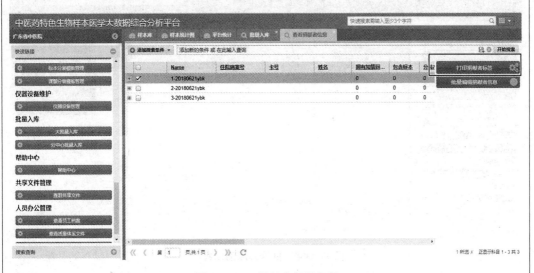

图 17-1-86 捐献者标签打印

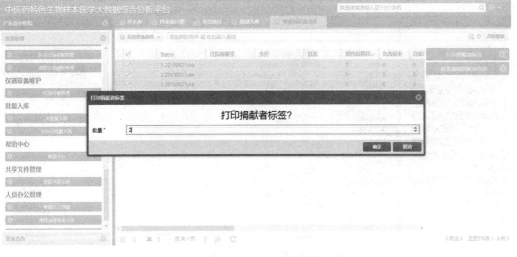

图 17-1-87 标签数量编辑

4.12.6 取回样本后,选择批量入库单,点击大批量入库右侧按钮区的打开清单按钮,再点击跳转页面的扫码接收样本按钮,填写样本的类型、容器等,扫入样本条码,见图17-1-88~图17-1-90。

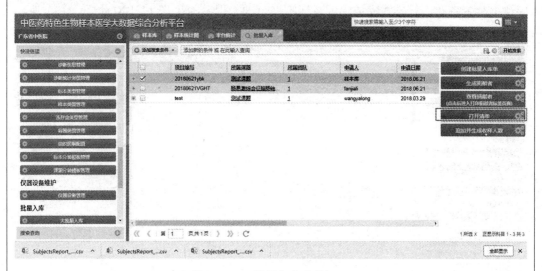

图 17-1-88 批量入库清单打开

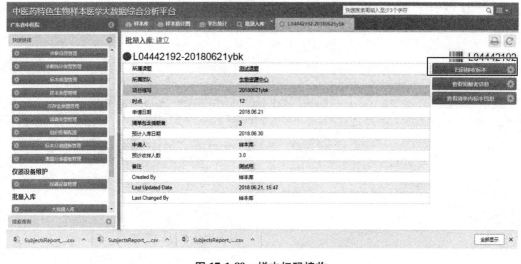

图 17-1-89 样本扫码接收

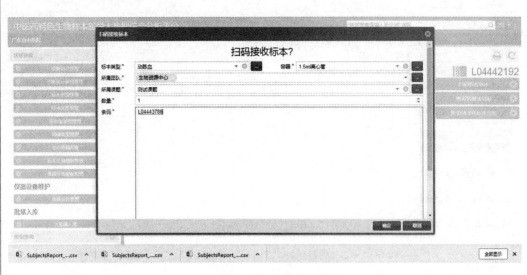

图 17-1-90 样本扫码接收窗口

4.12.7 页面跳转到查看样本信息页面,之后的分装入库操作与上述 4.2 操作一致。

4.12.8 采样后,收到捐献者信息,可以对捐献者信息进行更新。在大批量入库页面点击右侧的打开清单按钮,再点击查看捐献者信息,见图 17-1-91、图 17-1-92。

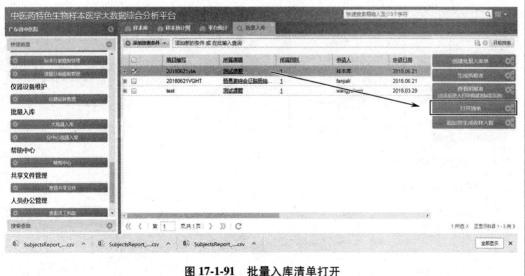

图 17-1-91 批量入库清单打开

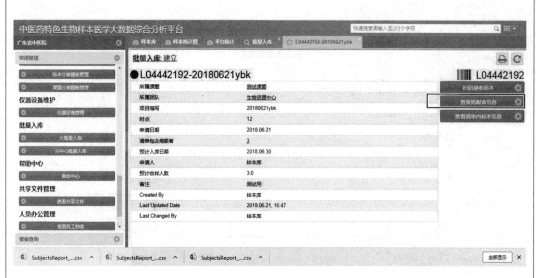

图 17-1-92　捐献者信息查看

4.12.9　选择需要更新信息的捐献者(注意对应顺序,打印出的标签顺序和实际捐献者顺序,还有根据 NAME 先排序),点击右键,选择通用报告,选择所有记录,报告格式为 CSV 文件,确定导出,见图 17-1-93、图 17-1-94。

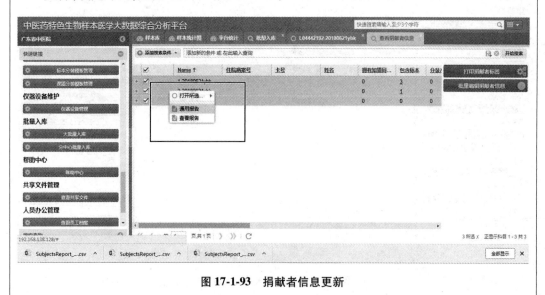

图 17-1-93　捐献者信息更新

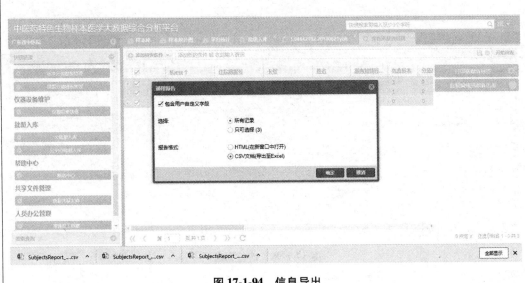

图 17-1-94 信息导出

4.12.10 下载报告,打开方式选择用记事本打开,在记事本界面点击文件,另存为,保存类型为所有文件,编码为 ANSI,成功后用 EXCEL 打开文件,打开大批量入库更新信息模板 EXCEL 表格,见图 17-1-95、图 17-1-96。

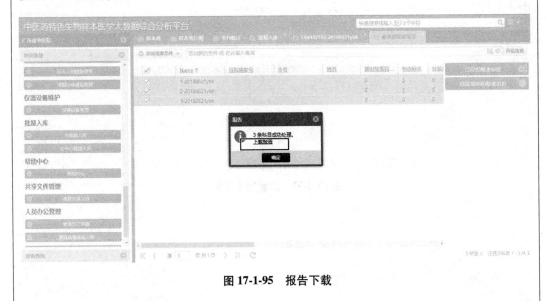

图 17-1-95 报告下载

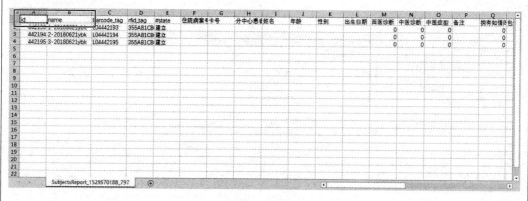

图 17-1-96 信息列表

4.12.11 把导出报告中关于捐献者的 ID、name 复制粘贴到大批量入库更新信息模板对应的 UID、name 之中,并补齐其他信息,于系统中更新模板,更新模板见图 17-1-97。

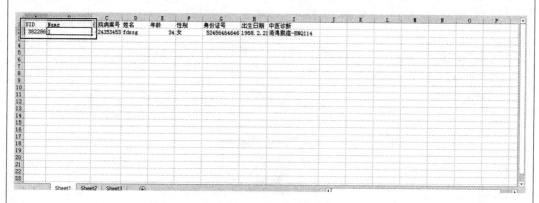

图 17-1-97 信息列表编辑

4.12.12 导入科目,选择相应的需要更新信息,见图17-1-98、图17-1-99。

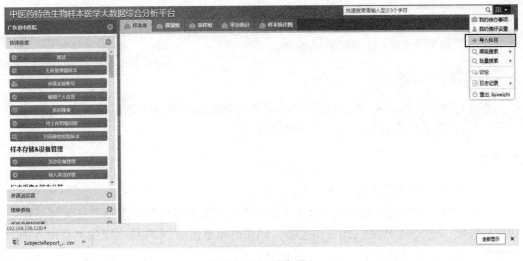

图 17-1-98 信息导入

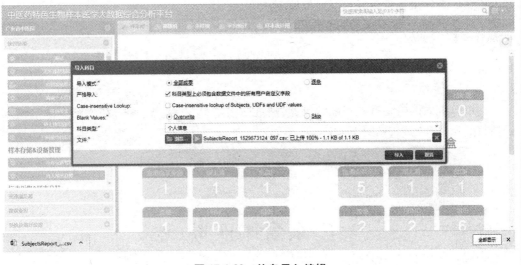

图 17-1-99 信息导入编辑

广东省中医院生物资源中心 作业指导书	第二节 样本库 信息管理系统 医护人员操作 规程	文件编号:BRC-SOP-XXGL-002 页码:第1页,共19页 版本:B/0 生效日期:2017-06-01

1. 目的

    为了指导临床医护人员使用样本库信息管理系统对受试者生物样本的采集,确保采集和储存流程的规范性,特制定本规程。

2. 适用范围

    本规程适用于临床医护人员使用样本库信息管理系统进行下达采样医嘱、打印采样条码、查看捐献者信息、创建出库申请单等操作。

3. 职责

3.1   主要研究者负责批准本规程并保证其实施。

3.2   课题组(门诊/病房/临床科室医生)进行样本采集前需登录样本库信息管理系统创建留样医嘱,并上传捐献者的知情同意书。创建出库申请时,需在样本库信息管理系统中挑选样本并提交生物资源中心工作人员审核。

3.3   采样组(护士或研究助理)登录样本库信息管理系统查看留样医嘱,查看所包含的样本信息后打印采样条码并执行留样医嘱。

4. 操作规程

4.1   课题组操作规程

4.1.1   登录系统

    使用医院内网电脑打开谷歌浏览器,网址栏输入 195.＊.＊.＊＊,在下图页面中输入经授权的账号和密码,见图 17-2-1。

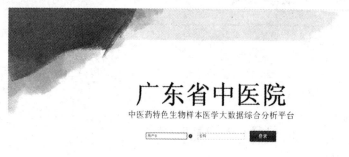

图 17-2-1　登录界面

4.2 创建团队课题

4.2.1 点击查看课题按钮,进入课题管理页面,见图17-2-2。

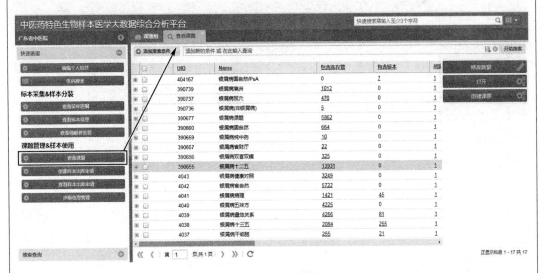

图 17-2-2 查看课题

4.2.2 点击创建课题按钮,填写课题信息,确认即可,见图17-2-3、图17-2-4。

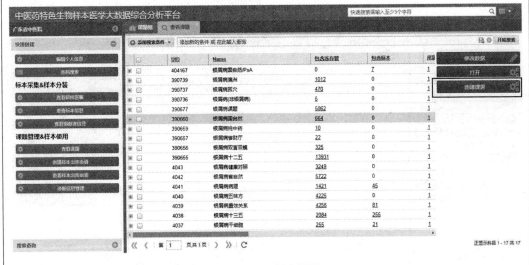

图 17-2-3 创建课题

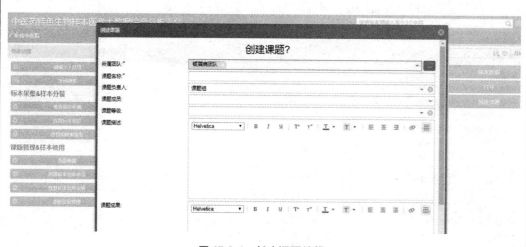

图 17-2-4　创建课题编辑

注意事项:1)红色星号项目为必填项目。

2)请确保团队内有至少一个以上课题,否则无法创建留样医嘱。

4.3　创建留样医嘱

4.3.1　点击查看留样医嘱按钮,进入医嘱下达页面,见图 17-2-5。

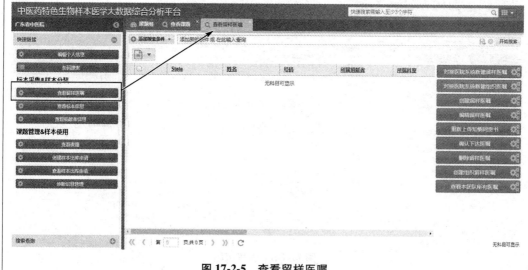

图 17-2-5　查看留样医嘱

4.3.2　点击对接医院系统创建留样医嘱,填写信息,点击确认,见图17-2-6、图17-2-7。

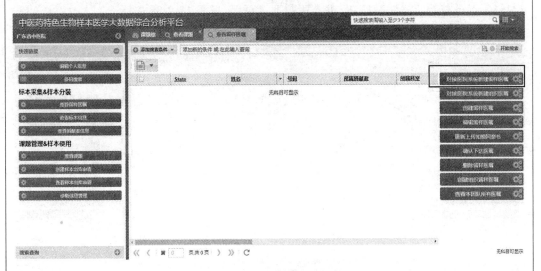

图17-2-6　对接医嘱按钮

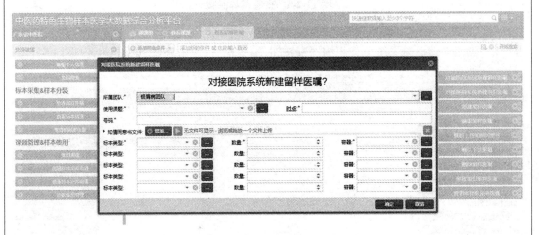

图17-2-7　对接医嘱界面

4.3.3　选择刚才创建的医嘱,点击确认下达医嘱按钮,完成下达。

注意事项:1)带红色星号项目为必填项目。

2)若确认后显示"无数据返回,请检查号码是否正确",请点击创建留样医嘱按钮,手动创建医嘱信息。

3)已下达医嘱不可重复下达。

4.4　下达组织医嘱

4.4.1　点击查看留样医嘱按钮,进入医嘱下达页面,见图17-2-8。

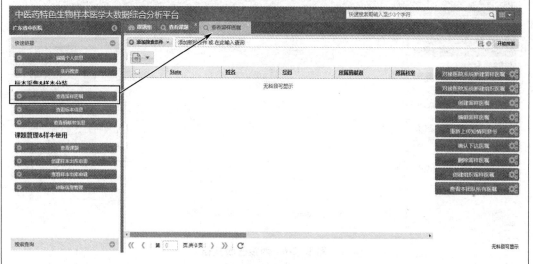

图 17-2-8　查看留样医嘱

4.4.2　点击对接医院系统创建组织医嘱按钮,填写信息,点击确认,见图17-2-9、图17-2-10。

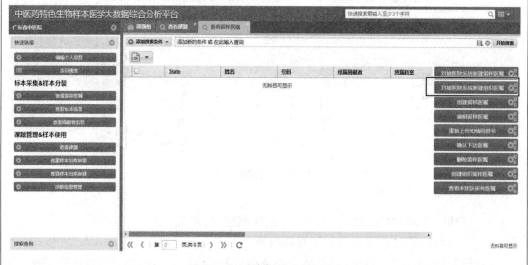

图 17-2-9　对接组织医嘱按钮

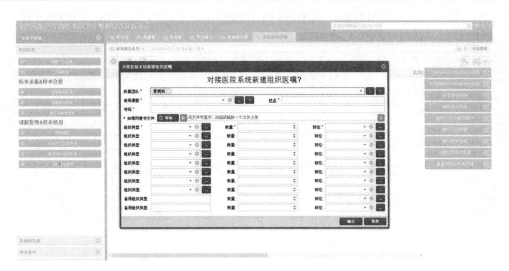

图 17-2-10　对接组织医嘱界面

4.4.3　选择刚才创建的组织医嘱,点击确认下达医嘱按钮,完成下达。

注意事项:1)带红色星号项目为必填项目。

2)若确认后显示"无数据返回,请检查号码是否正确",请点击创建留样医嘱按钮,手动创建医嘱信息。

3)已下达医嘱不可重复下达。

4.5　上传知情同意书

4.5.1　在仪表板页面中点击无知情同意书图形中数字,进入医嘱操作界面,见图17-2-11。

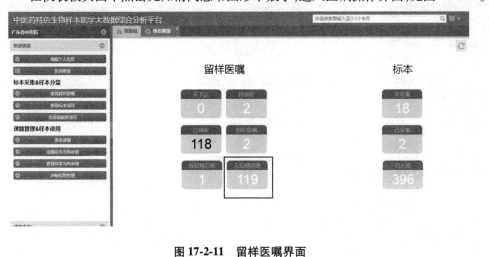

图 17-2-11　留样医嘱界面

4.5.2　选择需要上传的捐献者,点击重新上传知情同意书按钮,添加知情同意书文件,点击确定,完成上传,见图17-2-12。

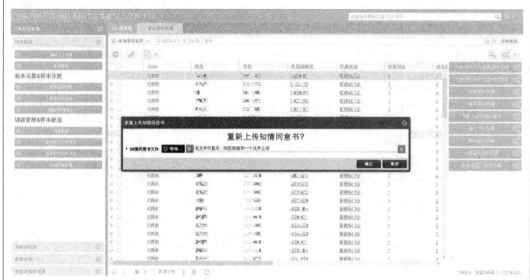

图 17-2-12　上传知情同意书

注意事项:知情同意书上传页需包含捐献者和医生签字及签署日期。

4.6　查看样本、捐献者信息

4.6.1　点击查看样本信息按钮,可查看当前用户创建的样本信息,见图17-2-13。

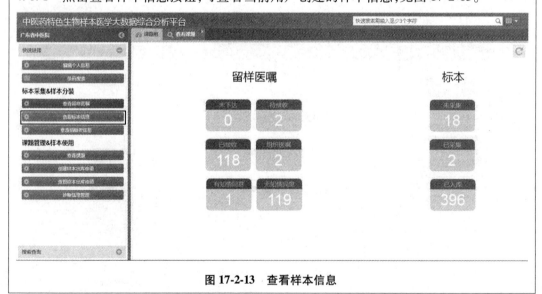

图 17-2-13　查看样本信息

4.6.2 点击查看捐献者信息按钮,可查看当前用户已下达医嘱的捐献者信息,见图 17-2-14。

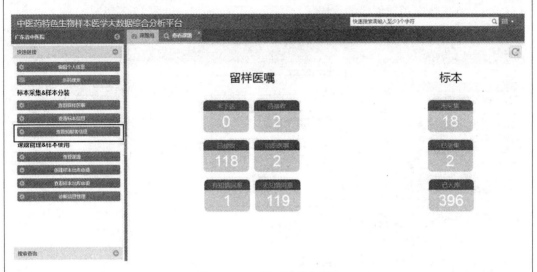

图 17-2-14 查看捐赠者信息

4.7 查询信息

4.7.1 点击需要查询的样本或捐献者列表,点击列表上方添加搜索条件按钮,根据需要添加相应的搜索条件,并填写查询信息,见图 17-2-15。

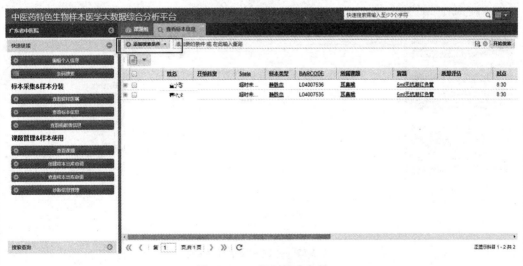

图 17-2-15 添加搜索条件

4.7.2　查询示例

4.7.2.1　查询特定用户创建的数据:标准字段->Created By,见图 17-2-16。

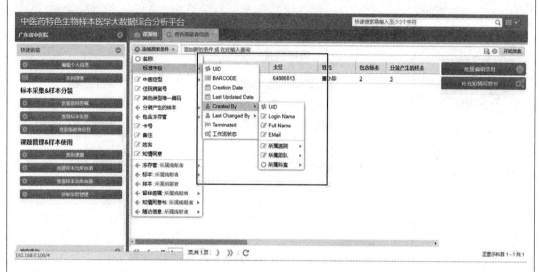

图 17-2-16　查询特定用户创建数据

4.7.2.2　查询一段时间内数据:标准字段->Creation Date,见图 17-2-17。

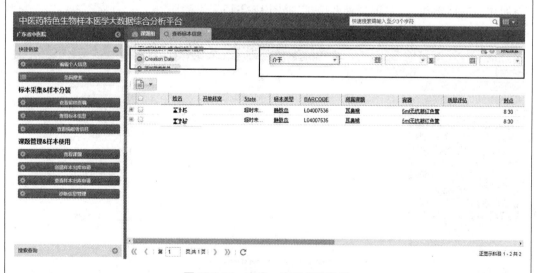

图 17-2-17　查询一定时间段数据

4.7.2.3　查询创建人,标准字段->Created By->Full Name,见图17-2-18、图17-2-19。

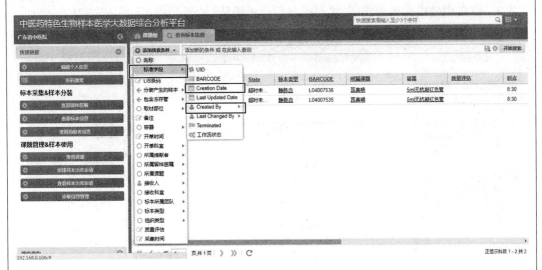

图17-2-18　查询创建人1

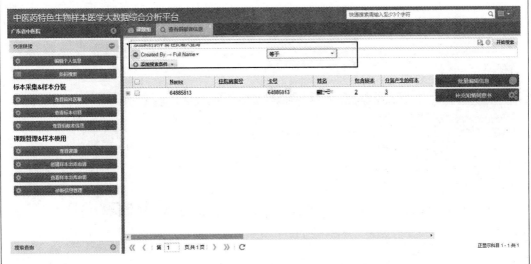

图17-2-19　查询创建人2

4.8 创建样本出库申请

4.8.1 点击创建出库申请按钮,填写信息后点击确认,见图 17-2-20、图 17-2-21。

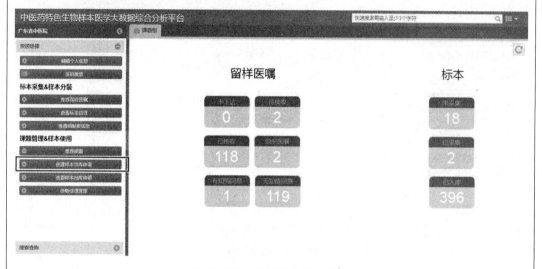

图 17-2-20 创建样本出库申请

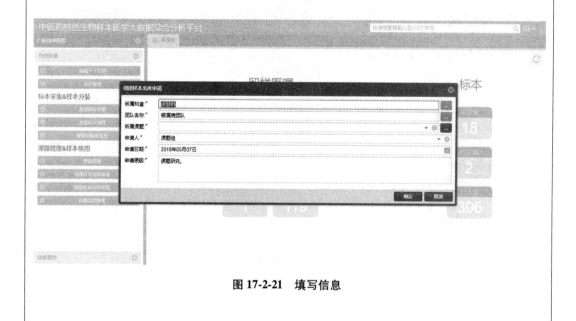

图 17-2-21 填写信息

4.8.2 点击选取样本按钮进行团队样本选择,见图17-2-22、图17-2-23。

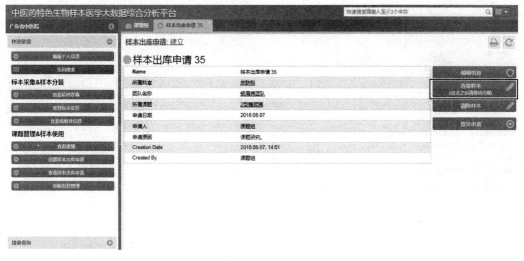

图 17-2-22 选取样本

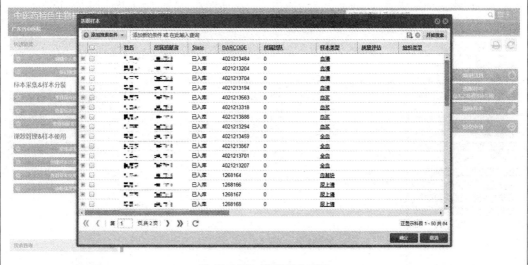

图 17-2-23 选取样本列表

4.8.3 若想剔除样本,点击剔除样本进行剔除,见图 17-2-24。

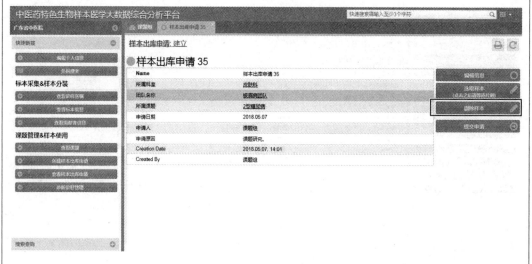

图 17-2-24 剔除样本

4.8.4 样本选择完成后,点击提交申请按钮完成申请操作,见图 17-2-25、图 17-2-26。

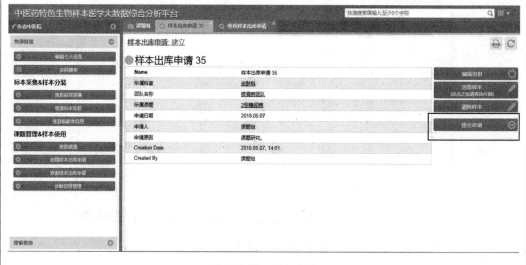

图 17-2-25 提交申请

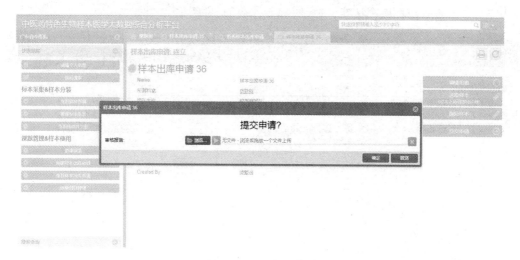

图 17-2-26　确认提交

注意事项:如果未完成所有操作便关闭界面,可通过点击查看样本出库申请按钮打开相应申请单继续完成相关操作。

4.9　采样组操作规程

4.9.1　登录系统

使用医院内网电脑打开谷歌浏览器,输入 195.＊.＊.＊＊,在下图页面中输入经授权的账号和密码,见图 17-2-27。

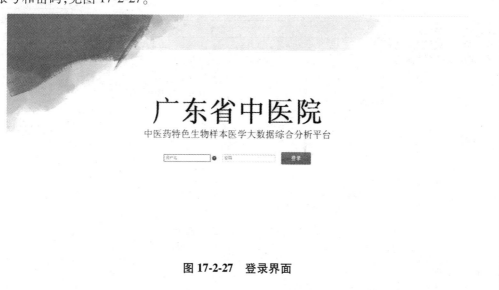

图 17-2-27　登录界面

4.9.2　点击查看留样医嘱按钮,进入医嘱操作界面,见图 17-2-28。

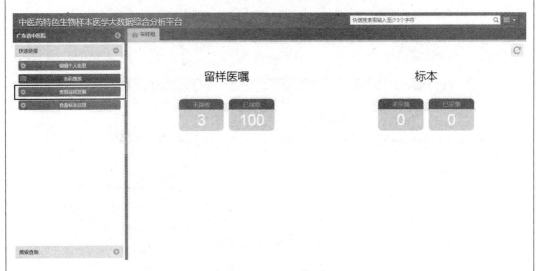

图 17-2-28　查看留样医嘱

4.9.3　选择要接收的医嘱信息,点击确认接收医嘱按钮完成接收,见图 17-2-29。

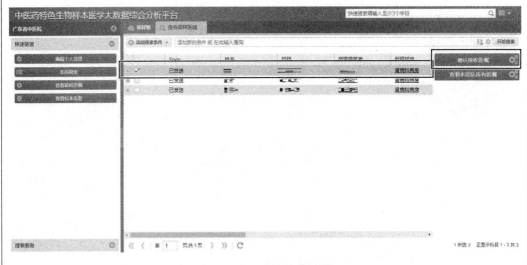

图 17-2-29　确认接收医嘱

4.9.4　选择要打印标签的样本,点击打印标签按钮,在弹出窗口中,单击鼠标右键点击打印选项,见图17-2-30。

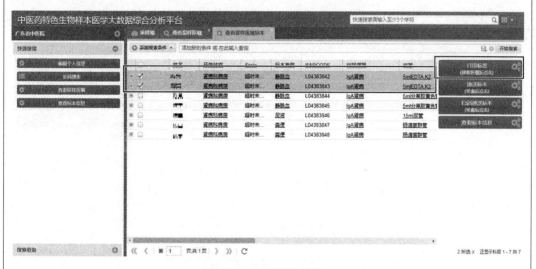

图 17-2-30　打印标签按钮

4.9.5　确认标签格式无误后,点击小窗中打印按钮进行打印,见图17-2-31。

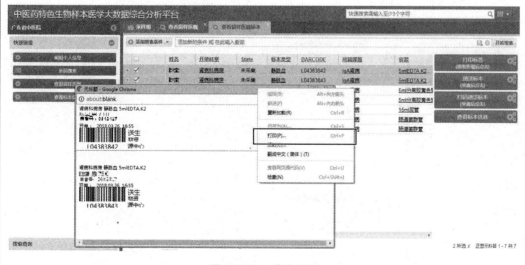

图 17-2-31　确认打印

4.9.6 样本采集后,应及时在查看样本界面中选择扫码递送样本,点击递送样本按钮,扫描条码,点击递送,样本状态由未采集变更为已采集,见图17-2-32、图17-2-33。

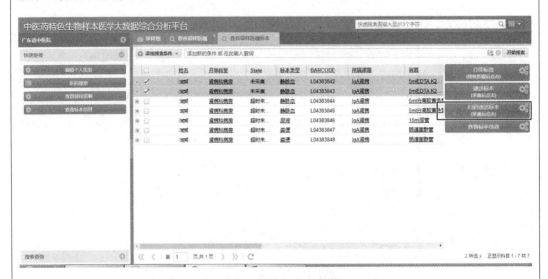

图 17-2-32 扫码递送样本

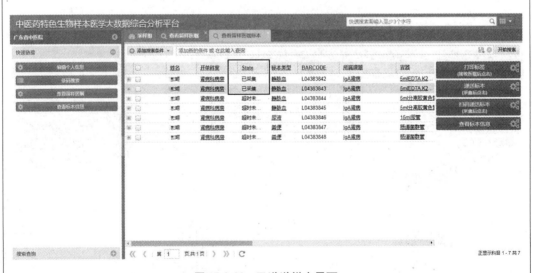

图 17-2-33 已递送样本界面

注意事项:1)请勿重复接收医嘱。

2)关闭医嘱接收页面后可在查看样本信息界面中找到接收医嘱包含的样本。

4.10 留样医嘱、样本信息查看

4.10.1 点击查看留样医嘱按钮、查看样本信息按钮,见图 17-2-34。

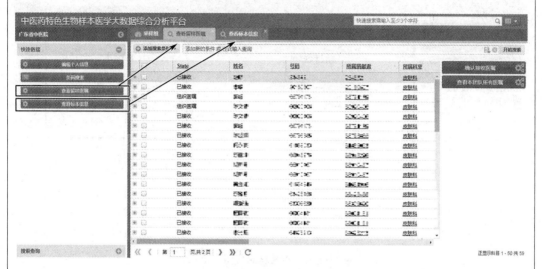

图 17-2-34 查看留样医嘱、查看样本信息

4.11 采样组面板操作

4.11.1 点击留样医嘱下方图形中数字即可查看相应描述的医嘱并进行操作,见图17-2-35。

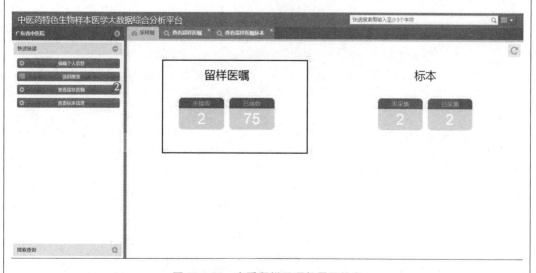

图 17-2-35 查看留样医嘱数量及信息

4.11.2 点击样本下方图形中数字即可查看相应描述的样本并进行操作,见图17-2-36。

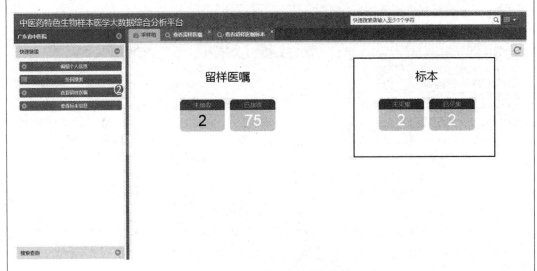

图17-2-36 查看样本数量及信息

注意事项:1)可在此面板中点击数字进入医嘱接收界面。

2)可在此面板中点击数字进入样本标签打印和递送界面。

广东省中医院生物资源中心 作业指导书	第三节 冷云 平台冷链监控 系统操作规程	文件编号:BRC-SOP-XXGL-003 页码:第1页,共26页 版本:B/0 生效日期:2017-06-01

1. 目的

规范广东省中医院生物资源中心冷云平台冷链监控系统操作流程,保证各监控设备安全运行。

2. 适用范围

本规程适用于广东省生物资源中心冷云平台冷链监控系统的监控和记录。

3. 职责

生物资源中心工作人员负责每天对冷云平台冷链监控系统采集的温度进行监控与记录。

4. 操作规程

4.1 登录

打开 IE 浏览器输入网址 www.coldclouds.com,见图 17-3-1。

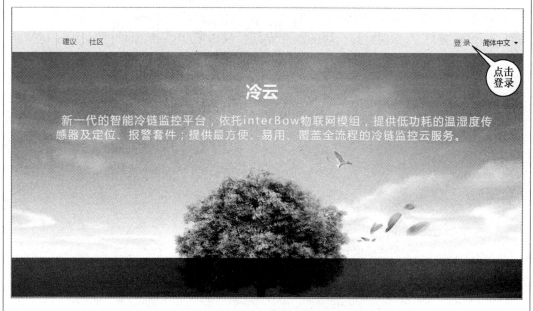

图 17-3-1 平台界面

4.1.1 用户登录界面,输入相关信息即可登录,输入经授权的账户和密码。

账户: ***   密码: *** ,见图 17-3-2。

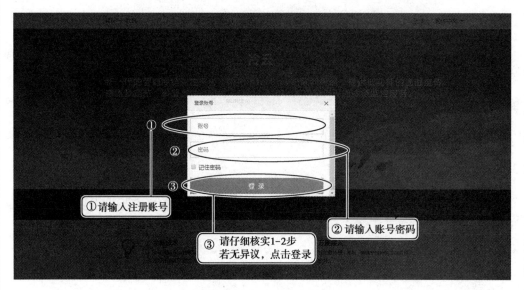

图 17-3-2 登录界面

注意事项:若连续多次密码输入错误,该用户名将被锁定 10min。

4.1.2　系统首页,可实现监控模块的温度、湿度、气体浓度、采集模块电压、设备运行状态、传输信号强度等信息浏览,见图 17-3-3。点击"我的设备"查询登陆账户下的设备数量运行状态,见图 17-3-4。

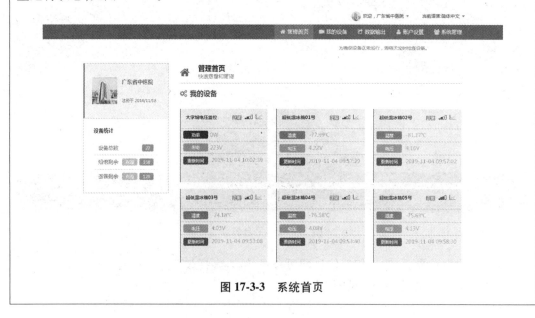

图 17-3-3　系统首页

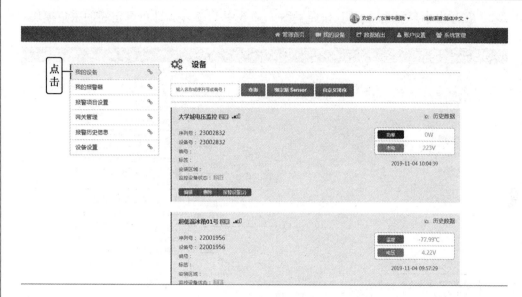

图 17-3-4　设备运行状态

4.2　采集模块添加、修订、删除

4.2.1　采集模块添加,点击首页"我的设备"栏->点击左侧"我的设备"项->点击"绑定新 sensor"项,见图 17-3-5 中 1~3 步骤。

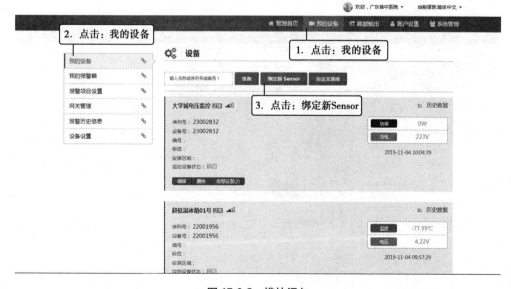

图 17-3-5　模块添加

4.2.2 在弹出小窗中逐项填写,按照下图17-3-6中1~7步骤即可绑定新的采集模块。

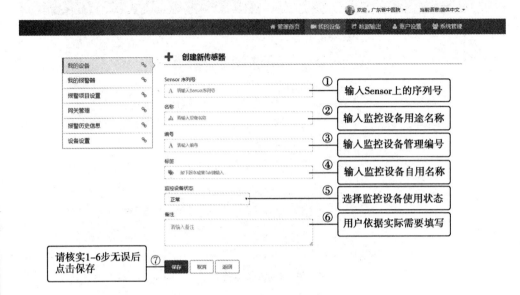

图 17-3-6 创建新模块

4.3 原有采集模块信息修订,点击编辑,见图17-3-7。按下图17-3-8 1~6步骤逐项填写即可修订采集模块信息。

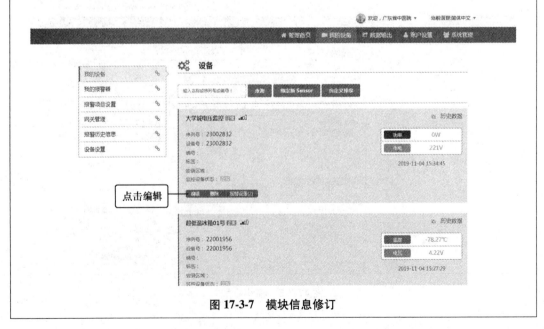

图 17-3-7 模块信息修订

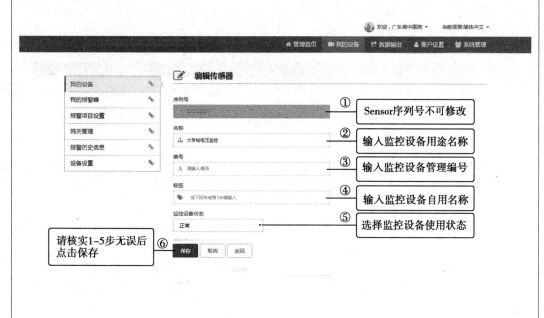

图 17-3-8 模块信息编辑

4.3.1 采集模块删除,见图 17-3-9。

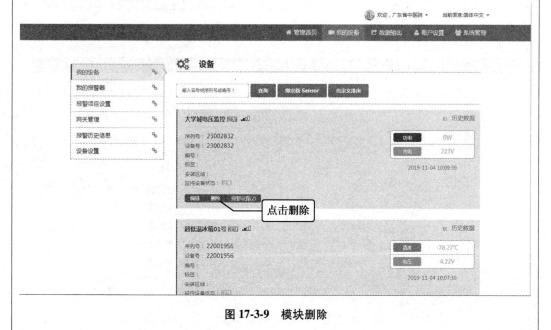

图 17-3-9 模块删除

4.4 报警项目设置,添加、查询、修改、删除

4.4.1 报警项目设置,见图17-3-10。

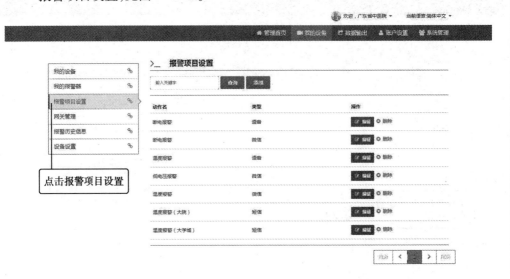

图 17-3-10 报警设置

4.4.2 报警项目添加,第一步点击添加,见图17-3-11。第二步如下图17-3-12按1~4步骤填写即可添加新报警项目。

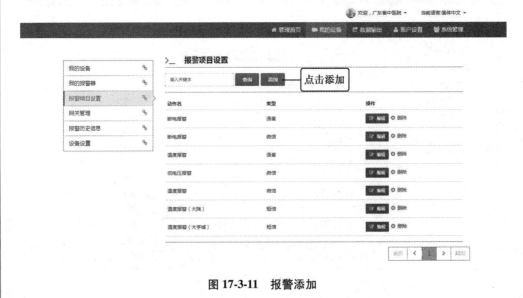

图 17-3-11 报警添加

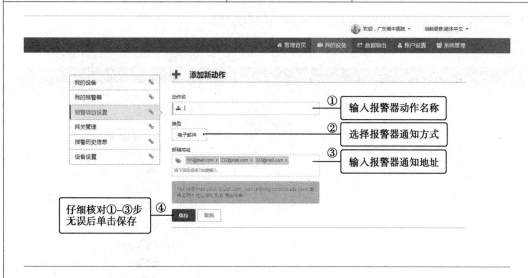

图 17-3-12　报警信息编辑

注意事项:报警类型选择电子邮件,邮件地址为以下类型邮箱:

(1)电信邮箱:手机号@189.cn　移动邮箱:手机号@139.com 联通邮箱:手机号@wo.cn。以上邮箱收到邮件后会自动发送短信到手机,同时实现邮件、短信报警。

(2)QQ 邮箱:QQ 号@qq.com　　腾讯企业邮箱:个人腾讯企业邮箱。

4.4.3　报警项目查询,见图 17-3-13。

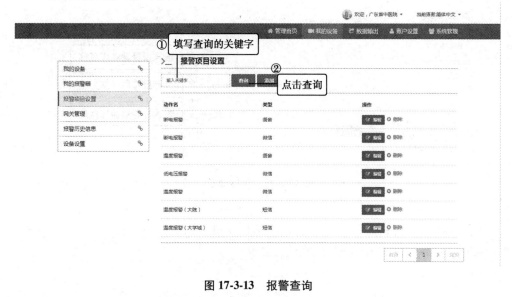

图 17-3-13　报警查询

4.4.4　报警项目编辑、修改,见图 17-3-14、图 17-3-15。

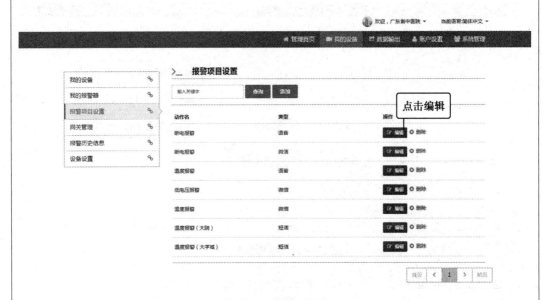

图 17-3-14　报警编辑

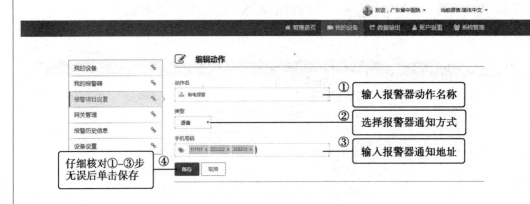

图 17-3-15　报警修改

注意事项:设置邮箱报警时,请将这两个地址:<u>notice@ mail. coldclouds. com</u>,<u>notice@ mg. coldclouds. com</u> 在收件邮箱中添加到收信白名单。

4.4.5 报警项目删除,见图17-3-16。

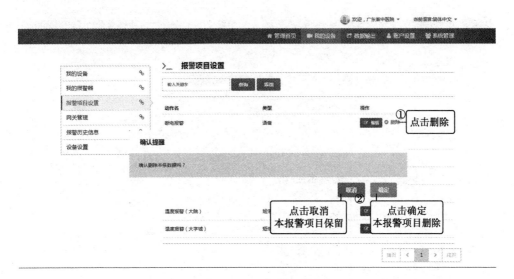

图 17-3-16 报警删除

4.4.6 报警添加

设置完毕报警项目后,即可进行每个数据采集模块的报警设置,操作如下:

4.4.6.1 点击"报警设置",见图17-3-17。

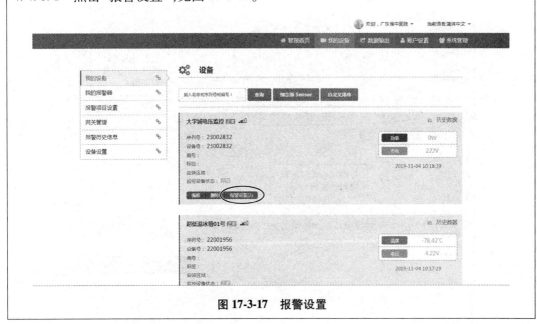

图 17-3-17 报警设置

4.4.6.2 点击"添加报警",见图 17-3-18。

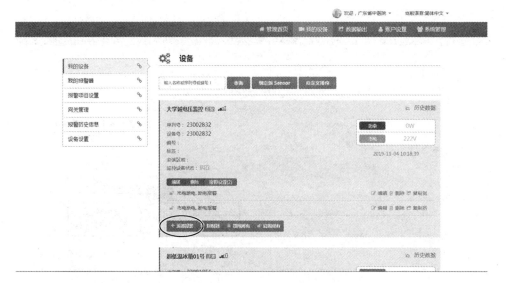

图 17-3-18 报警添加

4.4.7 进行报警设置,按照项目要求填写,完成对设备的报警需求设置,见图 17-3-19。

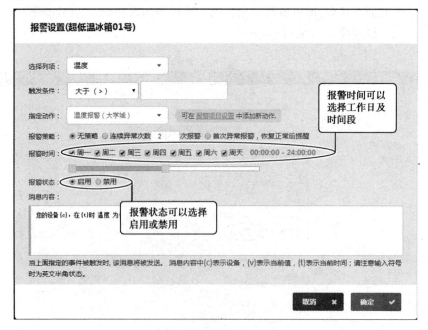

图 17-3-19 信息填写

注意事项:报警指定动作可以同时多选,直接点击" "变为" "即可。建议报警策略选择第三项(首次异常报警,恢复正常后提醒)减少频繁报警。

4.4.8 报警设置复制

若有异常报警相同的设备,在设置报警时可以复制报警设置,首先选择已设置好报警的设备,按下图 17-3-20、图 17-3-21 操作即可。

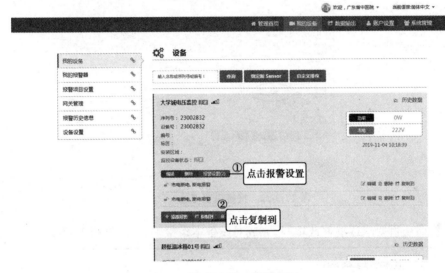

图 17-3-20　报警复制

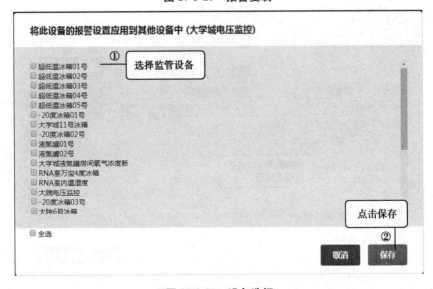

图 17-3-21　设备选择

4.4.9　修改报警设置,见图17-3-22。

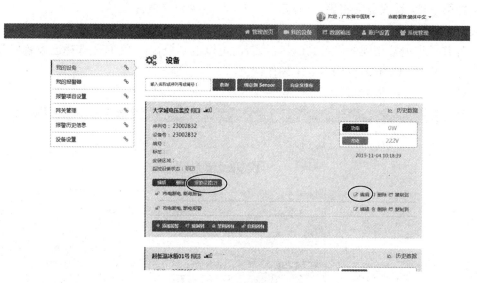

图 17-3-22　报警设置修改

4.4.9.1　按照项目要求逐项修改填写,完成对设备本条报警修改,见图17-3-23。

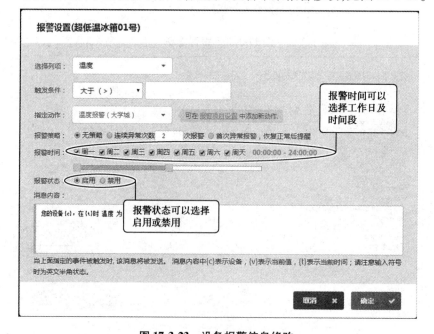

图 17-3-23　设备报警信息修改

4.5 报警查询、修改、删除

4.5.1 报警查询,见图 17-3-24。

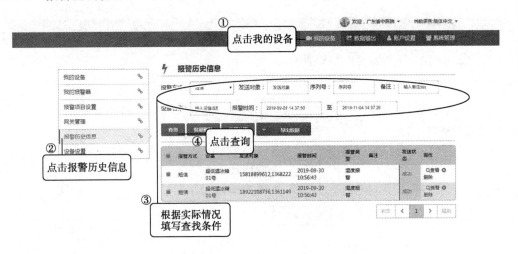

图 17-3-24 报警查询

4.5.2 报警查看,见图 17-3-25。

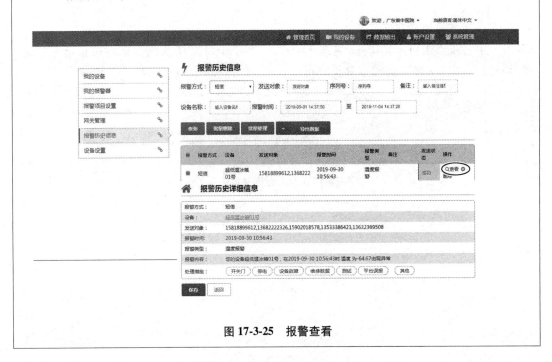

图 17-3-25 报警查看

4.5.3 报警删除,见图 17-3-26。

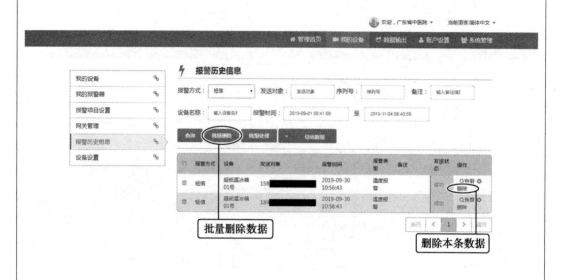

图 17-3-26 报警删除

4.6 实现采集模块的自定义排序

4.6.1 第一步点击自定义排序,见图 17-3-27。第二步可以任意拖拽标签按自己需求排序,满意后点击"保存",若想放弃排序可以点击"取消",见图 17-3-28。

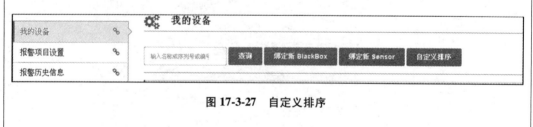

图 17-3-27 自定义排序

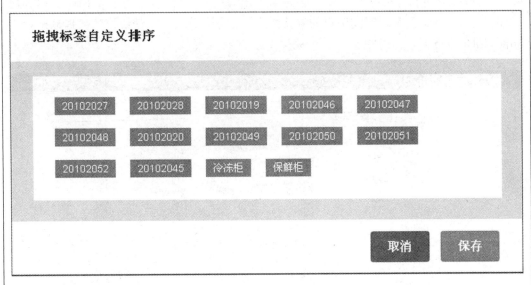

图 17-3-28 标签自定义排序

4.7 数据查询及下载管理

4.7.1 点击数据输出,输入统计日期,点击查询按钮,见图 17-3-29。

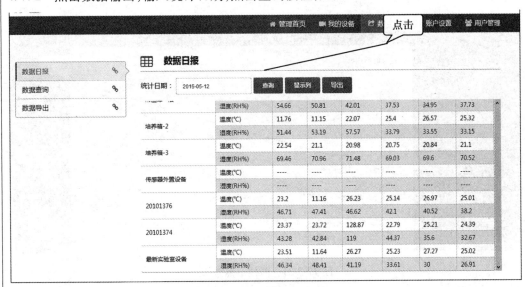

图 17-3-29 数据查询

4.7.2 该部分功能将实现数据的查询、下载导出等操作,可按电子表格或 PDF 文档导出打印,见图 17-3-30。显示时间节点的温度湿度,见图 17-3-31。方便快捷的数据输出导出功能,见图 17-3-32。

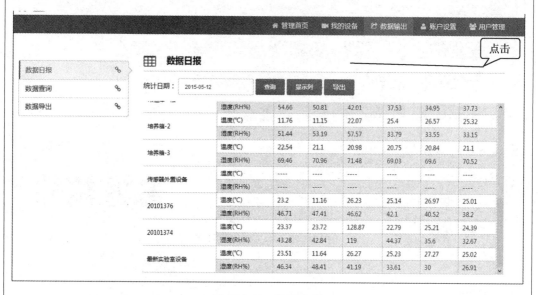

图 17-3-30 数据导出

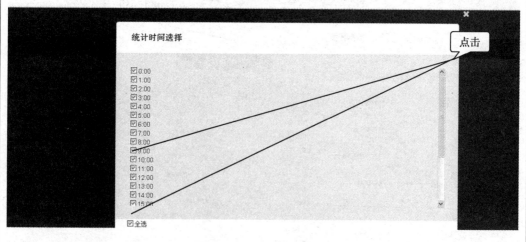

图 17-3-31 时间节点选择

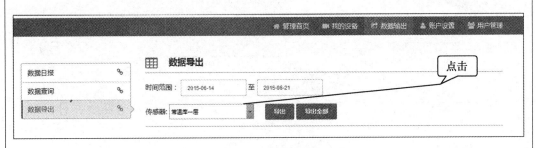

图 17-3-32 数据导出

4.7.3 方便直观的曲线图,见图 17-3-33、图 17-3-34。

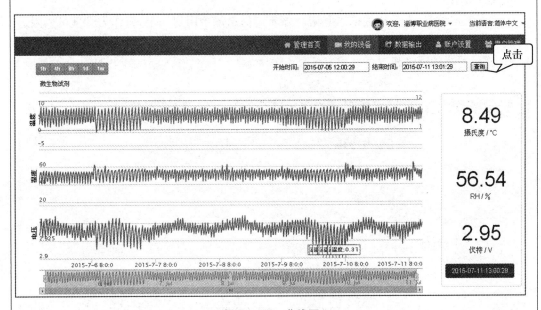

图 17-3-33 曲线图 1

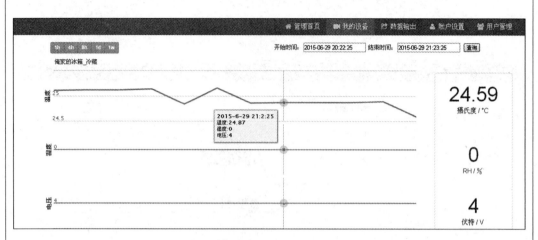

图 17-3-34　曲线图 2

4.8　账户设置

点击账户设置,进行相关信息登记。该账户信息每个用户一个,将作为管理员权限进行使用。账户建议由直接使用部门的负责人管理,见图 17-3-35。密码修改,可帮助修改账号密码,严格的保密机制。

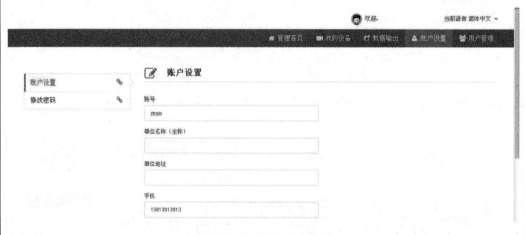

图 17-3-35　账户设置界面

4.9　用户管理

在用户管理界面,点击"添加",即可对该账户下的所有用户进行信息登记、权限设置等操作,轻松实现上下级管理及权限分配,见图 17-3-36。

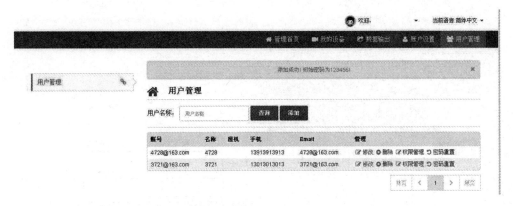

图 17-3-36 用户管理界面

4.10 手机微信端

4.10.1 注册:在微信平台下,首先关注"冷云",然后按下图 17-3-37、图 17-3-38 中 1~6 顺序注册。

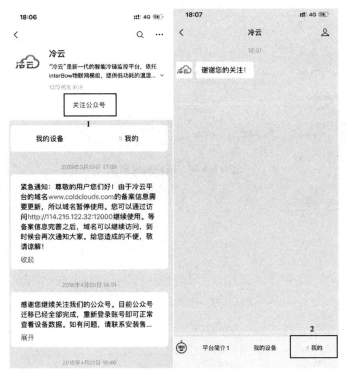

图 17-3-37 注册界面

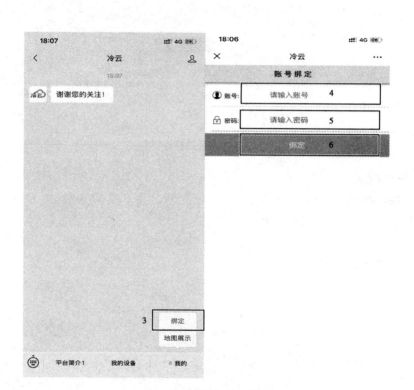

图 17-3-38 账户绑定界面

4.10.2 查看

4.10.2.1 首次查看,需要按 1~2 顺序点击,如下图 17-3-39。

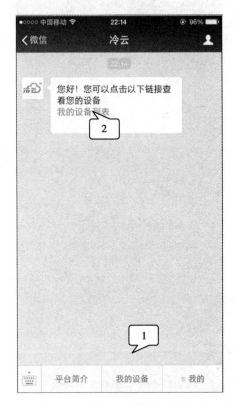

图 17-3-39 查看界面

4.10.2.2　多次查看,直接点击1,如下图17-3-40.

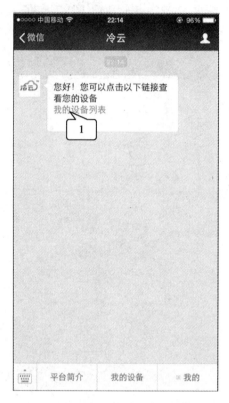

图 17-3-40　多次查看界面

4.10.2.3　微信端查看监控各点的温度和湿度的实时数据,也可查看历史数据,见图17-3-41。

5. 维护

5.1　数据采集(sensor)维护(螺丝刀型号:十字型、直径4mm)。

5.1.1　sensor1(安装前需要启动,长按上部开关键5s,亮绿灯即刻启动;若停用长按上部开关键5s,亮红灯即刻关毕),见图17-3-42。

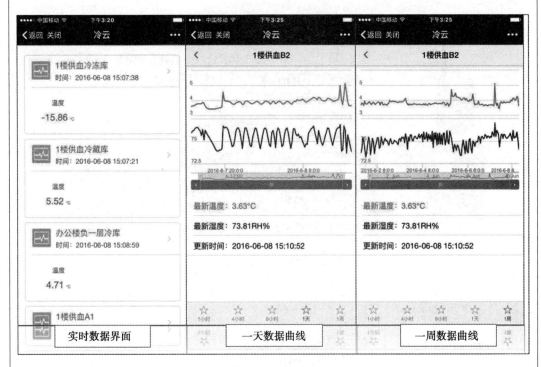

图 17-3-41　数据查看

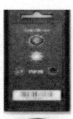

❖一颗纽扣电池 型号为CR2450,标示电压3.0V

❖正常显示电压:2.6 ~ 3.1V

❖电池电压异常报警参数为:电压<2.6

❖当电源异常报警声,请更换电池

更换电池:
　　拧开后侧四个螺母,掀开后盖,取出原有电池,更换新电池,电池正极向内,盖上后盖,拧紧四个螺母即可。

图 17-3-42　数据采集器 1

465

5.1.2 sensor2,见图17-3-43。

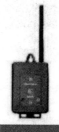
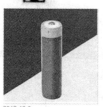

❖两颗充电锂电池 型号为18650,标示电量2500mA,标示电压3.7V

❖正常显示电压:3.6 ~ 4.1V

❖电池电压异常报警参数为:电压<3.6

❖当电源异常报警声,请给电池充电

电池充电:
请使用安卓电源口充电器充电,充电口在sensor2下方,需连续充电8小时,充电时正面下侧指示灯会亮,充满时指示灯自动熄灭;一次充电可以连续使用一年。

图 17-3-43 数据采集器 2

5.2 数据中转(blackbox)维护,见图17-3-44。

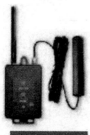

❖两颗充电锂电池 型号为18650,标示电量2500mA,标示电压3.7V

❖正常显示电压:3.6 ~ 4.1V

❖电池电压异常报警参数为:电压<3.6

❖当电压异常报警声,请查看外接电源是否异常

特别说明:
1、BOX所放位置务必擅自移动,以防数据传输异常;
2、请保持BOX长期充电,以防数据传输异常;
3、若需移动BOX位置,请通知账户管理员移动,做好位置变化登记,并观察监测数据是否出现异常。

图 17-3-44 数据中转器

6. 简单故障判断及排除

6.1 智能终端指示灯闪烁代表意义,见图 17-3-45。

模块名称	指示灯				
	位置	颜色	动作	闪烁次数	意义
数据采集 (温湿度) sensor1	中部	蓝色		1	数据正常传输
	中部	绿色	按上部复位键后	1	复位后启动
数据采集 (单温度) sensor2	上部	蓝色		1	数据正常传输
	上部	绿色	按中部复位键后	1	复位后启动
	下部	红灯	充电中	常亮	正在充电
	下部	无色	充电中	无	充电结束
数据中转 Blackbox	上部	蓝色		常亮	待机
	上部	绿色		1	数据传输中,数据较少,正常
	上部	绿色		常亮	数据传输中,数据较多,正常
	上部	红色		1	GPRS信号低
				2	连接服务器失败
				3	发送数据失败
				4	SIM卡未开通或已销户
				5	SIM卡欠费或无GPRS功能
	上部	绿色	按中部复位键后	先1次, 几秒种后 2次	数据正常传输
	下部	红灯	外接电源	常亮	正在充电
	下部	无色	外接电源	无	充电结束

图 17-3-45 智能终端指示灯意义

6.2　数据异常设备判断及排除,见图17-3-46。

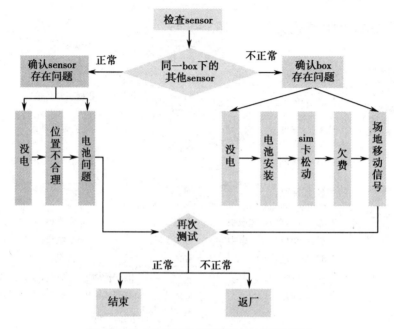

图17-3-46　数据异常设备判断及排除流程图

7. 支持性文件

BRC-PF-027《安全管理控制程序》

广东省中医院生物资源中心 作业指导书	第四节　Thermo 温湿度监控系统 操作规程	文件编号:BRC-SOP-XXGL-004 页码:第1页,共17页 版本:B/0 生效日期:2017-06-01

1. 目的

规范广东省中医院生物资源中心 Thermo smart-vue 24h 温湿度监控系统的操作流程,保证各监控设备安全运行。

2. 适用范围

本规程适用于生物资源中心实验室和储存设备温湿度的监控和记录。

3. 职责

生物资源中心工作人员负责每天对 Thermo smart-vue 24h 温湿度监控系统采集的温湿度进行监控与记录。

4. 操作规程

4.1　登录:双击桌面快捷方式,输入用户名和密码,点击 OK 进入,见图 17-4-1。

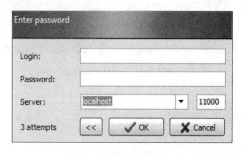

图 17-4-1　登录界面

注意事项:每一次操作设置改动时,都需要再次输入用户名和密码。退出时也需要输入用户名和密码。

4.1.1　当添加终端模块后,欢迎界面之后出现的界面见图 17-4-2。

注意事项:左侧为接收器和终端模块系统树,右侧显示每个终端的状态。

4.2　主要界面内容

在图 17-4-2 中,①是系统树,其中

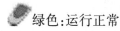绿色:运行正常

红色:超过报警设定上限的报警

橙色:达到报警上限前的预报警

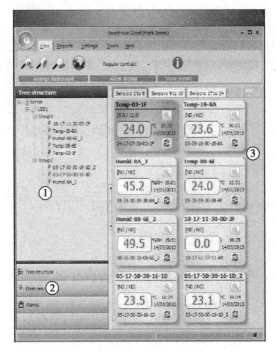

图 17-4-2　添加模块显示

蓝色:超过报警设定下限的报警

紫色:达到报警下限前的预报警

灰色:技术报警,例如中断连接等

点击②可以查看所选终端监控模块的曲线和所有的信息,见图 17-4-3。终端监控模块显示数据界面,见图 17-4-4。

显示终端模块数据,其中,图 17-4-4 数字指示的部分分别代表:

1)探头名称,双击显示探头的细节信息;

2)高低报警设定值;

3)最近一次的读数值,颜色表示目前的状态,与 ● 表示意义相同;

4)模块地址;

5)探头的相信信息,点击放大镜可以查看;

6)最近一次显示的时间;

7)刷新。

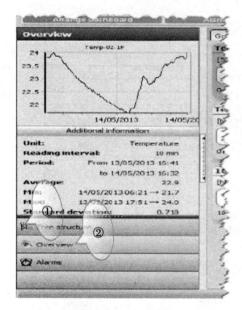

图 17-4-3 温度曲线图

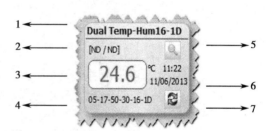

图 17-4-4 数据界面

4.3 查阅信息

4.3.1 View 界面工具内容,见图 17-4-5。

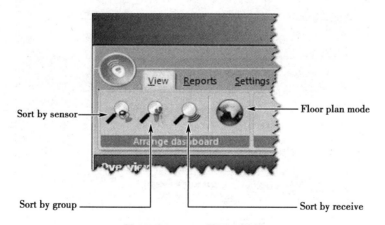

图 17-4-5 view 界面工具栏

第一个 Sort by sensor:根据探头数目排列,如图 17-4-6 所示:

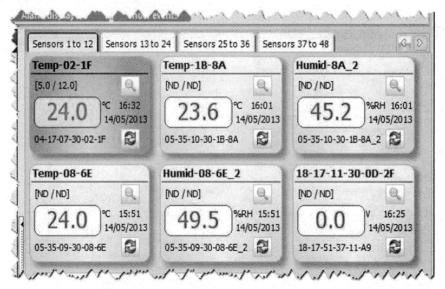

图 17-4-6　探头数目排列

第二个 Sort by group:根据设置的分组信息排列,如图 17-4-7 所示:

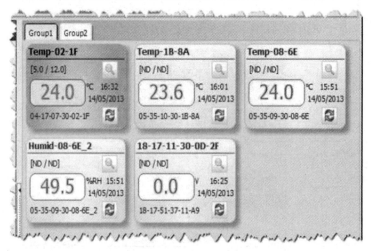

图 17-4-7　设置分组信息排列

第三个 sort by receive:根据接收器分组信息排列,如图 17-4-8 所示:

第四个 floor plan mode:可以载入平面图,如图 17-4-9 所示:

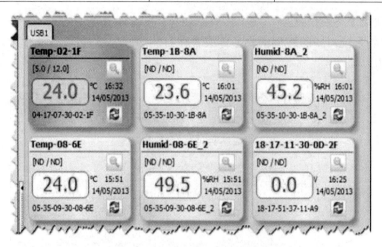

图 17-4-8　接收器分组信息排列

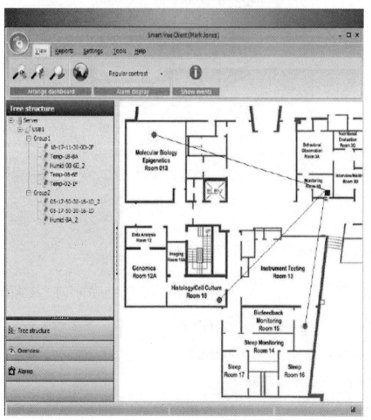

图 17-4-9　平面排布图

4.3.2　查阅单个终端信息

双击左侧系统树中的终端模块名称或者在右侧的放大镜,可以查阅单个终端的信息,见图17-4-10。

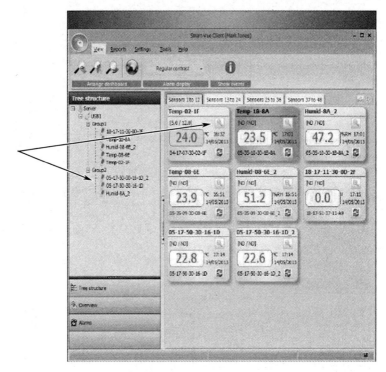

图17-4-10　终端界面

点击Graph即可查看图表,如图17-4-11所示:

从右上角 Last 24 h ▼ 可以选择显示的时间。其他图标表示:

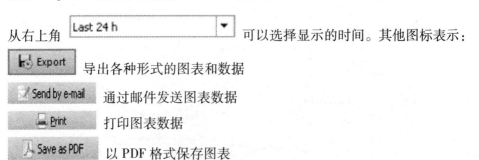

Export 导出各种形式的图表和数据

Send by e-mail 通过邮件发送图表数据

Print 打印图表数据

Save as PDF 以PDF格式保存图表

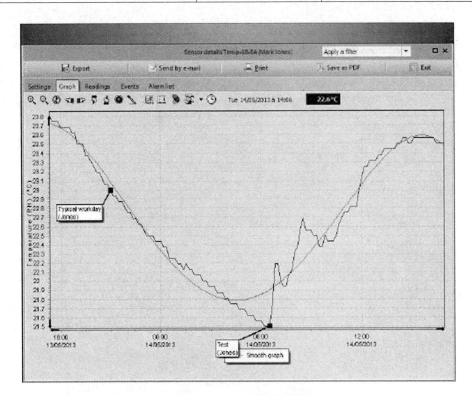

图 17-4-11　单个终端模块图表曲线

Exit　关闭图表窗口

放大或缩小图表,或者恢复

恢复默认视图

水平和垂直移动

曲线上显示测量点

曲线粗细改变

4.3.3　查看多个终端模块信息

　　在 Report 下选择 (Graphs)点击,出现以下界面,见图 17-4-12。把需要查阅的终端模块都从左侧移到右侧,通过中间的箭头指示,点击 OK,即可查看。

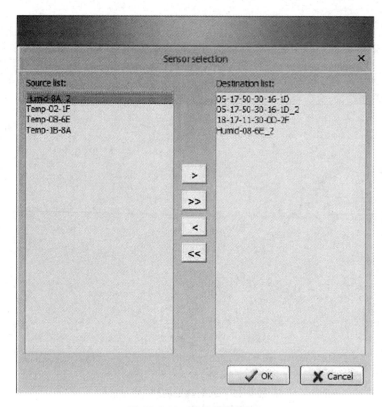

图 17-4-12　终端选择界面

4.3.4　查看其他信息:Graphs 之后,可以点击 Readings 查看数据信息,Events 查看事件日志,Alarm list 查看报警信息,Settings 可以查看终端模块设置,见图 17-4-13。

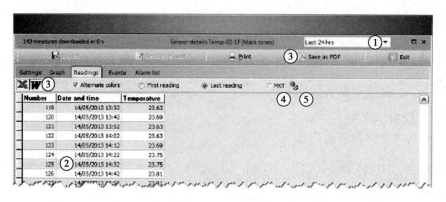

图 17-4-13　信息查看

5. 报警及处理

5.1　接收报警信息:点击左侧的 Alarm,出现报警信息,见图 17-4-14。

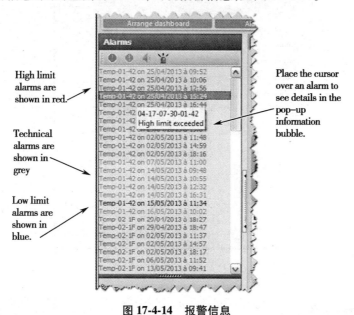

图 17-4-14　报警信息

　　要查看具体信息,可以双击每条报警信息或者选择报警信息后点击 图标。终止一条报警,点击报警信息后再点击 图标即可。

　　报警信息的颜色标识和 颜色代表含义一致。

5.2　确认报警信息:要确认一条报警信息时,出现如上图所示界面,选择报警原因②,可以从③点击选择已经设置好的,④和⑤可以选填或不填写,见图 17-4-15。

5.3　打印报警信息

　　可以通过 Report 界面中的 打印报警信息。点击即可出现所有报警信息的界面,选择具体时间段,点击打印机按钮打印即可。

　　同一终端的报警信息,当查看同一终端的报警信息时,在左侧栏双击终端名称或者在右侧栏用放大镜,然后选择 Alarm list 即可。

5.4　报警测试

　　在 Smart Vue 主界面,点击 即可出现以下界面,见图 17-4-16:

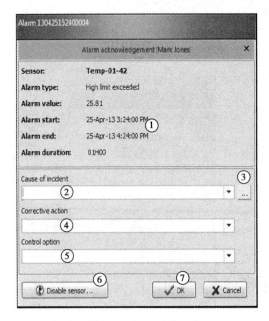

图 17-4-15　报警信息确认

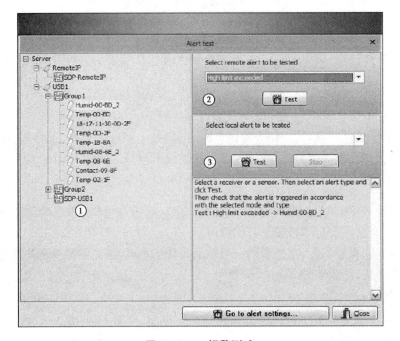

图 17-4-16　报警测试

在①部分选择一个接收器或者终端模块,选择你想测试的报警,选择②或者③中的选项,然后点击 Test 按键,进行测试。

测试后在 Alarms 界面出现以下图标,见图 17-4-17。时间显示为 30/12/1899 为测试。

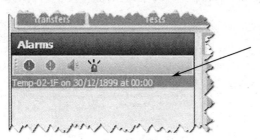

图 17-4-17　报警测试显示

5.5　状态测试

5.5.1　测试信号强度

点击 Tools 界面,选择双击 图标,点击 start analysis,即可出现如下界面,见图 17-4-18:Signal 一栏中显示的是每个终端的信号强度。可以点击④导出数据。

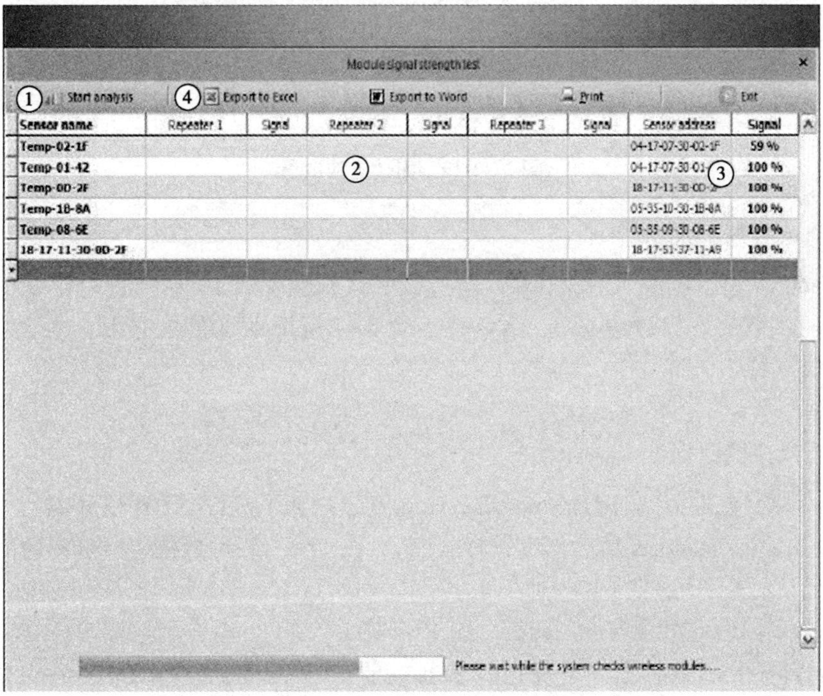

Sensor name	Repeater 1	Signal	Repeater 2	Signal	Repeater 3	Signal	Sensor address	Signal
Temp-02-1F							04-17-07-30-02-1F	59 %
Temp-01-42							04-17-07-30-01	100 %
Temp-0D-2F							18-17-11-30-0D-	100 %
Temp-18-8A							05-35-10-30-18-8A	100 %
Temp-08-6E							05-35-09-30-08-6E	100 %
18-17-11-30-0D-2F							18-17-51-37-11-A9	100 %

图 17-4-18　测试信号强度

5.5.2 测试电池电量

在 Tools 界面下点击 测试电池电量强度,点击 start analysis,即可出现如下界面,见图 17-4-19:Percentage remaining 显示电池电量还有多少,点击③可导出数据。

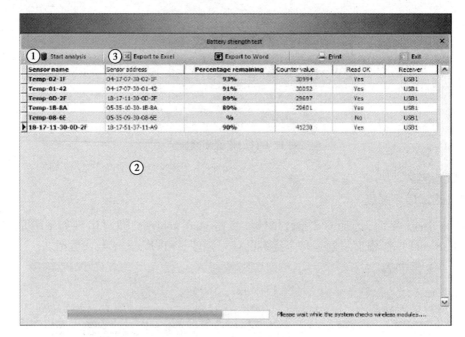

图 17-4-19 测试电池电量

5.5.3 测试数据记录功能

在 Tools 界面下点击 测试数据记录状态,点击 start analysis,即可出现如下界面,见图 17-4-20:状态会以颜色标识,颜色代表含义在最下面③处有指示。点击④可导出数据。

5.6 数据信息

5.6.1 选择存档数据

点击 ,点击 Data,选择 Archive readings,出现如下界面,见图 17-4-21。

点击 Archive readings 之后出现选择界面,见图 17-4-22:可根据需要选择时间段,点击 OK 选择确认。

5.6.2 显示存档数据,击 View data,见图 17-4-23。

点击 View archives 之后出现选择界面,见图 17-4-24:选择时间之后点击 Display 即可。

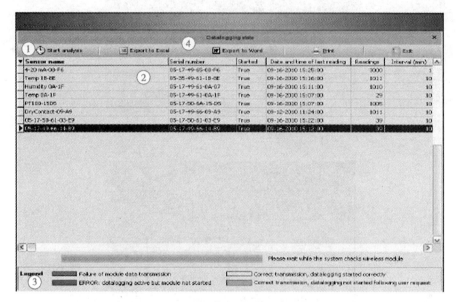

图17-4-20　测试数据记录功能

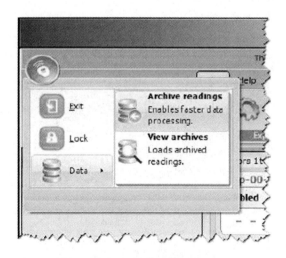

图17-4-21　数据存档

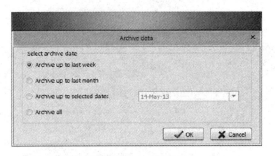

图 17-4-22　选择界面

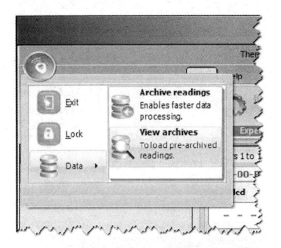

图 17-4-23　显示数据界面

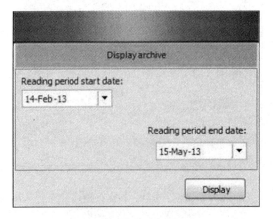

图 17-4-24　选择界面

6. 打印

6.1　终端模块状态打印

在 Report 下选择点击 ，出现如下界面,见图 17-4-25。

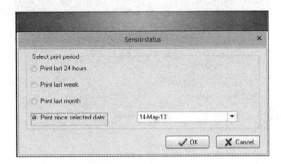

图 17-4-25　模块打印

选择时间,点击 OK,出现打印预览,见图 17-4-26；点击 打印即可。

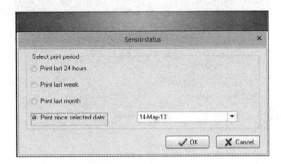

图 17-4-26　打印预览

6.2　自动打印设置

在 Report 中点击 ![printer icon],出现界面,见图 17-4-27:在①勾选,确认自动打印,再选择自动打印的时间,默认的打印机,然后点击 OK 即可。

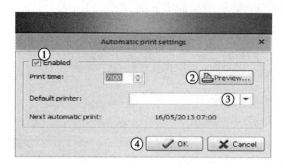

图 17-4-27　打印设置

6.2.1　设置信息打印

在 Report 下选择点击 ![printer icon],出现界面,见图 17-4-28:点击 ![printer icon]打印即可。

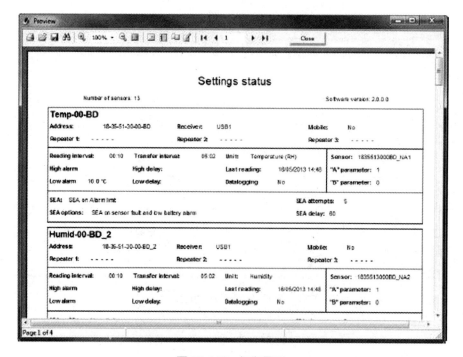

图 17-4-28　打印界面

7. limit alarm 处理程序

7.1　SMART-VUE 温控系统 limit alarm 指温度超出设定的范围后对相关房间或样品负责人、值班人员的电话报警。

7.2　电话报警需要相关房间或样品负责人、值班人员进行电话报警的确认,按"＊&2"确认,代表了对电话报警的确认。

7.3　确认报警电话后,由实验室负责人指定值班人员,与大学城医院工程部联系并尽快回院查看处理。

8. 支持性文件

BRC-PF-027《生物安保控制程序》

1. 目的

当医院信息处或相关部门需要对硬件部分如网络线路、交换机、服务器等或应用程序更新时进行非故障停机检修,或当医院信息系统因各种故障原因造成停机或瘫痪时,保证生物资源中心日常工作正常有序,确保按时按质按量完成工作。

2. 适用范围

本规程适用于广东省中医院生物资源中心工作计算机及样本库信息系统。

3. 职责

3.1 医院信息处负责计算机软硬件的安装、维护、升级、管理以及网络的安全及故障的维修。

3.2 样本库信息系统开发者负责其软件各项功能的开发和完善,并协助信息处进行故障维修。

3.3 由生物资源中心主任和信息系统管理员共同组成的信息网络安全故障应急处理小组负责样本库信息系统安全,检查督促安全责任制和各项安全措施的落实情况,制定网络非故障停机和故障停机应急预案,并制定网络信息系统应急预案的制定。

3.4 生物资源中心信息系统管理员负责本组网络信息系统应急处理,妥善处理各项工作,确保系统程序正常运行。

4. 操作规程

4.1 信息系统非故障停机处理程序

4.1.1 准备好样本入库的记录单,以备信息系统非故障停机使用,手工填写时书写要求应符合规范,应详细记录样本信息,包括住院号、姓名、诊断、所属课题等信息。由于机器故障导致条形码无法打印时,应先将样本做明显标记存储于液氮罐或超低温冰箱中,待信息系统恢复后再打印条形码进行粘贴。

4.1.2 非故障停机前样本库内部进行演练,确保样本能在无网络情况下正常入库。

4.1.3 非故障停机结束后信息处应及时通知生物资源中心工作人员,以便及时恢复仪器接口通讯,确认网络正常运行后,恢复计算机操作,按正常流程进行样本的出入库。工作人员处理完毕后,把最后处理结果向生物资源中心负责人汇报,必要时向主管院长汇报。

4.1.4 信息系统管理员负责保存专用登记本,以备下次非故障停机时使用。非故障停机期间的样本特殊标记,妥善保存,以备复查与粘贴条形码。

4.2 信息系统故障停机处理程序

4.2.1 建立科室网络故障应急预警系统:工作人员发现网络故障在第一时间向信息系统管理员和中心主任汇报,信息系统管理员立即与信息处及软件供应商网络人员共同迅速排查原因,若预计在15min内不能排除时,应再次向中心主任汇报,启动应急预案命令。

4.2.2 信息系统故障停机发生在非正常上班期间,值班人员按非故障停机应急处理方案处理;信息系统故障停机发生在正常上班期间,工作人员应立即在OA或微信上发布通知,告知各课题组尽量避免进行样本的入库与出库。

4.2.3 信息系统恢复后信息处或软件供应商网络人员应立即通知生物资源中心,信息系统管理员协助恢复仪器接口通讯,确定系统正常运行。工作人员恢复计算机操作,按原来正常流程进行样本出入库程序。

4.2.4 工作人员处理完毕后,及时整理记录,交信息系统管理员审核后报中心主任,并及时归档保存。

4.2.5 故障停机期间的样本特殊标记,妥善保存,以备复查与粘贴条形码。

4.3 服务器断电后重启恢复

4.3.1 服务器硬件上操作,按下服务器开机键等待3~4min。

4.3.2 在服务器上接一个USB接口的键盘等待1min。

4.3.3 按下回车键,输入密码:dellT310,再按一次回车。

4.3.4 用远程计算机访问服务器(如果软件出现无法访问也可以按下面步骤操作)

4.3.5 打开本地电脑:开始-附件-远程桌面连接-输入:195.＊.＊.＊＊输入,账户:
＊＊＊ 密码:＊＊＊。

4.3.6 打开远程桌面之后,开启软件后台快捷键(VM),双击运行Freezerpro软件。

4.3.7 点击关闭远程桌面。访问软件:打开浏览器输195.＊.＊.＊＊回车输入账户密码即可。

5. 支持性文件

BRC-PF-004《信息和数据管理程序》
BRC-PF-035《突发情况应急处理程序》

1. 目的

定期核查中心实际库存样本总数和各种类型样本的人/份数,确保中心信息系统的储存信息与实际库存高度一致。通过每次实际出库操作时记录对出库实体样本和所在位置一致性的核查情况和年度随机抽样盘库核查,调查中心样本出库使用率,核实中心储存设备使用情况,分析预测来年所需储存容量。

2. 适用范围

本规程适用于生物资源中心样本库存核实过程。

3. 职责

3.1 出库操作员在每次实际出库操作时,对出库样本实施位置及信息等内容核查,核对出库样本条码与实际储存位置是否一致,并填写 BRC-SOP-XXGL-006-F01《出库样本核查记录表》。

3.2 年度盘库工作每 12 个月一次,信息管理员负责在每年的管理评审前完成年度盘库工作。遵循随机抽样清单原则核查实际库存与信息系统记录是否一致,并记录 BRC-SOP-XXGL-006-F02《库存样本核查记录表》。

3.3 信息管理员在年度盘库后,将每一次出库时产生的 BRC-SOP-XXGL-006-F01《出库样本核查记录表》进行统计分析,纳入年度盘库总结,统计样本总数和各种类型样本的人/份数、储存设备使用情况。将各团队样本出库使用率及相关总结报告提交给中心主任。

3.4 中心主任负责盘库总结(包含已出库样本记录分析和在库样本的随机核查情况)的审批,并与上次盘库结果进行比较形成核库结论,提交管理评审。

4. 设备和器材

手套、口罩、实验防护服、护目镜及其他相关低温防护装备;RURO 公司 Limfinity 信息管理系统。

5. 操作规程

5.1 日常出库样本核查操作

出库操作员严格按照 BRC-PF-023《样本出库管理程序》完成实际样本出库时,对出库样本实施核查,核对出库样本条码与实际储存位置是否一致,并填写 BRC-SOP-XXGL-006-F01《出库样本核查记录表》。如出库样本与实际位置信息不一致,应进行原因分析、采取纠正措施并记录。

5.2 年度库存样本核查操作

5.2.1 信息管理员使用样本库信息系统,统计所有在用储存设备各自使用率及剩余空间百分率、统计各团队所拥有的样本类型和入库样本总数(含已出库)、统计各团队出库样本的样本类型和样本数,计算各团队样本使用率,并在 BRC-SOP-XXGL-006-F02《库存样本核查记录表》中分别填写:①储存设备使用情况统计;②广东省中医院生物资源中心所有样本统计;③广东省中医院生物资源中心所有出库样本统计及样本使用率。

5.2.2 库存核实选取的冻存盒和样本应该是随机的。盘库员使用样本库信息系统,对每一个储存设备随机挑选2个冻存盒,生成随机核查表,包含存储设备编号、冻存盒编号、冻存盒所在位置信息。核库员在做好防护工作的同时,应高度重视确保样本质量不要因盘库产生影响。依据随机核查表从储存设备中取出需要核查的冻存盒,尽快根据不同的冻存盒类型完成盘库工作。可底部批量扫码冻存盒,直接在扫码机器批量扫码,核对样本数量和条码信息是否与信息系统一致;不可底部批量扫码冻存盒,核对样本数量后随机抽取2个冻存管核查信息是否与信息系统一致。将核查完的样本及冻存盒尽快放回原储存位置,并保证储存条件符合要求,填写 BRC-SOP-XXGL-006-F02《库存样本核查记录表》中④样本核查记录表。

6. 注意事项

6.1 尽量缩减样本从存储设备中取出和处理的时间。

6.2 如需长时间取出和处理样本,应使用干冰或液氮临时保存。

6.3 年度核查结果异常时的处理

  如果核查发现样本储存位置错误或丢失,对于位置错误样本需核对样本转移记录并更正储存位置;对于丢失样本应追溯记录,核查样本去向,分析原因,做好详细记录并采取纠正措施。

7. 记录

  BRC-SOP-XXGL-006-F01《出库样本核查记录表》

  BRC-SOP-XXGL-006-F02《库存样本核查记录表》

广东省中医院生物资源中心出库样本核查记录表

表格编号:BRC-SOP-XXGL-006-F01

样本条码	样本储存位置	核查结果	纠正措施	原因分析

出库操作员: 中心主任: 日期:

广东省中医院生物资源中心库存样本核查记录表

表格编号:BRC-SOP-XXGL-006-F02

①储存设备使用情况统计

储存设备	使用率/%	剩余/%	备注

②广东省中医院生物资源中心所有样本统计

类型	团队1	团队2	团队3	团队4	合计
合计					

③广东省中医院生物资源中心所有出库样本统计及样本使用率

类型	团队1	团队2	团队3	团队4	合计
合计					
样本总数					
使用率					

④样本核查记录表

存储设备编号	冻存盒编号	冻存盒所在储存位置	是否可批量扫码	随机抽查冻存管位置	核查结果	采取措施
					整盒实际管数: 信息系统管数: 位置是否一致:是□　否□	

盘库员:	日期:
中心主任:	日期:

注:当随机抽查的冻存盒底部批量扫码3次不成功时,可抽查其中2个位置的冻存管核对信息替代。

1. 目的

规范广东省中医院生物资源中心生物样本的弃用销毁流程。

2. 适用范围

本规程适用于广东省中医院生物资源中心内储存的质量已确实无法保证有实际应用价值且获得途径广泛、供体数量大、非稀缺的样本,以及样本捐赠人提出反悔意见,要求销毁所捐赠的样本。

3. 职责

生物资源中心工作人员负责样本的弃用销毁及其相关过程的记录。

4. 设备和器材

手套、口罩、实验防护服、护目镜及其他相关防护装备。

5. 操作规程

5.1　申请样本销毁

5.1.1　在本规程适用范围内,申请团队在提出申请的同时,提供样本使用质量问题报告,并由样本库管理委员会委托第三方,随机抽取申报团队样本中的一部分进行质量复核检测,确定样本质量确实不再有科研价值后,管理委员会书面批准同意销毁,由申请团队协同生物资源中心共同进行样本销毁。

5.1.2　在本规程适用范围内,申请单位须提供相关样本捐赠人的退出申请书复印件(或者具有相同功效的撤退申请书),由管理委员会委托申请团队协同生物资源中心共同进行样本销毁。

5.1.3　无论何种情况,申请单位都应真实详细的填写《样本销毁申请表》。

5.2　样本销毁

5.2.1　在样本库管理委员会审批通过后方可开始执行销毁流程。

5.2.2　根据样本库管理委员会给出的需要销毁的样本清单,在信息系统中核对需要销毁的样本,确定其储存位置。

5.2.3　根据信息系统中的记录找到需销毁样本的储存位置,从储存设备和容器中取出样本。

5.2.4　进一步核对所取样本的信息,确认后去掉所有标签。

5.2.5　从储存容器中取出样本,血液样本仍盛放在冻存管中。

5.2.6　将要销毁的样本和直接盛放样本的冻存管放入医疗废物收集袋中。

5.2.7 将装有样本或容器的医疗废物收集袋交给具备相应资质的医疗废弃物公司进行灭活或处理。

5.2.8 在《样本销毁记录表》中记录样本销毁的原因,执行销毁的日期,以及执行销毁的人员。

5.2.9 对于撤销知情同意书而被销毁的样本,其所有相关信息和数据应从信息系统中删除,相关的文本记录也应销毁,仅保留撤销同意的申请和样本销毁的记录。

6. 支持性文件

GB19489-2004《生物安全通用要求》

7. 记录

BRC-SOP-XXGL-007-F01《样本销毁申请表》

BRC-SOP-XXGL-007-F02《样本销毁记录表》

广东省中医院生物资源中心样本销毁申请表

表格编号:BRC-SOP-XXGL-007-F01

申请人(签字)			申请日期	
申请销毁样本详细信息				
序号	样本类型		样本条码	数量
销毁理由				
1. 样本质量不足以满足科学研究需要,销毁以腾出空间 2. 患者要求改变捐赠样本的初衷,并要求将其样本销毁 3. 其他理由				
批准人(签字)			批准日期	

广东省中医院生物资源中心样本销毁记录表

表格编号:BRC-SOP-XXGL-007-F02

销毁日期	样本条码	课题组	样本类型	销毁原因	销毁方式	执行者

第八节　信息管理常用记录表格一览表

1. 出库样本核查记录表

表格编号：BRC-SOP-XXGL-006-F01

样本条码	样本储存位置	核查结果	纠正措施	原因分析

出库操作员：　　　　　中心主任：　　　　　　　　　　　　日期：

2. 库存样本核查记录表

表格编号：BRC-SOP-XXGL-006-F02

①储存设备使用情况统计			
储存设备	使用率/%	剩余/%	备注

②广东省中医院生物资源中心所有样本统计				
类型	团队1	团队2	团队3	团队4	合计
合计					

③广东省中医院生物资源中心所有出库样本统计及样本使用率				
类型	团队1	团队2	团队3	团队4	合计
合计					
样本总数					
使用率					

④样本核查记录表						
存储设备编号	冻存盒编号	冻存盒所在储存位置	是否可批量扫码	随机抽查冻存管位置	核查结果	采取措施
					整盒实际管数： 信息系统管数： 位置是否一致:是□ 否□	

盘库员：　　　　　　　　　　　　　日期：

中心主任：　　　　　　　　　　　　日期：

3. 样本销毁申请表

表格编号：BRC-SOP-XXGL-007-F01

申请人（签字）			申请日期	
申请销毁样本详细信息				
序号	样本类型		样本条码	数量
销毁理由				
1. 样本质量不足以满足科学研究需要，销毁以腾出空间 2. 患者要求改变捐赠样本的初衷，并要求将其样本销毁 3. 其他理由				
批准人（签字）			批准日期	

4. 样本销毁记录表

表格编号：BRC-SOP-XXGL-007-F02

销毁日期	样本条码	课题组	样本类型	销毁原因	销毁方式	执行者

1. 目的

规范广东省中医院生物资源中心 Thermo Multifuge X1R 台式离心机操作和维护保养规程,保证台式离心机的正常运行。

2. 仪器简介和原理

Thermo Multifuge X1R 台式离心机,采用 Thermo Scientific 专利创新技术,装有等量试液的离心管对称放置,电动机带动转头高速旋转所产生的相对离心力使试液分离。4 种水平转头可选,可离心从微量到 400ml 的离心管以及酶标板,可以提供防生物污染离心附件,最高转速 6 300r/min;9 种角转头可选,包括分立式密封角转头,用于离心特别危险或敏感的生物样本,最高转速 15 200r/min。有制冷系统,温度设定范围−10~40℃。

3. 适用范围

本程序适用于生物资源中心 Thermo Multifuge X1R 台式离心机的日常使用和定期维护。

4. 仪器环境要求

220V,10A。工作环境温度范围 18~25℃,最大允许相对湿度 75%。

5. 操作规程

5.1　控制面板,见图 18-1-1。

加/减速区:按下加/减速键使光标到 ACC(加速)或 DEC(减速),在键盘输入档位(共 9 档)后 ENTER。

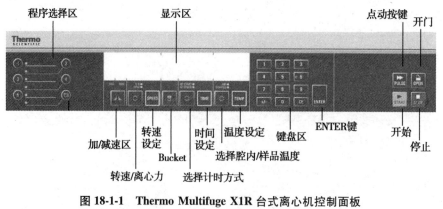

图 18-1-1　Thermo Multifuge X1R 台式离心机控制面板

转速/离心力设定:按下转速设定键,然后按下转速/离心力键选择转速或离心力,在键盘输入值后 ENTER。

时间设定:按下时间设定键,然后按下选择计时方式(一种是 AT START 即转头开始转动开始计时,另一种是 AT SPEED 即转头达到设定转速开始计时),在键盘输入值后 ENTER。

温度设定:按下温度设定键,然后按下选择仓内/样品温度,在键盘输入值后 ENTER。

开始/停止键:开始离心/停止离心。

开门键:开启离心机封盖。

点动键 PULSE:即瞬时离心功能。某些实验样品仅仅需要短时间的离心可以按此按钮,按住点动键时离心机转动,松手即停止。

程序选择区:可存储用户预定程序。选定好各参数,按住数字键 3~5s 即可保存该程序。

Bucket 键:使用水平转头时,需要输入吊桶编号(吊桶桶身上的 8 位数字的后 4 位)

5.2 离心机使用

5.2.1 离心机应放置在水平坚固的平台上,并力求使仪器处于水平位置以免离心时造成仪器振荡。

5.2.2 按下控制面板的 START 按键。离心机加速至设定的转速,离心计时显示激活。如果离心转速的设定高于使用中的特定转头的最大允许的转速或 RCF 数值,屏幕将显示出离心机最大转速的信息。

5.2.3 如果样品装载不平衡,当转速高于约 300r/min 时,屏幕将显示信息"Imbalanced load"("装载不平衡"),运行将中止。

5.2.4 通常离心时间已经预先设定,操作者只能等待设定时间到点之后离心机自动将腔门打开。一旦离心转速下降到零,屏幕将显示结束信息"END"。如需打开腔门取出样品,按 OPEN。您也可以在离心运行的任何时刻,通过按下"Stop"停机键手动停机。

5.2.5 按住瞬时离心按键 PULSE,离心机将启动并持续运转,直到按键松开。离心机将以最大功率进行加/减速。其优先性大于所有前面设定的 r/min 或 RCF。在加速阶段,离心时间将以秒进行正计时。读数一直持续到离心腔盖打开。

5.2.6 待离心机完全停止转动时打开机盖,取出离心样品,结束离心。

5.2.7 离心完毕后,离心机盖子保持开放状态,关闭电源开关。

5.3 仪器校准

5.3.1 仪器负责人应制订仪器的定期校准计划,主要是进行转速的校准,校准周期为每 12 个月一次。

5.3.2　校准工作由厂家和/或国家认可的计量单位负责进行实施,并于校准后出具有效校准报告。

5.3.3　校准报告由质量负责人或者指定人员确认签名后交给档案管理员保管。

5.3.4　校准后的仪器应贴上标识,标识上应注明上次校准时间、校准结果、下次校准时间、校准人。

5.3.5　逾期未实施校准的仪器经实验室负责人确认近期无需要使用的,必须停止使用,并贴上停止使用标识。

5.3.6　校准不合格的仪器必须停止使用,由实验室负责人通知仪器生产厂家进行维修,贴上维修标识,并做好异常情况记录。

6. 维护保养

6.1　使用离心机之前需确定其运行状态是否一切正常。

6.2　待离心机完全停止后,打开机盖并关闭电源,用干净的软布擦拭清洁离心机外表面。

6.3　用75%酒精消毒棉球擦拭转子表面及离心孔。

6.4　填写《离心机使用与维护记录表》。

6.5　每年请工程师全面检查离心机并维护保养。

7. 报警及处理

　　如果机器正在运行时发生离心管破裂或怀疑发生破裂,应关闭机器电源,停止后要密封离心机盖至少30s,使气溶胶沉积;如果机器停止后发现破裂,应立即盖上盖子,并密闭至少30min。上述情况发生后应通知仪器负责人,随后做好个人防护,用镊子清理碎片,再用75%酒精擦拭2~3遍。

8. 注意事项

8.1　使用前要确定离心腔内没有异物。

8.2　使用前请确定转头已卡到位(放入转头后,用手往上轻提转头,确认有无松动)。

8.3　要确定离心样品放置对称并且离心管放置到位,保持样品重量平衡。

8.4　离心前要将转头盖旋紧,如样品具有传染性请用防生物污染转头盖(螺旋转头盖)。

8.5　如果接着做下次离心,请关上腔门,以保持腔内温度,并防止过多冷凝水形成。

8.6　如果短期内不再使用离心机,请擦干离心腔内冷凝水,打开腔门,关闭电源即可,以利于腔内水汽及腐蚀性气体散发。

8.7　如果离心机将暂停使用一段时间,请在保证离心腔内干燥的情况下,关闭腔门,以避免灰尘进入。

9. 记录

BRC-SOP-YQCZ1-001-F01《离心机使用与维护记录表》

广东省中医院生物资源中心离心机使用与维护记录表

表格编号:BRC-SOP-YQCZ1-001-F01

使用/维护	1	2	3	4	5	6	7	8	9	10	11	12	13	14	15	16	17	18	19	20	21	22	23	24	25	26	27	28	29	30	31
设备编号																															
使用前是否正常																															
使用后清洁内腔																															
使用后盖上盖子,关闭电源																															
操作者签名																															
备注																															

注:操作完请打"√";如有异常或维护情况请在备注中记录并签名。

1. 目的

规范广东省中医院生物资源中心 Beckman Allegra X-12R 台式离心机操作和维护保养规程,保证台式离心机正常运行。

2. 仪器简介和原理

Allegra X-12R 台式离心机采用微机控制、触摸式按键操作,配合不同转头及适配器使用,可以一机多用。Allegra X-12R 最高转速为 10 200r/min,最大容量为 4×750ml;其 SX4750 转头最大容量为 4×750ml,并可用于血袋、细胞培养瓶的分离,在同一转头上可更换吊篮,用于分离酶标板,;Allegra X-12R 采用环保制冷剂,冷冻效果好,且在转头停止运转后,温度控制可以保持在设定温度达 10min;安全性方面,具备自动门联锁、超速及不平衡检测、转头自动识别系统、生物安全转头及 Aerosolve 透明密封离心杯,为生物实验的安全性提供了多重保障。可应用于细菌收集、蛋白沉淀、细胞分离等研究领域,是细胞生物学及分子生物学研究的基本工具。

3. 适用范围

本程序适用于生物资源中心 Beckman Allegra X-12R 台式离心机的日常使用和定期维护。

4. 仪器环境要求

220V,10A。工作环境温度范围 18~25℃,最大允许相对湿度 75%。

5. 操作规程

5.1　控制面板,见图 18-2-1。

5.1.1　ROTOR:按键显示兼容旋转体的可滚动列表。重复按键滚动转子列表。

5.1.2　RPM/RCF:切换离心力和转速。

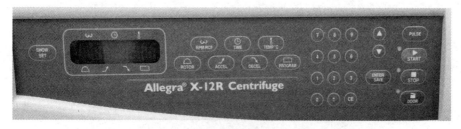

图 18-2-1　Beckman Allegra X-12R 台式离心机控制面板

5.1.3　TIME:输入运行时间。当按下两次 TIME 键时,则选择了 HOLD 模式。

5.1.4　TEMP:输入温度,范围为-10~40℃。

5.1.5　ACCEL:加速控制,共 10 档可选,1(最慢)~10(最快)。

5.1.6　DECEL:减速控制,共 11 档可选,0(OFF)~10(最快)。

5.1.7　PROGRAM:可用键盘或鼠标选择程序号。

5.1.8　ENTER/SAVE:保存程序。每次更改参数后,先按 ENTER/SAVE 键,再按 START 键启动离心机。

5.1.9　SHOW SET:在运行中按键 5s 显示设置值。

5.1.10　PULSE:转子会以最大速率加速至设置转速,短暂维持运行(一旦按下键)。松开键时,则停止。

5.2　离心机使用

5.2.1　打开电源。

5.2.2　按 DOOR,打开离心机门腔。

5.2.3　根据转头手册的指引,准确安装转头并专用工具锁紧(需事先平衡样品)。

5.2.4　按 ROTOR,然后再按 ROTOR 或使用上下键选择转头,按 ENTER 键确认。

5.2.5　按 RPM/RCF 键,用键盘输入运行速度。再按 RPM/RCF 键切换到以 RCF 输入运行速度。

5.2.6　按 TIME 键,用键盘输入运行时间(最高至 99 小时 59 分);或按 TIME 键两次进入连续运行和设置时间模式。

5.2.7　按 TEMP℃键,用键盘输入运行温度-10~40℃。

5.2.8　按 ACCEL 键,用键盘输入所选择加速速率编号,1(最慢)~10(最快)。

5.2.9　按 DECEL 键,用键盘输入所选择减速速率编号,0(OFF)-10(最快)。

5.2.10　检查所有参数都正确,并确认已关上门盖(门 LED 亮),按 ENTER/SAVE 键,再按 START 键(5s 内)。

5.2.11　当设置时间计至 0 时,可自动降速停止运行,或按 STOP 键中途强制结束运行。

5.2.12　当转头停止(有声音提示和 DOORLED 亮),按 DOOR 键,打开腔门。

5.3　离心机校准

5.3.1　仪器负责人应制订仪器的定期校准计划,主要是进行转速的校准,校准周期为每 12 个月一次。

5.3.2　校准工作由厂家和(或)国家认可的计量单位负责进行实施,并于校准后出具有效校准报告。

5.3.3　校准报告由质量负责人或者指定人员确认签名后交给档案管理员保管。

5.3.4　校准后的仪器应贴上标识,标识上应注明上次校准时间、校准结果、下次校准时间、校准人。

5.3.5 逾期未实施校准的仪器经实验室负责人确认近期无需要使用的,必须停止使用,并贴上停止使用标识。

5.3.6 校准不合格的仪器必须停止使用,由实验室负责人通知仪器生产厂家进行维修,贴上维修标识,并做好异常情况记录。

6. 维护保养

6.1 使用离心机之前需确定其运行状态是否一切正常。

6.2 待离心机完全停止后,打开机盖并关闭电源,用干净的软布擦拭清洁离心机外表面。

6.3 用75%酒精消毒棉球擦拭转子表面及离心孔。

6.4 填写《离心机使用与维护记录表》。

6.5 每年请工程师全面检查离心机并维护保养。

7. 报警处理

报警处理详见表18-2-1。

表 18-2-1 Allegra X-12R 台式离心机报警及处理措施

诊断代码/信息	问题	结果	建议采取的措施
P1: 发生停电,见手册	系统或设备停电	运行中止	按下 CE 键清除信息,重新开始运行。显示器上显示剩余时间
L1~L6: 门栓锁,见手册	栓锁没有正确操作	如果显示错误信息,请运行以最大制动中止	从两面按下门直到 DOOR(门)LED 点亮。按下 CE(清除项目)键清除信息。如果您反复关闭门而无效,致电 Beckman Coulter 现场服务部
L7: 无法打开门,见手册	门栓无法松开	按下 DOOR(门)按键不能打开门	按下门,然后再次按 DOOR(门)按键。如果门不能打开,请致电 Beckman Coulter 现场维修部。如果门开启但显示屏上的信息没有变化,请按下 CE(清除项目)清屏
C1: 转头温度超过设置值4℃	平衡后转头温度超出设置值4~8℃	运行继续;信息起提示作用	按下 CE(清除项目)键清除信息

续表

诊断代码/信息	问题	结果	建议采取的措施
C2: 转头温度超过设置值8℃,请致电维修部	在平衡试验过后,转头温度超过设置温度8℃时	运行无制动中止	致电 Beckman Coulter 现场服务部
C3 和 C5:温度错误,请致电维修部	制冷系统错误	运行以最大速度中止	致电 Beckman Coulter 现场服务部
T1 和 T2: 温度、门锁起 45min,请致电维修部	系统温度问题	运行无制动中止;门锁起45min	致电 Beckman Coulter 现场服务部
T3: 温度、门锁起 45min,参见手册	电机过热	运行无制动中止;门锁起45min	等待电机冷却 45min,然后重新开始运行。按下 CE(清除项目)键清除信息。如果问题依然存在,致电 Beckman Coulter 现场维修部
D1~D9: 驱动错误,参见手册	驱动系统问题	运行停止,通常未采取制动	运行停止后按下 CE(清除项目)清除信息,然后重新开始运行。如果问题依然存在,致电 Beckman Coulter 现场维修部。在尝试打开门之前,仔细聆听并确保没有声音从腔体内传出(说明转头在旋转)。按照以下停电时取回样品指示

8. 注意事项

8.1 使用前要确定离心腔内没有异物。

8.2 使用前请确定转头已卡到位(放入转头后,轻提转头,确认有无松动)。

8.3 要确定离心样品放置对称并且离心管放置到位,保持样品重量平衡。

8.4 离心前要将转头盖旋紧。

8.5 如果离心机将暂停使用一段时间,请在保证离心腔干燥的情况下,关闭腔门,以避免灰尘进入。

9. 记录

BRC-SOP-YQCZ1-001-F01《离心机使用与维护记录表》

广东省中医院生物资源中心离心机使用与维护记录表

_____年_____月　　　　　　　　　　　　　　　表格编号:BRC-SOP-YQCZ1-001-F01

使用/维护	1	2	3	4	5	6	7	8	9	10	11	12	13	14	15	16	17	18	19	20	21	22	23	24	25	26	27	28	29	30	31
设备编号																															
使用前是否正常																															
使用后清洁内腔																															
使用后盖上盖子,关闭电源																															
操作者签名																															
备注																															

注:操作完请打"√";如有异常或维护情况请在备注中记录并签名。

广东省中医院生物资源中心作业指导书	第三节　Thermo Forma 907 超低温冰箱使用与维护操作规程	文件编号:BRC-SOP-YQCZ3-001
		页码:第1页,共5页
		版本:B/0
		生效日期:2017-06-01

1. 目的

规范广东省中医院生物资源中心 Thermo Forma 907 超低温冰箱的操作规程,保证 Thermo Forma 907 超低温冰箱的正常运行。

2. 仪器简介和原理

Thermo Forma 907 超低温冰箱,可在−86~−40℃之间储存样品。

3. 适用范围

本程序适用于生物资源中心 Thermo Forma 907 超低温冰箱的日常使用和定期维护。

4. 仪器环境要求

环境温度在 18~25℃之间。

为确保适当的通风及空气流动,要求冰箱背部及顶部应至少留下 15cm 的间隙,侧面应至少留下 8cm 的间隙。

5. 操作规程

5.1　温度设置

5.1.1　设置温度

按 MODE 键至 SET TEMPERATURE 状态,按"↑""↓"键至所需温度。按"ENTER"确认,并按"MODE"键至"Run"模式。

5.1.2　设置高温报警温度

按 MODE 键至 SET HIGH ALARM 状态,按"↑""↓"键至所需温度。按"ENTER"确认,并按"MODE"键至"Run"模式。

5.1.3　设置低温报警温度

按 MODE 键至 SET LOW ALARM 状态,按"↑""↓"键至所需温度。按"ENTER"确认,并按"MODE"键至"Run"模式。

5.2　温度记录

由温度监控系统对冰箱内温度进行实时采点监测,随时可在电脑上查看即时温度,每个工作日由当班人员负责查看冰箱温度情况并记录在记录表中,如遇温度超过设定范围温控系统会即时发出报警信息到工作人员手机,以保证及时快速地采取措施处理。

5.3　超低温冰箱温度报警的处理方法(温度警报限一般设定为−70℃)

5.3.1 在开启冰箱拿取或放回样本时,请首先控制冰箱门的开启时间,如温度报警请先确认是否是冰箱门的时间开启时间过长,如是请立即关闭冰箱门,等待温度回复。

5.3.2 如不是由于冰箱门开启时间引起,请立即联络维修人员,并告知报警显示屏上的提示,在维修人员的指导下消除警报。如在2h内无法消除,立即转移样本至备用冰箱,待恢复后再返回。

5.3.3 非工作时间,实验室人员接到报警短信后立即返回实验室按以上步骤处理。

5.3.4 冰箱常见报警状态含义

POWER FAILURE 电源失败(断电);HIGH TEMP 高温报警;LOW TEMP 低温报警;PROBE FAILURE 温度探头故障;DOOR OPEN 门开启;CLEAN GASKET 清洗门密封条;LOW BATTERY 电池不足;HOT CONDENSER 冷凝温度高;CLEAN FILTER 清洗滤网。

6. 维护保养

6.1 清洁冰箱外表面

用消毒剂擦拭冰箱外表面。

6.2 清洗空气过滤器

每年进行清洗一次。

6.3 清洁冷凝器

使用一个真空吸尘器清洁冷凝器,注意不要损坏冷凝器散热片。每年清洗一次,根据不同的环境条件,冷凝器清洁次数可能会增加。

6.4 清洁门密封垫

门密封垫至少每月清洁一次。使用一块软布将密封垫及门上的霜冻堆积物全部清除。如有灰尘或过量的霜冻堆积物妨碍门的正常关闭时,清洁门密封垫的频率应相应增加。

6.5 真空释压口

定期检查是否有结霜及结冰堆积物。用一块柔软的干布清除所有霜冻。如果释压管因为结冰而被阻塞,则须进行清洁。确保进行清洁时,真空释压管完全未结冰以防快速形成冷冻。

6.6 更换电池

每2年更换一次电池。

6.7 当箱体内结冰或结霜超过3~5mm,及时进行停机化霜。

7. 报警及处理

冰箱警报会显示在冰箱控制面板上。一旦激活警报,紧靠警报说明的指示灯亮起,并伴有音响警报信号。警报回铃期间,按下"Silence(静音)"键,禁用音响警报。警报将继续,直到冰箱返回到正常状态。这里所说的警报仅指瞬间警报。当警报状况发生,然后返回正常状态,冰箱将自动清除警报状况,见表18-3-1。

表18-3-1　冰箱警报控制面板及处理

故障代码	说明
Er00	名称:选择的型号不正确。描述:表明 DIP SW3 未选用正确型号或不能正确存取。反应:显示屏显示"Er00",且不会启动,直到选择一个正确的型号。请联系技术服务部。
ErA1 ErC1 Erd1 ErE1 ErF1 ErG1 ErH1	该故障状态将会防止其周边设备(风扇、压缩机等)以不正确的电压通电。名称:电压/频率故障描述:表明测得的 RMS 线路电压与安装的高温印刷电路板(PCB)发出的微指令所检测到的逻辑电平不一致;或测得的 RMS 电压不在允许范围内(230VAC 设备的电压范围为 180<Vac<270/115VAC 设备的电压范围为 85<Vac<160);或在十几个周期中所测得的频率不在允许范围内(60Hz 设备的频率范围为 55Hz<Freq<70Hz/50Hz 设备的频率范围为 40Hz<Freq<55Hz)反应:该状况应在通电复位时进行检查,如其处于激活状态,则不得向设备通电。设备会在显示屏上持续显示"Er_1"并继续检测频率及电压。另外,音响警报响起。其他启动故障信息可能会在此信息之前显示出来;然而,如果出现该故障,系统会终止启动程序。ErA1. 未检测到脉冲(零交叉)以确认频率(50/60Hz);ErE1. 检测到的频率低于50Hz;ErD1. 检测到的频率超过60Hz(电源电压上可能会产生噪音);ErE1. 设备电压为230V,且检测到的电压低于下限值(180VRMS);ErF1. 设备电压为230V,且检测到的电压高于上限值(260VRMS);ErG1. 设备电压为115V,且检测到的电压低于下限值(85VRMS);ErH1. 设备电压为115V,且检测到的电压高于上限值(160VRMS)
Er02	名称:控制(箱体)传感器故障 描述:该故障状况表明控制传感器不能为大于等于 12 次的连续读数(~60 秒)生成一个有效的读数。 反应:设备将同时启动两台压缩机(如必要),并试图将读数降至最低点。如传感器恢复,系统会开始正常运转,并对温度反馈作出回应。远程警报触点会被激活。'Er02'会被添加到主显示列表中,且最后的有效箱体温度值不会显示出来。
Er03	名称:热交换器传感器故障描述:该故障状况表明热交换器传感器不能为大于等于 12 次的连续读数(约 60 秒)生成一个有效的读数。反应:只有当用于读取热交换器传感器的按钮次序受到限制时,显示屏才会显示"Er03"。
Er05	名称:显示屏固件完整性故障 描述:显示屏固件未能通过其 CRC CCITT 校验完整性测试。 反应:显示屏在启动阶段进行该项检查,且如果其不能在通电时通过该项检查,则即使无任何故障指示,显示屏也不能启动。

续表

故障代码	说明
Er06	名称:微型板固件完整性故障 描述:微型板固件未能通过其 CRC CCITT 校验完整性测试。 反应:当通电复位时进行该项检验,如该状况存在,则"Er06"会显示 10s。
Er07	名称:微型板故障-CS5521 SPI 故障/UISR 故障。描述:该状况表明:因 SPI 总线不能与 ADC 设备进行通信或因 UISR 事件导致微控制器处于不稳定的状态而引起的微型板故障。反应:通过对微型板进行硬件重置,设备会试图从该故障中恢复三次。如果系统不能纠正该故障,以下事件将按次序发生:1. 远程警报触点会被激活。2. 蜂鸣器将发出音响警告,并在 15 分钟后进行回铃。3. "七段"显示屏将显示"Er07"。4. 在激活高温压缩机和低温压缩机之间,系统将需 10min 来分级完成。5. 系统会达到最低温度。
Er09	名称:按钮卡住。描述:该状况表明显示板上有一个按钮被卡住。反应:Er09 会在显示屏上定期显示。
Er11	名称:冷凝器探头传感器故障描述:该状况表明冷凝器探头传感器不能为大于等于 12 次的连续读数(约 60s)生成一个有效的读数。反应:显示屏显示"Er11"。
dErr	此为一般性显示问题,其正在显示的值不可用提供的字符显示出来。
屏显----	名称:失去通信描述:微型板与显示板间失去通信。在此情况下,可视警报闪烁,同时在温度显示屏上显示出破折号(——)。请联系技术服务部。

8. 注意事项

8.1 每周必须清洁顶部的排气孔,将所有的霜除掉,否则易造成打不开冰箱门。

8.2 冰箱应使用专用的双路供电稳压电源。冰箱使用时,设定温度不可高于-70℃。

8.3 冰箱应放置在通风条件良好的环境中,背后离墙壁应至少有 15cm 的空间。

8.4 应尽量减少开门的次数和时间,以保证箱内温度的稳定。

8.5 应经常检查并清洗空气过滤网,以保证压缩机有良好的通风。

8.6 每次人为停机后,应至少等 15min 再开机,否则会损坏压缩机。

8.7 冰箱搬动后,必须放置 24h 后,才可通电开机。

8.8 初次启动冰箱时,可能要启用温度校正功能键来校正冰箱显示温度。按 MODE 键至 CALIBRATE 状态,用"↑"或"↓"键将屏幕显示数值改为与温度计读数一致的实际读数,按"ENTER"确认,并按"MODE"键至"Run"模式。

9. 记录

广东省中医院生物资源中心冰箱使用与维护记录表

表格编号:BRC-SOP-YQCZ3-001-F01

日期											
设备编号											
温度是否稳定正常											
清洁箱体											
清洗冷凝器过滤网											
内壁除霜											
操作者签名											
备注											

注:操作完成请打"√";如有异常或维护情况请在备注中记录并签名。

1. 目的

规范广东省中医院生物资源中心海尔 DW-40L508 医用低温保存箱的操作规程,保证冰箱的正常运行。

2. 仪器简介和原理

海尔 DW-40L508 医用低温保存箱,适合医院、防疫站、血库、科研院所等需要低温储存的场所。箱体内储存温度可通过控制面板上的温度按钮调节,范围-40~-20℃。

3. 适用范围

本程序适用于生物资源中心海尔 DW-40L508 医用低温保存箱的日常使用和定期维护。

4. 仪器环境要求

应放置在不受阳光直射并远离热源的地方,环境温度不高于30℃。
要求四周留有 15~30cm 以上的空间,便于通风散热。

5. 操作规程

5.1 主屏幕,见图 18-4-1。

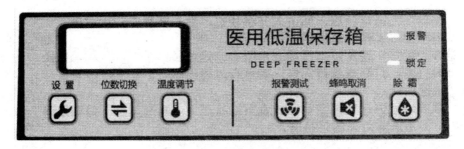

图 18-4-1 箱体的温度调节及设定

5.1.1 解锁

在"锁定"指示灯亮时,除 ⇌ 键外所有按键均被锁定,先按下 ⇌ 键 5s,箱内温度显示区显示 F0,"0"位闪烁显示,再按 🌡 键,显示 F1,然后按下"设置"键,键盘解锁,显示板显示室内温度。如果 10s 没有任何按键操作,则键盘自动被锁定。

5.1.2 温度设定

在上电初始状态下,按下"设置"键,显示屏显示 L0,"0"位闪烁显示,再次按下该键,显示屏显示默认设置温度,显示屏的第二位数字闪烁显示。(若非首次使用,则显示上次运行所设定温度)按下 ⇄ 键改变闪烁数位,按下 🌡 可改变当前闪烁数位的数值大小,调整至需要的温度,然后按"设置"键,设定值有效并被存储,使用温度设定范围:-40～-20℃。

5.1.3 高温报警设定

解锁后,按下"设置"键,显示屏显示 L0,"0"位闪烁显示,然后按下 🌡 键,显示屏显示 L1,再次按下"设置"键,这时在显示屏中就会显示默认高温报警设定温度,默认温度值第二位闪烁显示(默认设定高温报警温度为柜内设定温度+5。注:显示时数字前的"├"号代表"+"号),按下 ⇄ 键改变闪烁位数,按下 🌡 可改变当前闪烁数位的数值大小及符号,设定完成后,按下"设置"键,设定值被存储。高温报警温度设定范围:最高显示温度≥5℃,否则,按默认值设定。

5.1.4 低温报警设定

解锁后,按下"设置"键,显示屏显示 L0,"0"位闪烁显示,然后按下 🌡 键两次,冷冻显示屏显示 L2,按下"设置"键,这时在冷冻显示屏中就会显示默认低温报警设定温度,第二位闪烁显示(默认设定低温报警温度为柜内设定温度-5℃)。要改变温度按下 ⇄ 键改变闪烁数位,按下 🌡 可改变当前闪烁数位的数值大小,设定完后,按下"设置"键,设定值被存储。低温报警温度设定范围:最低显示温度≤设定低温报警温度-设定温度≤-5℃,否则,则按默认值设定。

5.2 温度记录

由低温冰箱温度监控软件每天实时对冰箱内温度进行采点监测,随时可在电脑上查看即时温度,每个工作日由当班人员负责查看冰箱内温度并记录在相应温度记录表中,如遇温度超过设定范围,温控系统会即时发出报警信息到工作人员手机,以保证及时快速地采取措施处理。

5.3 低温冰箱温度报警的处理方法

5.3.1 低温冰箱温度警报限设定为:-15℃。

5.3.2 在开启冰箱拿取或放回样本时,请首先控制冰箱门的开启时间,如温度报警请先确认是否是冰箱门开启时间过长,如是请立即关闭冰箱门,等待温度回复。

5.3.3 如不是由于冰箱门开启时间引起,请立即联络维修人员,并告知报警显示屏上的提示,在维修人员的指导下消除警报。如在 2h 内无法消除,立即转移样本至备用冰箱。待恢复后再返回。

5.3.4 非工作时间,实验室人员接到报警短信后立即返回实验室按以上步骤处理。

6. 维护保养

6.1 低温箱工作一段时间后,其内表面会结霜,从而影响制冷效果,增加电耗,霜层过厚时应进行除霜。

6.2 不要在低温箱门或顶盖上放置重物,以免门体或顶盖受压变形。

6.3 每隔一年,对低温箱清洁保养一次(为安全起见,擦洗前必须先将电源插头拔下)。

6.4 用温湿软布擦低温箱的内外表面;污脏严重时,可用中性洗涤剂擦拭,然后用洗净的软布擦净水渍。

7. 报警及处理

7.1 冰箱常见报警状态(表 18-4-1)

表 18-4-1　冰箱常见报警状态说明表

报警	状态	故障代码	指示	蜂鸣器
高温报警	当箱内温度高于高温报警设定温度时	E9	指示灯闪烁	初次开机默认设定 5h 后开启蜂鸣报警功能,正常工作时,延迟 15min 发出蜂鸣报警。
低温报警	当箱内温度低于低温报警设定温度时	E10	指示灯闪烁	
断电报警	设备断电	/	报警指示灯闪烁,显示屏黑屏与箱内实际温度交替显示	延迟 30s 发出蜂鸣报警
环温过高	环境温度高于38℃	E14	指示灯闪烁	——————
传感器异常	箱内主传感器故障	E6	指示灯闪烁	蜂鸣报警
	环境传感器故障	E0	指示灯闪烁	
电池电量低	蓄电池电量不足或电池开关未打开	E5	指示灯闪烁 3 次	——————

低温箱出现异常状况,有些是因为使用不当造成的。在委托维修之前,请先对照下表自行检查排除。

问题	原因及解决措施
低温箱不工作	电源插头是否有电?电源插头是否插上或松动?电源保险丝是否断开?电源电压是否过低或过高?
压缩机不运转	温度设定是否正确?温度到设定值后继续下降,温度设定是否正确?强制开关是否关闭?配备使用图四温度控制系统的③是否按超过 5 秒使①点亮闪烁两次停顿一次?
噪音大	箱体是否放在平整的地面?箱体是否碰到墙壁?

注意:切勿自行拆卸修理。排除以上原因后依旧异常,联系维修工程师。

8. 注意事项

8.1　当首次启动或长时间不用保存箱的时候,测试电池状态,可能出现电池电量低的情况,因为充电电池已经被完全放电了。这并不意味着出现故障。在此情况下,要充足电池,需要让保存箱持续运转 6 天左右。

8.2　冰箱使用时,设定温度不可高于−20℃。

8.3　冰箱应使用专用的双路供电稳压电源。

8.4　冰箱应放置在通风条件良好的环境中,背后离墙壁应至少有 15cm 的空间。

8.5　应尽量减少开门的次数和时间,以保证箱内温度的稳定。

8.6　应经常检查并清洗空气过滤网,以保证压缩机有良好的通风。

8.7　每次人为停机后,应至少等 15min 再开机,否则会损坏压缩机。

8.8　冰箱搬动后,必须放置 24h 后,才可通电开机。

9. 记录

　　BRC-SOP-YQCZ3-001-F01《海尔 DW-40L508 冰箱使用与维护记录表》

广东省中医院生物资源中心海尔 DW-40L508 冰箱使用与维护记录表

表格编号:BRC-SOP-YQCZ3-001-F01

日期																
设备编号																
温度是否稳定正常																
清洁箱体																
清洗冷凝器过滤网																
内壁除霜																
操作者签名																
备注																

注:操作完成请打"√";如有异常或维护情况请在备注中记录并签名。

1. 目的

规范广东省中医院生物资源中心 GOLD-SIM Biobank24K 气相液氮罐的操作规程,保证液氮罐的正常运行。

2. 仪器简介和原理

GOLD-SIM Biobank24K 气相液氮罐,液氮总容量407L,扇区设计-冻存架层数16层,最大量存放100格冻存架,顶部温度为-186~-183℃,底部温度为-196~-193℃。

3. 适用范围

本程序适用于生物资源中心 GOLD-SIM Biobank24K 气相液氮罐的日常使用和定期维护。

4. 仪器环境要求

容器应放在阴凉、通风、干燥的环境,保持环境通风。

5. 操作规程

5.1 冻存管放入应前做好标记,按照坐标位置放置。

5.2 放入时动作要快,以免温度上升影响保藏效果。

5.3 放入前对手做好消毒工作,同时做好必要的防护工作,带好防爆面罩、防爆裙和手套。

5.4 提出冻存样品时,应首先确认位置,然后提出相应的冻存架,找到样品后,立即取出复温。然后把冻存架上其余样品放入液氮里。

6. 维护保养

6.1 液氮罐使用前,宜清洗消毒一次。清洗时要先用中性洗涤剂洗刷,再用不高于40℃的温水冲洗干净,待内胆充分干燥后,才可再充装液氮。

6.2 液氮灌注应先少量灌注,2h稳定后再灌注足够的液氮,切勿一次灌注完成。

6.3 液氮量少于1/3时应及时补充液氮。

6.4 记录液氮罐的液氮消耗量。

6.5 每年需对储罐及附件安全性进行检查。

6.6 如发现储罐压力出现异常,应立即检查增压阀和放空阀。

7. 报警及处理

7.1 液氮罐在使用过程中,每天都应随时检查罐子的使用情况,在罐子内有液氮的前提下,发现罐子瓶盖上和上部有水珠或结霜情况,说明罐子质量有问题,应立即停止使用。

7.2 在液氮罐盖子上部无水珠或结霜现象时,用手触摸外壳,感觉上部冷,下部热,说明罐子质量有一些问题,即液氮日增损较大,应注意观察,防止液氮耗损完后,所贮存的物质损坏,必要时,最好停止使用;若上下温度一致,说明罐子质量没有问题。

7.3 打开瓶塞后,瓶口内的雾气不往外溢,而往下沉,说明罐子是好的。

7.4 用耳朵从瓶口处听罐子内是否有气泡声,如果出现频繁的气泡声,则说明罐子质量有问题,反之则无问题。

8. 注意事项

8.1 防止冻伤。皮肤不得直接接触。必须穿带超低温防护手套及围裙来放取样品。

8.2 不得放入任何未预冻的物品,样品放入液氮之前必须在气相预降温以免产生暴沸。

8.3 防炸伤。保存样本时必须严格选用质量好的冻存管,并严格密封,存取样本时严格穿戴防护用品。

8.4 液氮不足时应及时更换液氮杜瓦罐,以保证保存样本质量。

8.5 应做好液氮区空气质量的监测,长期存放液氮的房间应开窗通风、换气。

8.6 确保电源电压为220V。

8.7 转动罐内转盘的时候要轻,不要太用力。

8.8 如果断电,宜尽快恢复电源供应。

9. 记录

BRC-SOP-YQCZ3-011-F01《液氮罐补充记录表》

广东省中医院生物资源中心液氮补充记录表

表格编号:BRC-SOP-YQCZ3-011-F01

日期	液氮罐名称/编号	补充容量/(L/kg)	记录人	备注

1. 目的

规范广东省中医院生物资源中心运输型液氮罐的操作规程,保证液氮罐的正常运行。

2. 仪器简介和原理

Thermo Arctic Express TM 5,Thermo Arctic Express TM 10,MVE Vapor Shipper Dewars 和 Thermo Arctic Express TM 10 系列液氮罐,既可作为干式运输容器长途低温运输样品, 也可以作为储存容器进行样品低温储存。

3. 适用范围

本程序适用于生物资源中心 Thermo Arctic Express、MVE Vapor Shipper Dewars 运输 型液氮罐的日常使用和定期维护。目前本中心投入使用的有 Thermo Arctic Express TM 5 (1.5L)、MVE Vapor Shipper Dewars(1.5L)和 Thermo Arctic Express TM 10(4.3L)、MVE Vapor Shipper Dewars(4.3L)运输型液氮罐。

4. 仪器环境要求

工作温度:18~25℃

相对湿度:20%~80%,无凝结。

安装类别Ⅱ(过电压)符合 IEC 664。

污染等级 2 符合 IEC 664。

海拔限制:2 000m。

定位器和定位器 Plus 装置仅供室内使用。

5. 操作规程

5.1　液氮填充

5.1.1　打开盖子,倾倒入液氮至瓶颈口位置,让液氮被管壁吸附材料充分吸收。

5.1.2　重复以上动作两到三次直至管壁不再吸收液氮。

5.1.3　在放入样本前,需将第三次填充完毕后的罐内液氮,小心全部倒出至另一个空罐中。

5.2　样本运输

5.2.1　冻存管放入前应做好标记,并将管口密封好后立即投入液氮罐中。

5.2.2　放入时动作要快,以免温度上升影响保藏效果。

5.2.3　放入前对手做好消毒工作,同时做好必要的防护工作,带好防护面罩、防护裙和 手套。

5.2.4 到达目的地后,尽快将液氮罐中的样品转运到合适的位置,不要在运输罐里放置太久,以免影响样本质量。

6. 维护保养

6.1 储容器由铝内饰和玻璃纤维颈部支撑。消毒剂应使用不与铝或玻璃纤维反应的物质,可以使用的去污剂包括含氯漂白剂、过氧化氢水溶液、氯/水混合物、工业酒精和大多数家庭消毒剂。

6.2 添加液氮时先少量添加液氮,让少量液氮置于有盖容器中至少 2h 后再添加液氮。

6.3 让容器静置 48h 并监测液氮消耗。

7. 报警及处理

如发生液氮泄露或部件损坏,请联系维修人员或当地经销商。

如需要,请在早 8 点到晚 6 点(东部时间)通过以下方式联系 Thermo:

1-740-373-4763 直线电话

1-800-438-4851 美国及加拿大地区免费电话

1-877-213-8051 传真

http://www.thermoscientific.com 全球互联网网站主页

service. led. marietta@ thermofisher. com 技术支持部电邮地址

www. unitylabservices. com 认证维修网址

8. 注意事项

8.1 防止冻伤。皮肤不得直接接触。必须穿带超低温防护手套及围裙来放取样品。

8.2 不得放入任何未预冻的物品,样品放入液氮之前必须在气相预降温以免产生暴沸。

8.3 防止炸伤。保存样本时必须严格选用质量好的冻存管,并严格密封,存取样本时严格穿戴防护用品。

8.4 液氮是一种超低温液体(-196℃)如溅到皮肤上会引起类似烧伤的症状,因此在灌充液氮和取出液氮时,应带上保暖手套,不能赤脚或穿拖鞋,以免液氮飞溅伤人。

8.5 容器只能用于充装液氮,不能充装液态空气和液氧,以免与容器内某些物质作用产生猛烈燃烧。

8.6 只能使用与厂配套的颈塞封闭罐口,不能用其他塞子代替,更不能使用密封的塞子,以免液氮持续蒸发形成的氮气使压力增高而导致容器损坏。

8.7 检查容器内液面高度时应用实心塑料小棒或小木棒插入底部,过 5～10s 后取出,结霜的长度即是液面高度,千万不要用空心棒或塑料管,以防液氮由管内喷出伤人。

8.8　氮气虽是无味、无臭、无毒的气体,但在通风不良的情况下,蒸发的氮气会造成室内空气氮气量增多,氧气含量相对减少而引起窒息,因此在液氮生物容器的存放地点和操作点应加强室内通风换气,保持空气新鲜。

8.9　颈管是液氮和冷冻物品进出口的通道,使用时切勿划伤管壁,颈管损坏,则容器无法维修,容器真空封接头是保持容器夹层真空的关键部件,一旦受到破坏,将立即导致容器夹层真空恶化,产品不能继续使用,因此用户不得擅自打开容器真空封口接头。

9. 记录

　BRC-SOP-YQCZ3-015-F01《运输型液氮罐使用记录表》

广东省中医院生物资源中心运输型液氮罐使用记录表

表格编号:BRC-SOP-YQCZ3-015-F01

借用日期	团队名称	液氮罐编号	借用者	经手者	归还日期	液氮罐编号	归还者	经手者

　注:操作完请打"√"或填写具体维护内容。

1. 目的

规范广东省中医院生物资源中心 Panasonic MDF-U700VXL 超低温冰箱的操作规程,保证冰箱的正常运行。

2. 适用范围

本程序适用于生物资源中心 Panasonic MDF-U700VXL 超低温冰箱的日常使用和定期维护。

3. 职责

生物资源中心工作人员负责 Panasonic MDF-U700VXL 超低温冰箱的操作和维护保养。

4. 操作规程

4.1　主屏幕(图 18-7-1)

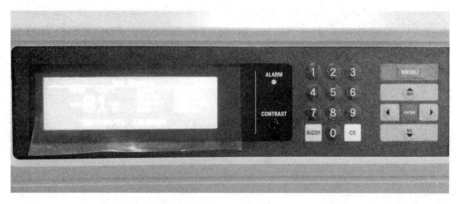

图 18-7-1　主屏幕

4.2　参数设置

4.2.1　温度[Temperature]:用于设置箱内温度。温度设置范围为−90~−50℃。

4.2.2　高温报警[High Alarm]:用于设置高温报警。温度设置范围介于箱内温度 5~40℃之间。

4.2.3　低温报警[Low Alarm]:用于设置低温报警。温度设置范围介于箱内温度−40~−5℃之间。

4.2.4　报警延迟时间[Alarm Delay]:用于设置高低温报警时报警蜂鸣器的延迟时间。设置范围为 0~15min。当设置为 0 时,报警蜂鸣器立即响起,无任何延迟。

4.2.5 恢复时间[Ring Back]:指报警蜂鸣器停止至下一次重新响起的时间长度。设置范围为1~99min。当设置为0时,报警蜂鸣器不会重新响起。

4.2.6 锁定键[Key Lock]:当选择[1.Lock]时,设置无法更改。在解锁时需要输入密码。

4.2.7 按下[MENU]键完成每个参数的设置。选择菜单窗口上的[OK],然后按[ENTER]键确认,设置被存储,设置屏幕返回至主屏幕。选择菜单窗口上的[Cancel],然后按[ENTER]键确认,设置未被存储,设置屏幕返回至主屏幕。在存储运行操作值和设定值时,选择该菜单窗口上的[OK],然后按确认键。当选择[Cancel]时,各种设定值未被存储。

4.3 温度记录

由超低温冰箱温度监控软件每天实时对冰箱内温度进行采点监测,随时可在电脑上查看即时温度,每个工作日当班人员负责查看冰箱内温度并记录在相应温度记录表中,如遇温度超过设定范围,温控系统会即时发出报警信息到工作人员手机,以保证及时快速地采取措施处理。

4.4 超低温冰箱温度报警的处理方法:

4.4.1 超低温冰箱温度警报限设定为-70℃。

4.4.2 在开启冰箱拿取或放回样本时,请首先控制冰箱门的开启时间,如温度报警请先确认是否是冰箱门开启时间过长,如是请立即关闭冰箱门,等待温度恢复。

4.4.3 如不是由于冰箱门开启时间引起,请立即联络维修人员,并告知报警显示屏上的提示,在维修人员的指导下消除警报。如在2h内无法消除,立即转移样本至备用冰箱。待恢复后再返回。

4.4.4 非工作时间,实验室人员接到报警短信后立即返回实验室按以上步骤处理。

5. 常见报警故障与处理(表18-7-1)。

表18-7-1 常见报警故障与处理表

报警显示	报警原因	报警蜂鸣音	安全操作
Error E01:Temp sensor open	温度传感器开路	有	远程报警。设备持续运行
Error E02:Temp sensor short	温度传感器短路	有	远程报警
Error E03:Condenser sensor A open	冷凝器传感器A开路	有	远程报警
Error E04:Condenser sensor A short	冷凝器传感器A短路	有	远程报警
Error E05:Condenser sensor B open	冷凝器传感器B开路	有	远程报警
Error E06:Condenser sensor A short	冷凝器传感器B短路	有	远程报警

续表

报警显示	报警原因	报警蜂鸣音	安全操作
Error E07:Ambient temp sensor open	环境温度传感器开路	有	远程报警
Error E08:Ambient temp sensor short	环境温度传感器短路	有	远程报警
Error E09:Battery switch is off	电池开关关闭	无	无
Error E10:Condenser temp is abnormal	冷凝器温度异常	有	远程报警。所有压缩机停止运行
Error E16:Fan motor A abnormal	风扇电机 A 异常	有	远程报警。风扇电机 B 持续运行
Error E17:Fan motor B abnormal	风扇电机 B 异常	有	远程报警。风扇电机 A 持续运行
Error E18:Cooling circuit A abnormal	冷却回路 A 异常	有	远程报警
Error E19:Cooling circuit B abnormal	冷却回路 B 异常	有	远程报警

6. 注意事项

6.1 每周必须清洁顶部的排气孔,将所有的霜除掉,否则易造成打不开冰箱门。

6.2 冰箱使用时,设定温度不可高于−70℃。

6.3 冰箱应使用专用的双路供电稳压电源。

6.4 冰箱应放置在通风条件良好的环境中,背后离墙壁应至少有 15cm 的空间。

6.5 应尽量减少开门的次数和开门时间,以保证箱内温度的稳定。

6.6 应经常检查并清洗空气过滤网,以保证压缩机有良好的通风。

6.7 每次人为停机后,应至少等 15min 再开机,否则会损坏压缩机。

6.8 冰箱搬动后,必须放置 24h 后,才可通电开机。

7. 日常维护和保养

7.1 每月清洁一次箱体。使用干布擦拭掉设备外壳和内室及所有配件上的少量灰尘。如果外部面板出现脏污,请使用稀释的中性洗涤剂清洗。使用洗涤剂清洗后,务必使用湿布擦拭,然后用干布擦拭箱体和配件。

7.2 压缩机和其他机械零件处于完全密封状态。本设备不需要任何润滑。

7.3 如有安装测试开关,每月按下测试开关一次检查辅助冷却装置。

7.4　每月对箱内进行一次除霜或除冰。

8. 支持性文件

《Panasonic MDF-U700VXL 超低温冰箱使用说明书》

9. 质量记录

《冰箱使用与维护记录表》BRC-SOP-YQCZ3-001-F01

广东省中医院生物资源中心冰箱使用与维护记录表

表格编号:BRC-SOP-YQCZ3-001-F01

日期													
温度是否稳定正常													
清洁箱体													
清洗冷凝器过滤网													
内壁除霜													
操作者签名													
备注													

注:操作完成请打"√";如有异常或维护情况请在备注中记录并签名。

1. 目的

规范广东省中医院生物资源中心 SNIJDERS VF475-86 超低温冰箱的操作规程,保证 SNIJDERS VF475-86 超低温冰箱的正常运行。

2. 适用范围

本程序适用于生物资源中心 SNIJDERS VF475-86 超低温冰箱的日常使用和定期维护。

3. 定义和术语

3.1　普通冰箱

冰箱内最低温度可以长期稳定维持在 2~8℃ 的冰箱称为普通冰箱。适用于试剂、样本临时保存。

3.2　低温冰箱

冰箱内最低温度可以长期稳定维持在 -50~-18℃ 的冰箱称为低温冰箱。适用于样本临时、长期保存。

3.3　超低温冰箱

冰箱内最低温度可以长期稳定维持在 -150~-50℃ 的冰箱称为超低温冰箱。适用于样本长期保存。

4. 职责

生物资源中心工作人员负责冰箱的日常操作和维护保养。

5. 操作规程

5.1　开/关机

接通电源后,按 CODE 键(CODE 指示灯闪烁),输入四位密码 1234(CODE 指示灯常亮),按 POWER 键开机/关机(图 18-8-1)。(密码代码:▲ = 1;SETP = 2;BATT = 3;▼ = 4;PRG = 5;CODE = 6)

5.2　密码解锁

开机状态下,先按 CODE 键,然后输入四位密码 1234,再按 SETP 键解锁。注意所有设置都需要在密码解锁状态下进行。

5.3　温度设置

5.3.1　设置温度:密码解锁状态下,按 SETP 键的同时按"▲、▼"键至所需的温度。

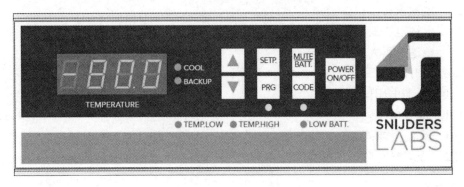

图 18-8-1　控制面板

5.3.2　设置低温报警温度:密码解锁状态下,长按 PRG 键至"P30"状态,然后按 SETP 键的同时按"▲、▼"键至所需的温度。

5.3.3　设置高温报警温度:密码解锁状态下,长按 PRG 键至"P30"状态,然后按"▲"键至"P31"状态,再在按 SETP 键的同时按"▲、▼"键至所需的温度。

5.4　温度记录

　　每个工作日由当班人员负责查看冰箱控制面板显示的温度情况并记录在冰箱巡视记录表中。如遇温度超过设定范围温控系统会即时发出报警信息到工作人员手机,以保证及时快速地采取措施处理。

5.5　电池电量查看

　　密码解锁状态下,按 BATT 键查看电池电量。

5.6　超低温冰箱温度报警的处理方法

5.6.1　超低温冰箱温度警报上限设定为:-70℃。

5.6.2　在开启冰箱拿取或放回样本时,请首先控制冰箱门的开启时间(设备默认操作时间 30s),如温度报警请先确认是否是冰箱门开启时间过长,如是请立即关闭冰箱门,等待温度恢复。

5.6.3　如果不是由于冰箱门开启时间引起,请立即联络维修人员,并告知报警显示屏上的提示,在维修人员的指导下消除警报。如在 2h 内无法消除,立即转移样本至备用冰箱。待恢复后再返回。

5.6.4　非工作时间,实验室人员接到报警短信后立即返回实验室按以上步骤处理。

6. 冰箱常见报警状态

　　E1　温度传感器缺失;

　　E2　冷凝器传感器缺失;

E3　电池未连接;

E4　电源电压缺失;

E5　电池电压太低;

E6　门开启;

E10　电源电压偏离;

Lo1　低温报警;

Hi1　高温报警;

Hi2　冷凝温度高。

7. 注意事项

7.1　每周必须清洁侧面的排气孔,将所有的霜除掉,否则易造成打不开冰箱门。

7.2　每周检查内腔结霜结冰现象,如有应尽快除霜除冰。

7.3　每周检查门封,如有结冰应尽快处理;如有破损需及时更换。

7.4　冰箱使用时,设定温度不可高于-70℃。

7.5　冰箱应使用专用的双路供电稳压电源。

7.6　冰箱应放置在通风条件良好的环境中,背后离墙壁应至少有 15cm 的空间。

7.7　样本存取时尽量快存快取,设备默认操作时间 30s。应尽量减少开门次数和开门时间,以保证箱内温度的稳定。

7.8　应定期检查散热器过滤膜(过滤膜使用时长视实际使用环境而定),如气流量不足需及时清洁或更换,以保证压缩机有良好的通风。

7.9　每次人为停机后,应至少等 15min 再开机,否则会损坏压缩机。

7.10　冰箱搬动后,必须放置 24h 后,才可通电开机。

8. 支持性文件

OPERATION-&INSTALLATION MANUAL(SNIJDERS LABS ULTRA LOW TEMPERATURE FREEZERS)

9. 质量记录

《冰箱使用与维护记录表》BRC-SOP-YQCZ3-001-F01

广东省中医院生物资源中心冰箱使用与维护记录表

表格编号:BRC-SOP-YQCZ3-001-F01

日期													
温度是否稳定正常													
清洁箱体													
清洗冷凝器过滤网													
内壁除霜													
操作者签名													
备注													

注:操作完成请打"√";如有异常或维护情况请在备注中记录并签名。

广东省中医院生物资源中心 作业指导书	第九节　Thermo Locator 6 plus 液氮罐使用与 维护操作规程	文件编号:BRC-SOP-YQCZ3-011 页码:第1页,共2页 版本:B/0 生效日期:2017-06-01

1. 目的

规范广东省中医院生物资源中心 Thermo Locator 6 plus 液氮罐的操作规程,保证液氮罐的正常运行。

2. 适用范围

本程序适用于生物资源中心 Thermo Locator 6 plus 液氮罐的日常使用和定期维护。

3. 职责

生物资源中心工作人员负责 Thermo Locator 6 plus 液氮罐的操作和维护保养。

4. 仪器组成

4.1　顶盖和液位报警器,见图 18-9-1。

4.2　冻存架,见图 18-9-1。

4.3　冻存盒和冻存管,见图 18-9-1。

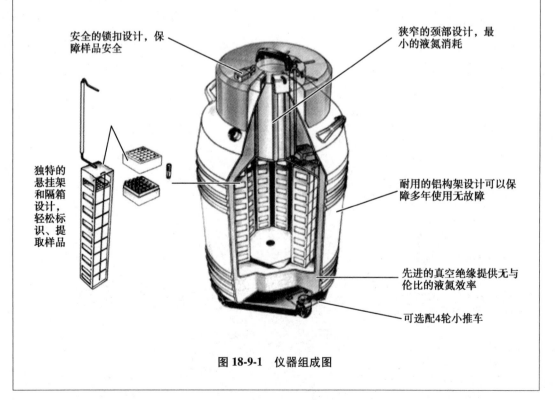

图 18-9-1　仪器组成图

5. 操作规程

5.1　液氮的充装:容器首次充装液氮以及长期停用后重新充装液氮时,充装切勿过快,应先少量注入,使内胆逐渐冷却,液氮沸腾现象减弱后再加快充注速度。

5.2　液位的探测:将液位报警器的探头固定于冻存架上,探头所监测的液面最低不能低于冷藏物体的最高面,要保证液氮将冷藏物淹没。通电后,开启报警器,当液位低于探头监测位置时,发出报警鸣声,同时"Alarm"灯亮,应及时补充液氮。

5.3　冻存管放入前做好标记,按照坐标位置放置。

5.4　放入时动作要快,以免温度上升影响保藏效果。

5.5　放入前对手做好消毒工作,同时做好必要的防护工作,带好防护面罩、防护裙和手套。

5.6　提出冻存样品时,应首先确认位置,然后提出相应的冻存架,找到样品后,立即取出复温。然后把冻存架的其余样品放入液氮里。

5.7　放入样品时,必须先在气相预降温,以免产生暴沸。

6. 注意事项

6.1　防止冻伤。不得发生皮肤的直接接触。必须穿带超低温防护手套及围裙来放取样品。

6.2　不得放入任何未预冻的物品,样品放入液氮之前必须在气相预降温,以免产生暴沸。

6.3　防炸伤。保存样本时必须严格选用质量好的冻存管,并严格密封,存取样本时必须穿戴好防护用品。

6.4　液氮不足时应及时添加,以保证保存样本的质量。

6.5　应做好液氮存储区氧气浓度的监测,长期存放液氮的房间应定期开窗通风、换气。

7. 支持性文件

《Thermo Locator 6 plus 液氮罐使用说明》

8. 质量记录

《液氮罐补充记录表》BRC-SOP-YQCZ3-011-F01

广东省中医院生物资源中心液氮补充记录表

表格编号:BRC-SOP-YQCZ3-011-F01

日期	液氮罐名称/编号	补充容量/(L/kg)	记录人	备注

第十节　Ａ类仪器操作常用记录表格一览表

1. 离心机使用与维护记录表

_____年____月　　　　　　　　　　　　表格编号：BRC-SOP-YQCZ1-001-F01

使用/维护	1	2	3	4	5	6	7	8	9	10	11	12	13	14	15	16	17	18	19	20	21	22	23	24	25	26	27	28	29	30	31
设备编号																															
使用前是否正常																															
使用后清洁内腔																															
使用后盖上盖子,关闭电源																															
操作者签名																															
备注																															

注:操作完请打"√";如有异常或维护情况请在备注中记录并签名。

2. 冰箱使用与维护记录表

表格编号:BRC-SOP-YQCZ3-001-F01

日期								
设备编号								
温度是否稳定正常								
清洁箱体								
清洗冷凝器过滤网								
内壁除霜								
操作者签名								
备注								

注:操作完成请打"√";如有异常或维护情况请在备注中记录并签名。

3. 液氮补充记录表

表格编号：BRC-SOP-YQCZ3-011-F01

日期	液氮罐名称/编号	补充容量/（L/kg）	记录人	备注

4. 运输型液氮罐使用记录表

表格编号：BRC-SOP-YQCZ3-015-F01

借用日期	团队名称	液氮罐编号	借用者	经手者	归还日期	液氮罐编号	归还者	经手者

释：操作完请打"√"或填写具体维护内容。

1. 目的

规范广东省中医院生物资源中心生物安全柜标准操作及维护保养规程,使操作规范化、标准化。

2. 仪器简介和原理

生物安全柜是用于实验室的主要隔离设备,可以防止有害悬浮微粒扩散,为人员、样品和环境提供保护。生物安全柜按照 NSF49 号标准分类。二级生物安全柜属于全开门的通风橱,通过垂直气流来保护工作人员,空气经多层 HEPA 过滤器过滤以保护样品,排出空气经 HEPA 过滤来保护环境。Thermo Scientific1300 series A2 型二级生物安全柜采用国际通用 HEPA 过滤器(HEPA H 14 EN 1822),对直径 0.3μm 的颗粒(病原体)截留率 99.995% 以上,可以有效遏止通过空气传播的污染物,适用于生物安全一、二、三级的生物样品操作,允许使用挥发性有毒化学物质及少量挥发性放射元素。

3. 适用范围

本程序适用于生物资源中心 Thermo Scientific1300series A2 型二级生物安全柜的日常使用和定期维护。

4. 仪器环境要求

Thermo Scientific1300series A2 型二级生物安全柜为符合 NSF49 认证的型号,可在中国常规实验室正常工作。

5. 操作规程

5.1　生物安全柜操作

5.1.1　控制面板,见图 19-1-1。

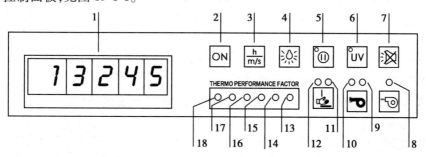

图 19-1-1　Thermo A2 型生物安全柜控制面板

1)显示屏(显示信息包括:机器运行时间;层流风速和排风风速;消毒程序剩余时间);

2)机器开关键;

3)状态数据键(切换显示风速和运行时间);

4)日光灯开关键;

5)电源插座开关键;

6)紫外线消毒键(前窗处于关闭状态下长按 5s 开启);

7)静音键;

8)节能灯(风机半速运行);

9)层流风速指示灯(红色——层流风速未稳定);

10)层流风速指示灯(绿色——层流风速已稳定);

11)前窗指示灯(红色——前窗未到正确位置);

12)前窗指示灯(绿色——前窗已到正确位置);

13~18)性能指示灯。

5.1.2　操作步骤

5.1.2.1　在电源接通的情况下,按住 ON 键直到风机启动(可听见风机运行的声音),状态指示灯 9~12(LED)亮起(注意:不是全部灯亮,一般情况只是 9 号和 11 号灯亮),从按键动作到设备响应可能会存在几秒钟延迟。

5.1.2.2　把前窗玻璃抬到安全位置,玻璃旁的导轨有标记指示正确的位置,当前窗玻璃到达正确的位置时,12 号灯会亮起。

5.1.2.3　等待 10 号灯(层流风速指示灯)亮起,显示安全柜内的层流已达到稳定。

5.1.2.4　安全柜已准备就绪,可以正常使用。

5.1.2.5　实验完毕后,清理生物安全柜内的实验用品和废弃物,对安全柜内部表面进行清洁和消毒,并关闭照明系统和前窗玻璃门,同时打开抽风系统和紫外灯照射 30min 以上,完成紫外消毒后关闭紫外线灯,长按 ON 键,关闭设备。

5.1.2.6　填写维护保养记录和紫外线灯使用情况。

6. 维护保养

6.1　每日维护

　　清理生物安全柜内实验产生的废弃物。

　　用 70%酒精或其他无氯消毒剂对安全柜内部工作区域表面、侧壁、后壁、窗户进行彻底表面净化。

6.2　每周维护

　　不要从插槽中取下紫外线光管,利用湿布彻底擦拭紫外线光管表面的尘垢。

检查俘获纸孔处的残留物质。

6.3 每月维护

用湿布对安全柜外部表面进行擦拭,把堆积的灰尘打扫干净。

检查所有的维护配件的合理使用情况。

6.4 每季维护

检查安全柜的任何物理异常或故障,确保工作正常。

当不锈钢上表面有难以去除的斑点时,可以使用专用除锈斑清洁剂进行擦拭,之后快速用清水和液体清洁剂冲洗不锈钢板,并且用无纺布或者海绵进行擦拭。

6.5 每年维护

具备资格的认证技术人员对安全柜进行性能认证和校准,每年至少一次。

更换紫外线灯(紫外线灯累计使用时间1 500h后应更换)。

完成上述相关维护后需填写生物安全柜使用与维护记录表。当生物安全柜维护有异常情况应及时反映给实验室负责人,通知专业人员进行维修并将特殊情况记录下来。

7. 报警及处理

7.1 不正常气流报警

物品置于吸风口中或吸风口上方影响安全柜内气流时发生报警,将物品从吸风口中或吸风口上方移开后按静音键,若安全柜内气流恢复正常则不再发生报警。

7.2 前窗玻璃位置报警

前窗玻璃打开超过安全位置(玻璃旁的导轨有标记指示)时发生报警,将前窗玻璃拉回安全位置则警报自动解除。

7.3 故障报警

过滤器阻塞、风机运行状态异常等故障报警请及时联系供货商寻求解决方法。

8. 注意事项

8.1 每次使用生物安全柜前必须关闭前窗,按住 UV Light 键打开紫外线灯消毒30min。

8.2 安全柜内不放与本次实验无关的物品,将实验用品放置正确的操作区域,不要将任何东西覆盖前部通风口和后面排气口。

8.3 严禁在柜内使用酒精灯(因持续燃烧的明火会干扰气体层流,使高效滤层老化,危及安全柜、操作者及操作的正常保护性能。酒精灯可能发生爆裂,危及安全柜和实验室的整体安全性)。

8.4 在工作间隙或长时间不需要操作的时段,可关闭前窗以将设备转换到待机模式。

8.5 生物安全柜的前窗玻璃门只有在实验操作的时候打开,其余时候一律关闭。

9. 记录

BRC-SOP-YQCZ1-008-F01《生物安全柜使用与维护记录表》

广东省中医院生物资源中心生物安全柜使用与维护记录表

_____年_____月　　　　　　　　　　　　　　表格编号:BRC-SOP-YQCZ1-008-F01

每日使用 与维护	1	2	3	4	5	6	7	8	9	10	11	12	13	14	15	16	17	18	19	20	21	22	23	24	25	26	27	28	29	30	31
设备编号																															
是否进入正常工作模式																															
清理生物安全柜内的废弃物																															
70% 酒精对安全柜内部工作区域进行消毒																															
紫外线灯消毒																															
关闭电源																															
操作者签名																															
备注																															

注:1. 当"前窗位于工作位置"和"气流稳定"的绿色指示灯亮起表示已进入正常工作模式;"流入气流速度"可接受范围:100~110(FPM)。

2. 操作完请打"√",如有异常或维护情况请在备注中记录并签名。

广东省中医院生物资源中心 作业指导书	第二节　ESCO B2 型生物安全柜 使用与维护操作 规程	文件编号:BRC-SOP-YQCZ1-009 页码:第 1 页,共 3 页 版本:B/0 生效日期:2017-06-01

1. 目的

规范广东省中医院生物资源中心 ESCO AB2-4S1 Ⅱ级 B2 型生物安全柜的操作及维护保养规程,使操作规范化、标准化。

2. 仪器简介和原理

生物安全柜是用于实验室的主要隔离设备,可以防止有害悬浮微粒的扩散,对人员、样品和环境提供保护。ESCO AB2-4S1 Ⅱ级 B2 型生物安全柜标配 ULPA/HEPA 超级高效过滤器,针对>0.12μm 颗粒具有 99.999% 的截流效率,所有腔体内的气流经过外排 HEPA 过滤器过滤后通过专用的管道系统 100% 排放到外部环境,Esco Sentinel™微电脑控制系统界面友好,安装在 AB2 柜体前部中间位置,实现柜体所有功能及参数的管理。

3. 适用范围

本程序适用于生物资源中心 ESCO AB2-4S1 Ⅱ级 B2 型生物安全柜的日常使用和定期维护。

4. 仪器环境要求

可在常规实验室正常工作。

5. 操作规程

5.1　第一次接通电源时,请将前窗玻璃放置于封闭状态。

5.2　接通电源后,将前窗放置于正常工作高度(门框右柱标有 SASH HIGH,如不在此位置,出现声音报警,同时日光灯不会亮起或熄灭)。

5.3　先打开外机风机,等内机屏幕出现外排风量 E=XXXX cmh 时(打开外风机后,外排风量逐渐上升,当 E>1 100cmh 时,气压正常),再按面板上内风机开关,屏幕会出现预热 3min 倒计时 WARM UP,等 3min 预热完毕,屏幕显示 E. D. Air Safe 交替出现,这时可以安全工作。

5.4　操作结束后关机时,先按下内风机按钮关闭内风机,再关外风机开关。

5.5　实验完毕需要消毒杀菌时,按下列步骤操作:用双手将视窗玻璃门拉到底部,显示屏显示 UV MODE 状态,这时可以按 UV 按键,紫外线灯即亮。(安装调试时根据客户要求设定消毒杀菌时间),紫外线灯开启后人员可以离开,紫外线灯会自动关闭,也可以由操作人员手动关闭。

5.6　如果再使用时,开机和关机步骤相同,这时风机启动并预热 3min,预热后可以正常进行实验操作。

6. 维护保养

6.1　每日维护

清理生物安全柜内实验产生的废弃物。

用 70%酒精或其他无氯消毒剂对安全柜内部工作区域表面、侧壁、后壁、窗户进行彻底表面净化。

6.2　每周维护

不要从插槽中取下紫外线光管,利用湿布彻底擦拭紫外线光管表面的尘垢。

检查俘获纸孔处的残留物质。

6.3　每月维护

用湿布对安全柜外部表面进行擦拭,把堆积的灰尘打扫干净。

检查所有的维护配件的合理使用情况。

6.4　每季维护

检查安全柜的任何物理异常或故障,确保工作正常。

当不锈钢上表面有难以去除的斑点时,可以使用专用除锈斑清洁剂进行擦拭。之后快速用清水和液体清洁剂冲洗不锈钢板,并且用无纺布或者海绵进行擦拭。

6.5　每年维护

具备资格的认证技术人员对安全柜进行性能认证和校准,每年至少一次。

更换紫外线光管(紫外线光管累计使用时间 1 500h 后应更换)。

完成上述相关维护后需填写生物安全柜使用与维护记录表;当生物安全柜维护有异常情况应及时反映给实验室负责人,通知专业人员进行维修并将特殊情况记录下来。

7. 报警及处理

7.1　如果安全柜在使用过程中报警,关闭前窗玻璃,按 MANU 键解除报警,此时安全柜进入维持状态,记录下液晶屏幕提示的报警原因,联系供货商寻求解决方法。

7.2　如果屏幕出现 AIR FAIL,请与供货商或厂方联系。

8. 注意事项

8.1　每次使用生物安全柜前必须关闭前窗按住 UV Light 键打开紫外线灯消毒 30min。

8.2　安全柜内不放与本次实验无关的物品,将实验用品放置在正确的操作区域,不要将任何东西覆盖前部通风口和后面排气口。

8.3　严禁在柜内使用酒精灯。(因持续燃烧的明火会干扰气体层流,使高效滤层老化,危及安全柜、操作者及操作的正常保护性能。酒精灯可能发生爆裂危及安全柜和实验室的整体安全性)。

8.4　当清洁安全柜内部区域时,操作人员除了手以外,身体的其他任何部位不能进入安全柜。

8.5　生物安全柜的前窗玻璃门只有在实验操作的时候打开,其余时候一律关闭。

9. 记录

BRC-SOP-YQCZ1-008-F01《生物安全柜使用与维护记录表》

广东省中医院生物资源中心生物安全柜使用与维护记录表

_____年_____月　　　　　　　　　　　　　表格编号:BRC-SOP-YQCZ1-008-F01

每日使用与维护	1	2	3	4	5	6	7	8	9	10	11	12	13	14	15	16	17	18	19	20	21	22	23	24	25	26	27	28	29	30	31
设备编号																															
是否进入正常工作模式																															
清理生物安全柜内的废弃物																															
70%酒精对安全柜内部工作区域进行消毒																															
紫外线灯消毒																															
关闭电源																															
操作者签名																															
备注																															

注:1. 当"前窗位于工作位置"和"气流稳定"的绿色指示灯亮起表示已进入正常工作模式;"流入气流速度"可接受范围:100~110(FPM)。

2. 操作完请打"√",如有异常或维护情况请在备注中记录并签名。

广东省中医院生物资源中心作业指导书	第三节　Brady IP300 打印机使用与维护操作规程	文件编号:BRC-SOP-YQCZ1-013 页码:第 1 页,共 3 页 版本:B/0 生效日期:2017-06-01

1. 目的

规范广东省中医院生物资源中心 Brady IP300 打印机操作及维护保养规程,保证打印机正常运行。

2. 仪器简介和原理

Brady IP300 打印机采用热转印打印技术,使得标签上记录的信息持久清晰;分辨率高:300dpi;打印速度快:200mm/s;主要用于打印耐低温二维码标签。

3. 适用范围

本程序适用于生物资源中心 Brady IP300 打印机的日常使用和定期维护。

4. 仪器环境要求

可在常规环境正常使用。

5. 操作规程

5.1　打印机背部界面,见图 19-3-1。

1)RS232 端口;

2)USB2.0 高速接口;

3)2 组 USB-Master,可外接键盘或者是扫描枪用以操作机或者输入变量资料;

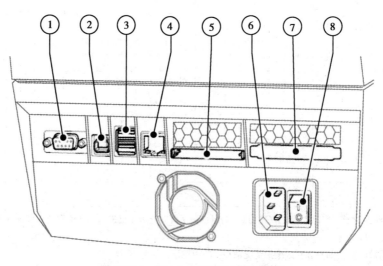

图 19-3-1　Brady IP300 打印机背板

4)标准 10/100 Base T Ethernet RJ45 网卡;

5)CompactFlash 记忆卡存储固定资料;

6)电源接口 AC 110-220 自动切换;

7)无线 WLAN 可选购桥接器作连接;

8)电源开关。

5.2 打印机使用

5.2.1 标签安装

5.2.1.1 打开上盖,取出纸卷轴。

5.2.1.2 放入纸卷后,双手推动挡板,使纸卷居中。

5.2.1.3 打印头模块开关压下,打开控制面板,调整至与标签同等宽度。

5.2.1.4 关上打印头模块,再关上控制面板。

5.2.2 碳带安装

5.2.2.1 打开打印头模块,将碳带供应轴先靠右推动再顺导槽取下。

5.2.2.2 依据碳带宽度对准上面的刻度,分别为 40mm,60mm,83mm,110mm。

5.2.2.3 将碳带装上碳带供应轴并对准所需要位置。

5.2.2.4 将碳带供应轴装回打印头模块上,先卡入打印头模块凹槽,再导入左边导槽。

5.2.2.5 依相同方式取下碳带回收轴,将碳带固定于回收轴上,并注意安装方向是否正确,碳带碳粉方向一定要朝外。

5.2.2.6 将打印头模块关上,再关上控制面板。

6. 维护保养

6.1 打印头的清洁

关掉条码打印机电源,将打印头翻起,移去色带、标签纸,用浸有少许 75% 医用酒精的棉签(或棉布),轻擦打印头直至干净,然后用干净的棉签轻轻擦干打印头。请不要用金属物体(如小刀、起子等)碰撞打印头,也勿用手触摸打印头。

6.2 传动系统和机箱内的清洁

一般标签纸为不干胶,其胶容易粘在传动的轴和通道上,再加上有灰尘,直接影响到打印效果,故需清洁。方法是先用小镊子小心将粘在传动的轴和通道上的不干胶标签取走,然后用浸有 75% 酒精的棉签(或棉布)擦洗传动的各个轴、通道和表面以及机箱内的灰尘,干净后,擦干。

7. 报警及处理

当标签纸/色带用完时,打印机报警,更换标签纸/色带即可。

8. 注意事项

8.1　Brady IP300 打印机的电压配置为 $100 \sim 240V$ ($50 \sim 60Hz$),只能连接接地的电压插座。

8.2　Brady IP300 打印机只能在干燥环境中使用,不能将其暴露在潮湿(水、雾等)环境中。如果在开盖时操作 Brady IP300 打印机,请务必避免操作人员的衣服、头发、首饰等接触暴露的旋转部件。

8.3　打印不同标签时,可变动打印机面板参数设定,以确保正确打印。

8.4　在打印过程中,打印组件会很烫,不可在操作过程中接触打印组件,在更换打印介质或进行拆解之前须等待组件冷却。

1. 目的

规范广东省中医院生物资源中心 TECAN Freedom EVO-2 200 Base 液体工作站操作及维护保养规程,保证 TECAN Freedom EVO-2 200 Base 液体工作站正常运行。

2. 仪器简介和原理

TECAN Freedom EVO-2 200 Base 液体工作站是成熟的液体处理工作站平台,具有独立移管机械臂,可对任意位置的采血管进行任意取放;垂直机械抓手可进行旋转;具有灵活 8 通道气体置换式移液臂;8 通道间距可变,范围 9~38mm;可同时吸放不同体积的液体;移液范围:0.5~990µl;非接触式加样最小体积为 0.5µl。

液面感应功能:每根针均具备独立的电容式液面感应功能,主要用于导电液体,可鉴别凝块、气泡等,可实时报警并给出相应处理提示。每根针集成压力感应液面系统,主要用于非导电液体,支持非导电透明吸头液面探测。移液压力监控系统,可实时监控移液通道内的压力变化,检测并报告凝块、气泡和吸入空气等异常情况,保证移液的可靠性。

3. 适用范围

本程序适用于生物资源中心 TECAN Freedom EVO-2 200 Base 液体工作站的日常使用和定期维护。

4. 仪器环境要求

4.1　运行环境要求

运行温度为 15~32℃,运行湿度为 30%~80% 相对湿度(非冷凝,在 30℃ 或更低),运行海拔高度不得高于海平面 2 000m。

4.2　存放环境要求

存放温度为 1~60℃,存放湿度为 5%~80% 相对湿度(非冷凝,在 30℃ 或更低)。

5. 操作规程

5.1　打开控制电脑,打开工作站右下角的电源"ON"。

5.2　在电脑上双击电脑软件 Evoware Standard,打开软件后选择 Run an existing script,选择 Biobanking_Blood_Plates,点击 RUN。

5.3　根据分装样本类型,选择不同的程序。

5.3.1　分装血样本至 0.75ml 冻存管中:点击 biobanking Blood Plates,点击 RUN 确认,见图 19-4-1 和图 19-4-2。

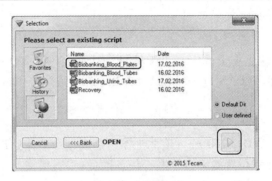

图 19-4-1　运行界面

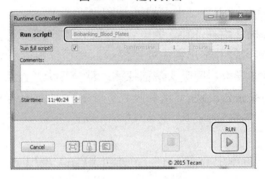

图 19-4-2　运行界面

5.3.1.1　摆放采血管管架和冻存管管架,打开采血管管盖,插入管架,旋转采血管直到露出采血管条码于管架右侧。采血管架从 Grid6 开始摆放,从左到右按顺序摆放,Grid6 到 Grid17,共 12 列。打开冻存管管盖,插入冻存管管架,将管架放置到 MP3 载架上,从 Grid18 开始,按从左到右,从里到外的顺序摆放,见图 19-4-3。

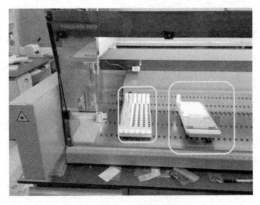

图 19-4-3　摆放管架

5.3.1.2　冻存管摆放顺序如下:

A. 一支采血管分装 2 管冻存管摆放顺序,见图 19-4-4。

样品　1~8　　9~16　　17~24　　25~32　　33~40　　41~48

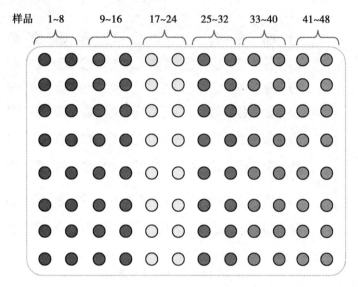

图 19-4-4　1 分 2 示意图

B. 一支采血管分装 3 管冻存管摆放顺序,见图 19-4-5。

样品　1~8　　　9~16　　　17~24　　　25~32

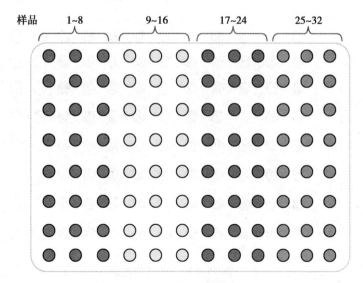

图 19-4-5　1 分 3 示意图

C. 一支采血管分装 4 管冻存管摆放顺序,见图 19-4-6。

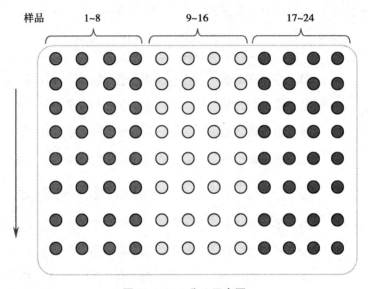

图 19-4-6　1 分 4 示意图

D. 一支采血管分装 5 管冻存管摆放顺序,见图 19-4-7。

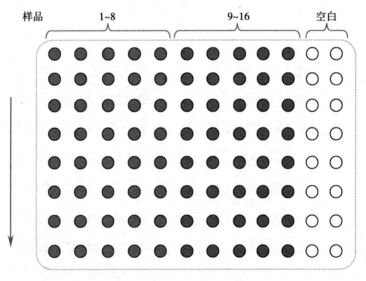

图 19-4-7　1 分 5 示意图

E. 一支采血管分装6管冻存管摆放顺序,见图19-4-8。

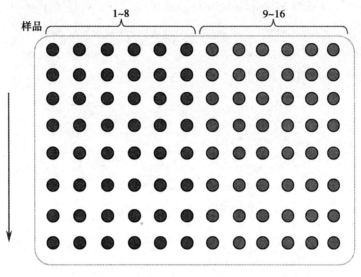

图 19-4-8 1分6示意图

5.3.1.3 软件设置

如图所示,输入样品数、Plasma 份数、冻存管体积(200~500)、白膜层份数、白膜层体积、采血管半径等信息,设置好后,点确认,见图19-4-9。

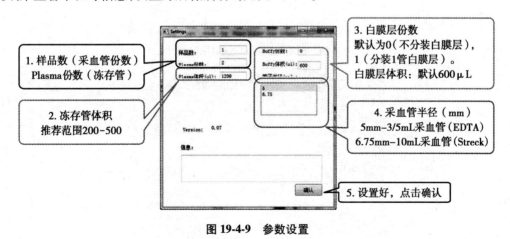

1. 样品数(采血管份数)
Plasma 份数(冻存管)

2. 冻存管体积
推荐范围200-500

3. 白膜层份数
默认为0(不分装白膜层),
1(分装1管白膜层)。
白膜层体积:默认600μL

4. 采血管半径(mm)
5mm-3/5mL采血管(EDTA)
6.75mm-10mL采血管(Streck)

5. 设置好,点击确认

图 19-4-9 参数设置

5.3.1.4 TIU 测量液面及分界面,需时 20s/样品。测量后,跳出确认对话框,点击"OK",工作站将进行自动分液。

5.3.2　采尿管转2ml冻存管

5.3.2.1　Run Script 选择 Biobanking_Urine_Tubes,点击 RUN,见图 19-4-10~图 19-4-12。

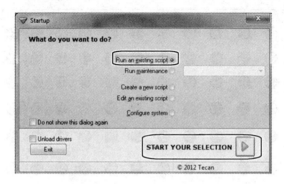

图 19-4-10　选择"Run Script"

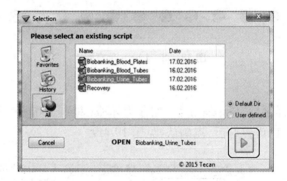

图 19-4-11　选择"Biobanking_Urine_Tubes"

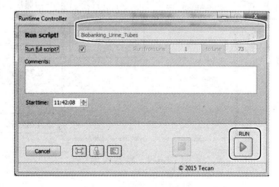

图 19-4-12　确保运行的程序,点击运行

5.3.2.2 耗材摆放,见图19-4-13。

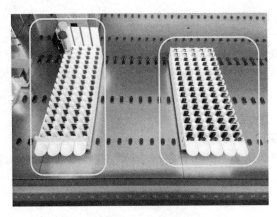

图 19-4-13 耗材摆放

打开采尿管管盖,插入管架,旋转采尿管直到露出采尿管条码于管架右侧。采尿管从Grid6 开始摆放,从左到右,Grid6 到 Grid17,共 12 列。

打开冻存管管盖,插入冻存管管架,将管架放置到 10mm 冻存管载架上,从 Grid18 开始到 Grid63,共 46 列。放置顺序按从左到右,从里到外。

5.3.2.3 软件设置

a)样品数目,在 Default Values 中输入 1-128;

b)Volune in collection tubes? 冻存管分装多大体积的液体,输入 10～990;

c)How many copies of samples? 一个尿液样品分多少支冻存管,在 Default Values 中输入 1～5,见图 19-4-14;

d)点击"OK"。

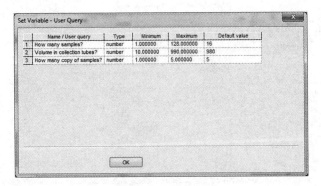

图 19-4-14 软件设置

6. 维护保养

6.1　保持样本分装系统台面清洁,定期用酒精擦洗消毒。

6.2　每月检查一次吸头适配器是否松动,如有松动,用适配扳手逆时针方向拧紧。

6.3　每12个月请仪器厂家工程师做一次维护和校准,提供校准报告。

7. 报警及处理

　　仪器发生常见故障报警的处理

7.1　编辑一个程序点 Edit an existing scipt,按 START YOUR SELECTION,见图 19-4-15。

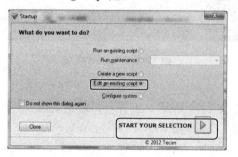

图 19-4-15　故障处理

　　选择左栏标签"COMMANDS",见图 19-4-16。

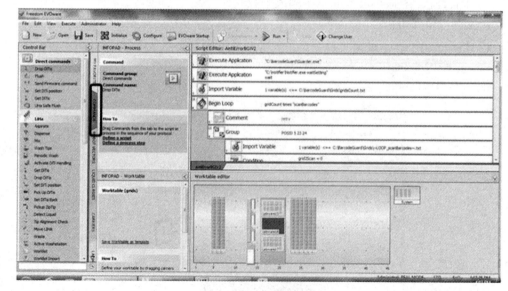

图 19-4-16　故障处理

550

7.2 卸掉吸头

在 Direct commands 下拉菜单中,双击"Drop DiTis"(卸载吸头),见图 19-4-17。

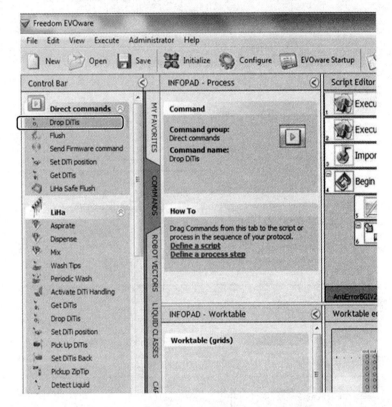

图 19-4-17 卸掉吸头

点击 DROP DiTis,见图 19-4-18。

7.3 吸头整盒更换

在 Direct commands 下拉菜单中,双击"Set DiTi position"(设置吸头位置),见图 19-4-19。

点击想整盒更换的吸头,见图 19-4-20。

Position in Labware 中输入"1",点击 SET DITI Position,见图 19-4-21。

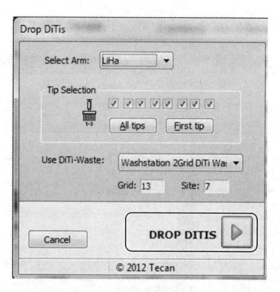

图 19-4-18　DROP DITIs

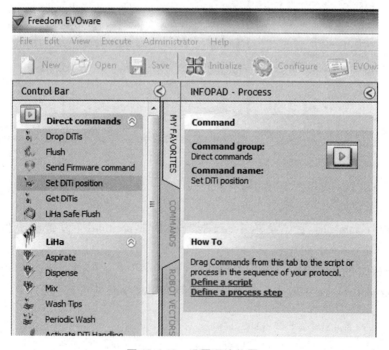

图 19-4-19　设置吸头位置

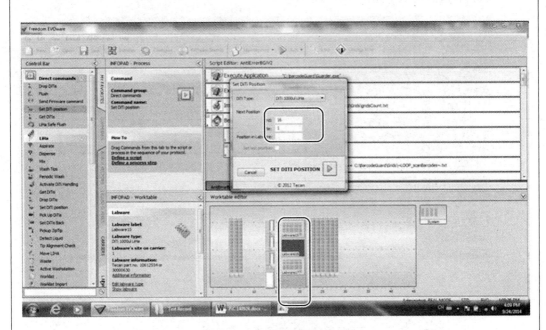

图 19-4-20 整盒更换吸头

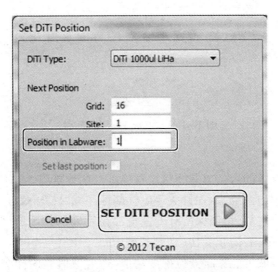

图 19-4-21 SET DITI POSITION

7.4　关闭软件,点击右上角的 X,见图 19-4-22。

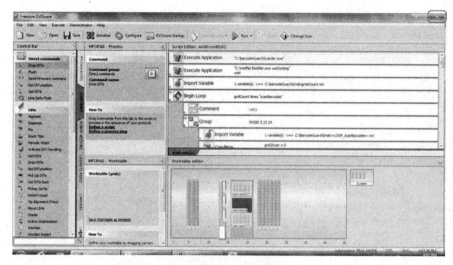

图 19-4-22　关闭软件

点击"Yes",见图 19-4-23。

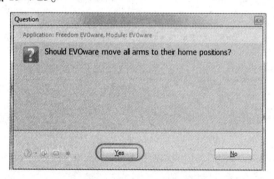

图 19-4-23　点击 Yes 关掉软件

8. 注意事项

8.1　使用带有接地导体的合格电源线将设备连接到接地电源,切勿卸下防止电击的外盖和其他部件,始终确保电源插头、主开关等电气部件区域保持干燥。

8.2　在仪器开始工作之前,请确保所有安全盖都在正确的位置上,仪器运行状态下切勿把手伸到仪器的工作范围,防止受伤(穿刺和挤压)。

8.3　手机的电磁射频波可能影响液位探测功能,造成液体表面探测错误,继而造成系统结果不准确。使用手机时,至少与仪器保持 2m 距离。

9. 记录

BRC-SOP-YQCZ1-014-F01《TECAN 液体工作站使用与维护记录表》

广东省中医院生物资源中心 TECAN 液体工作站使用与维护记录表

表格编号:BRC-SOP-YQCZ1-014-F01

使用/维护 日期	开启 时间	使用前 是否正常	吸头配备 是否充足	使用过程 是否正常	使用后 清洁台面	清除 废吸头	关闭 时间	操作者 签名

注:操作完请打"√"或填写具体维护内容。

1. 目的

规范广东省中医院生物资源中心 NanoDrop 2000C 超微量生物检测仪操作及维护保养规程,使操作规范化、标准化。

2. 仪器简介和原理

NanoDrop 2000C 超微量生物检测仪是 NanoDrop 的最新产品,应用液体的表面张力特性,样品体积只需要 0.5~2μl。在检测台上,经上下臂的接触拉出固定的光径,具有快速、微量、高浓度、免石英管、免毛细管等耗材检测吸收值的优点。此产品设计受专利保护,并在全世界广受欢迎,其准确度与便利性让科学家得以更有效率进行各项研究。NanoDrop 2000C 使用高能量氙灯(pulsed xenon flash lamp)可提供 190~840nm 的全光谱检测,且不需要暖机,开机后立即使用。搭配高感度 CCD array 检测器,检测吸收值可高达 300Abs(dsDNA 浓度 2~15 000ng/μl),大部分纯化后的核酸几乎都不需要稀释即可检测。

3. 适用范围

本程序适用于生物资源中心 NanoDrop 2000C 超微量生物检测仪的日常使用和定期维护。

4. 仪器环境要求

可在常规实验室环境(18~25℃)正常使用。

5. 操作规程

5.1 使用操作

5.1.1 开机:开启电脑,在桌面双击 NanoDrop2000/2000c 图标,进入程序主界面(以下以检测 dsDNA 浓度及纯度为例,说明步骤)。

5.1.2 确保仪器的检测臂已经放下,单击检测样品的类别,在自动弹出的窗口中点击"OK",仪器会进行自动校正。

5.1.3 在软件右侧选择检测样品的类型,默认的设定为 dsDNA。一定要根据检测的样品,选择正确的样品类型,否则得到的浓度将不准确。

5.1.4 清洗:用移液器吸取 2~2.5μl ddH$_2$O 加至上、下基座,再用无尘滤纸擦干清洁。

5.1.5 调零:将 1~2μl 溶解样品的缓冲液加在样品基座上(为避免气泡,移液器只按到第一档尽头),放下检测臂,点击 Blank 键。一定要用溶解核酸的 Buffer 来做 Blank。

5.1.6 重新加缓冲液到基座上,点击 Measure 键,把它当成样品来检测,吸光值不应超过 0.04A;如超过 0.04A,擦去上下基座的缓冲液,用水重新清洁之后重新检测,直到检测结果不超过 0.04A。

5.1.7 检测:使用无尘滤纸把上下基座上的缓冲液擦干净,将样品混匀后取 1~2μl 加至下基座(dsDNA 的浓度检测范围为 2~15 000ng/μl,一般不需要稀释样品),点击 Measure 键,5s 左右,界面即出现吸光值、浓度、OD260/280 等结果。

5.1.8 结果介绍:可得到结果有:dsDNA 浓度;A260/A280 纯度比值,dsDNA 应该大于 1.8,RNA 应大于 2.0;A260/A230 纯度比值,应大于 2.0;以及 A260 吸收值,A280 吸收值。

5.1.9 使用无尘滤纸擦掉上下基座上的样品,即可进行下一个样品的检测。

连续测量 30min 之后,建议用 ddH$_2$O 清洗上下基座,用溶解样品的缓冲液做 Blank 后再 Measure。

5.1.10 检测完毕,用 ddH$_2$O 清洗上下基座(方法同 5.1.5),用无尘滤纸擦干上下基座上的 ddH$_2$O,放下检测臂。

6. 维护保养

6.1 使用完请用干净的无尘纸擦拭干净上下基座 3 次,以保证样品检测基座的清洁度。

6.2 注意防尘,要避免灰尘落入检测光路,及时清理。

7. 报警及处理

当软件跳出错误讯息时,请详细阅读并依指示进行障碍排除。最常发生的情形是在侦测过程液柱并未正确形成,可先用肉眼观察液柱是否未完整连接上下台面,或样品内有气泡,将上臂拉起后,擦掉该滴样品,再重新进行检测,必要时可将样品体积加大至 2μl。

8. 注意事项

8.1 使用前请检查数据线及电源线是否连接好。

8.2 因检测微量样本,加样时一定避免产生气泡。

8.3 使用完毕后,保证检测臂是放下来的。

8.4 不可使用含有 Hydrofluoric Acid(HF)的腐蚀样品,其他无腐蚀性液体皆可使用。

9. 记录

BRC-SOP-YQCZ2-008-F01《NanoDrop 超微量生物检测仪使用与维护记录表》

广东省中医院生物资源中心超微量生物检测仪 NanoDrop 使用与维护记录表

表格编号:BRC-SOP-YQCZ2-008-F01

使用/维护 日期	开机时间	使用前 是否正常	使用过程 是否正常	使用后 是否进行清洁	关机时间	操作者 签名

注:操作完请打"√"或填写具体维护内容。

1. 目的

规范广东省中医院生物资源中心 Cytell 细胞成像系统操作及维护保养规程,保证 Cytell 细胞成像系统的正常运行。

2. 仪器简介和原理

Cytell 细胞成像系统把数字显微镜、图像式细胞分析仪和细胞计数器的功能整合在一个台式仪器中。Cytell 提供的成像多达四个荧光通道和明视野模式,能够成像多孔板、显微镜载玻片、培养皿和培养瓶中的细胞;提供清晰锐利的细胞和亚细胞成像,具有亚微米分辨率和大视野。

3. 适用范围

本程序适用于生物资源中心 Cytell 细胞成像系统的日常使用和定期维护。

4. 仪器环境要求

环境温度要求为 $-15\sim33℃$;湿度要求为 $10\%\sim80\%$ 相对湿度。

5. 操作规程

5.1　打开显示屏侧面电脑开关。

5.2　打开仪器后面右下角开关,仪器初始化过程需要 2min,在此期间不要打开软件,仪器前面指示灯由黄色变成蓝色,代表仪器正常可以使用。

5.3　仪器初始化结束后,点击电脑桌面软件图标,软件启动大约需要 20s。

5.4　选择 BioApp,按照选项分别设置样品的介质类型,拍摄区域,曝光时间,分析参数等,运行程序,所有图像和结果储存在用户设定的文件夹中。

6. 维护保养

每周用 70%酒精微微浸湿无尘布来擦拭仪器外壳以清洁尘垢。

7. 报警及处理

机器运行状态下,若仪器发生故障则前面板的指示灯显示红色,同时电脑屏幕跳出错误信息提示,此时需关机重启(必要时甚至需要拔掉电源重插,等待一段时间后重启),如超过两次重启问题还无法得到解决,则需立即联系厂家报修。

8. 注意事项

8.1　仪器使用过程中,应使用正常程序开关舱门。

8.2　清洗仪器时,应关闭电源开关,断开电源线。

9. 记录

　　BRC-SOP-YQCZ2-019-F01《GE IN Cell 2200 高内涵/CYTELL 细胞成像分析系统使用与维护记录表》

**广东省中医院生物资源中心 GE IN Cell 2200 高内涵/CYTELL
细胞成像分析系统使用与维护记录表**

表格编号:BRC-SOP-YQCZ2-019-F01

使用/维护 日期	开启 时间	检测 项目	检测样本 数量	仪器运行 是否正常	使用后是否 清理废弃物	使用后是否 清洁载物台	关闭 时间	操作者 签名

注:操作完请打"√"或填写具体维护内容。

1. 目的

规范广东省中医院生物资源中心 QIAsymphony 全自动蛋白核酸纯化系统操作及维护保养规程,保证 QIAsymphony 全自动蛋白核酸纯化系统的正常运行。

2. 仪器简介和原理

QIAsymphony 全自动蛋白核酸纯化仪采用磁珠法,可从多种起始样本中提取 DNA、RNA、细菌和病毒核酸、miRNA、游离核酸等,为各种来源生物样本的核酸提取纯化提供完整解决方案。适用于基因组学、DNA 测序、DNA 微阵列、代谢组学、遗传学实验等几乎所有涉及分子生物学研究的医学和生物研究领域。

QIAsymphony 仪器设计新颖,操作过程具有杰出的安全性和标准化。吸头监控将交叉污染降至最低,内置的 UV 灯可对工作台面高效灭菌。对样本和试剂的条形码读取可实现纯化和分析体系构建的全程样本追踪。可提供按时间排序的电子文档结果,包括样本 ID 信息、位置以及样本制备和 PCR 试剂的货号和有效期。多水平的用户管理可记录处理样本的是何用户。电子结果文件可通过联网打印机自动打印,也可使用 USB 下载后存档。

3. 适用范围

本程序适用于 QIAsymphony 全自动蛋白核酸纯化系统的日常使用和定期维护。

4. 仪器环境要求

实验台:需提供足够稳固、可载重约 400kg 的木质或金属试验台

电源:100~240V AC(良好接地),50~60Hz,800VA

实验室环境:需安装在配备空调的实验室内

温度:18~28℃

湿度:15%~75%相对湿度

海拔:<2 000m

5. 操作规程

5.1 开机,开关在仪器正面左下方。仪器将进行初始化,约 10min,见图 19-7-1。

5.2 先 login,选择用户"user",输入密码" ****** ",见图 19-7-2。

5.3 打开 Waster 抽屉,确认枪头槽已安装,废枪头袋已更换,废液瓶已清空并安装好,废物盒空间足够,slot4(最外面的废物盒)必须是空,关闭此抽屉。出现对话框,选择"Yes"扫描废物抽屉;如已完成扫描,请选择"No. nothing changed",见图 19-7-3。

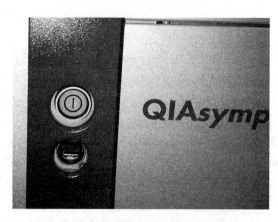

图 19-7-1 开关

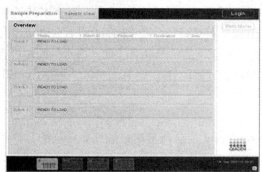

图 19-7-2 登录界面

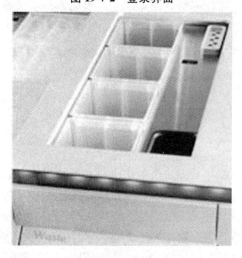

图 19-7-3 打开抽屉

5.4　打开 Eluate 抽屉,在"slot1"位置放好样品收集板,点击"slot1",选择洗脱板类型"Deep well",再选择"EMTR"(也可选择其他洗脱类型);点击"Rack ID",输入日期批号。关上此抽屉,点击"OK",扫描洗脱抽屉,见图 19-7-4。

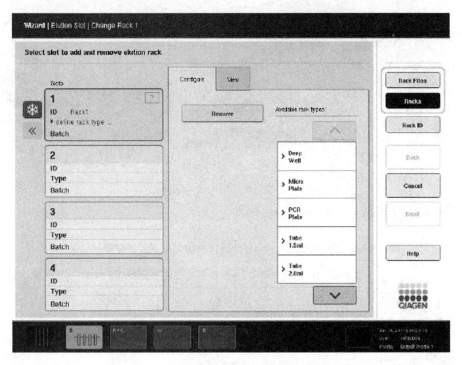

图 19-7-4　运行界面

5.5　打开 R-C 抽屉,放入枪头和耗材盒。取出试剂盒里的试剂,卸下黑色的磁珠槽,涡旋震荡至少 3min,装回原位。打开试剂封条,拧开 PK(2ml 蛋白酶 K)瓶盖,放入机器的试剂位。如果是新试剂盒,需要震荡磁珠槽以后,缓慢撕下磁珠槽上的铝箔,并在试剂盒上装载 Piercing lid,见图 19-7-5。

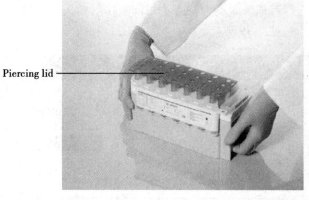 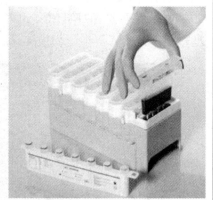

Piercing lid

图 19-7-5　装载磁珠

放置耗材量时,尽量放满,参考使用量见表 19-7-1:

表 19-7-1　QIAsymphony 全自动蛋白核酸纯化系统耗材使用量表

	1 批,24 样本	2 批,48 样本	3 批,72 样本	4 批,96 样本
带滤芯洗头,200μl	26	50	74	98
带滤芯洗头,1 500μl	72	136	200	264
样品反应槽	21	42	63	84
8 管,磁棒套	3	6	9	12

　　放入所需的枪头,耗材盒,试剂盒后,关闭 R-C 抽屉,出现对话框,选择"Yes"扫描抽屉;如已完成扫描,请选择"No. nothing changed"。

5.6　将准备好的样本板装入样本架,然后将样本架装载到"sample drawer"。

5.6.1　装载方法:打开"sample"门,推入样本架,样本架推至黑线处,稍许停留,待信号灯闪烁后,再推入样本架,正常进入后,信号灯为橙色,如果为红色,点击"OK"重新再试,见图 19-7-6 和图 19-7-7。

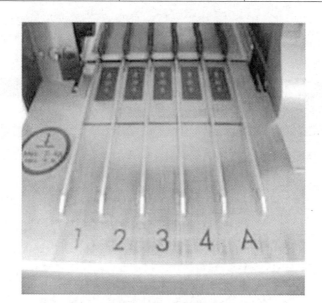

图 19-7-6　装载样本

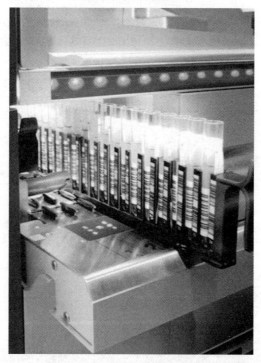

图 19-7-7　装载样本

5.6.2　样本架正常进入后,屏幕上,样本架所在的位置会变成蓝色,见图 19-7-8,点击这个"batch",选中所有要处理的样本,选择样品管的类型,选择文件夹"DNA",选择"对应运行的程序",见图 19-7-9。

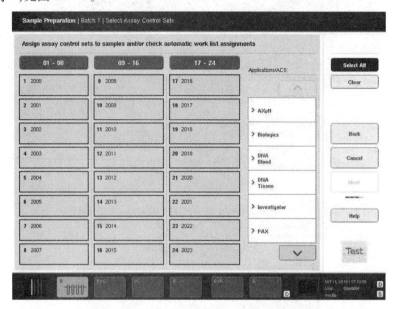

图 19-7-8　所在样本架变蓝色

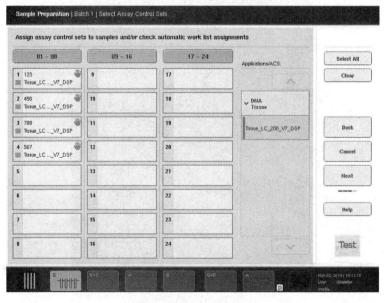

图 19-7-9　运行 DNA 程序

5.6.3　点击"next",进入 select elution slot and volume 界面,选择洗脱体积及样品收集板的位置:洗脱体积可用 50μl(按需求设置),点击样本程序中的"Queue"按钮,见图 19-7-10。

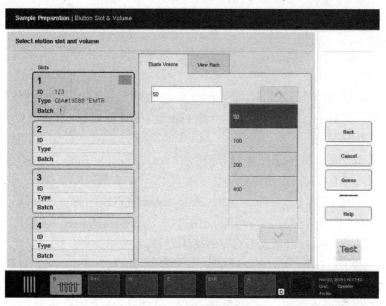

图 19-7-10　运行界面

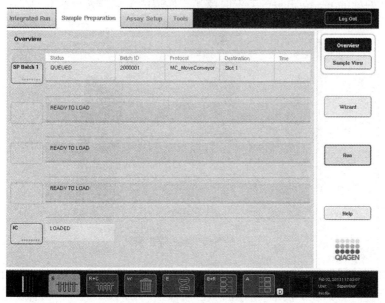

图 19-7-11　运行程序

5.6.4　点击"RUN"按钮,运行程序,见图 19-7-11。如出现错误提示,按提示操作。

5.7　结束后,仪器蓝灯条闪烁,点击绿色"E"按钮,打开"elution"抽屉,点击"remove",取出收集板,关上抽屉,点击"OK",按实验室要求保存核酸。

6. 维护保养

6.1　仪器日常维护

6.1.1　当仪器运行结束后,取出样品收集板,注意尽量不要污染提取好的核酸,尽快进行下游反应。如果试剂还有剩余,从机器中卸下试剂,用封条封好,防止蒸发,室温避光保存。封条需编号,专孔专用。

6.1.2　实验结束,取走用过的样本管、耗材盒(8-well Sample Prep Cartridges,8-Rod Covers),倒掉废液壶里的废液,更换废枪头袋。

6.1.3　打开紫外线灯消毒 20min。点击"main menu",点击"maintenance",进入维护界面,点击"start UV light",设置消毒时间,点击"OK"。注意:消毒前,移除所有塑料耗材;建议消毒时间超过 20min,以延长 UV 等的使用寿命。

6.2　仪器每月维护

6.2.1　每月第一次使用时(或每月 1 日)按自动维护程序进行(在维护菜单里)定期维护:用酒精清洁机器背面双板、反应长条槽、枪头槽、废液壶、退针倒槽。

6.2.2　清洁两处的 drop catcher,手工取掉 4 个通道的黑色掉液保护套,见图 19-7-12。

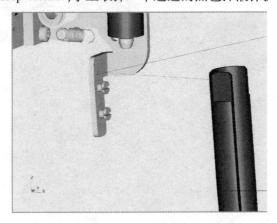

图 19-7-12　黑色保护套

取掉提取单元的两个银色掉液保护片:进入"maintenance"界面,点击"MH guards",两个保护片将伸出,请取下清洁;清洁后,装上,点击"MH guards open",保护片将复位,见图 19-7-13。

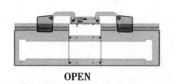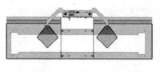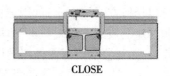

OPEN   CLOSE

图 19-7-13 维护界面

6.2.3 清洗 waste 抽屉里黑色的废枪头导槽。

7. 报警及处理

7.1 无法建立管理控制台和仪器之间的连接

确保仪器打开,并确保仪器正确连接到网络。某些杀毒软件具有监测和过滤 80 端口(HTTP)上的通信功能。这会导致管理控制台和仪器之间的通信出现问题。可能的解决办法:更改仪器上的通信端口,从 80 端口移至其他端口;在杀毒软件中禁用 HTTP 端口过滤功能。

7.2 签名无效

在通过 USB 盘进行文件传输时,将重新加载所有的检测对照集。如果检测对照集未被分配,将显示错误消息"签名无效"。但是,不会给出无效文件的名称。新近的传输文件可能是无效的,但也不是绝对的。仅对于程序和检测对照集,检查其在 QIAsymphony 管理控制台的有效性。删除任何未署名的程序或检测对照集。不得删除其他文件类型。

7.3 一个或多个通道 Z-驱动移动错误

确保插入并定义同一试管/孔板。仅使用兼容的试管/架。确保试管/孔板正确插入到试管托架/适配器中。使用尺寸适合的试管或体积适合的架子。如果带滤芯吸头仍连到吸头适配器,打开"维护 SP"菜单并选择"清洁"下的"清洁"。选择清洁操作的"发生碰撞"分支。在成功清除后,有必要清空"样本"和"洗脱"抽屉中的所有槽方位,并重启机器。

7.4 系统未检测到样本,并被标记为"无效"

确保样本不含气泡。确保达到使用该程序所需最低的样本体积。

8. 注意事项

8.1 避免将水或化学品洒到仪器上。

8.2 请勿在仪器罩盖上放置物品。

8.3 请勿倚靠在折叠下来的触摸屏上。

8.4　如遇紧急情况,立即关闭仪器电源并从电源插座上拔下电源线插头。如果仪器的运行以任何方式被中止(如因电源或某个机械错误导致中止),请首先关闭仪器电源并从电源插座上拔下电源线插头,然后与 QIAGEN 技术服务部联系。

8.5　断开仪器内部或外部的保护导体(通地/接地线)或断开保护导体终端很可能使仪器处于危险中。严禁故意断开保护导体。线路电源线必须连接到具有保护导体(通地/接地线)的线路电源插座上。

8.6　请勿调整或更换仪器内部零部件。

8.7　当仪器盖或部件拆除时,请勿运行仪器。

8.8　如果有液体洒入仪器内部,请关掉仪器,将其与电源插座断开,并联系 QIAGEN 技术服务部门。

9. 记录

BRC-SOP-YQCZ2-023-F01《QIAsymphony 全自动蛋白核酸纯化系统使用与维护记录表》

广东省中医院生物资源中心 QIAsymphony 全自动

蛋白核酸纯化系统使用与维护记录表

表格编号:BRC-SOP-YQCZ2-023-F01

使用/维护 日期	开启 时间	使用前 是否正常	使用过程 是否正常	使用后是 否清理废 弃物	使用后是 否清洁检测 平台	关闭 时间	操作者 签名

注:操作完请打"√"或填写具体维护内容。

广东省中医院生物资源中心 作业指导书	第八节　QIAxcel Advanced 全自动 蛋白核酸分析 系统使用与维护 操作规程	文件编号:BRC-SOP-YQCZ2-024 页码:第1页,共12页 版本:B/0 生效日期:2017-06-01

1. 目的

　　规范广东省中医院生物资源中心 QIAxcel Advanced 全自动蛋白核酸分析系统的操作及维护保养规程,使操作规范化、标准化。

2. 仪器简介和原理

　　QIAxcel Advanced 体系取代了传统的、费力的 DNA 和 RNA 胶分析,流线式工作流程,节省时间。QIAxcel Advanced 体系是灵敏的、高分辨率的毛细管电泳系统,每次能全自动分析多达 96 个样本。可在 3min 内完成 12 个样本的 DNA 片段分析。即用型预制胶分析96 个样本,使用最少的转运时间,减少手动操作的错误,无需烦琐的制胶过程。界面友好的 QIAxcel ScreenGel 软件简化了分析和数据采集。仪器组成,见图 19-8-1。

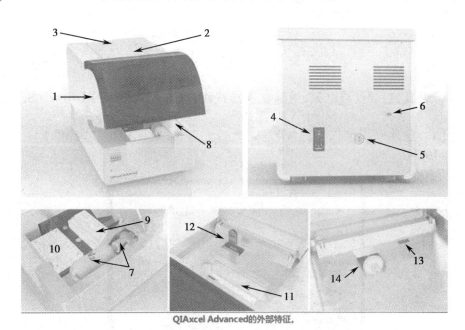

QIAxcel Advanced的外部特征.

图 19-8-1　仪器组成

注:1. 样品门;2. 卡夹门;3. 检修门;4. 交流电源接口;5. 外部氮气供应的套管接口;6. RS232 接口;7. 氮气调节器和氮气瓶;8. 氮气门;9. 运输锁和缓冲液槽位置;10. 样品板支架;11. 卡夹槽;12. 智能钥匙插槽;13. 数字压力显示;14. 排胶过滤器。

3. 适用范围

本程序适用于生物资源中心 QIAxcel Advanced 全自动蛋白核酸分析系统的日常使用和定期维护。

4. 仪器环境要求

实验台:需提供足够稳固、可载重约 50kg 的木质或金属试验台,不使用带轮子的试验台。

电源:100~240V AC(良好接地),50~60Hz,360VA。

实验室环境:配备空调的实验室内,避免阳光直射,远离热源。

温度:15~30℃。

湿度:15%~75%相对湿度。

海拔:<2 000m。

5. 操作规程

5.1　打开电脑,打开仪器电源,电源在仪器背面,点击电脑桌面的 QIAxcel ScreenGel 软件 ，选择应用模式(DNA/RNA/Protien)输入 User ID 用户名和 Password 密码,见图 19-8-2。

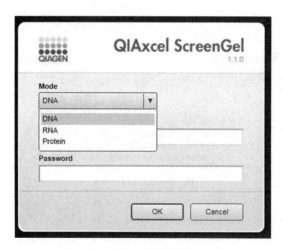

图 19-8-2　登录界面

5.2　打开氮气钢瓶开关(减压阀预先设定输出口压力为 0.3~0.4MPa,使用时只需开关总阀门)。

5.3　卡夹校准

5.3.1　在 Catridge stand 溶液槽中加入 10ml wash buffer+3ml Mineral Oil,将卡夹从包装盒中取出,放置于 Catridge stand 中,避光室温垂直放置至少 40min。

5.3.2　准备 Buffer Tray 试剂槽,其中 WI 和 WP 处加入 8ml wash buffer +2ml 矿物油,Buffer 处加入 Seperation buffer 18ml+4ml Mineral Oil。取 12 连管,每管加入 15μl Intensity Calibration Marker(注:液体中不要有气泡),放在 Marker 2 处(Intensity Calibration Marker 2~8℃保存,校准时需要使用随卡夹附送的新鲜试剂)。

5.3.3　点击软件 图标试剂槽托盘移出后,将准备好的 Buffer Tray 放到机器中,WI、WP 在机器里面方向,关闭样本门。点击软件 图标。

5.3.4　将卡夹背面密封贴取下,由卡夹门放入仪器内,并将 smart key 芯片插入芯片插槽内,关闭卡夹门,仪器会自动 lantch,图标变为 。

5.3.5　点击 ,选择 calibration,点击右下角 start calibration,勾选 clibration marker 选项,点击 OK,见图 19-8-3。

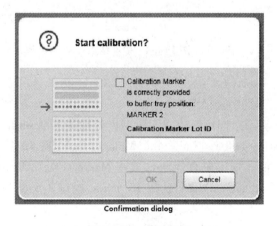

图 19-8-3　卡夹校准

5.3.6　校准约需 15min,校准结束后检查每个通道的校准结果,pass 为通过。点击 finish,再点击 OK,见图 19-8-4。

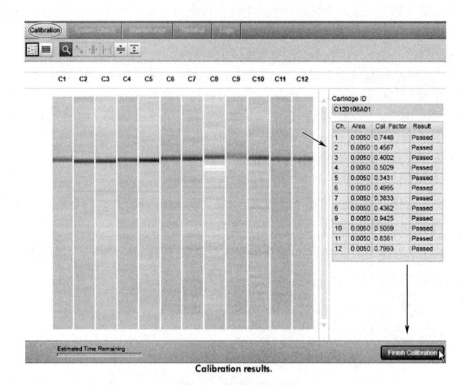

Calibration results.

图 19-8-4　校准结束

5.4　实验操作

5.4.1　将卡夹及相关试剂平衡至室温。

5.4.2　准备 Buffer Tray 试剂槽,其中 WI 和 WP 处加入 8ml wash buffer +2ml 矿物油,Buffer 处加入 Seperation buffer 18ml + 4ml Mineral Oil。取 12 连管,每管加入 15μl Alignment Marker(注:液体中不要有气泡),放在 Marker 1 处(Alignment marker 原液 2~8℃,加入 12 连管后的 Alignment marker,每 15 个 run 或每 3 天换一次,不使用时保存在 -20℃)。

5.4.3　点击软件 图标试剂槽托盘移出后,将准备好的 Buffer Tray 放到机器中,WI、WP 在机器里面方向。点击软件 图标。

5.4.4　将卡夹背面密封贴取下,由卡夹门放入仪器内,并将 smart key 芯片插入芯片插槽内,关闭卡夹门,仪器会自动 lantch,图标变为 。

5.4.5　打开样品门,将样品放入 96 孔架中,横着摆放,不可以摆放空管子。例如只有 8 个样品,另外 4 个位置需要摆上装了 dilution buffer 或水的样品管。每管溶液量要超过 10μl。运行前关闭样本门。

　　每次跑样品,需要在样本位加入 1 管 DNA size marker(DNA size marker 原液为 100ng/μl,使用时需要用 dilution buffer 稀释 10~20 倍使用,具体稀释浓度可参照样品浓度进行稀释)。

5.4.6　Process 实验操作 »Process

5.4.6.1　在 Run Parameters 栏中点击 Add,选择样品,在 size marker 所在位置右键点击设置为 size marker,在 Method 下拉菜单中选择方法,选择完毕后点击 OK,见图 19-8-5。

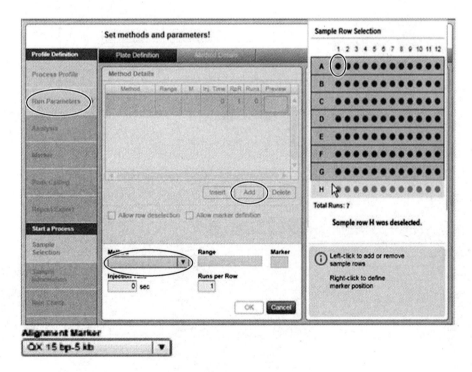

图 19-8-5　运行界面

5.4.6.2　在 Sample Selection 栏中,选择使用的 Alignment Marker。

5.4.6.3　在 Sample Information 栏中,如果需要,输入样品名称等信息,见图 19-8-6。

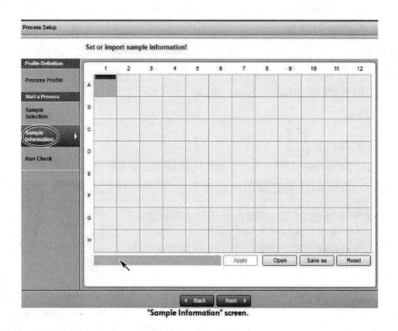

图 19-8-6　输入样本信息

5.4.6.4　在 Run check 栏中选中每项合适的内容,并选择确认,确认完毕后点击 Run 开始运行,见图 19-8-7。

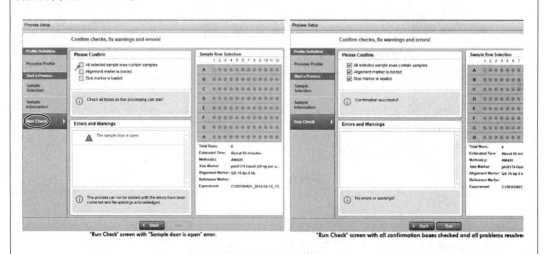

图 19-8-7　运行检查

5.4.6.5　运行过程中可以实时观看电泳情况,并可通过 Separation time adjustment 手动调节分离时间,见图 19-8-8。

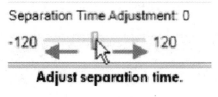

图 19-8-8　电泳设置

5.5　实验结果分析

5.5.1　点击 ,根据运行时间选择需要分析的时间结果文件,选择所要分析的样品,右键点击"Visualize Selected Samples"选项(如果当前文件为灰色,即为不在激活状态,需要先右键选择"Activate"激活需要分析的结果文件,选择所要分析的样品右键点击"Visualize Selected Samples"选项)。

5.5.2　用 Alignment Marker 对齐样本

　　点击"Select all",再点击屏幕右上方箭头,即可见下图右侧分析栏,在"Analysis"里面"Referense Marker"中选择"No Marker"点击"Start Analysis",见图 19-8-9。

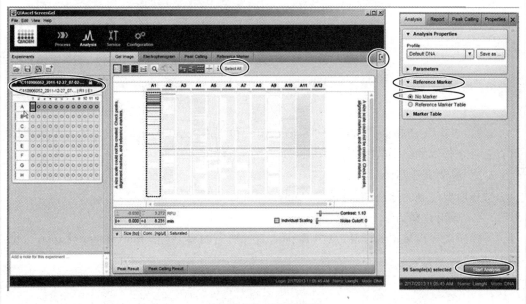

图 19-8-9　运行界面

5.5.3　设置 Size Marker 并分析

5.5.3.1　鼠标左键点击选择 Size Marker 所在的样本位置,点击"Reference Marker"选项卡,在 Size Marker 下拉菜单中选择使用的 Size Marker,点击"Apply",见图 19-8-10。

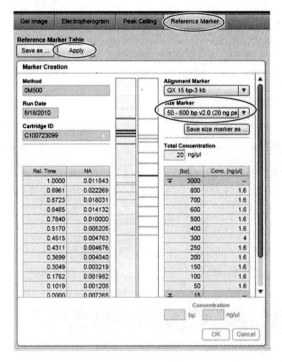

图 19-8-10　分析界面

5.5.3.2　点击"Gel Image",再点击"Select All",再点击"Start Analysis",点击每个泳道即可查看每个样本的结果数据,见图 19-8-11。

5.5.3.3　复制电泳图像

选择所要复制的泳道,右键选择"Copy to Clipboard"。

5.5.3.4　导出数据结果

选择所要导出数据的样品,点击 Report,选择所需内容,点击"Start Report/Export",见图 19-8-12。

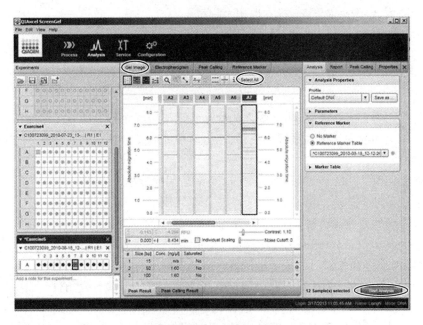

图 19-8-11　查看样本结果

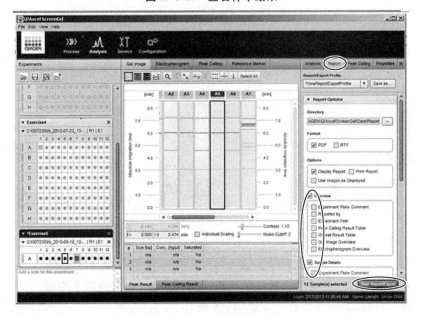

图 19-8-12　导出数据结果

5.6　实验结束,将卡夹及试剂,样本取出,保存。

5.7　关闭氮气开关。关闭软件,仪器,电脑。

6. 维护保养

6.1　清洁

6.1.1　仅使用湿布擦拭仪器,仪器内部的样品板支架应偶尔使用柔软的湿布清洁。

6.1.2　利用温和的去污剂洗涤缓冲液槽,用去离子水或反渗透水彻底冲洗,干燥后,再装满新鲜缓冲液。

6.1.3　在使用新的 QIAxcel 凝胶卡夹之前,应清洁缓冲液槽。

6.2　轻微校正性维护

6.2.1　保险丝的更换和清洁

1)关闭 QIAxcel Advanced 的主电源开关。

2)从电源插座和仪器后面拔下电源线。

3)使用一个小的平头螺丝刀取出位于电线插口上方的保险丝盒组件。

4)更换保险丝,只能用时间延迟 4A、250V(time-delay 4Amp 250V fuses),标有 T4A250 的保险丝(货号 924178)进行更换。如果没有可更换的保险丝,请联系 QIAGEN 的技术服务。

5)重新插入保险丝盒组件,并插上电线。

6)打开电源,检查仪器是否正常运行,即检查状态面板中的状态改变。如果仪器不能正常运行,或保险丝发生再次熔断,请拔下插头,并联系 QIAGEN 的技术服务。

6.2.2　氮气瓶更换

当状态信息面板显示一个或两个低压警告时,应更换氮气瓶。

1)取出旧的氮气瓶。注意如果要取出加压的氮气瓶,必须先排空氮气瓶。打开样品门,取出缓冲液槽。

2)轻轻提起氮气调节器的氮气瓶接口,不要超过制动孔。

3)逆时针旋转氮气瓶,让残留的氮气逐渐漏出(根据当地法规,按照可回收材料处理空氮气瓶)。

4)按顺时针方向将新的、未刺穿的氮气瓶旋入接口[只使用 QIAGEN 提供的氮气瓶(货号 929705)]。

5)直至接口内的针刺穿氮气瓶。请勿旋得过紧:氮气瓶只能用手拧紧。

6)轻轻按下氮气瓶,直至它处于装载(平躺)位置。

6.2.3　堵塞的排胶过滤器

在新的样品运行之前,通过向仪器的排胶气管和排胶口施加压力,可将新鲜的凝胶从卡夹的凝胶储液槽挤压到毛细管中。在少数情况下,当 QlAxcel 凝胶卡夹未直立放置,或未维持平衡条件时,凝胶可能进入仪器的排胶气管。位于仪器内的排胶过滤器能够防止凝胶进入仪器的压力阀。进入过滤器或排胶气管中的凝胶将变干,从而堵塞过滤器或排胶气管。

如果要发现排胶过滤器或排胶气管的堵塞,可开展 QlAxcel ScreenGel 软件的过滤器检查。如果过滤器堵塞,需要更换排胶过滤器。在极少数情况下,排胶气管需要用水冲洗以溶解堵塞排胶气管的凝胶碎片。

注意:只有当过滤器检测失败且管道堵塞时,才需要更换排胶过滤器和清洁排胶气管。无需将更换排胶过滤器或清洁排胶气管作为预防性维护。

7.　报警及处理

7.1　气体泄漏

仔细检查氮气瓶,确保其封接紧密。

7.2　样品架支架无法移动

取出运输锁或关闭样品门。

7.3　卡夹无法锁定

氮气压力过低需更换氮气瓶、关闭卡夹门或插入智能钥匙。

8.　注意事项

8.1　卡夹保存条件:放置在 4℃冷藏,让卡夹底部浸泡在试剂架中,贴好密封贴,避光保存。使用之前,必须在室温下,垂直摆放,平衡至室温。

8.2　卡夹使用:无论新旧,卡夹从包装盒中取出时,需用纸巾将下方钢针擦干净,小心底部玻璃头;全新的卡夹第一次使用前,需要拿下上部密封贴,在白色部分轻轻拍打几下,然后在室温下垂直摆放至少 40min。新卡夹需要先运行 Intensity calibration 才可以跑样品。

8.3　Mark 选择:根据样品,选择相应的 alignment marker 和 DNA size marker,具体参考说明书。

8.4　Mark 更换频率:Alignment marker:每 15~20 个 run 或每 3 天换一次,不使用时保存在-20℃;DNA reference marker:每 8 个 run 或一次跑 96 个样品,需要重跑一次 DNA size marker,做一次 reference marker 表。

8.5　方法选择:参考说明书方法选择推荐表,注意如果室温发生 5℃以上变化时,要相应改变方法,因为温度低的情况下比温度高的时候出峰时间要晚,若选用同一方法,可能导致最后的峰出不来。

8.6　如果遇到最后一个峰没有跑出来的情况,请不要进行分析,因为分析结果会不准确,需根据情况选择分离速度快的方法,比如原先用 OM700,现在改选 OM500,但如果所要分离的样品条带非常接近只差几个 bp,建议先手动延长分离时间。

8.7　仪器搬动:将试剂槽和卡夹从仪器中取出。氮气钢瓶必须关闭。

9. 记录

BRC-SOP-YQCZ2-024-F01《QIAxcel Advanced 全自动蛋白核酸分析系统使用与维护记录表》

广东省中医院生物资源中心 QIAxcel Advanced 全自动
蛋白核酸分析系统使用与维护记录表

表格编号:BRC-SOP-YQCZ2-024-F01

使用/维护 日期	开启 时间	使用前 是否正常	使用过程 是否正常	使用后是 否清理废 弃物	使用后是 否清洁检测 平台	关闭 时间	操作者 签名

注:操作完请打"√"或填写具体维护内容。

第九节 B 类仪器操作常用记录表格一览表

1. 生物安全柜使用与维护记录表

_____年_____月

表格编号：BRC-SOP-YQCZ1-008-F01

每日使用与维护	1	2	3	4	5	6	7	8	9	10	11	12	13	14	15	16	17	18	19	20	21	22	23	24	25	26	27	28	29	30	31
设备编号																															
是否进入正常工作模式																															
清理生物安全柜内的废弃物																															
70%酒精对安全柜内部工作区域进行消毒																															
紫外线灯消毒																															
关闭电源																															
操作者签名																															
备注																															

注：1. 当"前窗位于工作位置"和"气流稳定"的绿色指示灯亮起表示已进入正常工作模式；"流入气流速度"可接受范围：100~110(FPM)。2. 操作完请打"√"，如有异常或维护情况请在备注中记录并签名。

2. TECAN 液体工作站使用与维护记录表

表格编号：BRC-SOP-YQCZ1-014-F01

使用/维护 日期	开启时间	使用前是否正常	吸头配备是否充足	使用过程是否正常	使用后清洁台面	清除废吸头	关闭时间	操作者签名

注：操作完请打"√"或填写具体维护内容。

3. 超微量生物检测仪 NanoDrop 使用与维护记录表

表格编号：BRC-SOP-YQCZ2-008-F01

使用/维护 日期	开机 时间	使用前 是否正常	使用过程 是否正常	使用后是否 进行清洁	关机 时间	操作者 签名

注：操作完请打"√"或填写具体维护内容。

4. GE IN Cell 2200 高内涵/CYTELL 细胞成像分析系统使用与维护记录表

表格编号：BRC-SOP-YQCZ2-019-F01

使用/维护 日期/仪器	开启 时间	检测 项目	检测样 本数量	仪器运行 是否正常	使用后是否 清理废弃物	使用后是否 清洁载物台	关闭 时间	操作者 签名

注：1. 操作完请打"√"或填写具体维护内容。2. 日期/仪器列分别填写具体年月日和仪器①或仪器②。3. 仪器① 表示使用：IN Cell 2200 高内涵系统；仪器②表示使用：CYTELL 细胞成像系统。

5. QIAsymphony 全自动蛋白核酸纯化系统使用与维护记录表

表格编号：BRC-SOP-YQCZ2-023-F01

使用/维护 日期	开启 时间	使用前 是否正常	使用过程 是否正常	使用后是否 清理废弃物	使用后是否 清洁检测平台	关闭 时间	操作者 签名

注：操作完请打"√"或填写具体维护内容。

6. QIAxcel Advanced 全自动蛋白核酸分析系统使用与维护记录表

表格编号：BRC-SOP-YQCZ2-024-F01

使用/维护 日期	开启 时间	使用前 是否正常	使用过程 是否正常	使用后是否 清理废弃物	使用后是否 清洁检测平台	关闭 时间	操作者 签名

注：操作完请打"√"或填写具体维护内容。

广东省中医院生物资源中心 作业指导书	第一节　IN Cell 2200 高内涵 细胞成像分析 系统使用与维护 操作规程	文件编号:BRC-SOP-YQCZ2-019 页码:第 1 页,共 16 页 版本:B/0 生效日期:2017-06-01

1. 目的

规范广东省中医院生物资源中心 IN Cell 2200 高内涵细胞成像分析系统操作和维护保养规程,保证 IN Cell 2200 高内涵细胞成像分析系统正常运行。

2. 仪器简介和原理

IN Cell 2200 高内涵细胞成像分析系统是一种应用高分辨率的自动化荧光数码成像在细胞水平上检测多个指标的多元化、功能性筛选仪器,旨在获得被筛样品对细胞产生的多维立体和实时快速的生物效应信息。

其原理是以高级倒置荧光显微镜为基础,结合 CCD 相机、自动载物台、自动聚焦模块、温度控制模块和自动加液模块,实现对细胞样品的高速显微成像。随机工作站预装操作控制软件和图像分析软件,操控软件精确控制显微镜、相机和各个模块配合完成拍摄过程,图像分析软件可以对大量图像自动分析得到具有生物学意义的统计结果。

3. 适用范围

本程序适用于生物资源中心 IN Cell 2200 高内涵细胞成像分析系统的日常使用和定期维护。

4. 仪器环境要求

电源	100~240V,50/60Hz
规格	65.4cm(D)×114cm(W)×60.5cm(H),重量约 50kg
环境温度	18~25℃
相对湿度	10%~80%,无凝霜

5. 操作规程

5.1　开机:开计算机,打开仪器的电源开关(仪器初始化约需 5min,前面板的灯由红、绿、黄三色变为绿色,载物台舱门打开又合上),点击桌面上的 IN Cell 2200 图标▨打开软件。

5.2　IN Cell 操作软件的主菜单和主工具栏,见图 20-1-1。

调焦工具:在优化曝光时间、设置软件自动聚焦起始位置和 Preview Scan 时,都需要通过这些工具获取清晰的图像。

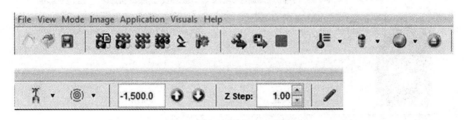

图 20-1-1　IN Cell 操作软件的主菜单和主工具栏

5.3　打开 Assay Development 界面:主菜单 Mode>Assay Development;或主工具栏上,点击

。在 Assay Development 的工作区编辑视图中可以看到四个窗口。

5.4　放样品:点击　舱门滑开,放入样品板或玻片,在 Plate/Slide View 窗口点击任何位置,舱门关闭,平板自动进入拍照位置。

5.5　建立 Protocol(Protocol Designer 窗口的编辑,可以按照 Wizard 的步骤,也可以随机设置)。

5.5.1　Description Card:①命名,斜线和竖线不能出现在名字中;②需要备案的实验信息;③如果需要可以设置密码。

5.5.2　Plate/Slide Card:选择所用的是孔板还是玻片,以及它们的型号,建立新的类型,在主菜单 Applications>Plate/Slide Manager 窗口中设定。注意:基于激光的硬件自动聚焦需要准确的孔板 Bottom thickness 和 Skirt height 参数,如果不知道孔板的这些参数或硬件聚焦效果不理想,可以对这两个参数进行检测修改。

　　可以用以下两种方式检测修改板的参数,分别见图 20-1-2、图 20-1-3,推荐用后一种方法,见图 20-1-3。

　　第一种:主菜单 Application>Hardware>Laser autofocus trace

　　第二种,直接点击窗口右上角的 Verify LAF

5.5.3　Objective Card:①选择物镜;②如果该物镜配有 SAC 环,SAC 值等于孔板底部厚度值除以 1 000。

5.5.4　Specimen Card:如果是玻片样品,需要这个选项卡:①样品是在载玻片上还是盖玻片上;②组织切片的厚度。

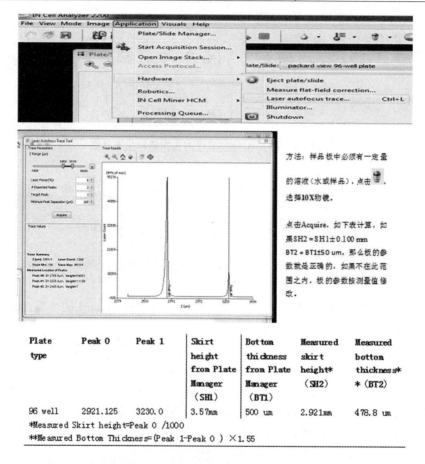

方法:样品板中必须有一定量的溶液(水或样品),点击🔲,选择10X物镜。

点击Acquire,如下表计算,如果SH2 = SH1±0.100 mm BT2 = BT1±50 um,那么板的参数就是正确的,如果不在此范围之内,板的参数按测量值修改。

Plate type	Peak 0	Peak 1	Skirt height from Plate Manager (SH1)	Bottom thickness from Plate Manager (BT1)	Measured skirt height* (SH2)	Measured bottom thickness** (BT2)
96 well	2921.125	3230.0	3.57mm	500 um	2.921mm	478.8 um

*Measured Skirt height=Peak 0 /1000

**Measured Bottom Thickness=(Peak 1-Peak 0) ×1.55

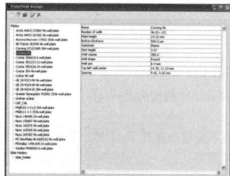

Plate/Slide Manager窗口

Bottom thickness	500.0 μm
Substrate	Plastic
Skirt height	3.57

图 20-1-2 检测修改板的参数方法之一

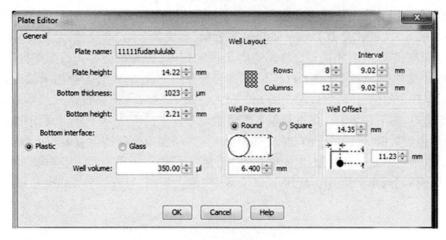

图 20-1-3　检测修改板的参数方法之二

5.5.5　Microscopy Card(这一步主要目的是优化曝光时间):①填入成像通道的数量,点击 λ,打开 Wavelength Manager 窗口,查看和定义新的波长对;②binning 值;③勾选 polychroic,从下拉菜单中选择,如果此项不做选择,protocol 不运行;④勾选 link 3D Parameters,所有通道的 3D 图像 Z Slices 和 Z Step 的参数将保持一致;⑤如果有平场校正文件,勾选 Save Flat Field Correction,将平场校正文件作为实验数据的一部分。见图 20-1-4。

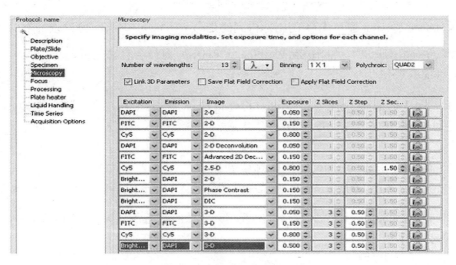

图 20-1-4　优化曝光时间操作界面

为每个使用的荧光选择激发和发射波长,并选择成像形式,有八种形式供选择①2D:生成单个的 tiff 文件;②2-D Deconvolution:去卷积,生成单个的 tiff 文件,对比度和分辨率比 2D 图像高;③2.5-D:相机整合样品特定 Z 段的信号,去卷积后得到伪三维投影,生成单个的 tiff 文件;④Adv 2D Deconvolution:系统对一组三张 slice 的 Z 叠加图像进行去卷积,然后保存中间的一张,生成单个的 tiff 文件;⑤Phase Contrast:系统从三张图像产生位相图,即焦点、焦下和焦上。焦下和焦上图像相对于焦点的距离是一样的,利用位相图和接收到的强度数据,生成单个的 tiff 文件;⑥DIC:利用起偏镜和棱镜分解重组光束,通过样品,得到伪三维无阴影图像,生成单个的 tiff 文件;⑦3-D:Z 叠加的三维图像,为每一个 Z-slice 生成一个 tiff 文件;⑧3-D Deconvolution:三维去卷积,为每一个 Z-slice 生成一个 tiff 文件。

填入曝光时间,点击 Visuals 工具 ,确保灰度信号峰的主体分布在 30 000 以下,以避免信号过饱和。

如果选择 3-D 或 3-D Deconvolution,填入 Z-slice 和 Z-step 数值;如果选择 2.5-D,填入 Z section 厚度值。

点击每个通道后面的 图标,使用目前参数得到的图像会出现在 Image Preview 窗口中,点击主工具栏 得到聚焦的图像(只有 MicroscopyCard 中 使用正在编写的参数成像,Image Preview 窗口中 的图标得到的是 Wavelength Chooser 窗口条件下的图像;点击 Microscopy Card 中 的图标,Wavelength Chooser 窗口会自动更新)。

5.5.6 Focus Card

a)Laser Autofocus only,点击 Auto offset 自动计算 offset 值, 图标可以用来检测曝光时间、聚焦方法和 offset 值是否合适,点击该图标,图像出现在 Image Preview 窗口中。

b)Software Autofocus only,通过运算找到聚焦最好的 Z 轴位置。Mode 中 Adaptive:large-400μm,medium-200μm,small-100μm;Static:输入自己认为合适的数值。如果 SWAF only,[First Wavelength only], 只出现在第一个通道后面,其他通道后面是 ,作用相同,见图 20-1-5。

注意:只做软件自动聚焦时,一定要填入起始点,Initial Focus 中的值是主工具栏调焦工具 🔧 ◎ 调焦后,点击 ✏️,这个值就会出现。

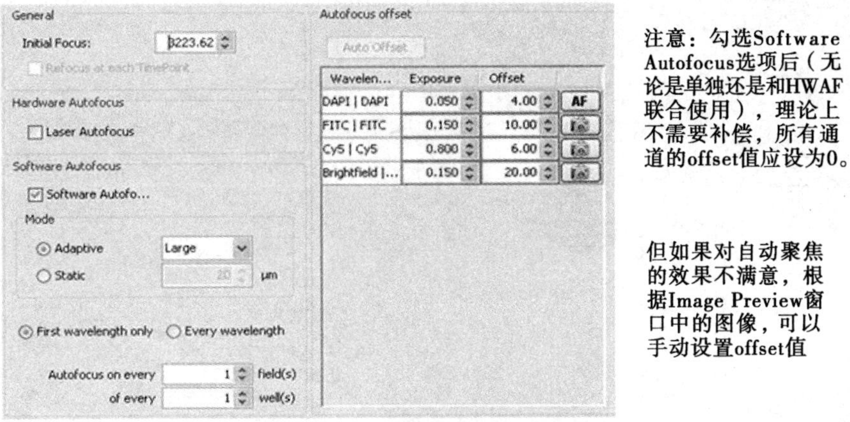

图 20-1-5 软件自动聚焦操作界面

c)laser autofocus 和 software autofocus 可以联合使用。

5.5.7 Processing Card:分为三个部分 ①3-D Deconvolution:方法有 Ratio,保守,可靠,点状荧光使用 Ratio 去卷积后效果好;Enhanced,速度快;Additive,信噪比低的时候也可以处理;Enhanced Additive,速度快。去卷积做几个周期;更多选项。②Phase Contrast:选择滤波的程度和是否做相位反转。③DIC:contrast angle,combiner prism,intensity modulation(振幅数据,吸收效果是否包含在图像中)。

5.5.8 Plate heater Card:是否开启温控以及温度值

5.5.9 Liquid handling Card:①选择试剂的位置,所用微孔板必须和样品微孔板规格相同;②编写移液步骤,参见 User Manual,见图 20-1-6。

点击主工具栏中的 💧 图标,见图 20-1-7。

591

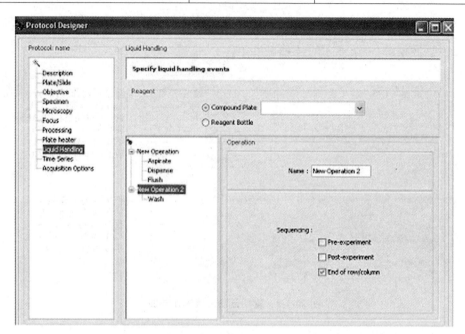

图 20-1-6　试剂处理路径

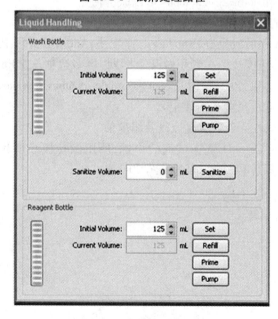

图 20-1-7　试剂处理操作界面

5.5.10　Time Series Card:定义拍照和自动加样操作的时间间隔,见图 20-1-8。

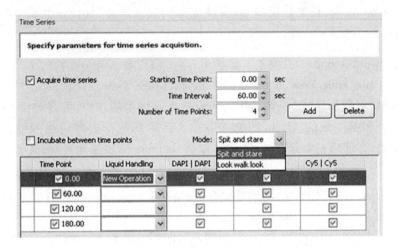

图 20-1-8　定义拍照和自动加样操作的时间间隔操作界面

Spit and stare:实验周期短,当前孔的所有操作结束后,再移到下一个孔。

Look walk look:实验周期长,软件自动统筹操作的流程以缩短实验时间。

5.5.11　Acquisition Options Card,见图 20-1-9。①选择拍照的路线,如果选择 SWAF Adaptive Mode,路线选择 Serpentine;②Batch analysis;③是否启用 Cell counting,找到需要的细胞数为止,点击 Sample Now,在 Image Preview 窗口中查看效果。

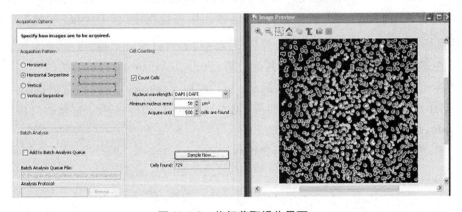

图 20-1-9　物相获取操作界面

5.6　保存 Protocol 文件:主菜单 File>Save or Save as,保存后可以调出编辑。

5.7　Acquisition Mode(按照预设的 protocol 成像):放入样品,打开一个 protocol 文件(主菜单 file-open),运行 Protocol。

　　主菜单 Mode>Acquisition;或主工具栏上,点击 ▦,在 Acquisition 的工作区编辑视图中可以看到:Plate/Slide View、Wavelength Chooser、Image View 三个窗口。

5.7.1　选择感兴趣的区域(一般是生长着合适密度细胞的地方,大多数情况下,各个孔细胞的生长分布是一致的,例如,药物去除中心区的细胞比去除边缘的细胞更容易):①选择一个孔;②选择一个低倍镜;③选择波长、binning 值和曝光时间;④点击这个孔得到一张快照。

　　或做 Preview Scan:如上选择孔、物镜和波长,在 Plate/Slide View 窗口点击 ▦ ▼ 图标中的箭头 [Exposure Time : 0.020 sec　Resolution : 1.11 µm (3x3)],设定曝光时间和分辨率,binning 值高的时候,强度增大,曝光时间要降低;点 ▦,回到 Plate/Slide View 窗口,鼠标变为十字,点左键拖过孔板,棕色方框圈选出预览的区域,主工具栏点击 ▦,图像陆续出现,可将 Plate/Slide View 窗口放大以利于观察,如果图像没有聚焦,用主工具栏的调焦工具调节(如果是相差或微分干涉成像,需要在 Microscopy Card 中调整曝光时间和预览)。

　　Preview Scan 时还可以调整孔板各个孔的物理位置,见图20-1-10。

5.7.2　选择成像的视野,见图20-1-11。①在 Plate/SlideView 窗口中点击 ▦ 图标,Setup Fields to Acquire 窗口打开;②设定每个孔成像视野的数量;③视野的分布:勾选 Fixed Layout,通过 x、y 值设定,需要拼图的时候,选择图像重叠程度(% Overlap 一般是10%),观察的目标越分散,重叠度应越高,以保证拼接的边界可以准确排列,点击 ▦,该图标变为淡绿色,这时可以拖动视野到孔的其他位置,点击 Re-center 回到初始的位置。不勾选 Fixed Layout,点击 Randomize,视野会随机分布,同时 Exclusion Zone 会激活;④勾选 Exclude,选择是中心区还是边缘部分被排除,填入一个数值(被排除部分的大小),再次点击 Randomize,视野分布在未排除区域。

　　注意:所有孔视野的数量、分布完全相同。

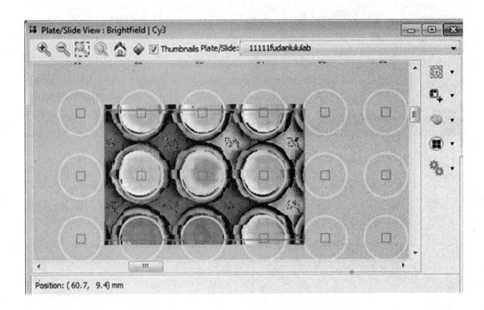

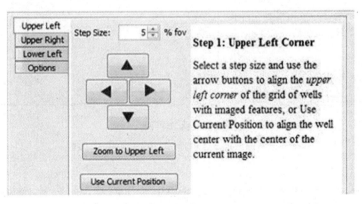

图 20-1-10　Preview Scan 调整孔板各孔物理位置的操作界面

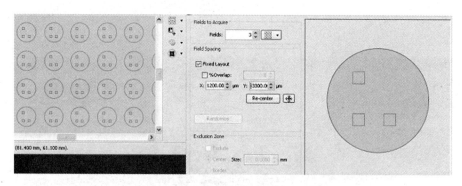

图 20-1-11　选择成像视野操作界面

5.7.3　选择需要成像的孔,见图 20-1-12。Ctrl+鼠标左键,点选任何孔,或拖曳过一片区域选择一组孔,被选中的孔外围变为黄色,Ctrl+Shift+鼠标左键,去选择。

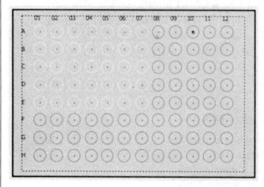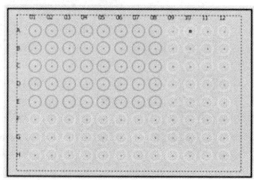

图 20-1-12　选择成像孔操作界面

左图为 Ctrl+鼠标左键:选择;右图为 Ctrl+Shift+鼠标左键:去选择

5.7.4　开始拍照:主菜单>Application>Start Acquisition session,或点击 ![icon],Acquisition Session 窗口打开,给 image folder 和 data folder 命名,点击 Run 开始拍照。

5.7.5　监控拍照过程:已拍过的视野是黑色,正在拍的视野是红色。

在拍照过程中或之后,主菜单>Application>Processing Queue 来查看 3D-Decon 或 Advanced 2D-Decon 的进行状态。如果有些图拍照完成后没有看到,还在处理过程中,打开 Processing Queue 窗口查看,可以停止和取消某些处理项目。

5.7.6　监控波长的设置

5.7.7　查看获得的图像:点击 Image View 窗口中的 ▦ 图标,设定显示图像的数量,点击 ⚒ 可以调整荧光通道的数量。

5.8　Data Review Mode:主菜单 Mode>Data Review;或主工具栏上点击 ▦ 。在 Acquisition 的工作区编辑视图中可以看到:Image Stack Review 和 Image Data Review 两个窗口。

　　1)打开图像文件夹:主菜单>Application >open image stack 或在 Image Stack Review 窗口中点击 ▣ ;

　　2)Image Stack Review 窗口,见图 20-1-13;

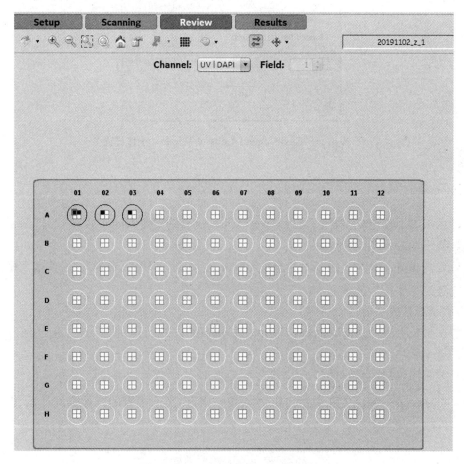

图 20-1-13　Image Stack Review 窗口

3)Image Explorer 窗口:鼠标右键点击任何孔,选择 Explore Image,在这个窗口,可以修饰图像,测量距离,制作电影。

5.9　Environment Control Window,见图 20-1-14:CO_2 需经过 water bottle 加湿,water bottle 加水量 100ml,水量不能少于 75ml。

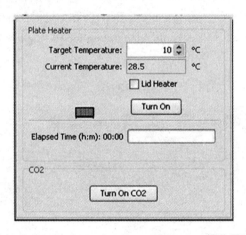

图 20-1-14　**Environment Control Window** 操作界面

使用方法:

1)点击主工具栏 🌡 图标,开启 Plate Heater,仪器约需要 60min 达到 37℃ 热平衡;

2)25% CO_2 气源,20 psi;

3)点击 Turn On CO_2,预备时间至少 10min,在加湿瓶里可以看到气泡,速度大概每 3s 一个气泡;

4)开舱门,放平板;

5)在平板上盖上 Environment Control Module 提供的特殊的盖子,连接气体和温控接口;

6)关舱门,运行 protocol。

5.10　Microscope Mode:主工具栏点击 🔬,按空格键,当前视野的图像全屏显示,四边有各种工具组。

下边 (Display)		图像放大程度、全景效果、退出全屏模式
上边 (Acquisition)		
左边 (Acquisition)	Objective Changer,Image Properties	
右边 (Acquisition)	Wavelength Chooser,Visuals	

部分快捷键:

Esc	退出全屏显微镜模式
Spacebar	为活动图像照快照
F5	Laser autofocus
F6	Software autofocus(400μm)
F7	Software autofocus(200μm)
F8	Software autofocus(100μm)
按空格键后,鼠标变为⊕,以下快捷方式激活	
Mouse wheel	图像放大或缩小
Ctrl+Mouse wheel	显微镜粗调(coarse focus)
Ctrl+Shift+Mouse wheel	显微镜微调(fine focus)
Mouse right click	以该点为中心放大
Shift + Mouse right click	以该点为中心缩小

5.11 关机:关闭软件,关闭仪器电源开关,关计算机。或通过软件 Application>Hardware-Shutdown 关机。

附:滤光片、分光镜的选择

QUAD1:filter pairs DAPI,FITC,Cy3,Cy5

QUAD2:filter pairs DAPI,FITC,TR,Cy5

Channel	Excitation Filter	Emission Filters
DAPI	390/18	432.5/48
FITC1	475/28	511.5/23
FITC2	475/28	525/48
Cy3	542/27	597/45
TxRed	575/25	620/30
Cy5	632/22	684/25
CFP	438/24	475/24
YFP	513/17	548/22

6. 维护保养

6.1　更新空气滤网:至少每 6 个月更新一次,如果环境比较脏,更新操作应更频繁。这样可以保障气体畅通,保证光路和相机的区域凉爽干净。一部分机器外壳需卸下,取出滤网,吸尘后,重新安装,如果用水清洁滤网,需等完全干燥后再重新安装。

6.2　清洁机器:不要清洁仪器的内部。仪器的外壳可以用 70%酒精微微弄湿的无尘布清洁尘垢。

6.3　数据及时备份。

7. 报警及处理

　　机器运行时,前面板的红灯如果亮了,说明仪器有故障发生,电脑上应该出现错误信息提示,需关机重启,可能还需要拔掉电源,等待一段时间重新启动。如果两次以上重启后,问题还不能解决,请微信或电话联系厂家报修。

8. 注意事项

8.1　仪器使用过程中,应使用正常程序开关舱门;清洗仪器时,应关闭电源开关,断开电源线。

8.2　定期清洗仪器滤网。

9. 记录

BRC-SOP-YQCZ2-019-F01《IN Cell 2200 高内涵细胞成像分析系统使用与维护记录表》

**广东省中医院生物资源中心 IN Cell 2200 高内涵
细胞成像分析系统使用与维护记录表**

表格编号:BRC-SOP-YQCZ2-019-F01

使用/维护 日期	开启 时间	检测 项目	检测样本 数量	仪器运行 是否正常	使用后是否 清理废弃物	使用后是否 清洁载物台	关闭 时间	操作者 签名

注:操作完请打"√"或填写具体维护内容。

广东省中医院生物资源中心作业指导书	第二节　ZE5分析型流式细胞仪使用与维护操作规程	文件编号:BRC-SOP-YQCZ1-001 页码:第1页,共5页 版本:B/0 生效日期:2017-06-01

1. 目的

规范广东省中医院生物资源中心 Bio-rad ZE5 分析型流式细胞仪操作和维护保养规程,保证流式细胞仪正常运行。

2. 仪器简介和原理

ZE5 分析型流式细胞仪是一款高端、智能化的流式细胞分析仪器,配置 4 激光 26 通道检测,根据散射光和荧光,可快速灵敏地对细胞、细胞器内的组分如 DNA、RNA、各种蛋白质、免疫反应物及其理化参数进行定性、定量测定、处理和分析。能够有效支持多色检测、小颗粒检测及高通量检测,是免疫生物学、细胞生理学、分子生物学、遗传学、微生物学、水质及植物细胞分析等研究的最佳工具。

3. 适用范围

本程序适用于生物资源中心 ZE5 分析型流式细胞仪日常使用和定期维护。

4. 仪器环境要求

工作温度:18~25℃,开机后温度变化<2℃。
工作湿度:相对湿度 20%~60%,无凝露。
电源要求:220VAC+/-10%。
避免空调出口及阳光直射。

5. 操作规程

5.1　开机前检查

5.1.1　确保仪器已接通电源、已打开开关并已连接到计算机。一旦通电,ZE5 流式细胞分析仪被设计为保持开关打开,请不要关闭主机的电源开关。

5.1.2　确保在样品室右侧放置一瓶 ZE5 校准微球。请保持校准微球始终就位。一瓶校准微球可持续使用几个月,具体视使用情况而定。

5.1.3　确保鞘液及废液状态,更换鞘液及废液。

5.2　启动系统

在电脑桌面上,双击 Everest 软件图标。

5.2.1　输入用户名和密码,并点击 Login。

5.2.2　点击 Start Up(太阳符号)按钮,仪器开始启动。仪器成功启动后,Start Up(太阳符号)按钮会自动变为 Shut Down(弯月符号),启动完成。

5.3　运行质控

请根据需求运行 QC,以确保最佳的系统检测性能。QC 流程将验证滤光片设置,测试上样速率,调节激光延迟和光电倍增管(PMT)电压,将这些设置与 QC 标准进行比较,上样一定量的微球并存储结果。

5.3.1　在 Home 界面下,点击 QC 按钮仪器会自动打开 QC 面板并自动运行 QC 流程。

5.3.2　在工具栏中,单击 QC 向下箭头,可见"QC Details"框中的进度。

5.3.3　QC 结束后,仪器右下角将会提示 QC 结果。

5.4　选择下一步操作

在 Home 界面下,您可以选择下述任一操作:

New Experiment——新建模板;

STAT Tube——单管流式管快速上样;

Load Experiment——打开已有模板;

Import Settings——从已有模板导入荧光素搭配,各个通道电压值以及补偿设置。

5.5　设置新实验

5.5.1　在 Home 界面下点击 New Experiment。

5.5.2　输入实验名称并点击 Next。

5.5.3　在"Fluorophores screen"屏幕的左窗格中,双击要添加到实验中的每个荧光染料名称,或输入荧光染料名称搜索并双击,或单击"Enable all"以选择所有荧光通道。

5.5.4　点击 Next。

5.5.5　在上样 Media 界面选择合适的上样模式。

5.5.6　根据实验设计设置上样样本类型及各个上样参数。在 Plate Setup 界面您可根据需要设置 Limit,上样速度,进样顺序,涡旋震荡、温度控制,标准/高通量上样等上样参数。设定完成后点击 Next。

5.5.7　根据实验需要设置散点图、直方图及设门。

5.6　采集数据

5.6.1　完成模板设置后,点击右下角的 Apply 按钮。

5.6.2　上样界面默认为 Setup Mode,可根据实验需求设定上样参数。点击 Run Sample,开始上样。

5.6.3　在 Setup 模式下,可随时更改阈值设置及所有通道 PMT 电压设置。

5.6.4　必要时可勾选 Cycle checkbox 进行实时参数设置。

5.6.5 在 Setup 模式下调整好上样参数后,可切换到 Acquisition 模式自动上样所有样本。

5.6.6 点击 Acquisition 按钮,点击 Run List 按钮开始上样。开始上样后 Run List 按钮将会变为 Stop Sample。Instrument Control 的左上角图像区域实时监控所有样本的上样进度。如果在上样时设置了 Limit,则当达到 Limit 时,数据收集将停止。

5.7 分析数据

完成样本上样后,您可在 Analyze 界面进行数据分析。

5.7.1 完成上样后,在 Acquisition 界面工具栏点击 Analyze 按钮,软件自动跳转到 Analyze 界面。

5.7.2 可根据需要更改散点图、直方图、设门以及坐标轴设置,分析之前已保存的数据。

5.7.3 打开 Analyze 界面。

5.7.4 点击 Load Experiment。

5.7.5 在 Recent Experiment Sessions panel,找到之前已保存数据文件夹,选择数据并点击 OK。

5.7.6 可根据需要更改散点图、直方图、设门以及坐标轴设置。

5.8 关机

5.8.1 在 Acquisition 界面下,点击 Shutdown 按钮。

5.8.2 根据需要选择是否启用自动开机功能。

5.8.3 如需启用自动开机功能,勾选自动开机并选择时间。

5.8.4 Shutdown 开始,仪器将自动完成以下所有步骤:

- 关闭所有激光;
- 使用内置洗液清洗流路;
- 关闭流路及气路;
- 关闭电路。

5.8.5 关闭软件,关闭电脑。

6. 维护保养

6.1 日常使用维护

6.1.1 仪器开关机内置清洗流程,无需额外清洗。若上样较黏稠样本(如细胞凋亡及细胞周期样本),可用 1%有效氯浓度的次氯酸钠冲洗机器 5min,再进行关机操作。

6.1.2 建议至少每两周运行一次 QC,以确保最佳的系统检测性能。QC 流程将验证滤光片设置,测试上样速率,调节激光延迟和光电倍增管(PMT)电压,将这些设置与 QC 标准进行比较,上样一定量的微球并存储结果。

6.2　每周维护

6.2.1　定期每两周运行 1~2 次 Unclog Sample line 和 Clean the Sample Probe 功能。

6.2.2　每周检查并及时补充 Clean 液及 Additive。

6.3　每年维护

内置管路及滤器年度保养维护,请联系 Bio-Rad 工程师。

7. 报警及处理

7.1　Sample Dry:样本跑空,需更换样本;若样本未跑空,仍然报该错误,则进样针高过高,需调整针高。

7.2　Probe Crash:进样管盖子未打开,进样针接触盖子后报错,请打开盖子上样;若盖子打开仍然报错,则进样针高过低,需调整针高。

7.3　QC Failed:可能有以下原因 ①温度及湿度未在规定范围,需开空调并除湿;②QC 微球被污染,需更换新的 QC 微球;③仪器光路偏移,需进行光路调整。

7.4　EYE Error:①温度及湿度未在规定范围,需开空调并除湿;②滤光片发生人为插拔及更换,更换至原状态即可。

8. 注意事项

8.1　开机前先检查鞘流液系统、Clean 液及 Additive 是否满足使用,及时进行补充。

8.2　鞘流液系统快速连接头彻底打开后再拿出鞘流液桶,切勿用力拉扯连接头,容易导致漏气。

8.3　上样架 A1 孔位置请对应上样台 A1 孔位置放置。

8.4　操作软件及上样、分析过程中请勿快速连击某个按钮或连续点击多个按钮,容易造成软件 Crash。

8.5　如无必要请勿对滤光片进行任何操作。

8.6　务必保证合适的温度及湿度条件,不恰当的温度及湿度可能会影响检测结果的稳定性。

8.7　请按照规范进行关机操作,避免不关机导致鞘液跑空。

8.8　上样完成后请取出所有进样管,不要留在上样台上,以防污染及浪费。

9. 记录

BRC-SOP-YQCZ1-001-F01《ZE5 分析型流式细胞仪使用与维护记录表》

广东省中医院生物资源中心 ZE5 分析型流式细胞仪使用与维护记录表

表格编号:BRC-SOP-YQCZ1-001-F01

使用/维护	1	2	3	4	5	6	7	8	9	10	11	12	13	14	15	16	17	18	19	20	21	22	23	24	25	26	27	28	29	30	31
开机时间																															
检测样本数量																															
仪器运行是否正常																															
使用时是否运行QC(QC建议至少2周做一次)																															
使用后取出所有进样管,清理废液																															
使用后是否在Acquisition界面下,点击Shutdown按钮																															
关机时间																															
操作者签名																															
备注																															

注:1. 操作完请打"√";如有异常或维护情况请在备注中记录并签名。2. 日期列分别填写具体年月日。

第三节　C类仪器操作常用记录表格一览表

1. IN Cell 2200 高内涵细胞成像分析系统使用与维护记录表

表格编号：BRC-SOP-YQCZ2-019-F01

使用/维护 日期/仪器	开启 时间	检测 项目	检测样本 数量	仪器运行 是否正常	使用后是否 清理废弃物	使用后是否 清洁载物台	关闭 时间	操作者 签名

注：操作完请打"√"或填写具体维护内容。

2. ZE5 分析型流式细胞仪使用与维护记录表

表格编号：BRC-SOP-YQCZ1-001-F01

使用/维护	1	2	3	4	5	6	7	8	9	10	11	12	13	14	15	16	17	18	19	20	21	22	23	24	25	26	27	28	29	30	31
开机时间																															
检测样本数量																															
仪器运行是 否正常																															
使用时是否 运行 QC（QC 建议至少 2 周做一次）																															
使用后取出 所有进样管， 清理废液																															
使用后是否在 Acquisition 界面下，点击 Shutdown 按钮																															
关机时间																															
操作者签名																															
备注																															

注：1. 操作完请打"√"；如有异常或维护情况请在备注中记录并签名。2. 日期列分别填写具体年月日。

1. 目的

规范广东省中医院生物资源中心液体样本的质量评估流程,为使用者提供高质量的液体样本,并持续改进质量管理体系。

2. 适用范围

本规程适用于广东省中医院生物资源中心,包括血浆、血清、全血、尿液等液体样本的质量评估。

3. 职责

3.1　质量负责人负责组织安排液体样本质量评估。

3.2　质控人员负责液体样本的质量评估操作及相关文件的记录。

4. 设备和器材

手套、口罩、实验防护服及其他相关防护装备;EP 管、移液枪及无菌枪头、高速离心机、含有消毒剂的废液桶、生物安全柜等。

5. 操作规程

液体样本质量评估一般根据样本使用者的研究需求参照已有参考物质(样品)和最终确定的分析手段。

5.1　如果样本将要进行一个特定细胞因子的检测,那么新采集的样本就可以参考先前样本中该细胞因子的水平来进行质量分析。

5.2　如果样本使用者需进行分子实验,可以提取检测相应的分子物质(如 DNA、RNA 或蛋白质等)作为该样本质量评估的一部分。

5.3　部分液体样本的质量评估方法应考虑评估以下相关指标的变量。

5.3.1　离心分离延迟时间对血清血浆的影响:维生素 C、促肾上腺皮质激素、纤维蛋白肽 A 等。

5.3.2　血清冻融情况分析:血管内皮生长因子、金属蛋白酶 7 等。

5.3.3　储存条件对血浆的影响:维生素 C、维生素 E、金属蛋白酶 9 等。

5.3.4　血清血浆溶血情况分析:血红蛋白等。

5.3.5　血清血浆在室温下的暴露情况分析:sCD40L 等。

5.3.6　离心分离延迟时间对尿液的影响:肿瘤坏死因子等。

5.3.7　储存条件对尿液的情况分析:肾上腺素、多巴胺等。

5.3.8　尿液的冻融情况分析:α1-抗胰蛋白酶等。

5.3.9　储存条件对脑脊液的影响:胱抑素 C 等。

6. 注意事项

6.1　保存相关检测结果,做好各项质量检测过程的相关记录。

6.2　离心机使用时应注意安全,保持离心机的平衡。

6.3　枪头和 EP 管等容器必须保持无菌、洁净,避免污染。

6.4　仪器、试剂使用过程中应严格遵守使用说明。

7. 记录

BRC-SOP-YBCL-008-F01《液体样本质量评估记录表》

广东省中医院生物资源中心液体样本质量评估记录表

表格编号:BRC-SOP-YBCL-008-F01

样本编号	采样时间	冻存时间	样本类型	评估指标	评估方法	结果	操作者	评估日期

1. 目的

规范生物资源中心从血液/组织/细胞中提取的核酸(DNA 和 RNA)质量评估流程,保证样本用于后续相关研究结果的准确性。

2. 适用范围

适用于生物资源中心从血液/组织/细胞中所提取的核酸(DNA 和 RNA)的质量评估。

3. 职责

3.1　质量负责人负责组织安排核酸的质量评估。

3.2　质控人员负责核酸的质量评估操作及相关文件的记录。

4. 设备和器材

超微量分光光度计(NanoDrop2000),QIAxcel Advanced 全自动核酸蛋白分析仪、电泳仪和电泳槽。

移液器、枪头、冻存管、EP 管、TBE 缓冲液、1%琼脂糖凝胶。

5. 操作规程

5.1　DNA

DNA 质量检测主要包括:完整度、浓度和纯度三方面。DNA 链上碱基的苯环结构在紫光区具有较强吸收,其吸收峰在 260nm 处。波长为 260nm 时,DNA 的光密度 OD260 不仅与总含量有关,也随构型而有差异。

5.1.1　DNA 浓度、纯度检测

参照 B 类仪器操作分册作业指导书《NanoDrop 超微量生物检测仪使用与维护操作规程》。通过检测 DNA 溶液 260nm、280nm 波长吸光值,若吸光值 OD260/OD280 的比值为 1.7~1.9,说明纯度良好;若 OD260/OD280<1.7 说明有蛋白的污染;若 OD260/OD280>1.9 说明有部分降解或有 RNA 污染。根据 OD260 值可计算出 DNA 浓度,一般 100~300ng/μl 有利于 DNA 的长期保存。

5.1.2　DNA 的完整度检测

通过琼脂糖凝胶电泳分析 DNA 完整度。加样孔附近一条明亮条带,无杂带及拖尾等现象,表明 DNA 分子完整,无降解。如果加样孔有亮带,说明 DNA 样本溶液中有蛋白质残留;若泳道有弥散、拖尾等现象,说明 DNA 存在降解。

5.2 RNA

RNA质量标准主要包括:浓度、纯度与完整度三项。RNA浓度就是指样本RNA含量;纯度取决于有效地去除RNA提取物中的DNA、蛋白质和其他杂质;完整的RNA取决于最大限度地避免纯化过程中内源性及外源性RNase对RNA的降解,由于RNA容易降解,因此RNA的完整性是质量检测的一个重要指标。

5.2.1 RNA浓度和纯度测定

参照B类仪器操作分册作业指导书《NanoDrop超微量生物检测仪使用与维护操作规程》,检测RNA浓度(OD 260nm值)和纯度(OD260/280nm的比值)。RNA OD260/280nm比值在1.7~2.0之间为合格。若OD260/280nm<1.7时表明有蛋白质或酚污染;OD260/280nm>2.0时表明可能有异硫氰酸残存。RNA浓度可通过260nm吸收值计算。

5.2.2 RNA完整度测定

参照B类仪器操作分册作业指导书《QIAxcel Advanced全自动核酸分析系统使用与维护操作规程》,对RNA样本的完整性进行评价,并以软件的RIS(RNA Integrity Score)分数评估,10为RNA完整性最好,0为最差。RIS值在6.0以上为合格。

5.2.3 评估结果定期归档保存,及时做好核酸质量评估的相关记录。

6. 注意事项

6.1 操作过程中应使用无菌、无DNA酶/RNA酶耗材。

6.2 应注意个人生物安全防护:穿戴实验服、手套、口罩。

6.3 操作完成后应注意台面、仪器设备清洁维护,规范处理医疗废物。

7. 记录

BRC-SOP-YBCL-006-F01《核酸质量评估记录表》

广东省中医院生物资源中心核酸质量评估记录表

表格编号:BRC-SOP-YBCL-006-F01

样本 编号	采样 时间	冻存 时间	样本 类型	提取 样本量	提取 方法	核酸		溶解 体积	样本 浓度	样本纯度 (A260/280)
						RNA	DNA			
附: 电泳图										
操作者				日期						

1. 目的

规范广东省中医院生物资源中心组织样本的质量评估流程,确保组织样本质量,提高组织样本在后续使用中的有效利用。

2. 适用范围

本规程适用于广东省中医院生物资源中心组织样本的质量评估。

3. 职责

3.1　质量负责人负责组织安排组织样本质量评估。

3.2　质控人员负责组织样本的质量评估操作及相关文件的记录。

4. 设备和器材

手套、口罩、实验防护服及其他相关防护装备;EP 管、移液枪及无菌枪头、高速离心机、含有消毒剂的废液桶、生物安全柜等。

5. 操作规程

组织样本质量评估是指从病理形态、分子水平和特定指标等方面对样本进行评价,并判断其是否符合质量标准。采用的技术方法包括石蜡或冷冻切片进行 HE 染色、免疫组化分析及原位杂交试验等,对组织样本提取核酸、蛋白质后对特定生物大分子进行检测,或者通过 PCR、蛋白质谱分析等进行质量评估。

5.1　病理形态评估

主要是将组织制成切片后在大体形态、微小结构、分子水平进行分析。评估时间可以是入库前、入库后短时间内或样本使用前。利用数字病理技术评估肿瘤百分比、基质百分比、坏死百分比、细胞结构百分比和其他形态特征情况。判断原则:若其中肿瘤成分超过 75%则认为质量良好,RNA 表达的研究往往要求肿瘤组织成分在70%以上,而 DNA 水平的研究对组织成分的要求会更高,如肿瘤成分不足 65%,则应从实验中剔除。

5.2　分子质量评估

随机抽取库存组织样本,采用 RT-PCR 技术、凝胶电泳技术等方法检测组织 DNA(浓度、纯度、完整性)、RNA(浓度、纯度、完整性)和蛋白质质量,周期最好是每 12 个月一次。

5.3　定期将质评结果保存,做好组织病理形态评估及分子质量评估过程的相关记录。

6　注意事项

6.1　离心机使用时应注意安全,保持离心机的平衡。

6.2　枪头和 EP 管等容器必须保持无菌、洁净,避免污染。

6.3　仪器、试剂使用过程中应严格遵守使用说明。

7.　记录

　　BRC-SOP-YBCL-010-F01《组织样本病理形态评估记录表》

　　BRC-SOP-YBCL-006-F01《核酸质量评估记录表》

广东省中医院生物资源中心组织样本病理形态评估记录表

表格编号:BRC-SOP-YBCL-010-F01

样本编号	采样时间	冻存时间	样本类型	评估方法	分型	分级		上皮成分			间质性%	坏死%	炎症(0~3)	胞核形态(1~3)	备注	评估者	评估日期
						评分	分类	浸润性%	正常%	原位性%							

注:类型、级别、评分、分类按 Nottingham 标准临床定义。

浸润 INV%,原位%正常 N%,间质 STR%:每张切片里浸润性,原位性及正常上皮成分,以及黏液/脂肪/间质成份的百分比。浸润性,原位性及正常上皮成分为大致估计,间质为计算得出,设定黏液/脂肪/间质总量为100%。

坏死%:每张切片里浸润性和原位性肿瘤里坏死所占百分比。

炎症 Inf:每张切片里炎症浸润程度,0(无炎症浸润),1(稀少),2(中度),3(高度)。

核形态:细胞核形态保存质量评估。1=染色质,胞核及核分裂形态保存差,无法正确评估,2=保存一般,胞核及核分裂尚可分辨,3=胞核形态保存良好。

广东省中医院生物资源中心核酸质量评估记录表

表格编号:BRC-SOP-YBCL-006-F01

样本 编号	采样 时间	冻存 时间	样本 类型	提取 样本量	提取方法	核酸		溶解 体积	样本 浓度	样本纯度 (A260/280)
						RNA	DNA			

附: 电 泳 图	
操作者	日期

1. 目的

　　规范广东省中医院生物资源中心样本蛋白质质量评估流程,确保样本质量,为后续使用提供高质量样本。

2. 适用范围

　　适用于从组织、细胞等样本中提取和纯化的蛋白质样本的质量评估。

3. 职责

3.1　质量负责人负责组织安排蛋白质质量评估。

3.2　质控人员负责蛋白质质量评估工作及相关记录。

4. 设备和器材

　　分光光度计、移液器等。

5. 操作规程

　　使用分光光度法可以检测溶液中蛋白质的浓度。蛋白质对紫外光的吸收取决于蛋白质中酪氨酸和色氨酸的含量(蛋白质中的苯丙氨酸和二硫键也就少量吸收)。因此 A280 不同的 OD 值能分辨不同的蛋白或者用来计算蛋白浓度。

　　这种方法很简单而且样本不会被破坏,但会受到杂质的影响,如果计算浓度需要特定蛋白的消光系数。280nm 区段核酸的吸收峰值可能是蛋白质的 10 倍,一定比例的核酸会影响蛋白质检测结果。

5.1　紫外分光光度计开机预热 10min。

5.2　用去离子水在分光光度计下进行校零。可以使用牛血清白蛋白作为标准蛋白进行对照,1mg/ml 的牛血清白蛋白在 A280 下的 OD 值是 0.66。

5.3　用去离子水稀释蛋白质样品,调整分光光度计下 A280 的读数在 0.1~1 范围内。

5.4　使用分光光度计测定蛋白溶液在 A280 下的值。

　　注:低浓度蛋白检测时可能会损失,可以使用高离子浓度缓冲液来预防。

5.5　蛋白质浓度计算

　　根据 Beer-Lambert 定律计算蛋白质浓度:$A(吸收) = \hat{e} \cdot c \cdot l$

　　$\hat{e}$ 代表消光系数,c 是蛋白质溶液的浓度(mol/L),l 是光径长度(cm)。如果已知蛋白质的消光系数和光径长度(一般固定是 1cm),可以求出蛋白质溶液的浓度。

　　消光系数可以根据蛋白质序列在 http://www.expasy.ch/tools/protparam.html 查到。

广东省中医院生物资源中心
作业指导书

第四节 蛋白质
质量评估
操作规程

文件编号:BRC-SOP-YBCL-011
页码:第2页,共2页
版本:B/0
生效日期:2017-06-01

5.6 可能影响结果的试剂(表21-4-1)

纯的蛋白质在280nm会有吸收峰,两边呈对称曲线,320nm处有小吸收峰时说明有蛋白质聚集。

表21-4-1 影响蛋白质浓度的试剂一览表

试剂	硫酸铵	Brij 35	DTT	EDTA	甘油	KCl	βME	NaCl
浓度	>50%	1%	3mM	30mM	>40%	100mM	10mM	>1M
试剂	NaOH	磷酸缓冲液	SDS	蔗糖	Tris缓冲液	TRITON X-100	尿素	
浓度	>1M	>1M	0.1%	2M	0.5M	0.02%	>1M	

6. 注意事项

6.1 操作过程中应使用清洁、无菌耗材。

6.2 应注意个人生物安全防护:穿戴实验服、手套、口罩。

6.3 操作完成后应注意台面、仪器设备清洁维护,规范处理医疗废物。

7. 记录

BRC-SOP-YBCL-011-F01《蛋白质质量评估记录表》

广东省中医院生物资源中心蛋白质质量评估记录表

表格编号:BRC-SOP-YBCL-011-F01

样本编号	采样时间	冻存时间	样本类型	评估指标	评估方法	结果	操作者	评估日期

1. 目的

　　规范广东省中医院生物资源中心外周血单个核细胞的质量评估流程,保证外周血单个核细胞样本符合预期质量要求。

2. 适用范围

　　本规程适用于广东省中医院生物资源中心外周血单个核细胞的质量评估。

3. 职责

3.1　质量负责人负责组织安排外周血单个核细胞的质量评估。

3.2　质控人员负责外周血单个核细胞的质量评估操作及相关记录。

4. 设备和器材

4.1　个人防护装备

　　手套、口罩、实验防护服及其他相关防护装备。

4.2　设备

　　15ml 离心管、EP 管、低温离心机、移液枪及无菌枪头、含有消毒剂的废液桶、生物安全柜、水浴箱、磷酸盐缓冲液(PBS)、Count Star 全自动细胞荧光分析仪、AO/PI 细胞染液、Count Star 细胞计数板。

5. 操作规程

5.1　入库前质量评估

5.1.1　样本采集接收、处理流程的质量控制相关流程的记录。

5.1.2　细胞入库前的质量检测,建议按当天同一批次处理例数的 10% 做抽样检测。

5.2　入库后质量评估

5.2.1　样本储存过程的质量控制,储存条件监控。

5.2.2　细胞入库后的定期抽样质量检测,建议至少每 12 个月按库存细胞例数的 1% 做抽样检测。

5.3　细胞活性检测方法

5.3.1　细胞准备

5.3.1.1　新鲜细胞

　　分离出的单个核细胞经离心洗涤后弃去上清,加入适量体积的 PBS 重悬细胞待用。

5.3.1.2　冻存细胞

　　细胞从液氮取出后迅速置37℃水浴箱中,并不时摇动至完全融化,使用移液枪将悬液转移至离心管中,加入适量预热的PBS,颠倒混匀后置离心机中进行离心,离心条件:300g,10min,室温。离心后弃去上清,加入少量PBS重悬细胞待用。

5.4　及时统计结果,做好细胞质量检测记录,定期归档保存。

6. 注意事项

6.1　仪器使用过程中,应使用正常程序开关舱门。清洗仪器时,应关闭电源开关,断开电源线。

6.2　复苏细胞时,应提前开启水浴箱并设定所需温度,待温度稳定后方可使用。

6.3　离心机使用时应注意安全,保持离心机的平衡。

6.4　离心管、枪头和EP管必须保持无菌、洁净,避免污染。

6.5　所有试剂耗材的使用均应遵循对应的使用说明。

7. 记录

　　BRC-SOP-YBCL-012-F01《细胞质量评估记录表》

广东省中医院生物资源中心细胞质量评估记录表

表格编号:BRC-SOP-YBCL-012-F01

样本编号	冻存日期	检测日期	检测方法	细胞数	细胞活性	操作者
附:检测数据原始报告						

1. 目的

　　规范广东省中医院生物资源中心实验室间比对和第三方质控活动流程,促进样本库关于生物样本及其成分的实验室检测标准化与规范化,保证样本库活动过程可比性和准确性,提高样本库的综合能力和质量规范。

2. 适用范围

　　本规程适用于广东省中医院生物资源中心实验室间比对和第三方质控活动的质量评价计划的制订、比对样本的检测、结果报送、结果报告的分析以及不合格项的处理等内容。

3. 职责

3.1　质量负责人负责每年实验室间比对和第三方质控活动的申请、结果审核报送、结果分析,启动和监控纠正措施和预防措施。

3.2　质控人员负责比对样本的检测,结果上报质量负责人,以及分发第三方质控样本。

3.3　中心主任负责审批结果分析报告、质量监控活动。

4. 设备和器材

4.1　个人防护装备

　　手套、口罩、实验防护服及其他相关防护装备。

4.2　器材

　　移液枪及无菌枪头、含有消毒剂的废液桶、NanoDrop 超微量生物检测仪。

5. 操作规程

5.1　实验室间比对

5.1.1　样本接收:接收人员要根据样本说明验收样本,并严格按照说明要求保存样本、填写记录。

5.1.2　样本检测:质控人员根据申报的比对项目对样本进行检测。目前我中心主要申报项目为 DNA 和 RNA 的浓度和纯度,具体应严格按照我中心《核酸质量评估操作规程》对样本进行检测,如申报其他比对项目详见样本质控分册作业指导书。

5.1.3　样本留存:比对样本检测完毕后,将剩余样本按照相应的条件保存,待复查用。

5.1.4　结果上报:质控人员将检测结果上报质量负责人,由质量负责人审核结果,并按室间比对的要求将结果在规定的期限内上报组织方。

5.1.5　结果评价:当比对结果反馈后,质量负责人对结果进行分析,对有问题结果,或不满意结果,需按应《不符合项识别与控制程序》《应对风险和机遇的措施程序》的规定逐项分析原因,采取纠正措施,重测保留的比对样本,比较纠正措施前后已发结果的准确性,并根据情况采取措施。

5.1.6　记录:做好实验室间比对过程记录,包括过程记录、结果分析。

5.2　第三方质控

5.2.1　样本出库:质量负责人根据参加的质控项目和组织方的样本要求填写出库申请表,递交中心主任审批,再从信息系统和储存设备移出样本,按合适的保存条件暂存。

5.2.2　样本运输:样本出库前提前联系由组织方推荐的或有资质的运输团队,按《样本包装与运输操作规程》将参加质控的样本发送给组织方。

5.2.3　结果评价:第三方结果反馈后,质量负责人对结果进行分析,对有问题结果,或不满意结果,需按应《不符合项识别与控制程序》《应对风险和机遇的措施程序》的规定逐项分析原因,并根据情况采取措施。

5.2.4　记录:保留样本出库申请表、样本运输记录表,完成结果分析报告。

6. 注意事项

6.1　严格按照实验室比对样本说明书接收和处理样本。

6.2　实验室间比对样本必须由样本库自己完成,禁止外送。

6.3　在结果上报截止前,禁止与其他样本库交流结果。

6.4　实验室间比对操作过程严格按照样本库自己制定的标准操作规程。

6.5　实验室比对结果上报注意双人核对,质量负责人填写后自审一遍,再由实际质控人员审核一遍,经检查无误后再确认发送结果。

6.6　第三方质控外送样本时应按要求选择有资质的运输团队,选择合适的运输介质和运输容器。

7. 记录

BRC-SOP-YBCL-020-F01《样本质控活动记录表》

BRC-PF-010-F01《　年第　次样本质控结果分析记录表》

广东省中医院生物资源中心样本质控活动记录表

表格编号:BRC-SOP-YBCL-020-F01

序号	日期	质控类型	质控项目	质控人员	备注

广东省中医院生物资源中心　年第　次样本质控结果分析记录表

表格编号:BRC-PF-010-F01

质控项目		质控方法		质控时间	
质控结果					
结果分析					
改进措施					
质控人				日期	
质量负责人				日期	
中心负责人				日期	

第七节　样本质控常用记录表格一览表

1. 液体样本质量评估记录表

表格编号:BRC-SOP-YBCL-008-F01

样本编号	采样时间	冻存时间	样本类型	评估指标	评估方法	结果	操作者	评估日期

2. 核酸质量评估记录表

表格编号:BRC-SOP-YBCL-006-F01

样本编号	采样时间	冻存时间	样本类型	提取样本量	提取方法	核酸		溶解体积	样本浓度	样本纯度(A260/280)
						RNA	DNA			
附:电泳图										
操作者				日期						

3. 组织样本病理形态评估记录表

表格编号:BRC-SOP-YBCL-010-F01

样本编号	采样时间	冻存时间	样本类型	评估方法	分型	分级		上皮成分			间质%	坏死%	炎症(0~3)	胞核形态(1~3)	备注	评估者	评估日期
						评分	分类	浸润性%	正常%	原位性%							

注:类型、级别、评分、分类按 Nottingham 标准临床定义

浸润 INV%,原位%正常 N%,间质 STR%:每张切片里浸润性,原位性及正常上皮成分,以及黏液/脂肪/间质成份的百分比。浸润性,原位性及正常上皮成分为大致估计,间质为计算得出,设定黏液/脂肪/间质总量为100%。

坏死%每张切片里浸润性和原位性肿瘤里坏死所占百分比。

炎症 Inf:每张切片里炎症浸润程度,0(无炎症浸润),1(稀少),2(中度),3(高度)。

核形态:细胞核形态保存质量评估。1=染色质,胞核及核分裂形态保存差,无法正确评估,2=保存一般,胞核及核分裂尚可分辨,3=胞核形态保存良好。

4. 蛋白质质量评估记录表

表格编号:BRC-SOP-YBCL-011-F01

样本编号	采样时间	冻存时间	样本类型	评估指标	评估方法	结果	操作者	评估日期

5. 细胞质量评估记录表

表格编号:BRC-SOP-YBCL-012-F01

样本编号	冻存日期	检测日期	检测方法	细胞数	细胞活性	操作者
附:检测数据原始报告						

6. 样本质控活动记录表

表格编号:BRC-SOP-YBCL-020-F01

序号	日期	质控类型	质控项目	质控人员	备注

第三篇 作业指导书范例